Die Rechte des Kindes

1. Das Recht auf Gleichheit, unabhängig von Rasse, Religion, Herkunft oder Geschlecht.

2. Das Recht auf eine gesunde geistige und körperliche Entwicklung.

3. Das Recht auf einen Namen und eine Staatsangehörigkeit.

4. Das Recht auf ausreichende Ernährung, menschenwürdige Wohnverhältnisse und medizinische Betreuung.

5. Das Recht auf besondere Betreuung im Falle körperlicher oder geistiger Behinderung.

6. Das Recht auf Liebe, Verständnis und Geborgenheit.

7. Das Recht auf unentgeltlichen Unterricht, auf Spiel und Erholung.

8. Das Recht auf Beteiligung an der Gestaltung der eigenen Umwelt.

9. Das Recht auf Schutz vor Grausamkeit, Vernachlässigung und Ausbeutung.

10. Das Recht auf Schutz vor allen Formen von Diskriminierung und auf eine Erziehung im Geiste der weltweiten Brüderlichkeit, des Friedens und der Toleranz.

Die Konvention über die Rechte des Kindes, verabschiedet durch die
UN-Generalversammlung 1989, von mehr als 150 Ländern ratifiziert.

Die Wissenschaften, insbesondere die medizinischen wissenschaftlichen Lehren, sind einem schnellen Wandel unterworfen. Dieses Buch wurde überarbeitet und aktualisiert. Bevor Sie jedoch aufgrund dieses Textes Ihre Entscheidungen fällen, sprechen Sie mit dem Arzt Ihres Vertrauens und lassen Sie sich neben dessen Auffassungen auch den jeweils allerneuesten Stand des Wissens in Bezug auf die besprochene Frage darstellen.

Lesen Sie gegebenenfalls auch das Buch „**Impfen – Pro & Contra**" von **Dr. M. Hirte**, das bei **Knaur** erschienen ist; **ISBN 3-426-87114-9**.

Die Deutsche Bibliothek – CIP-Einheitsaufnahme

Splittstoeßer, Wulf:
Goldrausch oder die Frage: sind Impfungen notwendig, geeignet und zumutbar? : ein alternatives Lesebuch für Eltern und Mitmenschen, für Studierende der Medizin und Ärzte / von W. Splittstoeßer.
- 3. überarb. und erg. Aufl.. – Kelkheim : Splittstoeßer, 2002
    ISBN 3-934022-38-3

Impressum:
3. überarbeitete Auflage Juni 2002
Herstellung: Books on Demand GmbH
© by Dr. med. Wulf Splittstoeßer

GOLDRAUSCH

oder die Frage:

Sind Impfungen notwendig, geeignet und zumutbar?

Ein alternatives Lesebuch
für Eltern und Mitmenschen
für Studierende der Medizin und Ärzte

Von Dr. W. Splittstoeßer

Wenn nicht impfen – welche Alternativen gibt es?

Eine Antwort finden Sie in:

Bewusst sein - oder krank

Erster Teil: Über Manipulation, Impfen, Silva mind, NLP und anderes
Zweiter Teil: Über Lebensrhythmen, Yoga und das Leben

Alternative zum Impfen

Über Stress und Stressbewältigung

Leitfaden zur Wiedererlangung und

zum Erhalt der Gesundheit

Von Dr. W. Splittstoeßer

Gewidmet allen Kindern dieser Welt

Wenn Impfungen wirksam sind -
Woher dann die Angst und die Wut derer,
die daran glauben gegenüber denen,
die das nicht tun?

Denn sind die Einen doch geschützt,
sollten sie dann den Anderen nicht die Freiheit,
sich eine eigene Meinung zu bilden und
die Freiheit der Entscheidung lassen?

Das Titelbild entstand als die schnell hingeworfene Skizze einer jungen Künstlerin, meiner lieben Tochter, als sie wieder einmal vergebens kam, mich halbwegs pünktlich zum Abendessen abzuholen.

Ihr zu danken und sie zu ehren, stellvertretend für alle jungen Prinzessinnen und Prinzen, die uns zur Erziehung in die Obhut gegeben sind, habe ich dieses Bild gerne übernommen.

Alle in diesem Buch gemachten **Äußerungen sollen Anregung** sein, das Bekannte **zu hinterfragen und** Neues auf seine Bedeutung **zu prüfen.** Bevor Sie für sich selbst oder die Ihnen Anbefohlenen Entscheidungen treffen, deren Umsetzung für die Gesundheit bedeutsame Veränderungen nach sich ziehen kann, **beraten Sie sich** ggf. auch mit mehreren Ärzten Ihrer Wahl, prüfen Sie, und **behalten Sie nur das für sich als wesentlich, was sie bereit sind, selbst zu verantworten.** Nur so können Sie, der Tragweite Ihres Tuns bewusst, eigenverantwortlich handeln. Verantwortung können Sie nicht abgeben. **Mit den Folgen ihrer Entscheidungen und Handlungen leben, müssen zunächst Sie ganz allein.**

In diesem Buch finden Sie viele Zitate von den Vordenkern, deren brillante Einsichten mich inspiriert haben. Möge die Folge der Gedanken, wie ich sie hier entwickle, auch für Sie „neue" Erkenntnis bewirken.

Die Hervorhebungen in den zitierten Textstellen sind vom Verfasser hinzugefügt.

Danksagung

An diese Stelle möchte ich meiner Frau und meinen Kindern, meinen Eltern, meiner Schwester und meinen Lehrern Dank sagen für Liebe, Wärme, Ermutigung und Anregung und für die Erziehung zu Klarheit und Disziplin.

Darüber hinaus gilt mein Dank Jörn Dahler und dem Studentischen Arbeitskreis Homöopathie an der Universität Gießen, der mich durch sein reges Interesse immer wieder motivierte, die auch in mir innewohnende Trägheit zu überwinden. Von Jörn stammt auch der Hinweis auf den Quecksilbergehalt von Thiomersal. Danken möchte ich auch meinem Schwager als einem Beispiel an Bemühen um die eigene Entwicklung sowie all den Patienten, die mir durch ihre Anregungen und Kommentare behilflich waren, mein Gedankengebäude zu überprüfen und stets klarer auszubilden.

Bei der Literaturbeschaffung waren u. a. die Firmen Merck, Behring, Pasteur Mérieux MSD, das Robert-Koch-Institut, das Apotheker-Ehepaar Dr. Michael und Claudia Bachmann und die Apothekerin Frau Rudolphi sehr behilflich – vielen Dank.

Besonders gilt mein Dank all den Müttern, die in ihrem unendlichen Bemühen um die Kinder und Familien die Hoffnung für diese Welt sind.

Für alle Ärzte gilt folgendes Gelöbnis:

„Bei meiner Aufnahme in den ärztlichen Berufsstand gelobe ich, mein Leben in den Dienst der Menschlichkeit zu stellen.

Ich werde meinen Beruf mit Gewissenhaftigkeit und Würde ausüben.

Die Erhaltung und Wiederherstellung der Gesundheit meiner Patienten soll oberstes Gebot meines Handelns sein.

Ich werde alle mir anvertrauten Geheimnisse auch über den Tod des Patienten hinaus wahren.

Ich werde mit allen meinen Kräften die Ehre und die edle Überlieferung des ärztlichen Berufes aufrechterhalten und bei der Ausübung meiner ärztlichen Pflichten keinen Unterschied machen weder nach Religion, Nationalität, Rasse noch nach Parteizugehörigkeit oder sozialer Stellung.

Ich werde jedem Menschenleben von der Empfängnis an Ehrfurcht entgegenbringen und selbst unter Bedrohung meine ärztliche Kunst nicht in Widerspruch zu den Geboten der Menschlichkeit anwenden.

Ich werde meinen Lehrern und Kollegen die schuldige Achtung erweisen. Dies alles verspreche ich auf meine Ehre."

Berufsordnung für die deutschen Ärztinnen und Ärzte – MBO-Ä 1997 – in der Fassung der Beschlüsse des 100. Deutschen Ärztetages in Eisenach. Deutsches Ärzteblatt 94, Heft 37, 12. September 1997, S. A-2354

Über den Autor

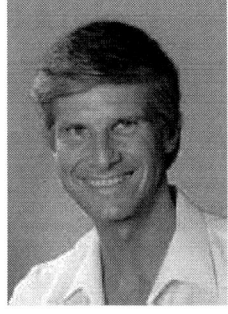 Dr. med. W. Splittstoeßer, Jahrgang 1960, ist seit 1990 in eigener Praxis, als Arzt für Allgemeinmedizin, Homöopathie, Naturheilverfahren, niedergelassen.

Fort- und Weiterbildungen im In- und Ausland, u.a. im Bereich des Neuroassoziativen Konditionierens (NAC) sowie als Lehrer des Kundalini Yoga nach und mit Yogi Bhajan.

Tätigkeitsfeld sind seelenheilkundliche Gespräche und Trancetherapien, Supervisionsarbeit und Coaching, ebenso wie die ganzheitlich-homöopathische Behandlung von Kindern unter Berücksichtigung des psychosomatisch-familiären Zusammenhanges.

Darüber hinaus ist er in der Familienbildung und im Rahmen studentischer Arbeitskreise engagiert.

Wesentliche Gedanken hat er in seinen Büchern, **"Goldrausch oder die Frage, sind Impfungen notwendig, geeignet und zumutbar"**, **"Bewusst sein – oder krank"** und **"Skizzen zur Homöopathie"**, formuliert.

Bescheidenheit sei die **Schmiede**
Geduld der **Schmied**
Verständnis der **Amboss**,
Weisheit führe den **Hammer**,
Feuer sei die Hitze des **Erkennens**,
Ehrfurcht treibe den **Blasebalg**.
Mit Hingabe schmilzt Du den härtesten **Stahl**
Im Gefäß der **Liebe zu Gott** zu **Nektar**.
(Jap Ji, 37)

Inhaltsverzeichnis

Über dieses Buch:

Wenn Sie kein **Formaldehyd,** kein **Quecksilber**, kein **Aluminium** und keine **Phenolverbindungen**, z. B. in den Tomaten haben wollen, die Sie essen, warum sollten Sie dann Ihre Kinder damit „spritzen" lassen. Fast alle Impfstoffe enthalten eine oder mehrere dieser drei Substanzen in unterschiedlicher Menge.

Dieses Buch stellt eine ungeheuerliche und provozierende Frage zur Diskussion:

Sind Impfungen vielleicht der Grund dafür, dass unsere Kinder und die Kinder dieser Welt, auf diese Weise behandelt, als chronisch kranke Menschen von den Produkten der pharmazeutischen Industrie abhängig werden?

Die meisten von Ihnen, zumindest die, die einmal einen Um- oder Ausbau unternommen haben, diejenigen von ihnen mit Asthma oder Neurodermitis, diejenigen mit allergischen Erkrankungen, werden vermutlich wissen, dass es als gesünder gilt, **Formaldehyd** im Teppichboden und den Bodenbelägen, in den Spanplatten, im Lack der Schrankwand und in anderen Baustoffen zu vermeiden, damit der Körper nicht, mit Erkrankung reagierend, auf diesen Missstand hinweisen muss. Wenn dem aber so ist, und dem ist so, muss es dann nicht Besorgnis erregen, dass **Formaldehyd, phenol-, aluminium-** und **quecksilberhaltige** Verbindungen in Impfstoffen zugelassen, bzw. als sogenannte arzneiliche Hilfsstoffe zugesetzt werden?

Fast alle von Ihnen, die Kinder haben oder Menschen kennen, die Kinder betreuen, wissen, dass jedes Fieberzäpfchen und jedes Antibiotikum nach Gewicht oder zumindest nach Altersklasse dosiert, in unterschiedlicher Menge verabreicht wird. Muss es da nicht sehr verwirren, wenn dem 100 kg schweren Möbelpacker, der sich bei der Arbeit verletzt hat, mit dem Tetanus-Impfstoff, je nach Hersteller, die gleiche Menge **Formaldehyd** verabreicht wird, wie dem 3 Monate alten Säugling? Dieses gilt nicht nur für **Formaldehyd**, sondern auch für die **quecksilberhaltigen** Verbindungen, deren krankmachende Potenz die des **Formaldehyd**s bei weitem übersteigen kann.

Werden unsere Kinder nach den Empfehlungen der ständigen Impf-kommission am Robert Koch-Institut, Berlin, STIKO, geimpft, erhalten sie, je nach Auswahl der Impfstoffe, ein Vielfaches der für den Erwachsenen von der WHO als „vermeintlich unbedenklich" veröffentlichten Tagesmaximaldosis an **Quecksilber**.

Denken Sie manchmal an **die möglichen, noch nicht absehbaren Folgen des Gebrauchs gentechnisch hergestellter Lebensmittel?** Versuchen Sie gar, gentechnisch hergestellte Säuglings- und Kindernahrung, „Gen-Soja" und „Gen-Mais", zu meiden? Wie empfinden Sie, wenn Sie erfahren, dass der moderne **Hepatitis B Impfstoff**, der als Einzelsubstanz so wie als Bestandteil von Mehrfachimpfstoffen Verwendung findet, **gentechnisch produziert** wird?

Das Gefährliche bei der Verabreichung dieser Substanzen bei Kindern bis zum 3. evtl. sogar bis zum 6. Lebensjahr ist jedoch, dass die Organreifung und insbesondere die Entwicklung des Gehirnes und des Immunsystems in dieser Altersgruppe noch nicht abgeschlossen ist.
Quecksilber zum Beispiel vermag sowohl Genschäden als auch chronisch verlaufende Stoffwechsel- und Organsystemerkrankungen hervorzurufen bzw. das Auftreten der Erkrankungen bei vorhandener Anlage zu begünstigen. Ist die Zunahme von Persönlichkeitsstörungen und u. a. auch von Erkrankungen des atopischen Formenkreises wie z. B. von Allergien, Asthma und Neurodermitis möglicherweise die Folge der Schadstoff- und insbesondere der Quecksilberbelastung im frühesten Kindesalter durch das Impfen?

Im weitesten Sinne, also sehr vereinfacht, ist jeder menschliche Organismus ein Gruppenwesen aus vielen Zellkulturen. **Es ist nur eine Frage der Menge und Giftigkeit einer Substanz, wann, in welchem Zeitraum, wie viele, wie heftig erkranken werden – beeinflusst noch durch die unterschiedliche Empfindlich-keit jedes einzelnen.**

Wenn es nun gelingt, **Formaldehyd, Quecksilber-, Aluminium- und, Phenolverbindungen** oder andere toxische Substanzen in einer entsprechend geringen Menge den wachsenden Organismen beizubringen, dass sie nicht direkt erkranken, so ist es vorwiegend eine Frage von Beobachtung und medizinischer

Statistik, herauszufinden, wie hoch die verabreichte Dosis sein darf, um eine bestimmte Anzahl von Kindern nach einer bestimmten Zeit erkranken zu sehen.

Große Mengen führen nach kurzer Zeit bei fast allen zu akuten Störungen, kleine Mengen bei Verbreiterung der zeitlichen Schwankungsbreite nur noch bei wenigen, und kleinste Mengen bei ausreichend vielen erst nach langer Zeit zu Störungen. Sodann ist es möglich, der Öffentlichkeit diesbezüglich einen Zusammenhang als höchst unwahrscheinlich darzustellen.

Gut 30% unserer Kinder in den Kindergärten weisen bereits Störungen integrativer Funktionen des Gehirns, z.B. Sprachentwicklungsverzögerung, Störung audiovisueller oder sensomotorischer Integration oder Bewusst-seins- und Persönlichkeitsstörungen auf. Etwa 25 % der Menschen in der Bundesrepublik leiden unter dieser oder jener Allergie. Ungefähr 1,4 Mio. Schulkinder erhalten Psychopharmaka, damit sie für Lehrer, Eltern und sich selber besser „hantierbar" sind – ein Bankrott unseres Systems?!

S. 47
S. 370

Zweifellos handelt es sich hier um ein multifaktorielles Geschehen, ein Problem, das durch sehr viele einzelne Komponenten beeinflusst wird.

Wenn aber die erwähnten Substanzen krank zu machen vermögen, und wenn es, mit Hilfe eines informellen Medien- und Finanzverbundes, gleichsam einer Interessengemeinschaft, gelänge, die Unsicherheit der Menschen zur Angst zu steigern, so würde geimpft und geimpft. Je mehr geimpft würde, desto höher würde die Rate an chronischen Erkrankungen und desto größer würde das Geschäft. Der **Umsatz an Impfstoffen**, der 1996 in der BRD immerhin bereits fast 566 Mio. DM und **weltweit im Jahre 2001 fast 9 Milliarden DM** (Ärzte Zeitung 10. 9. 01, S. 15) betragen hat, wäre nur der kleinste Teil davon. Die Anzeige, die mir auf den Tisch kam, und die sinngemäß etwa lautete: „Investieren Sie in Pharma-Aktien! Die einzige Sparte mit Zukunft", kommt der Wahrheit sehr nahe. Denn selbst die Kinder, die aufgrund der Entscheidung ihrer Eltern, entgegen dem moralischen Druck der Umwelt nicht geimpft werden, haben eine höhere Wahrscheinlichkeit für chronische Erkrankungen, sofern die Eltern selbst geimpft und damit den toxischen Verbindungen ausgesetzt wurden. Darüber hinaus sind sie Teil des morpho-genetischen Feldes, das stets mehr mit belastenden Überlagerungen erfüllt ist. Diesem Einfluss können sie sich nur bewusst entziehen.

Wenn es so sein könnte, **ist es dann nicht unsere erste Pflicht, Aufklärung zu verlangen** über Notwendigkeiten und Möglichkeiten, über alternative Wege gesund zu bleiben **und uns dann auf den Weg zu machen**, das Erkannte zu verwirklichen?

Nach der Lektüre dieses Buches können sie nicht mehr sagen: Davon habe ich nichts gewusst.

Verantwortung können Sie weder teilen noch abgeben. In diesem Buch rate ich nicht vom Impfen ab, sondern ich rate dazu, verschiedene Gesichtspunkte der Entscheidung noch einmal bewusst zu überdenken, Möglichkeiten und Risiken neu abzuwägen und den Weg der Entwicklung der spirituellen Identität noch bewusster zu gehen.

Sollte nach der Lektüre dieses Buches über das Impfen die Entscheidung, zu impfen, schwer fallen, stellt sich zwangsläufig die Frage, **wenn nicht impfen, was dann?** Einige der denkbaren Alternativen und anderes habe ich in den Büchern **„Bewusst sein - oder krank"** dargestellt.

Da in der Diskussion über mögliche Gefahren der arzneilichen Hilfsstoffe immer wieder eingewandt wird, dass es sich nur um Spuren von Substanz handele, habe ich in dem Bändchen **„Skizzen zur Homöopathie"** grundlegende Denk- und Handlungsweisen, wie sie von **Samuel Hahnemann** unter dem Namen **Homöopathie** der Welt vorgestellt wurden, zusammengefasst. Das gilt um so mehr, als diese **Spurenstoffe im Verlauf von Herstellung und Transport viele hundert Male geschüttelt und** damit **dynamisiert** werden. Tausende von Ärzten, nicht nur in Deutschland, sondern in der ganzen Welt, nutzen Hahnemanns Erkenntnisse, um ungezählte Menschen „nur" mit Spuren von Substanz zu heilen. So will ich ihnen ermöglichen, nachzuvollziehen, dass selbst **„Spuren von Substanz"** große **Wirkung** haben können – **im Guten wie im Bösen.**

Prolog

Nehmen wir einmal an, Impfen sei so hilfreich, wie manche es behaupten – warum werden aber in vielen Impfstoffen Substanzen zugelassen, bzw. zugesetzt, die geeignet sind, einen Teil ihrer Empfänger, einen jeden nach der ihm eigenen Empfindlichkeit, entweder sogleich oder nach Jahren, chronisch krank zu machen.

Quecksilberhaltige Agenzien sind solche Substanzen. Zuerst erfahren wir einiges über die bereits bekannten, unerwünschten Wirkungen, dann werde ich wenige Sätze zur Homöopathie sagen, damit Sie einen Eindruck bekommen von der Heilkunst, die mit Spuren von Substanzen bzw. schließlich nur noch mit dem Sinngehalt der Gestalt der Ausgangssubstanz arbeitet und erfahrbar macht, dass auch kleinste Mengen einer Substanz Wirkung und schließlich Konsequenz haben können und werden.

Dann stelle ich Ihnen Arbeiten vor, die aus epidemiologischer Sicht über die Entwicklung von Krankheiten in unserer immer zunehmend wohlständigeren Gesellschaft Auskunft geben, mit der Botschaft, dass wir seit der Entwicklung des Systems sozialer Sicherung und sozialer Errungenschaften, d.h. mit der Verbesserung von Hygiene, Lebensbedingungen, Wohnung, Ernährung und Arbeit um vieles eher in der Lage sind, Erkrankungen standzuhalten und sie auszuheilen als es unsere Vorfahren zu Beginn dieses Jahrhunderts waren. Sie werden sehen, dass die Häufigkeit des Auftretens jener Erkrankungen, für die seitens der STIKO, der Ständigen Impfkommission am Robert-Koch-Institut, Berlin, eine Impfempfehlung ausgesprochen wird, mit der Verbesserung der Lebensbedingungen hinsichtlich der Ernährungslage bereits vor der Jahrhundertwende und durch die zusätzliche Verbesserung der Hygiene auch im Sinne von Trinkwasseraufbereitung und Abwasserklärung bereits vor den zwei Weltkriegen rückläufig war. **Das heißt, diese Erkrankungen waren rückläufig, bevor im großen Umfang geimpft wurde.** Genaugenommen setzte diese Verbesserung der Gesundheit mit der Verbesserung der allgemeinen Ernährungslage nach Einführung der Kartoffel als Grundnahrungsmittel ein.

Die genauere Betrachtung offenbart darüber hinaus Hinweise, dass Impfungen den Rückgang von Erkrankungen nicht nur nicht fördern konnten, sondern in einzelnen Fällen sogar aufgehalten haben.

Anschließend finden Sie Arbeiten zitiert, die zu bedenken geben, dass jedem Ding zwei Seiten angehören – Berichte über erkennbare, unerwünschte Ereignisse. Dabei erlauben die Sachlage und der Verlauf, den Zusammenhang mit Impfmaßnahmen als wahrscheinlich anzunehmen.

In den zwei Büchern **„Bewusst sein - oder krank"** will ich Ihnen meine Antwort geben, auf die zwanglos entstandene Frage, **„wenn nicht impfen – was dann?"** Ich werde ihnen meine gegenwärtige Auffassung von Leben, Erkrankung, Heilung, das ist, heil werden und bleiben, darlegen, und Sie ermutigen, diese Auffassungen auf ihre Anwendbarkeit hin zu überprüfen.

Das Zeitalter der Theorien und des vermeintlichen Wissens klingt aus. Lassen Sie uns gemeinsam das Zeitalter der Erfahrung erleben. Jeder ist seines Glückes Schmied. So war es, so ist es, und so wird es immer sein.

Mögen Ihre Kinder, Enkel, Anvertrauten und Mitmenschen in Ihnen Vorbild und Orientierung haben, auf dass sie nicht zu Feinden in einer vom vermeintlich feindlichen Zufall bestimmten, chaotischen Umwelt werden.

Erster Teil

Quecksilber ist als Bestandteil von Thiomersal und
Verwandten vielen Impfstoffen beigegeben.

Im Folgenden erfahren Sie etwas über die möglichen Folgen einer Quecksilbervergiftung, so wie sie bereits im Altertum beschrieben wurden, als u.a. auch
quecksilberhaltige Salben, teils intensivst zur Anwendung kamen. Dann werde ich
Ihnen Arbeiten aus der Gegenwart referieren, die über verschiedenste Wirkungen
von Quecksilber in Impfstoffen, Salben, Nasen- und Augentropfen sowie in
Serumzubereitungen berichten.

Einleitung:

Mit dem Gegenstand, von dem ich hier spreche, verhält es sich genau so, wie wir es von der Diskussion um das bleifreie Benzin kennen. **Lange** hatten sich vor allen Industrie und Raffinerien **gewehrt**, doch kaum, dass die Zeit reif war, war der Wandel in Augenblicken vollzogen. Sogleich hatten alle Automobilhersteller Motoren, die mit bleifreien Kraftstoffen laufen konnten, und **fast augenblicklich** gab es an allen Tankstellen Zapfsäulen für bleifreie Kraftstoffe.

Im Folgenden will ich Ihnen ein Modell vorstellen, das zu verstehen hilft, warum wir trotz allen technischen Fortschritts immer mehr an die Grenzen unserer Belastbarkeit gelangen und uns eine große Vermehrung der verschiedensten Krankheiten und Befindlichkeitsstörungen intensiv bedrängt. Jedoch bei der Erklärung allein soll es nicht bleiben. In einem anderen Buch werde ich einige der Möglichkeiten darstellen, die jeder Einzelne von uns hat, sein Ziel zu erreichen.

Sie können jedes der Bücher sowie einzelne Kapitel getrennt lesen. Die Texte spiegeln - das will ich Ihnen nicht verhehlen - in gewisser Weise auch meinen Erkenntnisweg wider. Aufgebrochen bin ich in der Schule, Latein und Griechisch lernend, mit der irrigen, einfältigen Idee, dass nur derjenige ein Recht auf eine eigene Meinung habe, der sich bis zum Lehrstuhlinhaber qualifizieren konnte. Als Stipendiat hatte ich mehrere Auslandsaufenthalte und durfte die Welt sehen und habe sie lieben gelernt. Schließlich „erwachend", erblickte ich Denkschemata, die mir mit Ehrfurcht vor dem Leben und der Schöpfung ebenso wenig zu tun zu haben schienen wie mit der Liebe zum Mitmenschen.

Dann begegnete ich dem Werke Samuel Hahnemanns. Im § 1 seines **„Organon der Heilkunst"** schreibt er: **„Des Arztes höchster und einziger Beruf ist, kranke Menschen gesund zu machen, was man heilen nennt".** Im § 4 sagt er über den Arzt: „Er ist zugleich ein Gesundheitserhalter, wenn er die die Gesundheit störenden und Krankheit erzeugenden und unterhaltenden Dinge kennt und sie von den gesunden Menschen zu entfernen weiß". Schon vor über 200 Jahren rief er dazu auf, nicht eine Krankheit, sondern den ganzen Menschen zu behandeln, damit die Krankheit geheilt und in Gesundheit verwandelt werde. „**Ein einzelnes der gegenwärtigen Symptome ist so wenig die Krankheit selbst als ein einzelner Fuß der Mensch selbst ist.**"

1792 war Kaiser Leopold II von Österreich nach wiederholten Aderlässen schließlich zu Tode gekommen. Hahnemann verfasste darauf hin einen scharfen Angriff „gegen den schlimmen ärztlichen Unfug", der zu seiner Zeit gang und gäbe war.

Er hatte als Arzt in einer sumpfigen Gegend gearbeitet, wo er viele Malaria-Fälle zu sehen und zu behandeln hatte. Schließlich verzweifelte er an der medizinischen Misere seiner Zeit. Er hatte den Arztberuf völlig aufgegeben und ernährte seine Familie durch das Übersetzen von medizinischen Texten und das Verfassen kleinerer Schriften. Als er 1790 Cullens Materia Medica zu übersetzen hatte, stand dort, dass der Bitterstoff der China-Rinde den Magen und damit die Patienten stärken solle. Nachdem er selbst Chinarinde eingenommen hatte, erkannte er, dass sie in der Lage war, all die Krankheitszeichen hervorzurufen, die sie auch zu heilen vermochte. Das führte ihn zur Einsicht, dass die Kraft und Wirkungsweise der Arzneien nur am gesunden Menschen in Erfahrung zu bringen sei. Es war dies die Geburtsstunde der Homöopathie. (Hahnemann, 1825; S. 98-99) [1]

Im Bemühen, die Giftigkeit der Substanzen zu mildern und ihre Heilkraft zu erschließen, begann er diese in Verbindung mit Schütteln und Verreiben zu „verdünnen". Er fand, dass die Wirksamkeit der Substanzen sich auf diese Weise sehr steigern ließ, während ihre gefährlichen Eigenschaften verschwanden. Dieses ist wesentlich zu wissen, da die den Impfstoffen, wenn auch nur in scheinbar geringer Menge, beigegebenen „Hilfsstoffe" bei Herstellung und Transport heftig und häufig geschüttelt und somit in der Wirkung verstärkt werden.

Er schildert bereits **die Umwandlung von der einen in eine andere Krankheit durch unsachgemäßen Gebrauch von Arznei.** Es ist eine Schilderung, die auch heute auf das Befinden von vielen, durch unerwünschte Arzneiwirkungen, durch von Nebenwirkungen geplagte Menschen, zutrifft: „Ist nicht eine Umwandlung ihrer vorigen Krankheit in eine andere, schlimmere, obgleich nicht mehr in getrennten, gleichzeitigen Anfällen wiederkehrende, aber anhaltende, sozusagen stummere Krankheit, durch diese ungeheure, hier nicht passende Arznei, bewirkt worden. ... Wie erdfahl sind ihre gedunsenen Gesichter, wie matt ihre Augen, seht wie engbrüstig sie atmen, wie hart und aufgetrieben ihr Oberbauch, wie hart und geschwollen ihre Lenden, wie verdorben ihr Appetit, wie hässlich ihr Geschmack, wie belastend und hartdrückend in ihrem Magen jede Speise, wie unverdaut und unnatürlich ihr Stuhlgang, wie ängstlich, traumvoll und unerquickend ihre Nächte, wie matt, wie freudlos, wie niedergeschlagen, wie ärgerlich oder stupide sie umherschleichen, von einer weit größeren Menge Beschwerden gequält als bei ihrem Wechselfieber. **Vom Erfolg möchte ich lieber hier kein Wort sagen**, die Totenlisten würden, wenn sie reden könnten, das Lob des Rindenmissbrauchs am reichsten aussprechen, so wie die vielen am Leben gebliebenen Siechen an Asthma, Geschwulst und Gelbsuchtkrankheiten und anderen, teils mit schmerzhaften, teils mit krampfhaften Übeln,... behaftet gebliebenen Unglücklichen, **wenn sie verständen, was mit ihnen vorgenommen worden wäre"**. (Hahnemann, 1825; S. 102-103)[2]

Ob Generationen nach uns über das Impfen genauso urteilen müssen, wie Hahnemann über den Missbrauch der Chinarinde?

Es ist die Liebe zu den Menschen und die Achtung vor dem Schöpfer und seinen Geschöpfen, die aus Hahnemanns Texten spricht. So schreibe ich auch diese Texte der Liebe wegen.

Die Welt und ihren Weg verfolgend, sehe ich einen Zusammenhang, der die Freiheit der Entwicklung unserer Kinder und Kindeskinder und eines jeden einzelnen bedrohen kann. Wie sollen sie die Schöpfung als ein Wunder erfahren, während sie vielleicht, noch heranwachsend, bereits der Grundlage beraubt werden, der Grundlage eines gesunden Wesens aus Körper, Geist und Seele.

Die Homöopathie zeigt, **dass selbst kleinste Substanzmengen große Veränderungen bewirken können**. Völlig „unhomöopathisch" denken Sie nur an Ihr durchschnittliches Körpergewicht von 60 – 90 kg, verglichen mit der zarten Zerbrechlichkeit von Eizelle und Spermium, aus denen Sie hervorgegangen sind.

Ich glaube, dass diese Zeit großer Belastungen für den einzelnen Menschen nicht zum Abbau der sozialen Errungenschaften unserer Gemeinschaft führen muss. Auch bezweifle ich, dass das richtige Kommando lautet: Zurück zur Natur, auf die Bäume ihr Affen! Und dennoch ist es Zeit für eine Rückkehr. **Es gilt das allgemeine Bewusstsein zu erhöhen, um frei zu werden, von der Manipulation durch die Medien und derjenigen, die diese lenken. Mögen wir alle wieder in die Lage versetzt sein, die innere Stimme wahrzunehmen, die wir in unserem Inneren empfinden können. Diese Stimme oder Empfindung repräsentiert die unmittelbare Verbindung zwischen Schöpfungsursache und Geschöpf und ermöglicht es allen, ihr Schicksal zu erfüllen.**

Meines Erachtens nach liegt unser aller Chance nicht allein im Sparen von Einzelleistungen und in den Kliniken, sondern **vor allem darin, gesund zu empfinden, gesund zu leben**, bzw. durch die Rückkehr zu gesundem Empfinden und Denken, zu gesundem Leben, zu gesunden.

Ihr Mut zur Erkenntnis Ihrer Einzigartigkeit wird zur Grundlage, dass Sie sich als ein Schöpfungswunder begreifen und Ihre Anlage zum „Heil sein" verwirklichen können.

So hoffe ich denn, dass dieser Text für die einen Anreiz und Hilfe bei der Überprüfung der bereits formulierten Erkenntnisse ist und den anderen Anregung bietet, beim Aufbruch zu den neuen Ufern der alten Heimat.

Abschnitte, die Ihnen zu theoretisch erscheinen, können Sie getrost übergehen. Das Wesentliche wird auch zwischen den Zeilen zu erkennen sein und sich im Gespräch mit Mitmenschen klären lassen.

Über Menschen und Quecksilber

In unserer Gesellschaft ist bereits im Kindesalter die Zunahme chronischer Erkrankungen, die Zunahme von Befindlichkeitsstörungen im Sinne von Verhaltensauffälligkeiten und Lernbehinderung, Konzentrationsmangel und Sprachentwicklungsstörungen, sehr bedenklich. Fast alle diese Beschwerden sind auch im Zusammenhang mit **Quecksilbervergiftungen** bzw. mit chronischen **Quecksilberbelastungen** beschrieben. Die Beobachtungen Samuel Hahnemanns, die er als Homöopathie der Welt vorgestellt hatte, zeigten und haben in unzähligen Fallstudien der letzten 200 Jahre immer wieder bewiesen, **dass selbst kleinste, über das stoffliche hinaus potenzierte und verdünnte Substanzen, Wirkungen hervorbringen können.** „Placebo" rufen die einen, Wirkung, Echo von Handlung sage ich. **Wenn wir sprechen – folgt dem keine Wirkung, obwohl die Übermittlung ohne chemisch-stoffliche Grundlage geschieht?** Etwas geschieht. **Auf Sequenz folgt Konsequenz**, chemisch, verbal, non-verbal, auf allen Ebenen.

Bei der intensiven Diskussion über das Impfen blieb es bisher unberücksichtigt, dass auch die meisten Vakzine gegen Diphtherie, Tetanus, Pertussis, HIB, Hepatitis B sowie auch viele Augen- und Nasentropfen auch Kosmetika, genauso wie Immunglobulin-Präparationen und Präparate zur Desensibilisierungsbehandlung, mit **Thiomersal** bzw. **Natriumtimerfonat** als Stabilisator konserviert sind. **Thiomersal** enthält 49,6 % und **Natriumtimerfonat** 45,5 % organisch gebundenes **Quecksilber**. Dieses ist aufgrund seiner guten Fettlöslichkeit, bedingt durch die Ethylgruppe, **besonders giftig**, da es die biologischen Membranen, insbesondere die Blut-Hirnschranke, sehr leicht durchdringt. So wird elementares Quecksilber z.B. nur zu 0,01 % vom Magen-Darm-Trakt aufgenommen, während organisch gebundenes Quecksilber z. B. in Form von Hg-Alkylen zu 95 % aufgenommen wird.

Giftkundliche Untersuchungen zum **Quecksilberstoffwechsel** haben ergeben, dass die **Konzentration im Gehirn erheblich höher** ist als in anderen Organen. Bekannt ist auch, dass elementares **Quecksilber** sowie **Hg-Alkyle** leicht **die Plazenta durchdringen** und in den kindlichen Geweben angereichert werden.

Quecksilberverbindungen können chromosomale Schäden verursachen.

Die Folge der Anreicherung in Hirngeweben können Erkrankungen mit **Veränderung von Charakter und Persönlichkeit** sein. **Teils schwere Störungen der intellektuellen Fähigkeiten** der Betroffenen sind beschrieben. Auch die Auslösung **chronischer Erkrankungen durch Quecksilber** ist bekannt.

In der homöopathischen Literatur sind über 6.000 Zeichen im Zusammenhang mit dem Quecksilber-Arzneibild beschrieben[1]. Dazu gehören auch **Heuschnupfen, Neurodermitis, Asthma und asthmaähnliche Bilder.**

In Deutschland gibt es zu Impffragen eine **beratende Kommission.** In der Öffentlichkeit wird von verschiedener Seite der Eindruck erweckt und mittels Medien- und moralischer Manipulation unterstützt, dass in diesem Lande eine Impfpflicht bestehe und die Notwendigkeit des Impfens unzweifelhaft sei.

Folgte man den Empfehlungen der STIKO, der Ständigen Impfkommission am Robert-Koch-Institut, Berlin**, so erhielte ein Säugling, der gemäß dem Impfplan vollständig geimpft würde, bis zum vollendeten 15. Lebensmonat (12. bis 15. Lebensmonat) zwischen 0 µg und 124 µg Ethylquecksilber,** abhängig davon, welche Impfstoffzubereitungen ausgewählt würden. Um die minimale Quecksilberbelastung von 0 µg zu realisieren, müssten dann allerdings die nicht unproblematischen modernen Sechsfach-Impfstoffe zur Anwendung gebracht werden.

Fast alle in dieser Altersgruppe verwandten Einzelvakzine enthalten in unterschiedlicher Menge **Formaldehyd** und **Aluminiumhydroxid** mit dem diesen Substanzen eigenen toxischen Potential.

Da **Thiomersal** und **Natriumtimerfonat** genauso wie diese Substanzen als pharmazeutische Hilfsstoffe eingesetzt werden, unterliegen sie im Sinne des Arzneimittelgesetzes **nicht der Pflicht zur toxikologischen Prüfung.**

Thiomersal und Natriumtimerfonat

Zur Geschichte von **Thiomersal** gibt es praktisch keine brauchbaren Hinweise, obwohl große Pharma-Firmen bei der Literatursuche behilflich waren. Ausgenommen nur die Erkenntnis, dass der Name **Thiomersal** 1953 und der Name

---

[1] Sie finden dies als Anhang in meinem Buch "Skizzen zur Homöopathie".

Natriumtimerfonat 1963 aufgrund einer internen Anfrage aus dem Expertenkreis bei der WHO veröffentlicht wurde.

Nach Auskünften der Firma Behring findet sich Mertiolat erstmals in der „British Pharmacopoeia 1963" in London erwähnt [3]. Weitere, teils sehr kurze Informationen, findet man in der Literatur (Römpp,1987; Hagers 1994; Abda 1989).[4] [5] [6]

⌐ S.61

Natriumtimerfonat

Thiomersal

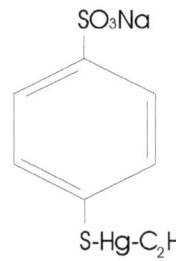

SO₃Na

S-Hg-C₂H₅

COONa

S-Hg-C₂H₅

Abbildung 1: **Natriumtimerfonat und Thiomersal (Römpp Chemie Lexikon, 9. Auflage)**

Mercurioethyl((p-sulfophenyl)thio)-,
Natriumsalz
CAS-Nr. 5964-24-9
Molekül-Formel: C8-H9-Hg-03-S2.Na
MG: 440.87

Synonyme:
1. ((o-Carboxyphenyl)thio)ethylmercury Na
2. Elcide 75
3. Elicide
4. Ethyl(2-mercaptobenzoato-S)mercury Na
5. o-(Ethylmercurithio)benzoic acid Na
6. Ethylmercurithiosalicylic acid Na
7. Ethylmerkurithiosalicilan sodny(Czech)
8. Ethyl (Na o-mercaptobenzoato) mercury
9. Mercurothiolate
10. Mercury, ehtyl(2-mercaptobenzoate-

Mercurio((o-carboxyphenyl)thio)ethyl-,
Natriumsalz
CAS-Nr. 54-64-8
Molekül-Formel: C9-H9-Hg-O2-S.Na
MG: 404.82

Synonyme:
1. Ethyl (hydrogen p-mercapto-benzenesulfonato) mercury Na
2. Ethyl ((p-sulfophenyl)thio)mercury, Na-Salz
3. Mercury, ethyl(4-mercapto-benzenesulfonato-S-(sup 4))-, Na-Salz
4. Na-Thimerfonate
5. Na p-((ethylmercuri)thio) benzenesulfonate
6. Sulfo-merthiolate
7. Thimerfonate Na

S)-, Na
11. Merfamin
12. Merthiolate
13. Merthiolate salt
14. Merthiolate Na
15. Mertorgan
16. Merzonin
17. Merzonin Na
18. Merzonin, Na-Salz
19. SET
20. Na ethylmercuric thiosalicylate
21. Na o-(ethylmercurithio)benzoate
22. Na ethylmercurithiosalicylate
23. Na merthiolate
24. Thimerosal
25. Thimerosalate
26. Thimerosol
27. Thimersalate
28. Thiomerosal
29. Thiomersal
30. Thiomersalata

Tabelle 1: Synonyme von Thiomersal und Natriumtimerfonat (1987-1997 Micromedex Inc., Vol. 31)

Aus der unveröffentlichten Monographie der Vereinigung der Deutschen Apotheker ist zu entnehmen, dass **Thiomersal** als ein Antiseptikum aus der organischen Gruppe der Quecksilberverbindungen aufgefasst wird, dessen **Wirkungsmechanismus auf der quecksilberbedingten Inaktivierung von Enzymen** beruhe.

Zum Stoffwechsel von **Thiomersal** sind nur sehr spärliche Hinweise aufzufinden. In der Literatur wird auf die Gemeinsamkeiten von organischen Quecksilberverbindungen hingewiesen, deren Fähigkeit, chromosomale Schäden zu bewirken, bekannt ist. Sie können sowohl mutationserzeugend als auch krebserregend wirken.

Im Entwurf zu der Arzneimittel-Monographie über Thiomersal ist zu lesen: „**Es passiert die Planzenta-Schranke und wird in die Muttermilch ausgeschieden. Organische Quecksilberverbindungen sind nephro- und neurotoxisch und können beim Fötus zu Hirnschäden führen.** (Abda 4/89) [7]. Der Entwurf schließt mit der Feststellung, **dass die therapeutische Anwendung von Thiomersal wegen der geringen antibakteriellen Wirksamkeit und des erheblichen toxischen Potentials nicht gerechtfertigt ist.**

Die gesetzlichen Bestimmungen erlauben die Verwendung als Konservierungsmittel in einer Konzentration bis zu 0,002 % in flüssigen Zubereitungen, Emulsionen und Salben. Es wird als Chemikalie gehandelt und gilt gesetzlich als pharmazeutischer Hilfsstoff. Damit unterliegt es nicht dem Aufbereitungsauftrag nach § 25, Abs. 7, ANG. Pharmazeutische Hilfsstoffe müssen keine toxikologischen Prüfungen durchlaufen. Meines Wissens nach wird diese Substanz nicht in Deutschland hergestellt, sondern wird u.a. aus Armenien, China, Indien und Frankreich importiert.

Über das Quecksilber

Quecksilber gehört zu den sieben bereits im Altertum bekannten Metallen. Sein chemisches Symbol ist **Hg**. Es ist ein Element aus der zweiten Nebengruppe des Periodensystems der Chemischen Elemente und das einzige bei gewöhnlicher Zimmertemperatur flüssige Metall. Bereits Aristoteles berichtet darüber. Die starke Giftigkeit, insbesondere seiner löslichen Verbindungen, war schon lange bekannt. Wegen seiner großen Neigung mit anderen Metallen, Legierungen, Amalgame zu bilden, wurde es häufig zur Gewinnung der Edelmetalle Gold und Silber eingesetzt oder fand in Form von Zinn-Amalgam als Spiegelbelag Verwendung. Die Weltproduktion hatte im Jahr 1971 mit 10.075 to den Höhepunkt erreicht. Zu der Zeit waren Spanien, Sowjetunion, USA, China und Algerien die wichtigsten Produzenten. Wegen seiner Giftigkeit wurden die Bemühungen immer weiter verstärkt, es durch andere Stoffe zu ersetzen. Auch militärisch hatte Quecksilber eine große Bedeutung, da es zu den gegen Schlag empfindlichen Substanzen zählt, und es früher als Initialsprengstoff häufig verwendet wurde. Heute ist es weitgehend durch Bleiacid und andere, auch einige Quecksilberverbindungen, verdrängt. (Fieser, 1979) [8]

Die von Plinius bereits beschriebene Sklavenkrankheit der Arbeiter im spanischen Zinnober-Bergwerk Al Madin war eine Quecksilbervergiftung. Als Schmierkur wurde es **zur Behandlung der Lues** verwendet und richtete erhebliche toxische Schäden in Form der Meta-**Syphilis** an. Auch als Gift für **Mord oder Selbstmord** wurde Quecksilber in Form von Sublimat immer wieder verwendet. (Leesers, 1988) [9]. Für **Abtreibungszwecke** wurden metallisches Quecksilber oder Quecksilberverbindungen, oft mit tödlichem Ausgang für die Mutter, eingesetzt. (Levin, 1962)[10] Die zahlreichen Versuche, quecksilberhaltige Salben und andere Zubereitungen auch zu Heilzwecken zu gebrauchen, bieten reichlich Material zum Studium der Vergiftungszeichen. Bereits bei F. Allen (1877)[11] sind 83 Literaturstellen angegeben, in denen über gewerbliche oder Vergiftungen aus anderem Grunde mit Quecksilber berichtet wird. Der Katalog der Beschwerden, den Allen erstellt hat, umfasst bereits über 860 Zeichen, die sich u. a. auf Gemüt, geistige Funktionen, Schwindel, Kopf, Augen, Sehen, Ohr, Hören, Nase, Gesicht, Mund, Zähne, Zahnfleisch, Rachen, Speichel, Sprache, Hals, Zäpfchen, Mandeln, Speiseröhre, Schlucken, Magen, Appetit, Lust, Aufstoßen, Übelkeit, Erbrechen, Bauch, After, Stuhl und Stuhlbeschaffenheit, Haare und Genitalbereich, Brust, Lunge und Bronchien, Herz, Extremitäten, Haut, Schlaf, Fieber, sowie auf allgemeine Bedingungen der Verbesserung und Verschlechterung beziehen.

In der neueren Zeit gab es mehrere größere epidemische Vergiftungen durch Methylquecksilber. Zwei davon traten in Japan auf, als Methylquecksilber und andere quecksilberhaltige Verbindungen in die Minamata-Bucht und in den Agano-Fluß bei Niigata eingeleitet wurden. Zur größten bisher registrierten epidemischen Quecksilbervergiftung kam es zwischen 1971 und 1972 im Irak. Mehr als 6.000 Menschen erkrankten nach dem Genuss von Brot, dessen Getreide mit methylquecksilberhaltigem Fungizid behandelt war und mussten in Krankenhäusern behandelt werden. Davon starben über 500 Patienten. (Amdur, 1986; S. 608)[12]

In Bezug auf die Haut verursachen Quecksilberpräparate Gefäßreaktionen, Verhornungsstörungen und Sekretionsstörungen der Schweißdrüsen, die beiden zuletzt genannten im Sinne einer Überfunktion. Kinder, denen es oft als Bestandteil von Puder zur Zahnungshilfe verabreicht wurde, entwickelten einen rosafarbenen Ausschlag, **Schwellung der Milz und der Lymphknoten**, sowie Verhornungsstörungen und Schwellungen der Finger. Diese Erscheinungen waren **dosisunabhängig** und werden als Hypersensitivitätsreaktion verstanden. (Amdur,1986; 607)[13]

Aus den großen Epidemien konnte man lernen, **dass einzelne Schwangere, die selbst keine oder nur sehr leichte Vergiftungszeichen hatten, dennoch**

Kinder zur Welt brachten, die retardiert waren oder Lähmungen zeigten.
(Amdur, 1986; 608) [14]

Das Konzentrationsverhältnis **Vollblut/Plasma** beträgt für **elementares Quecksilber ungefähr 1, für Methylquecksilber 20. (Reichel, 1983) [15].** Die **biologische Halbwertszeit für Methylquecksilber liegt bei etwa 70 Tagen** und die für anorganisches Quecksilber bei etwa 40 Tagen. Intrazellulär greift Quecksilber in den **Stoffwechsel von Mikrosomen und Mitochondrien** ein, wobei es insbesondere zu Sulfhydrylgruppen eine hohe Affinität zeigt **und Zellschäden oder Zelltod verursacht.** In den Lipidzellen bildet Methylquecksilber lösliche Komplexe mit Zystein und Glutation, die mit der Galle ausgeschieden und vom Magen-Darm-Trakt erneut aufgenommen werden.

Befinden wir uns in einer quecksilberdampfhaltigen Atmosphäre, stellt sich ein **Verteilungsgleichgewicht zwischen Luft und Körpergewebe von etwa 1:20** ein, d.h. es wird mehr Quecksilber aufgenommen als in Elementarform physikalisch gelöst sein kann. (BAT 1980)[16] Im Gehirn wird Quecksilber, insbesondere im occipitalen Rindenfeld und im Nucleus caudatus angereichert. Die **biologische Halbwertszeit von Quecksilber im Gehirn bewegt sich in der Größenordnung von Jahren.** (Berlin, M., in: Nordbirk, G. F., 1976) [17] Sie wird sogar **mit bis zu 18 Jahren angegeben.** (Ohnesorge, 1982 und Sugita, 1978) [18], [19] (Sugita, M.; 1978)

Nach der Passage von elementarem Quecksilber durch die Blut-Hirn-Schranke findet man Degeneration von Nervenfasern und Axonschwellungen begleitet von Demyelinisierung und Proliferation der Neuroglia, wobei es durch eine Enzymhemmung im Bereiche des aeroben und anaeroben Energiestoffwechsels zu einer Störung der Proteinsynthese kommen soll. In der Peripherie sind sensorische Neuronen stärker betroffen als motorische. (Reichel, 1983; S. 313) [20] Bei Methylquecksilber-Verbindungen sind umschriebene Areale des Großhirnes, u.a. speziell das Sehzentrum im occipitalen Kortex und die granuläre Zellschicht des Kleinhirns besonders gefährdet. Daraus können u.a. Taubheit der Extremitäten, Zittern, Ataxie, Hörbeschwerden, Tunnelsehen, leichte Paralysen bis hin zur kompletten Lähmung, dem Verlust von Sehen, Hören, Sprache und Koma resultieren. (Amdur, 1986)[21]

Als Folge einer vorgeburtlichen Quecksilberbelastung ist eine **Verzögerung der psychomotorischen Reifung beschrieben, wobei das Kind zunächst normal erscheint, aber bis 12 Monate oder mehr Verspätung zeigt beim Lernen von Laufen oder Sprechen.** Ein erhöhtes Auftreten von Anfallsleiden wird beobachtet. Das Risiko einer psychomotorischen Retardierung steigt mit der Quecksilberbelastung während der Schwangerschaft und wird ab Quecksilberwerten von 40 – 80 µg pro Liter Blut gesehen. [22] (Amdur, 1991)

In den arbeitsmedizinisch-toxikologischen Begründungen für BAT-Werte ist beschrieben, dass organische Quecksilberverbindungen eine größere Affinität zum Gehirn haben als Quecksilberdämpfe oder anorganische Quecksilbersalze. Dabei liegt nach Quecksilberdampf-Exposition im Tierexperiment der Quecksilberspiegel im ZNS bereits 10 Mal höher als nach Zufuhr entsprechender Dosen von anorganischen Salzen (arbeitsmedizinisch-begründete BAT-Werte[2]). An gleicher Stelle wird die akute und chronische Quecksilbervergiftung beschrieben. Nach Einatmen von quecksilberhaltigen Dämpfen findet man zunächst Speichelfluss mit Metallgeschmack, Zahnfleisch- und Rachenentzündung mit Schwellung und Entzündung der Schleimhäute, Nierenschädigung im Sinne einer Nephrose, eine **Schädigung des ZNS** mit **Tremor**, beginnend an Fingern, Augenlidern, Lippen, die sich in schweren Fällen bis zu einem generalisierten Tremor mit schmerzhaften chronischen Spasmen der Glieder ausweiten kann. Eine Rückbildung nach Beendigung der Quecksilbervergiftung ist möglich. Insbesondere **bei der chronischen Quecksilbervergiftung** finden sich **Veränderungen der Persönlichkeitsstruktur** mit gesteigerter **Erregbarkeit, Reizbarkeit, Nachlassen der Merkfähigkeit, Schlafstörungen, Verlust der Selbstkontrolle und des Selbstvertrauens, Kopfschmerzen und Depressionen.** Als unspezifische Zeichen werden darüber hinaus beschrieben: allgemeine **Schwäche, Müdigkeit, Appetitlosigkeit, Gewichtsverlust und Störungen des Magen-Darm-Traktes, Schüchternheit und Argwohn.** In diesem Zusammenhang wird auch das **asthenisch-vegetative Syndrom**, bestehend aus nachlassender **Leistungsfähigkeit, leichter Ermüdbarkeit und Erinnerungsverlust**, beschrieben. (Trachtenberg, 1977). Diese letzteren, eher unspezifischen Zeichen, werden um so

---

[2]   Ebenso wie bei den MAK-Werten wird in der Regel eine Arbeitsstoffbelastung von max. 8 Stunden täglich und 14 Stunden wöchentlich zugrunde gelegt.

eher als ein Hinweis auf eine Quecksilbervergiftung gewertet, wenn sie mir Tremor, Schilddrüsenfunktionsstörungen, labilem Puls, Tachykardie, Dermographismus, Zahnfleischentzündung und Anämie verbunden sind.

Nachlassende Leistungsfähigkeit, verstärkte **Müdigkeit, Reizbarkeit, Gedächtnisschwäche, Verlust des Selbstvertrauens, Depressionen sind eventuell durch eine Quecksilbervergiftung bedingte Störungen, die häufig als Neurasthenie oder Hysterie fehldiagnostiziert sein können** [23] (Friberg,1972; S. 96).

Bei Befragung von 26 Arbeitern, die in einer quecksilberdampfhaltigen Atmosphäre mit einem Durchschnittskonzentrationsbereich von 10 – 60 µg/m³ tätig waren, **ergaben sich bei 62 % der Befragten zentralnervöse Störungen wie Kopfschmerzen, Gedächtnisstörungen, mangelhafte Konzentrationsfähigkeit, Alkoholintoleranz, Reizbarkeit und bei etwa 50 % vegetative Störungen im Sinne von Schweißausbruch, Herzklopfen, Schlaflosigkeit und funktionellen Magen-Darm-Störungen.** (Ashe, 1953) [24]

In einer anderen Studie wurden Eichhörnchen unterschiedliche Dosen von Thiomersal intranasal verabreicht und nach 6 Monaten die Gewebekonzentrationen des Quecksilbers bestimmt. Dabei fand sich **die höchste Konzentration in den Nieren, absteigend zur Leber und am geringsten in Hirn und Muskulatur; während im Blut kein Quecksilber mehr nachweisbar war.** (Blair, 1975; S. 171-176) [25]

Die Kommission zur Prüfung gesundheitsschädlicher Arbeitsstoffe kommt zu dem Schluss, dass, durch die Tatsache bedingt, dass die biologische Halbwertszeit von Quecksilber im Gehirn sich in einer Größenordnung von Jahren bewege, auch bei niedriger Quecksilber-Exposition eine Kumulation von Quecksilber im ZNS möglich sei.

Zur Zeit ist es noch nicht möglich, aus der Quecksilberausscheidung mit dem Harn zuverlässig auf eine unbedenkliche Quecksilberbelastung zu schließen. Die generelle Angabe einer tolerierbaren Quecksilber-Harnkonzentration ist ebenfalls zur Zeit nicht möglich.

Als Werte für die MAK[3] (Mittlere Arbeitsplatzkonzentration) wurden 0,1 mg/m³ für anorganische Quecksilberverbindungen und 0,01 mg/m³ für Quecksilberalkyle aufgestellt. Der BAT (Biologischer Arbeitsstoff-Toleranzwert) für die Quecksilberkonzentration im Blut wurde für Exposition gegen Quecksilberalkyle auf 100 µg/l und für nicht-alkylierte Quecksilberverbindungen auf 50 µg/l festgelegt. (Quelle: siehe Fußnote 3.)

Eine Untersuchung über den Einfluss von Amalgam-Füllungen auf die Quecksilberkonzentration in menschlichen Organen ergab eine sehr eindrucksvolle Korrelation zur Anzahl der Amalgam-Füllungen bei gleichzeitig unwesentlicher Erhöhung der Vollblut-Spiegel, wobei **verschiedene Gehirnareale bis auf das 40-fache der normalen Blutkonzentration gesteigerte Werte aufwiesen.** (Drasch, 1992) [26]

Eine Studie mit 64 MS-Patienten ergab die Tendenz zu erhöhten Quecksilberkonzentrationen im Vollblut im Vergleich zu einem Kontrollkollektiv. (Gebhardt, 1994) [27]

Gesichtsfeld-Ausfall oder Scheuklappen?

Im Folgenden werde ich eine Reihe von Arbeiten vorstellen, die größtenteils im Rahmen der universitären Forschung durchgeführt wurden. Sie werden erfahren, dass eine unglaublich hohe Anzahl von Menschen mit allergischen Reaktionen der Haut gegen **Thiomersal** belastet ist. Da bei vielen dieser Menschen - auch solche Arbeiten werde ich zitieren – häufig trotz Impfens, keine Verschlechterung des Hautbildes beobachtet wurde, kamen viele Kollegen und Kolleginnen zu dem Schluss, dass die Substanz **Thiomersal** und eine etwaige Allergie dagegen bedeutungslos sei. Sehr wenige der Autoren räumten ein, dass der eventuelle Ersatz von **Thiomersal** gegen andere Substanzen wünschenswert wäre.

---

[3] Der angegebene MAK-Wert kann nur als ein vorläufiger, unzureichend begründeter Wert betrachtet werden. Zur besseren Abschätzung eines gesundheitlich unbedenklichen Wertes werden weitere Untersuchungen für dringend erforderlich gehalten. (Literatur: Arbeitsmedizinisch toxikologische Begründungen für BAT-Werte, Verlag VCH, Weinheim, 1980)

Wie aber verhält es sich mit der Auslösung und Verursachung chronischer Erkrankungen, z.B. der Haut und der Atemwege, wie Neurodermitis und Asthma oder wie mit Erkrankungen, die auf chromosomalen Schäden beruhen, wie der **Mongolismus und einzelne Formen der Leukämie?**

Zum Mongolismus können wir bei Buchwald (1994) lesen: „Wo wurde diese Veränderung erstmals beschrieben? In England! Nicht zufällig, denn auch das Heufieber wurde erstmalig in England beschrieben, d.h. in dem Land, in welchem zu dieser Zeit, erstmalig in Europa, Pockenimpfungen im großen Stil durchgeführt wurden. Langdon Down beschrieb 1866 als erster das Zustandsbild des Mongolismus, und nach ihm wird auch vom „Down-Syndrom" gesprochen. In Deutschland wurde um die Jahrhundertwende von Neumann ein mongoloides Kind in Berlin einem ärztlichen Kreis vorgestellt. Die allgemeine Meinung, der Mongolismus sei eine vererbte Störung, ist unrichtig. **Höchstens 3 – 5 % aller Fälle von Mongolismus sind erblich bedingt. Als mögliche andere Ursachen werden genannt: Ionisierende Strahlen, mutagene Chemikalien, Viren, immunbiologische Faktoren und Vitaminmangelzustände. In der BR Deutschland führte jede 35. Geburt zu einem toten, jede 200. Geburt zu einem hirngeschädigten und jede 700. Geburt zu einem mongoloiden Kind."** (Buchwald, 1994; S.220) [28]

Wenn bis dahin in Bezug auf das Impfen **die Möglichkeit einer Schädigung durch die Zufuhr artfremden Eiweißes** wiederholt diskutiert wurde, muss heute auch **die Möglichkeit der Schädigung des erwachsenen Organismus durch quecksilberhaltige Substanzen sowie die Möglichkeit der Anlage genetischer Störungen durch quecksilberhaltige arzneiliche Hilfsstoffe** diskutiert werden. Das gilt auch z.B. für **Formaldehyd** und **aluminium- bzw. phenolhaltige Verbindungen**. Um wie viel mehr müssen wir bemüht sein, den jungen, unreifen, noch in der Entwicklung befindlichen Organismus unserer Neugeborenen und Kleinkinder vor dem Kontakt mit diesen Substanzen zu schützen, auf dass nicht einige von ihnen zu chronisch erkrankten Patienten geimpft werden, deren Leiden sich oft erst nach 2 – 3 oder viel mehr Jahren, evtl. erst im Erwachsenendasein oder im Greisenalter entwickelt und dennoch auf die Quecksilberbelastung in frühester Kindheit zurückgeführt werden könnte – wollte man es nur versuchen. Auch die Möglichkeit der Verursachung genetischer Schäden bei den Nachkommen ist zu überlegen. Das Down-Syndrom ist die häufigste Chromosomenkrankheit. Auf etwa 650 Neugeborene kommt ein Kind mit diesem Leiden. Mit steigendem Alter der Schwangeren steigt die relative Häufigkeit in dieser Hinsicht krankgeborener Kinder. (Simon, 1983, S. 144) [29]

Wenn die Häufigkeit des Auftretens diese Erkrankung mit dem zunehmenden Alter der Mutter steigt, wird deutlich, dass die Anlage in den Keimzellen im Laufe der Zeit einem Wandel unterliegt, d.h. gleich einer „Reifung" kommt es zur Veränderung in den Keimzellen. **Als Kinder wurden diese Mütter wahrscheinlich größtenteils gesund geboren, mit einer gesunden Keimbahn. Diese wird im Verlaufe der Entwicklung durch die verschiedensten Faktoren belastet, bis sie schließlich geschädigt ist. Von Quecksilber und quecksilberhaltigen Verbindungen ist bekannt, dass sie die Mechanik der Zellteilung empfindlich stören und Chromosomenveränderungen bewirken können.** Die statistische Wahrscheinlichkeit solcher Veränderungen wird mit zunehmender Zeitdauer des Verbleibs des Schadstoffs im Stoffwechsel einer Zelle größer. So kann es schließlich zum Auftreten eines genetischen Defektes kommen. Wird der Defekt nicht mit dem Beginn des körperlichen Lebens genetisch wirksam, sondern erst innerhalb eines gesunden Organismus verursacht, können Leukämie und Krebserkrankungen resultieren. „Schon vor über 30 Jahren schrieb Dr. B. Duperrat, Arzt am Saint Louis Krankenhaus in der Presse Médicale vom 12. März 1955: **„Impfungen verursachen u.a. den Ausbruch von Leukämie."** Ohne noch weiter in der Zeit zurückzugehen, sollte man sich fragen: wie viele Kinder und wie viele Erwachsene sind auf diese Weise seitdem an Leukämie gestorben, und dass, obwohl zahlreiche andere auf diese Tatsache hingewiesen haben?" [30] (Delarue, F. u. S., 1990, S. 73)

Man müsste den möglichen Zusammenhängen intensivst durch Aufklärung und gezieltes Nachfragen nachgehen. Die wirkliche Beziehung, die hier vorliegt, wird sich nur schwer klären lassen und ist schon gar nicht offensichtlich. Die Entwicklung der Erkrankungen verläuft über einen langen Zeitraum und ist durch die verschiedensten Einflüsse mitbestimmt.

Statt aber die Klärung solcher möglicher Zusammenhängen mit Nachdruck zu verlangen, wurden bisher kritische Stimmen in den Medien meist nicht gehört. Diese Störungen sind kalkulierbar, aber dennoch nur den wenigsten offensichtlich.

Sind sie Grundlage weitreichender wirtschaftlicher Betrachtungen einzelner in der Pharma-Industrie, die in den schließlich chronisch Erkrankenden und Erkrankten dankbare Abnehmer ihrer Präparate weiß?

Die einen freuen sich über den „Segen" der Impfungen und die anderen über den Umsatz. Sollen die Visionen einzelner Sciencefictionromane von einer Welt voller kranker Mutanten und einer kleinen, noch gesunden, aber aufgrund ihrer bereits geschädigten Anlagen, schon gefährdeten Elite, Wirklichkeit werden? Wenn nicht, ist es Zeit, dem Goldrausch ein Ende zu machen, zu erwachen aus der massenmedialen Trance.

Sprachentwicklungsstörung ist häufig ein Zeichen der Störung integrativer Funktionen des Gehirns, d.h. eines von vielen Zeichen der Verminderung der Fähigkeit, Information von den Sinnen im Hirn weiterzuleiten und zu verarbeiten, also zu integrieren. Lernbehinderungen und Verhaltensstörungen der verschiedensten Art und in unterschiedlichem Ausmaß sind oft mit einer Sprachentwicklungsstörung verbunden. Dyslexie und Dyskalkulie, eine kurze Konzentrationsspanne und Hyperaktivität unterschiedlichen Grades sind Eigenschaften der Kinder, die häufig einen normalen oder überdurchschnittlich hohen Intelligenzquotienten haben. Oft verbindet sich die Störung mit der Schwierigkeit, rechts und links zu unterscheiden und mit einem gestörten Körperschema. „Die Zahl der lernbehinderten Kinder in den öffentlichen Schulen Amerikas ist von 830.000 im Jahre 1958 auf 3.234.000 im Jahre 1980 gestiegen (lt. National Center for Educational Statistics), und steigt weiter, obwohl die Schulanmeldungen abnehmen." [31] (Coulter / Fisher, 1996, S. 197)

In Deutschland besuchten 1994 von insgesamt 9.760.429 Schülern aller Jahrgangsstufen 382.946 eine Sonderschule, 1.488.341 besuchten die Hauptschule, 1.141.326 Realschulen und 359.244 integrierte Klassen für Haupt- und Realschüler. Das Gymnasium besuchten 2.148.702 Schüler. Von 966.126 Schulabgängern und Schulabgängerinnen erreichten 1994 291.374 Hochschul- oder Fachhochschulreife. Das waren ziemlich genau 30 %. [32] (Statistisches Jahrbuch 1996, S. 379 ff.) Sind das viele?

70 % der Jugendlichen im Alter zwischen 10 und 17 Jahren leiden an chronischen Kopf- oder Bauchschmerzen; jeder dritte Schüler in Deutschland nimmt regelmäßig Medikamente, um Probleme in der Schule, in der Familie und dem Freundeskreis bewältigen zu können, Nikotin-, Alkohol- und Drogenkonsum nehmen stetig zu. 1992 gab es in der BRD 13.500 Selbstmordversuche von Schülern, das sind 37 pro Tag. 1994 waren in der Altersklasse bis 25 Jahre 712 Selbstmorde erfolgreich. **„Jeder Deutsche, vom Säugling bis zum Greis, holt sich in der Apotheke pro Jahr im statistischen Mittel gut 1.000 Pillen, Kapseln, Zäpfchen oder Löffel Saft ab. Rund 1,7 Mrd. Packungen Medizin wurden 1995 verkauft, der Umsatz der gesamten Pillen-Branche betrug 46,4 Mrd. DM. ... In Deutschland sind etwa 1,5 Mio. Menschen von Medikamenten abhängig. ... Arzneimittel sind die ideale Droge für ein ansonsten unauffälliges und angepasstes Leben. Manche steigern zur rechten Zeit die Leistungsfähigkeit, andere lindern Ängste und Sorgen."** [33] (Möller-Buchner, 1997)

Kinder, die aufgrund eines minimalen Hirnschadens, möglicherweise im Gefolge einer impfbedingten Enzephalitis, oder, und das gilt es dringlich zu klären, infolge z. B. eines chronischen Quecksilberschadens durch Thiomersal, **nur eingeschränkt in der Lage sind, die täglichen Probleme und Aufgabenstellungen zu bewältigen, sind in ihrem späteren Leben häufig sozial gefährdet.** „Ihre Schädigung ist oft schwer erkennbar. Laut Intelligenztest sind sie meist durchschnittlich begabte Kinder, bei welchen aber einzelne Intelligenzfunktionen, und zwar insbesondere die Fähigkeit zur Formenerfassung, aus der durchschnittlichen Leistung nach unten herausfallen. **In der Einzelsituation sind die Kinder meist normal leistungsfähig. In der Gruppe, besonders in größeren Schulklassen, fällt ihre Leistungsfähigkeit aber deutlich ab.** Dies wird durch eine hochgradige Ablenkbarkeit, eine unfixierbare Aufmerksamkeit und mehr oder weniger auffällige Bewegungsabläufe gekennzeichnet. Die Gefühls- und Gemütsverfassung (Affektivität) ist vorwiegend labil. Die Kinder weinen leicht, sind aber auch rasch wieder zu beruhigen. Ihr Antrieb ist deutlich gesteigert. Allerdings ist ihre Durchhaltefähigkeit gering. Sie fassen im allgemeinen rasch auf und zeigen doch eine eher herabgesetzte Lern- und Merkfähigkeit. Äußerlich wirken die Kinder oft schlampig, manchmal unsauber und stehen damit oft im Gegensatz zu ihrem häuslichen Milieu. Die

Bewegungsabläufe sind unruhig, fahrig und wirken deutlich verzögert und zurückgeblieben. Dementsprechend haben sie in der Schule oft eine schlechte Handschrift. Hervorstechendes Merkmal ist oft die Ruhelosigkeit." (Buchwald, 1994, S. 166) [34]

Verständnislosigkeit und Gewalt an den Schulen sowie allgemein die Häufigkeit psychischer Störungen nehmen zu. Die Situation wird noch verschärft durch die Tatsache, dass die **Staatsausgaben im Bereich Bildung stetig reduziert werden. „So waren es 1980 noch 15,1 % aller Staatsausgaben, die in Bildung investiert wurden, heute sind es dagegen nur noch 9 % bzw. 4,3 % des Bruttosozialproduktes. Und es ist erschreckend zu erfahren, dass man für die Ausbildung eines Soldaten hierzulande 16mal mehr ausgibt als für die Ausbildung eines Schülers."** (Randoll, 1995) [35]

Fast unglaublich, aber nach dem Gesagten nicht wirklich verwunderlich, ist die Tatsache, dass die Verordnungen an **pflanzlichen Psychopharmaka von 1993 auf 1994 um 30,6 % gestiegen** sind. Der Umsatz betrug 1994 126 Mio. DM. 1995 wurde der Trend sogar überboten. **Gegenüber 1994 ergab sich erneut eine Steigerung und zwar um 33,8 %,** so dass der Umsatz an pflanzlichen Psychopharmaka 1995 173,1 Mio. DM betragen hat. [36] (KV-Hessen)

Impfungen können folgenfrei absolviert werden und vielleicht den gewünschten Erfolg erreichen. **Ganz gewiss sind jedoch im Zusammenhang mit Impfungen auch leichteste bis schwere, u.a. auch emotionale und Verhaltensstörungen beschrieben.** Ein Kind drückte die Frustration aus, die viele Kinder mit minimalem Gehirnschaden leichter oder schwerer oder in gleicher Weise fühlen: „Das Gefühl, in einem kaputten Körper eingesperrt zu sein, der nicht anspricht.". ...Die Mutter eines Mädchens, das auf seine 4. Impfung reagierte, sagt: „Sie redet, aber sie hat Schwierigkeiten damit. Sie bekommt Sprachtherapie. Sie versteht alles, was man ihr sagt. Das ist das Problem. Sie ärgert sich und wird frustriert, wenn sie uns nicht das antworten kann, was sie sagen will. Je mehr sie nämlich versucht etwas zu tun, um so frustrierter wird sie und das bringt sie in Rage." [37] (Coulter / Fisher, 1996, S. 208 ff.)

Wenn wir überlegen, wie viele Mittel für die Forschung auf dem Impfstoffsektor und die Produktion von Impfstoffen aufgebracht werden – wäre es nicht einen Gedanken wert, um wie viel segensreicher es sein könnte, dieselben Mittel für Hygiene, sozialen Fortschritt und Bildung von Menschen und Menschlichkeit zu investieren?

Glaube hat die Aufgabe, Schmerz zu vermeiden, indem er ein ganzes System von Maßstäben und Verhalten unterstützt. Es ist z. B. völlig identisch mit dem Augenblick, in dem Sie sich verlieben und in der Empfindung und dem Glauben, einem ganz besonderen Partner begegnet zu sein, nur ausschließlich positive Eigenschaften an ihm finden. Sie sehen nichts anderes und wollen auch nichts anderes sehen. Unerwünschte Erkenntnisse und Botschaften werden ausgeblendet. Ihr Bewusstsein schafft Bewertungsbedingungen, die für Ihre Freunde, von außen betrachtet, u.U. einer sehr eingeschränkten Sichtweise entsprechen. Das erleben Sie dann an den Kommentaren: „Ja, siehst Du denn das nicht", oder „Hast Du denn das gar nicht bedacht?" In der Tat, Sie haben es nicht gesehen und auch nicht bedacht, weil aufgrund ihrer entschiedenen Hinwendung andere Gesichtspunkte einfach als bedeutungslos eingestuft wurden. Dieser Reflex hat die Aufgabe, Sie beweglicher zu gestalten, auf dass Sie bei der Partnerwahl zur Arterhaltung durch „Nebensächlichkeiten" nicht aufgehalten werden. Was wir wollen, das glauben wir gerne – ebenso das, was uns durch die Medien tagtäglich vorgespiegelt wird – weil es entsprechend aufbereitet ist. **Wir setzen uns selbst Scheuklappen auf, sehen nichts anderes mehr.** Sollte es uns mit dem Impfen genau so gehen?

Mit Unterstützung weiter Kreise der Massenmedien werden die möglichen **Gefahren des Impfens verniedlicht oder gar geleugnet, die Möglichkeit der Selbstheilung des Organismus weit untertrieben und die eventuellen Gefahren der Infektionserkrankungen stark kontrastiert.** Das geht so lange, **bis der „Gesichtsfeldausfall"** perfekt ist. Dann glaubt die Mehrheit der Bevölkerung sich nur noch mit Hilfe der Impfungen sicher – sieht eben nichts anderes mehr, als **die in bunten Farben gezeichneten Bilder der vermeintlich drohenden Katastrophe.** Angst führt zu Verwirrung. Verwirrung macht manipulierbar und führt zur Einschränkung des Horizontes.

Meiner Ansicht nach ist es dringend erforderlich, den Horizont wieder zu erweitern. **Möglichst bald müssen wir in der Zunahme der Hautallergien auch den Hinweis begreifen, dass viele Menschen bereits durch Thiomersal oder andere Substanzen belastet sind und in unterschiedlichem Maße geschädigt sein dürften.**

Auf die Haut geschrieben

Eine Untersuchung an 11.690 Patienten in Bezug auf **Allergien der Haut** ergab 1993 in **Österreich** eine durchschnittliche Reaktionsrate von 51 % der Getesteten, wobei die Streubreite von **40,8 – 61,4 %** reichte. Für 80 % dieser Ekzeme waren weniger als 20 Substanzen verantwortlich. Die höchste Allergisierung fand sich bei Nickel (2-Sulfat) und bei **Thiomersal. Von 93 Kindern im Alter zwischen 1 – 10 Jahren reagierten 35 Patienten (37,6 %) auf Thiomersal. Die Arbeit kommt zu dem Schluss, dass diese ausgesprochen hohe Sensibilisierung gegen die Substanz durch entsprechend konservierte Impfstoffe erklärt werden kann.** In einzelnen Gebieten Österreichs, die sich durch eine **hohe Impfrate der Bevölkerung** auszeichnen, ist die **Thiomersal-Sensibilisierung besonders deutlich sichtbar** und übersteigt sogar die Rate der Nickel-Allergien. [38] (Kränke, 1995)

Eine ähnliche Studie wurde an den Kliniken des IVDK (Informationsverbund dermatologischer Kliniken **in Deutschland**) in Zusammenarbeit mit der Deutschen Kontaktallergie-Gruppe 1994 durchgeführt. Getestet wurden insgesamt 9.835 Patienten. Dabei ergab sich die höchste Allergisierung wieder gegenüber Nickelsulfat, gefolgt von Duftstoff Mix, Perubalsam und **an vierter Stelle von Thiomersal**. 1993 fand sich eine Sensibilisierungsrate von 5 %, 1994 bereits eine Sensibilisierungsrate von 6,6 %. In der Arbeit heißt es weiter: „Die in den letzten Jahren in Deutschland und Österreich, aber z.B. nicht in den Niederlanden, häufiger beobachtete Thiomersal-Sensibilisierung, bleibt in ihrer Relevanz weiter unklar. **Die Vermutung, Impfstoffe, die mit Thiomersal konserviert worden sind, spielten hierbei eine ursächliche Rolle, wird auch gestützt durch geografische Unterschiede mit einer hohen Sensibilisierungsrate in Gegenden mit einer**

hohen Impfrate gegen FSME"(Abra, 38. Tagung der DDG, Berlin, 3.5.1995). [39] (Schluch, 1995))

Eine Arbeit aus den **Niederlanden** berichtet über die Erkenntnisse an 2.461 erwachsenen Patienten. Es ergab sich die höchste Allergisierung wieder gegenüber Nickelsulfat mit 17,9 % und interessanterweise die Allergisierung gegen **Thiomersal erst an 20. Stelle** mit 1,3 %, gefolgt von der Allergisierung gegen Neomycin, ebenfalls mit 1,3 %. Eine mögliche Erklärung folgt weiter unten. Bei 20 der getesteten Personen traten ausschließlich Reaktionen gegen Thiomersal auf, wobei ekzematische Reizungen der Hände, perioculare Symptome und eine chronische Otitis externa auftraten. **Einige der Symptome hatten eine Dauer von Tagen zu Wochen, andere von Monaten bis zu Jahren.** Bei ausgewählten Gruppen findet sich eine Reaktion zwischen 1 – 18 %. Zitiert wird eine Arbeit aus **Portugal** über 62 Schulkinder. Dort wird die Kontaktallergie gegenüber **Thiomersal mit 2,3 %** angegeben, während die Allergie gegen Neomycin mit 2,9 % an der ersten Stelle liegt. Dieselbe Arbeit berichtet, dass bei den Schulkindern 19,8 % urtikarielle Reaktionen, 18,2 % Erkrankungen aus dem atopischen Formenkreis, 18,1 % Pirtyriasis alba, 9,4 % Asthma und 4,9 % allergischer Schnupfen beobachtet wurden. [40] (Barros, 1994). Die Tatsache, dass in den Niederlanden die Allergierate gegenüber Thiomersal bei den Erwachsenen verhältnismäßig niedrig liegt, wird damit in Verbindung gebracht, dass Kontaktlinsen, die in anderen europäischen Staaten häufig mit Thiomersal konserviert werden, in den Niederlanden als Kosmetikartikel gelten, wobei der Gebrauch von quecksilberhaltigen Substanzen bei Kosmetika verboten ist. [41] (Van't Veen, 1994)

Nicht diskutiert werden die möglichen chronischen Folgen der Belastung durch die wiederholte Injektion von thiomersalhaltigen Impfmitteln im Kleinkind, Säuglings- und Neugeborenen-Alter, zu einer Zeit also, wo Gehirn und Organe sich gerade maximal entwickeln. Diese können um so dramatischer sein, je aggressiver die Impfstoffe selbst mit der Entwicklung und dem Stoffwechsel des Organismus interferieren. **Die explosive Zunahme chronischer Erkrankungen bereits im Kindes- und Kleinkindesalter ist eine Tatsache und verläuft mit geringer Verzögerung zeitgleich mit der Zunahme der Durch-impfungsraten.**

**Die Frage eines möglichen, ja sogar sehr wahrscheinlichen Zusammen-
hangs, bedarf baldigst der Klärung.**

„In den letzten Jahren wurde in amerikanischen Ärztezeitschriften als
allgemeine Werbung für Impfstoffe ein rosiges Kleinkind abgebildet mit der
Überschrift: **„Das immunisierteste Kind der Weltgeschichte!"**. In der Anzeige
heißt es, dass fast jedes in den Vereinigten Staaten geborene Kind im Alter von 2
Jahren gegen 7 – 8 Krankheiten immunisiert wurde." [42] (Coulter, 1995, S. 14)

Für Deutschland werden in Bezug auf **Polio, Diphtherie und Tetanus
Durchimpfungsraten von 70 – 80 %,** für **Masern, Mumps und Röteln
Durchimpfungsraten zwischen 68 und 76 %** und für die **Haemophilus
influenzae Typ B-Impfung eine Durchimpfungsrate von 87 %** angegeben. [43]
(Kirschner, 4/95)

S. 19
↑
↓
S. 370

**1992 ergab eine Untersuchung in den Kindergärten der Stadt Mainz,
dass 34% der deutschen Kinder als sprachauffällig eingestuft werden
mussten. Bei den ausländischen Kindern waren dies sogar 66 %.** „Die Quote
von 34 % Sprachentwicklungsverzögerung unter deutschen Kindern war so
erschreckend und unglaubhaft, dass sich bei uns wieder ernste Zweifel einstellten,
ob eine Sprachentwicklungsverzögerung wirklich mit einem so einfach Screening
erfasst werden kann. Alle Kinder, die nach dem Screening-Test als sprachgestört
eingestuft worden waren, wurden deshalb nochmals von einer erfahrenen
Logopädin eingehend sprachdiagnostisch untersucht. Dabei bestätigte sich, dass
alle nach dem Screening als sprachentwicklungsverzögert eingestuften Kinder
tatsächlich eine behandlungsbedürftige Sprachentwicklungsverzögerung hatten.
**Diese war hochgradig bzw. mittelgradig bei jeweils 25 % und leicht bei 50 %
der Kinder**." [44] (Heinemann, 1992). Weiter schreibt er:„Fast 50 % der Kinder, bei
denen die ausführliche Sprachdiagnostik später eine Sprachentwicklungsverzögerung ergab, verweigerten bei der Durchführung der Screening-
Untersuchung bei einer, mehreren oder allen Aufgaben die Mitarbeit. Diese
Tatsache stimmt mit der Erfahrung überein, dass sprachauffällige Kinder sich einer
Aufforderung eher verweigern, als den Versuch zu unternehmen, ihr
nachzukommen."

47

2002 ergab in Berlin eine Untersuchung von 9847 zukünftigen Erstklässlern an 145 Schulen, „**dass lediglich ein knappes Viertel der überprüften Erstklässler die deutsche Sprache hinreichend beherrscht**, jedoch nahezu die Hälfte der Kinder extreme Defizite aufweist. Ihr Kommunikationsverhalten ist derartig eingeschränkt, das sie unter den Aspekten des Sprechens mit allen Sinnen umfassend und intensiv gefördert werden müssen." **Von 5011 deutschen und 4863 nichtdeutschen Kindern hatten 66,84% Förderbedarf.** 2750 deutsche und 1426 nichtdeutsche Kinder waren ohne Förderbedarf. (Bärenstark, 2002, www.senbjs.berlin.de)

Wie wir sehen, erhöht sich die Dringlichkeit dieser Herausforderung rasend. Ist diese Störung eine Folge der gestörten Sozialisation in den Familien, in denen immer mehr ferngesehen statt gespielt und gesprochen wird? Ist es eine Folge der Video- und Gameboy-Kultur oder ist es vielleicht wirklich eine Folge der Minor Brain Damages (MBD), die man später schonender Minor-Brain-Deficiency genannt hat? Dieses Erkrankungsbild wird u.a. im Zusammenhang mit dem Auftreten einer subklinischen, d.h. meist unbemerkt verlaufenden Enzephalitis (Gehirnentzündung) im Gefolge einer Impfung besprochen. **Das einzige Zeichen dieser Entzündung ist häufig nur ein wenige Tage dauerndes, teils sehr hohes Fieber oder gar ausschließlich ein sehr auffälliges, intensives Schlafbedürfnis.**

Im Abschnitt über die Keuchhusten-Impfung wird ausführlicher darüber gesprochen werden. Wieder bleibt die Frage zu klären, ob eine solche Enzephalitis durch den Impfstoff selbst oder durch die immer wieder verabreichten arzneilichen Hilfsstoffe, insbesondere durch das quecksilberhaltige Thiomersal oder durch eine Kombination von beiden, angelegt, bzw. verursacht wird.

Hinter welcher Bezeichnung und hinter welchem Namen ist Quecksilber verborgen? Sehen sie selbst!

Thiomersalgehalt einzelner Impfstoffe (in Klammern Monat der Zulassung)			
Name	Konservierungsmittel	Menge*	Menge Hg*
1) Diphtherie-Impfstoffe			
Diphtherie-Adsorbat-Impfst.	Natriumtimerfonat	0,025 mg	11,4 µg
Name	Konservierungsmittel	Menge*	Menge Hg*
2) Diphtherie-Tetanus-Impfstoffe			
DT-Behring	Natriumtimerfonat	0,025 mg	11,4 µg

Name	Konservierungsmittel	Menge*	Menge Hg*
DT-Merieux	Thiomersal	max. 0,05 mg	max. 24,8 µg
DT-Medevax	Thiomersal	max. 0,05 mg	max. 24,8 µg
DT-Rix (SmithKline Beecham)	Natriumtimerfonat	0,025 mg	11,4 µg
DT-Vaccinol (P&G)	Thiomersal	max. 0,05 mg	max. 24,8 µg
Td-pur-Behring	----- (4/00)	-----	-----
3) Diphtherie-Tetanus-Pertussis-Impfstoffe			
DTP-Behring	Natriumtimerfonat	0,025 mg	11,4 µg
DPT-Merieux	Thiomersal	max. 0,05 mg	max. 24,8 µg
DPT-Procter&Gamble	Thiomersal	max. 0,05 mg	max. 24,8 µg
Infanrix DTPa (SKB) [+]	----- (5/95)	-----	-----
4) Diphtherie-Tetanus-Keuchhusten-Polio-Impfstoff			
Tetravac	----- (3/98)	-----	-----
5) FSME-Adsorbat-Impfstoffe			
Encepur (Behring)	-----	-----	-----
FSME-Immun (Immuno)	Thiomersal	0,05 mg	24,8 µg
6) HIB-Konjugat-Impfstoffe			
Pedvax-HIB (Behring)	Thiomersal	0,025 mg	12,4 µg
HIB-Merieux	Thiomersal	**	**
HIB-Titer (Lederle)	----- (7/91)	-----	-----
Act HIB (Merieux)	----- (5/93)	-----	-----
7) Hepatitis-A-Impfstoffe			
Epaxal	Thiomersal	**	**
Havrix 1440	-----	-----	-----
Havrix Kinder	-----	-----	-----
Vaqta	-----	-----	-----
Vaqta	-----	-----	-----
8) Hepatitis-B-Impfstoffe			
Gen HB Vax (Behring)	Thiomersal	0,05 mg	24,8 µg
Gen HB Vax K (Behring)	Thiomersal	0,025 mg	12,4 µg
Gen HB Vax D (Behring)	Thiomersal	0,05 mg	24,8 µg
Engerix B (SKB)	Thiomersal	0,05 mg	24,8 µg
Engerix B Kinder (SKB)	Thiomersal	0,025 mg	12,4 µg
9) Hepatitis A+B Impfstoffe			
Twinrix	-----	-----	-----
Twinrix Kinder	-----	-----	-----
10) Influenza-Impfstoffe			
Begrivac (Behring) 97/98	Natriumtimerfonat	0,005 mg	2,3 µg
Begrivac (Behring) 99/00	-----	-----	-----
Influsplit (SSW)	Thiomersal	0,025 mg	12,4 µg
Influvac	Thiomersal	0,05 mg	24,8 µg
Mutagrip	Thiomersal	max. 0,05 mg	max. 24,8 µg
Name	**Konservierungsmittel**	**Menge***	**Menge Hg***
11) Pertussis-Impfstoffe			
Pertuvac (Berhing)	Thiomersal	0,025 mg	12,4 µg

Pac-Merieux	Thiomersal		**	**
Pa-Vaccinol (P&G)	Thiomersal		max. 0,05 mg	max. 24,8 µg

12) HIB-DPT-Impfstoffe

HIB-DPT-Merieux	Thiomersal		**	**
HIB-DPT-Vaccinol (P&G)	Thiomersal		max. 0,05 mg	max. 24,8 µg
Infanrix DTPa+Hib (SKB) ++	-----	(11/96)	-----	-----

13) HIB-DPT-IPV-Impfstoffe

Infanrix IPV+Hib (SKB)	-----	(4/98)	-----	-----
Pentavac (Pasteur Merieux)	-----	(12/97)	-----	-----

14) Tetanus-Adsorbat-Impfstoffe

Tetanol (Behring)	Natriumtimerfonat		0,025 mg	11,4 µg
Tetavax (Merieux)	Thiomersal		max. 0,05 mg	max. 24,8 µg
Tetasorbat (SKB)	Thiomersal		max. 0,05 mg	max. 24,8 µg
T-Immun (IMMUNO)	Thiomersal		?	?

15) Tetanus-Diphtherie-Adsorbat-Impfstoffe

TD-Impfstoff (Behring)	Natriumtimerfonat		0,025 mg	11,4 µg
TD-Merieux	Thiomersal		**	**
TD-Rix	Natriumtimerfonat		0,025 mg	11,4 µg
TD-Vaccinol (P&G)	Thiomersal		max. 0,05 mg	max. 24,8 µg

+   Namenszulassung geändert 7/98 in Infanrix
++ Neue Namenszulassung 3/98, 4/98, 7/98 in Infanrix Hib

*   Mengenangaben beziehen sich jeweils auf eine Impfdosis.
** Menge nicht deklariert; laut Firmenauskunft max. 0,1 µg Thiomersal/ml Impflsg.
   (0,025 µg Hg/0,5 ml Impflösung)

Tabelle 2: Quecksilbergehalt einzelner Impfstoffe

[45] (Rudolphi, Persönliche Mitteilungen, 1996-1998)

Weitere Impfstoffe ohne quecksilberhaltige Konservierungsmittel und mögliche Schwächen:

1. Lebend-Impfstoffe	**2. Impfstoffe mit inaktivierten Erregern**
Masern-Lebend-Impfstoffe	Cholera Impfstoff Behring
Mumps-Lebend-Impfstoffe	Hepatitis A Impfstoffe (Havrix 1440/Vaqta)
MM-Lebend-Impfstoffe	Pneumovax
MMR-Lebend-Impfstoffe	Rapipur
Poliomyelitis-Lebend-Impfstoffe	Rapivac
Röteln-Lebend-Impfstoffe	Virelon C
Typhus-Lebend-Impstoffe	BCG Vaccine Behring

3. Immunglobuline
Varicellon
Röteln-Immunglobulin Behring
Tetagam
Gamma Venin
Hepatitis B Immunglobulin vom Menschen
Encegam
Beriglobin
Alphaglobin
Endobulin
Gammabulin
Berirab

Diese Impfmittel enthalten kein Quecksilber. Sie können in unterschiedlicher Menge Formaldehyd, aluminium- oder phenolhaltige Verbindungen enthalten. Auch Humanalbumin, d.h. menschliche Bluteiweiße und Antibiotika, können Bestandteil von Impfstoffen sein. Jede dieser Substanzen verbindet das ihr eigene Giftpotential mit dem Impfstoff. Durch die Herstellung ergibt sich grundsätzlich die **Möglichkeit der Kontamination mit anderen Viren oder Chromosomenanteilen**, die im Sinne einer Slow-Virus-Erkrankung noch nach bis zu 20 Jahren oder später evtl. schwere Erkrankungen hervorrufen oder im Sinne einer Krebsauslösung wirksam sein können. Zum Begriff der Slow-Virus-Erkrankung vergleichen Sie u.a. die Ausführungen zu BSE.

Kontamination mit bis dahin unbekannten Viren ist denkbar. So können z.B. durch AK-Adsorbtion nur spezielle Viren entfernt werden. Sie kennen evtl. die Hepatitis A, und die Hepatitis B und C, vielleicht wissen Sie von D und E; aber wussten Sie, dass in der Fachwelt bereits (F) und G1, 2, 3, 4, 5 bekannt sind? Es wurde eine Labormethode entwickelt, „die die starke Verbreitung des **Geflügelleukämievirus** in Hühnerfarmen bei den Hühnern und Eiern aufdeckte. Folglich besteht Grund zu der Annahme, dass diese Viren bis mindestens 1962 die meisten Impfstoffe mit lebenden Viren gegen Gelbfieber oder Röteln infizierten, die mit Hühnerembryos oder auf Hühnerembryo-Kulturen hergestellt worden waren. Das Geflügelleukämievirus ist bekanntlich nicht nur **der Erreger von Leukämie und anderen bösartigen Erkrankungen bei Geflügel**, sondern es erzeugt nachweislich **auch bösartige Tumore bei verschiedenen Säugetieren einschließlich der Affen**." (Delarue, F. u. S.; S. 81)

In welchem Alter und welche Impfungen empfohlen wurden und werden, können sie aus dem folgenden Abdruck einer ehemaligen und der neuesten, jetzt gültigen Impfempfehlung der Ständigen Impfkommission (STIKO) am Robert Koch-Institut, Stand Juli 2001, sehen.

Impfstoffe, die Quecksilber enthalten, exemplarisch

(in Klammern Monat der Zulassung)

Name und Herstellerkürzel		Bezeichnung	Sonstige Substanzen				Notiz
Acel-Imune	L	Diphtherie-Tetanus-(azellulärer)Pertussis-Adsorbat-Impfstoff	T	F	A		N
Acel-P Lederle	L	Azellulärer Pertussis-Adsorbat-Impfstoff	T		A		N
Begrivac 96/97	B	Influenza-Spaltimpfstoff für die aktuelle Impfsaison	T	F		AB	N
Begrivac 97/98	CB	Influenza-Spaltimpfstoff für die aktuelle Impfsaison	T	F		AB	N
Diphtherie-Adsorbat-Impfstoff Behring für Erwachsene	CB	Diphtherie-Adsorbat-Impfstoff	T	F	A		N
Diphtherie-Adsorbat-Impfstoff Behring für Kinder	CB	Diphtherie-Adsorbat-Impfstoff	T	F	A		N
DPT-Impfstoff Behring	CB	Diphtherie-Pertussis-Tetanus-Adsorbat-Impfstoff	T	F	A		N
DPT-Mérieux	PM	Diphtherie-Pertussis-Tetanus-Adsorbat-Impfstoff	T		A		N
DPT-Vaccinol	PG	Diphtherie-Pertussis-Tetanus-Adsorbat-Impfstoff	T	F	A		N
DT-Impfstoff Behring für Kinder	CB	Diphtherie-Tetanus-Adsorbat-Impfstoff	T	F	A		N
DT-Impfstoff Mérieux für Kinder	PM	Diphtherie-Tetanus-Adsorbat-Impfstoff	T	F	A		N
DT-Vaccinol	PG	Diphtherie-Tetanus-Adsorbat-Impfstoff	T	F	A		N
Engerix-B (6/87)	SKB	Hepatitis-B-Impfstoff	T				N, Ge
Engerix-B Kinder (7/95)	SKB	Hepatitis-B-Impfstoff	T				N, Ge
Epaxal NIDDApharm		Hepatitis- A- Impfstoff	T	F			N
FSME-IMMUN	I	Frühsommer-Meningoenzephalitis-Adsorbatimpfstoff	T	F	A	AB	N
Gen H-B-Vax (5/86)	PM / CB	Hepatitis-B-Impfstoff	T	F	A		N, Ge
HIB Mérieux	PM	Haemophilus-influenzae-b-Konjugat-Impfstoff	T				N
HIB-Vaccinol	PG	Haemophilus-influenzae-b-Konjugat-Impfstoff	T				N
HIB-DPT Mérieux	PM	Haemophilus-influenzae-b-Konjugat/Diphtherie-Pertussis-Tetanus-Adsorbat-Impfstoff	T		A		N
HibDPT-Vaccinol	PG	Haemophilus-influenzae-b-Konjugat-Impfstoff und Diphtherie-Pertussis-Tetanus-Adsorbat-Impfstoff	T	F	A		N
HIB-DT Mérieux	PM	Haemophilus influenzae b-Konjugat/Diphtherie-Tetanus-Adsorbat-Impfstoff	T	F	A		N
HibDT-Vaccinol	R	Haemophilus influenzae-b-Konjugat-Impfstoff und Diphtherie-Tetanus-Adsorbat-Impfstoff	T	F	A		N
HibDT-Vaccinol	PG	Haemophilus influenzae-b-Konjugat-Impfstoff und Diphtherie-Tetanus-Adsorbat-Impfstoff	T	F	A		N
Inflexal S 1999/2000		Influenza-Spaltimpfstoff	T	F		AB	N
Influsplit SSW 96/97	SKB	Influenza-Spaltimpfstoff	T	F		AB	N
Influsplit SSW 97/98	SKB	Influenza-Spaltimpfstoff	T	F		AB	N

Name und Herstellerkürzel		Bezeichnung	Sonstige Substanzen				Notiz
Influvac 96/97	S	Influenza Spaltimpfstoff	T	F		AB	N
Influvac 97/98	S	Influenza-Spaltimpfstoff	T	F		AB	N
IRS 19	IRS	Mischvakzine bei Atemwegserkrankungen	T				N
Mutagrip 97/98	PM	Influenza-Spaltimpfstoff	T	F		AB	N
Mutagrip 00/01	PM	Influenza-Spaltimpfstoff	T	F		AB	N
Pa-Vaccinol	PG	Azellulärer Pertussis-Adsorbat-Impfstoff	T		A		N
Pac Mérieux	PM	Azellulärer Pertussis-Adsorbat-Impfstoff	T		A		N
Pedvax HIB	B	Heamophilus-influenzae b-Konjugat-Impfstoff (Meningokokken-Proteinkonjugat)	T		A		N
Pertuvac	B	Pertussis-Adsorbat-Impfstoff	T		A		N
Pharbita	PB	Grippe-Impfstoff 96/97 PB	T	F		AB	N
Pneumorix	SKB	Pneumokokken-Polysaccharid-Impfstoff	T				N
Primavax	APMSD	Diphterie-Tetanus-Hepatitis B	T		A		N, Ge
Solcourovac	SA	Solcourovac	T		A		
Td-Impfstoff Mérieux	PM	Tetanus-Diphtherie-Adsorbat-Impfstoff für Erwachsene und Heranwachsende	T	F	A		N
Td-Impfstoff Behring	CB	Tetanus-Diphtherie-Adsorbat-Impfstoff für Erwachsene und Heranwachsende	T	F	A		N
Td-pur	CB	Tetanus-Diphtherie-Adsorbatimpfstoff für Erwachsene und Heranwachsende		F	A		N
Td-RIX	SKB	Tetanus-Diphtherie-Adsorbatimpfstoff	T	F	A		N
Td-Vaccinol	PG	Tetanus-Diphtherie-Adsorbat-Impfstoff für Erwachsene und Heranwachsende	T	F	A		N
Tetavax	PM	Tetanus-Adosrbat-Impfstoff	T	F	A		N
Tetamun SSW	SKB	Tetanus-Fluidimpfstoff	T	F			N
Tetanol	CB	Tetanus-Adsorbat-Impfstoff	T	F	A		N
Tetanus	APMSD	Tetanus-Adosrbat-Impfstoff	T	F	A		N
Tetasorbat SSW	SKB	Tetanus-Adsorbat-Impfstoff	T	F	A		N
T-Immun	I	Tetanus-Adsorbat-Impfstoff	T	F	A		N
T-Medevax	MEDEVA PLC	Tetanus-Adsorbat-Impfstoff	T	F	A		N
Triacelluvax	CB	Diphterie-Tetanus-Pertussis	T		A		Ge

T	=	Thiomersal und verwandte quecksilberhaltige Verbindungen
F	=	Formaldehyd
A	=	Aluminiumhaltige Verbindungen
AB	=	Antibiotisch wirksame Substanzen
Ge	=	Enthält **gentechnisch hergestellte Komponenten**
N	=	**Fachinformation** in Bezug auf möglicherweise im zeitlichen Zusammenhang mit der Impfung beobachtete **Störungen des zentralen und/oder peripheren Nervensystems beachten**.

Herstellerkürzel:

APMSD	Aventis Pasteur MSD		PG	Procter & Gamble Pharmaceuticals
B	Behringwerke		PM	Pasteur Mérieux MSD
CB	Chiron Behring		R	Röhm Pharma
I	Immuno		S	Solvay Arzneimittel
IRS	IRS		SA	Strathmann AG
L	Lederle		SKB	SmithKline Beecham Pharma
PB	Pharbita			

Tabelle 3: Impfstoffe, die Quecksilber enthalten

Impfstoffe, frei von Quecksilber, exemplarisch

(in Klammern Monat der Zulassung)

Name und Herstellerkürzel	Bezeichnung	Sonstige Substanzen					Notiz
Act-HIB (5/93) PM	Haemophilus-influenzae-b-Konjugat-Impfstoff	P					
BCG-Vaccine Behring CB	BCG-Keime (attenuiert)						
Begrivac 99/00	Influenza Spaltimpfstoff		F		AB		N
Boostrix (8/99) SKB ab dem vollemdetem 10. Lj	Diphtherie-Tetanus-Pertussis(acellulär)-Adsorbatimpfstoff zur Auffrischung	P	F	A			
Cholera-Impfstoff Behring CB	Cholera-Impfstoff Behring	P					N
Encepur CB	Inaktiviertes FSME-Virus		F	A	AB		N
Encepur K+ CB	Inaktiviertes FSME-Virus		F	A	AB		N
Ervevax SKB	Röteln-Lebendimpfstoff				AB		N
Gynatren BYK	Inaktivierte spezielle Lactobacillus-acidophilus-Stämme	P					
Havrix 1440 SKB	Hepatitis-A-Impfstoff	P	F	A	AB		N
HAVRIX 720 Kinder SKB	Hepatitis-A-Impfstoff	P	F	A	AB		N
Hexavac (10/00) AVMSD ...„kann nicht nachweisbare Spuren von **Neomycin, Streptomycin und Polymyxin B** enthalten"	Diphtherie-,Tetanus-,azellulärer Pertussis-, inaktivierter Poliomyelitis-, gentechnologisch hergestellter Hepatitis B und Haemophilus-influenzae-b-Konjugatimpfstoff			A	AB		N, Ge ← ← ← ←
HibTiter (7/91) L	Haemophilus-influenzae-b-Konjugat-Impfstoff						N
Infanrix DTPa++ (5/95) SKB	Diphtherie-Tetanus-Pertussis(acellulär)-Adsorbatimpfstoff	P	F	A			N
Infanrix DTPa+Hib+++ (11/96) SKB	Diphtherie-Tetanus-Pertussis(acellulär)-Haemophilus-influenzae-b-Kombinationsimpfstoff	P	F	A			N
Infanrix-IPV+Hib (4/98) SKB	Diphtherie-Tetanus-Pertussis(acellulär)-Poliomyelitis (inaktiviert, mit gesteigerter Aktivität)-Haemophilus-influenzae-b-Kombinationsimpfstoff	P	F	A	AB		N
Infanrix hexa (10/00) SKB	Diphtherie-,Tetanus-,azellulärer Pertussis-, inaktivierter Poliomyelitis-, gentechnologisch hergestellter Hepatitis B und Haemophilus-influenzae-b-Konjugatimpfstoff	P		A			N, Ge
IPV Mérieux PM	Inaktivierter Poliomyelitis-Impfstoff	P	F		AB		
IPV-Virelon CB	Inaktivierter Poliomyelitis-Impfstoff, trivalent	P					
Masern-Impfstoff Mérieux PM	Masern-Lebendimpfstoff	P			AB	H	N
Masern-Vaccinol PG	Masern-Lebend-Impfstoff	P			AB	H	
Masern-Virus-Impfstoff CB	Attenuiertes Masern-Virus	P			AB	H	N
Mencevax ACWY SKB	Meningokokken-Polysaccharid-Impfstoff						
Meningokokken-Impfstoff A + C Mérieux PM	Meningokokken-Impfstoff A + C						N
MM Diplovax PM	Masern-Mumps-Lebend-Impfstoff	P			AB	H	N

+ Wegen Gefährdung der Impflinge 4/98 vom Markt genommen; neu konfiguriert wieder zugelassen 2/02.
++ Neue Namenszulassung ab 7/98 Infanrix
+++ Namenszulassung ab 3/98 Infanrix Hib

Name und Herstellerkürzel		Bezeichnung	Sonstige Substanzen					Notiz
			P	F	A	AB	H	N
MMR Triplovax	PM	Masern-Mumps-Röteln-Lebend-Impfstoff	P			AB	H	N
M-M-Rvax	CB	Masern-Mumps-Röteln-Lebend-Impfstoff	P			AB	H	N
M-Mvax	CB	Masern-Mumps-Lebend-Impfstoff	P			AB	H	N
Multitest Mérieux	PM	Gebrauchsfertiger Teststempel mit 7 Antigenen und einer Kontrolle zur einmaligen intrakutanen Gabe	P	F				
Mumpsvax	CB	Attenuiertes Mumps-Virus	P			AB	H	N
Oral-Polio SSW Oral-Polio-Multi	SSW SSW	Poliomyelitis-Lebendimpfstoff, trivalent				AB		N
Oral-Virelon	CB	Poliomyelitits-Lebend-Impfstoff, trivalent	P			AB		N
Pentavac (12/97)	PG	Diphtherie-Tetanus-azellulärer Pertussis-inaktivierter Poliomyelitis-Adsorbatimpfstoff und Haemophilus-influenzae-b-Konjugatimpfstoff	P	F	A	AB		N
Pneumovax 23	B	Pneumokokken-Polysaccharid-Impfstoff, polyvalent	P					N
Pneumovax 23	PM	Pneumokokken-Polysaccharid-Impfstoff, polyvalent	P					N
Polio Sabin-S Polio Sabin-RIT Multi	SKB	Poliomyelitis-Lebendimpfstoff, trivalent				AB		N
Polio-Vaccinol	PG	Polio-Vaccinol	P			AB		N
Prevenar	W	Pneumokokkesaccharid-Konjugatimpfstoff, adsorbiert						N
Procomvax (5/99) Säuglinge und Kleinkinder (6 Wochen bis 15 Monate)	PM	Haemophilus b-Konjugat (Meningokokken-Protein-Konjugat) u. Hepatitis B (Rekombinant) Impfstoff			A			N
Priorix	SKB	Masern-Mumps-Röteln-Lebendimpfstoff	P			AB	H	N
Rabipur		Inaktiviertes Tollwutvirus				AB		N
Rabivac	CB	Inaktiviertes Tollwutvirus				AB		N
Revaxis (2/99) (ab vollendetem 5. Lj.)	PM	Tetanus-Diphtherie-Inaktivierter Polio-myelitis-Adsorbat-Impfstoff für Erwachsene und Heranwachsende	P	F	A	AB		N
Röteln-Impfstoff HDC Mérieux	PM	Röteln-Lebend-Impfstoff	P			AB	H	N
Röteln-Vaccinol	PG	Röteln-Lebend-Impfstoff	P			AB	H	N
Rubellovac	CB	Attenuiertes Röteln-Virus	P			AB	H	N
Stamaril	PM	Gelbfieber-Lebend-Impfstoff						N
Td-pur	CB	Konservierungsmittelfreier Tetanus-Diphtherie-Adsorbat-Impfstoff für Erwachsene und Heranwachsende		F	A			N
Tetravac (3/98)	PM	Dipherie-Tetanus-azellulärer Pertussis-inaktivierter Poliomyelitis-Adorbatimpfstoff		F	A	AB		N
TicoVac (8/99)		Inaktivierter FSME-Adsorbat-impfstoff		F	A	AB		N
Tollwutglobulin Mérieux S	PM	Tollwut-Immunglobulin vom Menschen						
Tollwut-Impfstoff (HDC)	PM	Tollwut-Impfstoff	P			AB	H	N
Tuberkulintest PPD Mérieux	PM	Tuberkulin	P					
Twinrix Erwachsene (2/97)	SKB	Inaktivierter Hepatitis A (720 ELISA-Einheiten)- und rekombinanter Hepatitis B (20 µg)-Kombiimpfstoff	P	F	A	AB		N

Name und Herstellerkürzel		Bezeichnung	Sonstige Substanzen				Notiz
Twinrix Kinder (7/97)	SKB	Inaktivierter Hepatitis-A (360 ELISA-Einheiten)- und rekombinanter Hepatitis-B (10 µg)-Kombiimpfstoff	P	F	A	AB	N
Typherix	SKB	Typhus-Vi-Polysaccharid-Impfstoff	P				
Typhim Vi	PM	Typhus-Polysaccharidimpfstoff	P				
Typhoral L	CB	Thyphoral L					
VAQTA	PM / B	Hepatitis-A-Impfstoff inaktiviert		F	A	AB	
VAQTA K pro infantibus		Hepatitis-A-Impfstoff inaktiviert		F	A	AB	
Varilrix	SKB	Varizellen-Lebendimpfstoff				AB	H
Virelon C	CB	Poliomyelitis-Impfstoff, trivalent	P	F		AB	
Vivotif Berna	H	Typhus-Lebend-Impfstoff					

P	=	Phenol und phenolhaltige Verbindungen
F	=	Formaldehyd
A	=	Aluminiumhaltige Verbindungen
AB	=	Antibiotisch wirksame Substanzen
H	=	Humanalbumin
Ge	=	Enthält **gentechnisch hergestellte Komponenten**
N	=	**Fachinformation** in Bezug auf möglicherweise im zeitlichen Zusammenhang mit der Impfung beobachtete **Störungen des zentralen und/oder peripheren Nervensystems beachten.**

Herstellerkürzel:

AVPM	Aventis Pasteur Merieux MSD		L	Lederle
B	Behring Werke		PG	Procter & Gamble Pharmaceuticals
BYK	BYK		SBK	SmithKline Beecham Pharma
CB	Chiron Behring		SSW	Sächsisches Serumwerk GmbH, Dresden
H	Hormosan-Kwizda		W	Wyeth

Tabelle 4: Impfstoffe, die kein Quecksilber enthalten

Die Empfehlung zur Schluckimpfung gegen die Poliomyelitis wurde wegen ihrer erkannten Gefährlichkeit im Austausch gegen die Empfehlung zur Verwendung des injizierbaren Impfstoffes gegen Polio (IPV) zurückgezogen.

Da jedoch die Mehrzahl derer, die dieses Buch lesen, entweder nach dem alten Schema geimpft wurde oder aber Kinder betreut, die nach dem alten Schema geimpft wurden, habe ich bewusst beide Empfehlungen nebeneinander stehen lassen. Aus den zuvor wiedergegebenen Tabellen bzw. aus den Fachinformationen, die den Vakzinen beigegeben sind, und nach denen Sie fragen dürfen, können Sie im Verbund mit den Impfempfehlungen der STIKO den jeweiligen Quecksilbergehalt der Impfstoffgabe einschätzen.

Impfkalender

Tabelle 1: Impfkalender für Säuglinge, Kinder und Jugendliche

Empfohlenes Impfalter *	Impfung gegen
ab Beginn 3. Monat (ab Beginn 9. Lebenswoche)	1. Diphtherie-Pertussis-Tetanus-Haemophilus influenzae Typ b (DTP-Hib / DTPa-Hib)
	und 1. Hepatitis B (HB) **
	und 1. trivalente Polio-Schluckimpfung (OPV) ***
	oder
	1. Diphtherie-Pertussis-Tetanus (DTP / DTPa)
	und 1. Haemophilus influenzae Typ b (Hib)
	und 1. Hepatitis B (HB)
	und 1. trivalente Polio-Schluckimpfung (OPV)
ab Beginn 4. Monat (ab Beginn 13. Lebenswoche)	2. Diphtherie-Pertussis-Tetanus-Haemophilus influenzae Typ b (DTP-Hib / DTPa-Hib)
	oder
	2. Diphtherie-Pertussis-Tetanus (DTP / DTPa)
	und 2. Haemophilus influenzae Typ B (Hib) ****
ab Beginn 5. Monat (ab Beginn 17. Lebenswoche)	3. Diphtherie-Pertussis-Tetanus-Haemophilus influenzae Typ b (DTP-Hib / DTPa-Hib)
	und 2. Hepatitis B (HB)
	und 2. trivalente Polio-Schluckimpfung (OPV)
	oder
	3. Diphtherie-Pertussis-Tetanus (DTP / DTPa)
	und 3. Haemophilus influenzae Typ b (Hib)
	und 2. Hepatitis B (HB)
	und 2. trivalente Polio-Schluckimpfung (OPV)
ab Beginn 12. – 15. Monat	4. Diphtherie-Pertussis-Tetanus-Haemophilus influenzae Typ b (DTP-Hib / DTPa-Hib)
	und 3. Hepatitis B (HB)
	und 3. trivalente Polio-Schluckimpfung (OPV)
	1. Masern, Mumps, Röteln (MMR)
	oder
	4. Diphtherie-Pertussis-Tetanus (DTP / DTPa)
	und 4. Haemophilus influenzae Typ b (Hib)
	und 3. Hepatitis B (HB)
	und 3. trivalente Polio-Schluckimpfung (OPV)
	1. Masern, Mumps, Röteln (MMR)
ab Beginn 6. Jahr	Tetanus-Diphtherie (Td-Impfstoff: mit reduziertem Diphtherietoxoid-Gehalt)
	2. Masern, Mumps, Röteln (MMR)
11. – 15. Jahr	trivalente Polio-Schluckimpfung (OPV)
	Tetanus-Diphtherie (Td)
	Röteln (alle Mädchen, auch wenn bereits gegen Röteln geimpft) *****
	Hepatitis B für ungeimpfte Jugendliche

* Abweichungen von den vorgeschlagenen Terminen sind möglich und unter Umständen notwendig. Ziel muß es sein, unter Beachtung der Mindestabstände zwischen den Impfungen **möglichst frühzeitig** zum angegebenen Termin einen vollständigen Impfschutz zu erreichen. Dabei sollten auch die Möglichkeiten des Öffentlichen Gesundheitsdienstes genutzt werden. Die Beipackzettel sind zu beachten.

** Die Hepatitis-B-Impfung ist bereits ab Geburt des Kindes möglich. Neugeborene von Müttern, bei denen das Ergebnis der Hepatitis-B-Serologie nicht vorliegt, sollten in jedem Fall unmittelbar post partum geimpft werden.

*** Für Personen mit Immundefekten ist zur Polio-Schutzimpfung nur IPV indiziert. Das gilt auch für Säuglinge, Kinder und Jugendliche, die in einer Wohngemeinschaft mit Personen leben, die einen Immundefekt haben.

**** Bei Verwendung eines Impfstoffs mit an OMP gekoppelten Hib-Polysacchariden kann dieser Termin entfallen; die Grundimmunisierung wird dann ab Beginn 5. Monat fortgesetzt und ab Beginn 12. Monat vervollständigt.

***** MMR-Impfung für **alle** Kinder, die 2. MMR-Impfung nicht erhalten haben.

Um die Zahl der Injektionen möglichst gering zu halten, sollten vorzugsweise Kombinationsimpfstoffe benutzt werden. Nicht alle verfügbaren Kombinationsimpfstoffe sind in der Tabelle 1 aufgeführt; weitere Kombinationsimpfstoffe sind in der Erprobung.

Tabelle 5: Impfempfehlungen der STIKO; Supplement, Deutsches Ärzteblatt 94, Heft 26, 27. Juni 1997

Impfstoff/ Antigen- kombinationen	Alter in vollendeten Monaten						Alter in vollendeten Jahren	
	Geburt	2	3	4	11-14	15-23 siehe 1)	4-5 siehe 1)	9-17 siehe 1)
DTaP*		Ø 1.12,4	Ø 2.12,4	Ø 3.12,4	Ø 4.12,4			
DT/Td ** aP	Neben den jeweiligen Impfungen finden Sie links die minimal mögliche Quecksilberbelastung und rechts die maximal mögliche Quecksilberbelastung in µg pro Impfdosis je nach verwendetem Präparat.						Ø A24,8	11,4 A24,8 ø A ø
Hib*		Ø 1.12,4	siehe 2)	Ø 2.12,4	Ø 3.12,4			
IPV *		Ø 1. Ø	siehe 2)	Ø 2. Ø	ø 3. ø			Ø A ø
HB*	siehe 3)	12,4 1.12,4	siehe 2)	12,4 2.12,4	12,4 3.12,4			12,4 G 12,4
MMR ***					Ø 1. Ø	Ø 2. Ø		
Quecksilberbelastung + durch die Impfungen ges. min./max. in µg	12,4 / 12,4	Ø / 37,2	Ø / 49,6	Ø / 86,8	Ø / 124,0 ++			

Um die Zahl der Injektionen möglichst gering zu halten, sollten vorzugsweise Kombinationsimpfstoffe verwendet werden. Impfstoffe mit unterschiedlichen Antigenkombinationen von D/d, T, aP, HB, Hib, IPV sind bereits verfügbar. Bei Verwendung von Kombinationsimpfstoffen sind die Angaben des Herstellers zu den Impfabständen zu beachten.

1) Zu diesen Zeitpunkten soll der Impfstatus überprüft und gegebenenfalls vervollständigt werden.
2) Antigenkombinationen, die eine Pertussiskomponente (aP) enthalten, werden nach dem für DTaP angegebenen Schema benutzt.
3) Siehe Anmerkungen "Postexpositionelle Hepatitis-B-Immunprophylaxe bei Neugeborenen" (s. S. 205, Epidemiologisches Bulletin Nr. 28 v. 13.07.2001).
A Auffrischimpfung: Diese sollte möglichst nicht früher als 5 Jahre nach der vorhergehenden Dosis erfolgen.
G Grundimmunisierung aller noch nicht geimpften Jugendlichen bzw. Komplettierung eines unvollständigen Impfschutzes.
* Abstände zwischen den Impfungen mindestens 4 Wochen; Abstand zwischen vorletzter und letzter Impfung mindestens 6 Monate.
** Ab einem Alter von 5 bzw. 6 Jahren wird zur Auffrischimpfung ein Impfstoff mit reduziertem Diphtherietoxoid-Gehalt (d) verwendet.
*** Mindestabstand zwischen den Impfungen 4 Wochen.

+ Die Angaben zur Quecksilberbelastung wurden vom Verfasser ergänzt.
++ Die minimale Belastung Ø ist nur unter Verwendung der neuen 6-fach Impfstoffe möglich, die jedoch die gentechnisch hergestellte Hepatitis B-Vakzinkomponente enthalten.

Nach: Robert-Koch-Institut, Epidemiologisches Bulletin Nr. 28 13. 7. 2001, S. 204

JECFA–Evaluations – Die Grenze der Unbedenklichkeit nach WHO

Bereits in ihrem 22. Bericht über die Feststellungen des gemeinsamen Ausschusses der Nahrungsmittel- und Landwirtschafts-Kommission der WHO (FAO/WHO) in Bezug auf Nahrungsmittelzusätze, WHO-Report Nr. 631 von 1978, ist über Quecksilber zu lesen, dass die ursprünglich bereits 1972 festgestellte **Höchstmenge der maximalen Aufnahme von Methylquecksilber für einen erwachsenen Menschen/Woche 200 µg** nicht überschreiten soll. Auf der 33. Sitzung des JECFA (Joint FAO/WHO expert committee on food additives) wurde diese Frage erneut beraten und dahingehend präzisiert, dass **für den durchschnittlichen Erwachsenen die PTWI (Provisional tolerable weekly intake), die vermutlich duldbare Menge einer wöchentlichen**

Quecksilberaufnahme bei insgesamt 200 µg, d. h. 3,3 µg/kg Körpergewicht nicht übersteigen soll. Es wurde genauso festgestellt, dass die Datenlage zur Giftigkeit der Substanz insbesondere mit Hinblick auf die Wirkungen bei schwangeren Frauen und stillenden Müttern unbefriedigend sei. Die Durchführung weiterer Studien wurde empfohlen.

Quecksilber ADI [*]:   **PTWI** [**]: **0,3 mg/Person**

Methylquecksilber ADI [*]:   **PTWI** [**]: **0,2 mg/Person**

(TRS 631-JECFA 22/26)

WHO-Technical Report Series No. 631, Genf, 1978, S. 26 [46]

Methylquecksilber ADI [*]:   **PTWI** [**]: **3.3 µg/kg Körpergewicht**

(TRS 776-JECFA 33/33)

WHO-Technical Report Series No. 776, Genf, 1989, S. 33 [47]

Wir können daraus ersehen, dass das Expertenkomitee bei seinen Überlegungen von einem „durchschnittlichen Erwachsenen" mit einem Gewicht von 60 kg ausgegangen ist. Daraus ergibt sich, als **durchschnittlicher, tolerierbarer Wert der täglichen Aufnahme, für Erwachsene**, deren Gehirn und Immunsystem ausgereift ist, **in Bezug auf Methylquecksilber**, dass **0,5 µg/kg Körpergewicht und Tag nicht** überschritten werden sollen.

Nehmen wir nun die Impfempfehlungen der Ständigen Impfkommission am Robert-Koch-Institut in Berlin (STIKO), nach der bereits Neugeborene mit einem Hepatitis B-Impfstoff geimpft werden sollen, und weitere Impfungen ab Beginn der 9., 13. und 17. Lebenswoche vorgesehen sind, weitere Wiederholungen sind ab dem 12. – 15. Lebensmonat, ab Beginn des 6. Lebensjahres und zwischen dem 11. und 15. Lebensjahr geraten, ergibt sich als ein wesentlicher Gegenstand der Beachtung die Größen- und Gewichtsentwicklung der Kinder in dieser Lebensphase, insbesondere im 1. Lebensjahr, wo sich das Gewicht von

---

[*]   acceptable daily intake (annehmbare tägliche Schadstoffbelastung)
[**]   provisional tolerable weakly intake (vermutlich pro Woche duldbare Menge)

durchschnittlich 3 1/2 Kilo zur Geburt über 5,7 kg im Alter von 12 Wochen auf ca. 10 kg im Alter von 12 Monaten steigert.

Nach einem einfachen Dreisatz ergeben sich die vermeintlich tolerierbaren Quecksilber- und Methylquecksilber-Werte, **für Erwachsene**, zum Zeitpunkt der ersten Impfungen wie folgt:

	kg	Quecksilber		Methylquecksilber	
		µg/Woche	**µg/Tag**	µg/Woche	**µg/Tag**
Geburt	3,5	17,5	**2,5**	11,6	**1,7**
12. Lebenswoche	5,7	28,5	**4,1**	18,8	**2,7**
1 Jahr	10,0	50,0	**7,1**	33,0	**4,7**
6. Lebensjahr	22,3	111,5	**15,9**	73,6	**10,5**

Vergleichen Sie diese Daten mit den Mengenangaben für Quecksilber in einzelnen Impfstoffen und den Impfempfehlungen, werden Sie den Eindruck haben, es müsse ein Fehler in der Kommastelle vorliegen. Ich habe mich bemüht, doch es gibt keinen Fehler; mehr noch:

- Da Thiomersal zu Thiosalicylsäure und einer organischen Quecksilber-verbindung zerfällt, bzw. abgebaut wird, müssen Sie für Ihre Überlegungen die Werte von Methylquecksilber zugrunde legen.
- **Bei dem 60 kg schweren Durchschnittsbürger der Normalbevölkerung ist die Organentwicklung abgeschlossen. Bei dem zu impfenden Neugeborenen, Säugling und Kleinkind sind aber insbesondere Gehirn und Immunsystem ebenso wie die anderen Organsysteme noch nicht ausgereift.** Das heißt, es findet sowohl eine zahlenmäßige Vermehrung der Zellen als auch eine zunehmende Vernetzung funktioneller Einheiten statt. In dieser Phase der Entwicklung ist der Stoffwechsel erheblich empfindlicher zu stören, als der Erhaltungsstoffwechsel des erwachsenen Organismus.

Es muss in Betracht gezogen werden, dass selbst kleinste, für den normalgewichtigen, gesunden Erwachsenen unbedenklich erscheinende Substanzmengen, im wachsenden Organismus insbesondere dann

verheerende Folgen haben können, wenn sie in der Lage sind, auf der Ebene der Zellteilung Störungen zu verursachen. Oft wird argumentiert, dass metallisches Quecksilber weniger giftig sei als seine organischen Verbindungen, da vorwiegend die letzteren biologische Membranen besonders gut durchdringen könnten. Das gilt sowohl für die Aufnahme in den Körper über die Nahrungskette als auch für die Störungen, die innerhalb des Körpers ausgelöst werden. Die Impfstoffe jedoch, von denen hier die Rede ist, werden in den Körper injiziert, so dass **von einer 100 %-igen Aufnahme auszugehen** ist.

S.31
↑

In Gegenwart von isotonisierenden Elektrolyten, wie z.B. dem Natriumchlorid, das Bestandteil vieler Impfstoffe ist, wurde eine hohe Instabilität des Thiomersals beobachtet. Es kann davon ausgegangen werden, dass es bereits vor der Injektion trotz einer Lagerungstemperatur von 4°C zu einer Umwandlung in Thiosalicylsäure und eine vermehrt giftige, organische Quecksilberverbindung gekommen ist. Bei einer Untersuchungsserie von Prof. Thoma, München, ergab sich die Stabilität von 0,002 % Thiomersal in Anwesenheit von physiologischer Kochsalzlösung bei einer Lagerungstemperatur von 4°C nach 4 Wochen mit 11,2 %. (Thoma, 1987) [48] Zu ähnlichen Ergebnissen kommen Howorka (1973, 1980) [49], Lüdtke (1977) [50], Meakin et al. (1978) [51], McTaggart et al. (1979) [52], Ibrahim et al. (1981) [53], Reader (1984) [54]und Wiesend (1987) [55].

Kann Quecksilber die Zellteilung stören?

Allgemein sind etwa 50 % aller **Spontanaborte** bei menschlichen Früh-schwangerschaften **chromosomal bedingt**. Von den lebend geborenen Kindern weisen ca. **2 % genetische Erkrankungen**, deren Ursache in zahlenmäßigen Ver-änderungen des Chromosomensatzes liegt. Etwa bei 85 % der Kinder, die **während oder kurz nach der Geburt sterben**, können **chromosomale Störungen** nachgewiesen werden.

Bereits 1987 hatte die Kommission der Europäischen Gemeinschaft, CEC, ein Programm ins Leben gerufen, dessen Ziel es war, eine Datensammlung über das Gefahrenpotential verschiedener chemischer Substanzen zu erstellen. Die

Erkenntnis, dass wir auf dem Planeten Erde alle von den gleichen Rohstoffen abhängig sind, und die unbedachte Nutzung und Verschmutzung unserer natürlichen Grundlagen die Erhaltung der Art gefährden könnte, tritt immer mehr ins Bewusstsein. Während wir auf die chemischen Industrien blicken, vergessen wir oft, wie viele chemische Präparate als Arzneimittel und Konservierungsstoffe in unserem täglichen Leben eine Rolle spielen. Teil des EEC Aneuploidy coordinated program war es unter anderem auch zu klären, wie weit Chloralhydrat, ein häufig auch in der Kinderheilkunde angewandtes Antikonvulsivum und Anästhetikum, Diazepam, ein Tranquilizer, der insbesondere bei vorzeitigen Wehen von einigen als ein „Wundermittel der Geburtshilfe" gepriesen wird und **Thiomersal**, als arzneilicher Hilfsstoff, in der Lage sind, die Zellteilung sowohl auf der Ebene der Mitose als auch auf der Ebene der Meiose zu stören. Migliore und Nieri (1991) [56] haben in ihrer Arbeit den Einfluss dieser Substanzen auf das Wachstum von **Lymphozyten** in Kulturen untersucht. Für Diazepam ließ sich auf diese Art und Weise kein genotoxisches Potential beweisen. Anders war dies bei Chloralhydrat und **Thiomersal**, wobei letzteres **in einem von zwei Experimenten zu statistisch signifikanten, zytotoxisch bedingten Veränderungen** führte. Dabei war eine eindeutige **dosisabhängige Beziehung** zum Auftreten der Veränderungen **nicht nachzuweisen**.

Bedeutsam ist, dass **signifikante Veränderungen bereits ab einer Konzentration von 0,01 µg/ml Kulturflüssigkeit nachgewiesen** werden konnten.

Durch Versuche an Zellkulturen, Luc2 , die mittels Lungenbiopsie von einem chinesischen Hamster gewonnen wurden, ergaben sich ebenfalls Hinweise auf Störeffekte durch **Thiomersal** bei der Zellvermehrung. Es kam, **dosisunabhängig**, zur **Bildung von mehrkernigen Zellen**. [57](Lynch, A. 1993)

Miller und Adler (1992) [58] haben im Rahmen des CEC-Projektes die Wirkung von 10 Substanzen auf die **Zellteilung bei Mäusespermatozyten** untersucht. Wieder waren **Diazepam,** Chloralhydrat **und Thiomersal** bei den untersuchten Stoffen. Bei dieser Studie verursachten sowohl **Diazepam** als auch **Chloralhydrat signifikante Genschäden**. Obwohl Untersuchungen **an Eizellen von syrischen Hamstern für Methylquecksilber die Induktion von Aneuploidie aufgezeigt** hatten, ließ sich in dieser Studie **für Thiomersal keine eindeutige Beeinflussung der Zellteilung während der Spermatogenese** beweisen. In diesem Zusammenhang ist die Beobachtung interessant, dass **Ehefrauen von** quecksilberexponierten Arbeitnehmern in der Chlorkali-Industrie in einer französischen Studie **eine auffällig höhere Zahl von Spontanaborten im Vergleich zu Ehefrauen nicht quecksilberexponierter Arbeitnehmer** hatten. „Die **Quote der Spontanaborte stieg mit dem Quecksilbergehalt im Urin der Ehemänner vor der Schwangerschaft.** (Cordier, 1991) [59]

Anders war das in der Studie von Gudi (1992) [60]. Bei der Untersuchung der Wirkung von 16 verschiedenen Chemikalien, darunter auch **Thiomersal** auf die **Zellteilung im Knochenmark** wurden **eindeutig schädigende Wirkungen** bewiesen.

Gudi zitiert u.a. eine weitere Arbeit, in der diskutiert wird, dass organische Quecksilberverbindungen mit den Sulfhydrylgruppen des Tubulins Verbindungen eingehen und so die **Polymerisation behindern** (Brunner et al. , 1991 in Gudi) [61]. Auch Marrazzini et al. (1993), in Adler (1993) [62], konnten die **Beeinflussung der Zellteilung durch Thiomersal** nachweisen. Auch um die mögliche Beteiligung von Zellgiften bei der Krebsentstehung zu untersuchen, wurde im Rahmen des EEC-Projektes in Pisa das Verhalten von **menschlichen Lymphozyten** studiert. Unter den studierten Substanzen waren wieder **Diazepam, Thiomersal** und **Chloralhydrat.** Bei diesen Versuchen hatte **Thiomersal Hyperdiploidien, Polyploidien und endoreduplizierte Zellen sowie sehr ausgeprägte Spindelveränderungen** induziert. Auch in dieser Arbeit wird eine weitere Studie zitiert, die die **Beeinflussung der Polymerisation des Tubulins bei der Zellteilung durch Thiomersal darstellt.** (Wallin, 1989 in Sbrana, 1993) [63], [64]

Eine englische Übersichtsarbeit über die Erkenntnisse der Untersuchungen im Rahmen des Projektes der Europäischen Gemeinschaft referiert, dass bereits 1969 die **Beeinflussung der Meiose bei Drosophila melanogaster durch Thiomersal** beschrieben wurde (Ramel, 1969 in Parry, 1993) [65] Die **Störung des Spindelmechanismus durch Thiomersal** wurde von Leonard et al. (1983) und Mailhes (1983) sowie **im Zusammenhang mit Saccharomyces cerevisiae** bei Sora (1987) [66] beschrieben, von Parry referiert. Als letztes sei noch eine niederländische Übersichtsarbeit erwähnt, die keinen Zweifel daran lässt, dass bei der Untersuchung von **Fibroblasten aus der Lunge von chinesischen Hamstern Thiomersal** in der Lage war, sowohl **zahlenmäßige als auch strukturelle chromosomale Veränderungen** zu verursachen. Dulout, (1987) und Natarajan (1993) in Natarajan (1993) [67], [68]

Genschäden (?) – Die Uhr läuft

Im menschlichen Organismus gibt es so **viele unterschiedliche Gewebe** und Stoffwechselreaktionen, die alle miteinander in Wechselwirkung stehen, **dass schon allein die Beeinflussung einzelner Schritte das Wohl des gesamten Wesens gefährden kann.** Um wie viel mehr wird, bei einem wachsenden Organismus, bei dem praktisch alle Zellgruppen eine gegenüber dem ausgewachsenen Menschen erhöhte Stoffwechselreaktionsbereitschaft zeigen, dies der Fall sein? Die meisten der oben besprochenen Studien begnügen sich mit wenigen Zellgenerationszeiten. Schon aus statistischen Erwägungen stellt sich die Frage wie sich das Risiko im Verlaufe einer Entwicklung, die sich schließlich nicht nur über Wochen und Monate, sondern über Jahre und Jahrzehnte bis ins hohe Alter erstrecken soll, darstellt. **Die Gefahr für alle liegt darin, dass in den meisten Fällen bei den verhältnismäßig geringen Schadstoffsubstanzkonzentrationen die Wirkungen oft erst nach einem langen Zeitraum, evtl. erst nach Monaten oder Jahren erkennbar sein werden.** In dieser Phase „des Experimentes" befinden wir und die Bevölkerung der meisten Industrienationen uns jetzt. Der Anstieg der chronischen Erkrankungen, das immer häufigere Auftreten von Neurodermitis, Asthma und Infektneigung sowie die rapide Zunahme von Persönlichkeitsstörungen bereits im Kindesalter und die Zunahme der Störungen integrativer Funktionen des Gehirns, die in einzelnen Gesundheitsämtern z.B. bereits regelmäßige Sprachberatungen für Vorschul- und Schulkinder zum Programm haben werden lassen, signalisieren die **höchste Dringlichkeit, sich dieser Frage bald zuzuwenden.**

Unter der Überschrift „**Eine Genmutation erhöht das Risiko für Allergien um das 10-fache**" werden wir daran erinnert, dass es nicht notwendigerweise darauf ankommt, ob große Schäden verursacht werden, sondern wo diese Schäden sich befinden. Ein einziger „Treffer" auf der Ebene der Gene kann verheerende Folgen nach sich ziehen. An der Universitätsklinik St. Louis im US-Staat Washington wurde die Mutation eines Gens entdeckt, das die Bauanleitung für den Interleukin-4-Rezeptor enthält. Veränderungen an dieser Stelle sind in der Lage, die Wahrscheinlichkeit für eine Allergie bis um das 10-fache zu erhöhen. Durch die Mutation wird der IL4-Rezeptor verstärkt sensibel. [69] (Ärzte Zeitung Nr. 227, S. 4)

Wie schon erwähnt, war bereits 1991 in Österreich aufgefallen, dass im Unterschied zu den meisten europäischen Staaten **Thiomersal die zweite Stelle der Kontaktallergien mit 18%** eingenommen hatte. Die höchste Allergisierung fand sich bei Nickel mit 24 %. Auch in dieser Arbeit wird der Zusammenhang mit der Verwendung von Thiomersal als einem Konservierungsstoff in den Impfmitteln diskutiert. [70] (Aberer, 1991,a). Vergleiche auch [71] Aberer , 1991,b.

Thiomersal ist ein Konservierungsstoff, der praktisch allen Kindern in England, im Rahmen der Impfprogramme, verabreicht wird bzw. wurde. Bei etwa einem Prozent der Patienten, die während dieser Studie die Ambulanz für Kontaktallergien aufsuchten, zeigte sich eine Immunreaktion vom verzögerten Typ, und 50 dieser Patienten wurden näher untersucht. **Bei 59 % wurden Kreuzreaktionen mit anderen Quecksilberverbindungen** nachgewiesen. Der Autor gelangte bereits 1968 zu dem Schluss, dass **selbst einzelne Fälle von heftigen Impfreaktionen die Notwendigkeit für thiomersalfreie Impfstoffe unterstreichen**. [72] (Cox, 1968)

Der wohl erste Aufsatz, der die **„Überlegenheit von Thiomersal" gegenüber Phenol und Formalin** zur Konservierung und Stabilisation eines Impfstoffes, in diesem Falle einer **Keuchhustenvakzine**, beschreibt, stammt aus dem Jahr 1952 und ist von Margaret Pittman in Maryland erschienen. „Der relative Einfluss dieser drei Konservierungsstoffe auf die Toxizität der Vakzine wurde nach 34 Tagen beurteilt, indem die Gewichtsveränderungen der Mäuse untersucht wurden. Verglichen wurden zwei Dosen. Die eine enthielt 2.000 und die andere 10.000 Millionen Bakterien. **Die größere Dosis, der mit Mertiolat stabilisierten Vakzine, tötete 3 von 5 Mäusen innerhalb von 24 Stunden**, während die Mäuse, die die gleiche Menge eines **phenolisierten Impfstoffes**, bzw. eines 0,4 %ig **formalinisierten Impfstoffes** erhalten hatten, ihr Originalgewicht bereits nach 2 Tagen wieder erlangt hatten. **Der schnellste Gewichtsverlust und die langsamste Erholung waren mit Mertiolat stabilisierten Vakzinen zu erreichen**, während die Mäuse, die phenolstabilisierte Substanzen erhielten, überhaupt keinen Gewichtsverlust zeigten, sondern im Vergleich am schnellsten zunahmen. [73] (Pittman, 1952)

Unterstreichenswert ist, dass **Thiomersal vermutlich nicht allein kon-serviert**, sondern **auch** als ein Hilfsstoff zur Verstärkung der Reaktion des Organismus, wirksam sein dürfte. Bei Coulter können wir folgendes lesen: „1959 entdeckte man, dass der Keuchhusten-Impfstoff eine besonders starke allergene Wirkung auf alle Arten von Versuchstieren hatte. Experimente mit dem Ziel, anaphylaktische Schocks zu erzeugen, werden durch den Zusatz von Pertussis-Vakzinen zur (Einspritz-)Lösung begünstigt. Die Mäuse (oder Kaninchen, Hamster, usw.) sterben schneller und in größerer Anzahl. Aus diesen Gründen ist die Pertussis-Vakzine das bevorzugte Adjuvans bei Experimenten, die allergische Enzephalomyelitis hervorrufen sollen. [74] (Coulter, 1995; S. 166). Wenn hier von dem Adjuvans „Keuchhustenimpfstoff" ausgegangen wird, sei es noch einmal erwähnt, dass derselbe unter Verwendung von Thiomersal hergestellt wird. Die heftige Wirkung kann sowohl auf einer Überlagerung der Wirkungen der Einzelkomponenten als auch auf deren jeweiligen speziellen Charakter zurückzuführen sein.

Es erscheint denkbar, dass sehr viele, der als Impfschäden oder als mögliche Impffolgen diskutierten Störungen tatsächlich durch die sensi-bilisierende Wirkung des Quecksilbers im Thiomersal möglich gemacht oder verursacht wurden. Dieses um so eher, als es wiederholt während der Wachstumsperioden in der Kindesentwicklung zur Anwendung kommt.

Ob die beschriebenen Phänomene nun anaphylaktisch, allergisch oder arzneilich-homöopathischer Natur sind, bleibt vorläufig offen. Wenn genügend Menschen diese Zeilen offenen Geistes lesen, denke ich, werden sich hinreichend viele Untersucher zusammen finden, die Annahme aus den bereits vorhandenen Beobachtungen zu bestätigen oder zu verwerfen, ohne dass auch nur eine einzige Maus dafür ihr Leben lassen müsste. Die einzige unabdingbar notwendige Voraussetzung wird das ehrliche Bemühen um Wohlbefinden und wahrhaftiges geistiges Wachstum der Gemeinschaft aller sein.

Ob die Aussicht auf Erfolg sehr groß ist, solange der Slogan gilt „Impfen nützt, Impfen schützt" und in Büchern wie in dem ‚Pediatrische Infektologie' von Schaad (1993) folgender Satz steht: **„Jeder Arzt und jeder Medizinstudent, der in** wesentlichen Punkten andere Meinungen vertritt, muss sich darüber klar sein, dass er gegenüber seinen Berufskollegen ein Außenseiter ist, der mit seiner Meinung, sofern er/sie diese öffentlich vertritt, das Gesundheitswesen diffamiert?". [75]

Zwischenbemerkungen zum Amalgam

Ganz im Sinne der „alten Schule" erscheinen in diesem Zusammenhang auch die „Klarstellungen der Landesärztekammer-Hessen" an alle allgemein-medizinisch tätigen Kolleginnen und Kollegen in Hessen vom Juli 1996, betreffend das Zahnfüllungsmaterial **Amalgam, das zu etwa 60 % aus Quecksilber besteht**. Da ist unter anderem zu lesen:

- unter wissenschaftlichen Kriterien durchgeführte Untersuchungen zeigen, dass die Hg-Belastung des Amalgam im Organismus nicht toxisch wirksam wird.
- *Es besteht aus toxikologischer Sicht keine Indikation, intakte Amalgam-Füllungen entfernen zu lassen.*

1997 wurde **vom Institut für Toxikologie im Klinikum der Christian-Albrechts-Universität zu Kiel das „Kieler Amalgam-Gutachten 1997"** veröffentlicht, das auf 131 Seiten, an die sich 36 Seiten voller Literaturangaben anschließen, medizinische, insbesondere toxikologische Feststellungen im Zusammenhang mit der Verwendung von Amalgam und der Giftigkeit des darin enthaltenen Quecksilbers zusammenstellt. **Das, was die Quecksilberquelle Amalgam für die heranwachsenden und erwachsenen Menschen bedeutet, muss in gewisser Weise als beispielhaft gesehen werden für die Vorgänge, die quecksilberhaltige Verbindungen wie Thiomersal bei den Neugeborenen und Säuglingen anrichten können.**

Bereits 1928 veröffentlichte Stock über gesundheitliche Folgen der Anwendung von Amalgam in der Zahlheilkunde: **„Müdigkeit, Zerschlagenheit, Unlust, besonders zu geistiger Arbeit, Nervosität, Gereiztheit, Vergesslichkeit, Benommenheit, Kopfschmerzen, Depressionen,**

Zahlfleischbluten beim Zähneputzen, vereinzelte Durchfälle, chronische Schnupfen, Katarrhe und Halsentzündungen; alles, wie gewöhnlich, in Zwischenräumen und in schwankender Stärke auftretend." [76] (Stock, 1928).

An gleicher Stelle fordert er dazu auf, die Zahl der tatsächlich durch Amalgam Geschädigten für deutlich höher zu halten, denn auf jeden Amalgamkranken kämen weit mehr zusätzliche Fälle, bei denen „sich die Beschwerden auf die allerersten, nur nervösen und psychischen Erscheinungen der schleichenden Quecksilbervergiftung beschränken, auf Minderung des Gedächtnisses, der Arbeits- und Lebensfreude, auf gelegentliche Benommenheiten und Kopfschmerzen, die oft von den Betroffenen selbst gar nicht als „Krankheit" empfunden, sondern als Nervosität, Überarbeitung, Altersfolgen hingenommen werden."

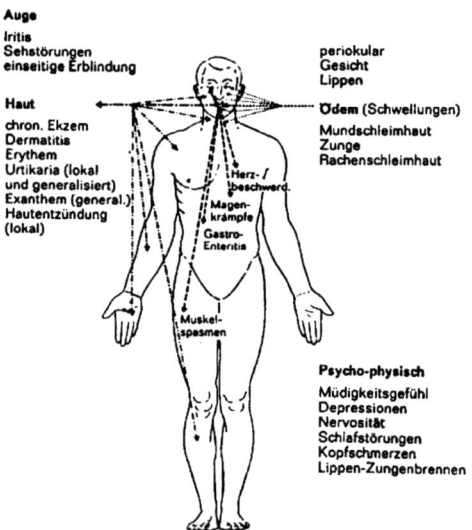

AMALGAM-NEBENWIRKUNGEN (Hg) 24 Autoren
Heilung durch Elimination

Aus Gasser (1968) in: Kieler Amalgam-Gutachten 1997, S. 45

Alle hier als Orte von Amalgam-Nebenwirkung bezeichneten Stellen gelten im übertragenen Sinne beim neugeborenen Säugling und Kleinkind als die Orte,

68

an denen die organischen Quecksilberverbindungen, die aus dem **Thiomersal** hervorgehen, wirksam werden können. **Nicht eingetragen, aber von eminenter Bedeutung sind das Gehirn und das Immunsystem, deren Entwicklung insbesondere bei der besprochenen Altersgruppe noch in vollem Gange ist.** [77] (Gasser, 1968)

Handelt es sich um Manipulation, und können wir auf deren Ende hoffen? „Die gesundheitlichen Risiken von Amalgam sind nicht größer als die anderer Materialien für Zahnfüllungen auch. Eine Rangliste von Füllstoffen ist daher nicht zulässig." Zu diesem Schluss kommen Experten in einem **Konsensuspapier**, das gestern (23.7.98)[4] **Gesundheitsminister Horst Seehofer** in Bonn vorgestellt hat. Wie die **Bundeszahnärztekammer** weiter mitteilt, ist das Papier in mehreren Gesprächsrunden erarbeitet und gebilligt worden. Beteiligt waren außer dem **Ministerium das Bundesinstitut für Arzneimittel und Medizinprodukte,** die **Bundeszahnärztekammer,** die **Kassenärztliche Bundesvereinigung,** der **Bundesverband der naturheilkundlich tätigen Zahnärzte.**" [78] (Ärzte Zeitung Nr. 137, S. 4). Dieser Artikel ist deswegen interessant, weil er aufzeigt, wie viele große Ärzteverbände an der Meinungsbildung beteiligt sind.

Damit dieses Füllmaterial nicht in Vergessenheit gerät, erscheint gleich 12 Tage darauf der nächste Artikel, der unter der Überschrift, „**Weiter grünes Licht für die Verwendung von Amalgam**", folgendes schreibt: „Zahnärzte können weiterhin eigenverantwortlich im Einvernehmen mit ihren Patienten über den Einsatz von Amalgam oder alternativen Materialien zur Zahnfüllung entscheiden. Das sieht ein einvernehmlich erstelltes **Konsensuspapier** über „Restaurationsmaterialien in der Zahnheilkunde" vor, das jetzt von Bundesgesundheitsminister Horst Seehofer allen Beteiligten übergeben wurde. ... Danach, so zitiert der CSU-Politiker aus persönlichen Gesprächen mit Vertretern der Zahnärzteschaft und Wissenschaftlern, könne der Nachweis von Schwermetallen in menschlichen Geweben und Körperflüssigkeiten nicht per se mit einem erhöhten Risiko gesundheitlicher Schädigung gleichgesetzt werden." [79] (Ärzte Zeitung Nr. 144, S. 4)

---

[4] Hinzufügung durch den Verfasser

An dieser Stelle sei auf meine Ausführungen unter der Überschrift „Kann Quecksilber die Zellteilung stören?" verwiesen.

Zur Besonnenheit und Vorsicht mahnend und auf die Besonderheit der Problematik im Zusammenhang mit Entwicklungsstörungen der Kinder verweisend schreibt der Autor des Artikels „**Bereits niedrige Quecksilberdosen gefährden Feten. ... Schon eine geringe Quecksilber-Exposition im Mutterleib kann die mentale Entwicklung von Kindern ungünstig beeinflussen.** Das legen Studien bei über 900 Kindern auf den Färöer-Inseln nahe. Je höher die Quecksilber-Exposition der Kinder im Mutterleib war, desto schlechter schnitten sie im Alter von 7 Jahren bei psychologischen Tests ab, so Prof. Philipp Grandjean von der Odense-Universität in Dänemark. ... **Eine US-Umweltbehörde empfiehlt, täglich nicht mehr als maximal 0,1 µg Quecksilber pro Kilo aufzunehmen.**"
[80] (Ärzte Zeitung Nr. 214, S. 1)

Weiteres über Thiomersal

Der „ganz normale" Quecksilberspiegel

Die Weltgesundheits-Organisation hatte 1966 Studien unternommen, um den normalen Spiegel von Quecksilber bei der Bevölkerung verschiedener Länder festzustellen. **812 Blutproben wurden untersucht, 77 % enthielten Quecksilber-konzentrationen unter 5 ng/ml (0,005 µg/ml)** was zu der Zeit als Nachweisgrenze galt. Bei 85 % der untersuchten Probanden lag der Quecksilberspiegel unter 10 ng/ml (0,01 µg/ml) und bei 95 % unter 30 ng/ml (0,03 µg/ml). Aus statistischem Anlass und ohne Berücksichtigung evtl. Spätschäden wird in dieser Studie 30 ng/ml (0,03 µg/ml) als obere Grenze der normalen Quecksilberkonzentration im menschlichen Blut angegeben [81] (WHO, 1966).

Bereits 1963 hatten Berlin und Ullberg bei der Untersuchung von Mäusen festgestellt, dass 20 % einer verabreichten Quecksilbermenge immer noch 6 Monate nach Beendigung des Versuches im Gehirn der Tiere nachweisbar war [82] (Berlin, 1963)

Eine Studie an freiwilligen Versuchspersonen ergab 1971, dass auch am Menschen **20 % der verabreichten Quecksilbermenge immer noch nach 90**

Tagen im Körper verweilt. Über den weiteren Stoffwechsel dieses Quecksilbers ist nichts sicheres bekannt. Aufregend jedoch ist, dass **die verabreichte Dosis bei Erwachsenen aus Sicherheitsgründen nicht über 0,1 µg/kg** gewählt wurde. [83] (Rahola et al. 1971)

Die wohl bekannte Neigung von Quecksilber und Quecksilberverbindungen mit Sulfhydrylgruppen von Proteinen zu reagieren dürfte eine essentielle Rolle bei der Störung der Zellteilung spielen, da eine Beeinflussung des Sulfhydryldisulfit-Zyklus, der bei der Bildung der Spindelfasern notwendig ist, wahrscheinlich ist. Es scheint so zu sein, dass **einzelne Chromosomen eher betroffen sind als der ganze Chromosomensatz**. Daraus resultiert ein höheres genetisches Risiko insofern, da eine Störung, die den gesamten Chromosomensatz beträfe, sehr wahrscheinlich bereits zu einem recht frühen Entwicklungsstadium nicht mit dem Leben vereinbar wäre. [84)] (Friberg, 1972; S. 170).

Noch mehr über allergische Reaktionen

Bei Cox (1988) finden wir ein anderes interessantes Phänomen erwähnt: **„Positive Kontaktallergien gegenüber Thiomersal erscheinen öfter bei jungen Menschen, die im übrigen gesund wirken** und seltener bei denen, die zur Abklärung einer möglichen Kontaktallergie u.a. auf Thiomersal getestet wurden, aufzutreten. Er zitiert die Ergebnisse von Möller und Kollegen, die positive Allergietests in 3,7 % der Ekzempatienten fanden und in 16 % der Gruppe, die vor einer Impfung mit Tetanus Toxoid untersucht wurden. Sehr bedenklich erscheint dabei die Mitteilung von Hansson und Möller, dass von den ehemals 33 der 203 gesunden Patienten nach der Impfung nur noch 18 mit einem positiven Hauttest reagierten. (Möller, 1977)[85], (Hansson, 1970) [86], (Hansen,1971) [87]

In **Dänemark** fand man eine **Allergisierung gegen Thiomersal in ca. 2 %** der Fälle. [88] (Hannuksela, 1976)

Eine Untersuchung an 204 Patienten ergab in **China** eine allgemeine **Hautallergierate von 58,3 %. 36 dieser Patienten reagierten auf Thiomersal positiv**. [89)] (Fan, 1990)

Auch in **Kopenhagen** ergab die Studie an 567 Versuchspersonen bei **15,2 % Kontaktallergien**. Dabei war die Empfindlichkeit gegenüber Nickel mit 6,7 % gefolgt von **Thiomersal mit 3,4 %**. [90] (Nielsen, 1992)

Ähnlich wie bei der bereits zitierten Arbeit von Cox (1988) beschreibt auch Seidenari [91] (1989), während er 256 gesunde Rekruten des Militärs mit 2.150 Patienten der allergologischen Ambulanz vergleicht, dass **eine Allergie gegen Thiomersal bei den scheinbar Gesunden zu 6,25 %** bestand, **während die Ekzempatienten eine solche Allergie nur zu 3,53 % aufwiesen**. Möller (1994) gibt einen Überblick über 12 Arbeiten, die die Fragestellung hinsichtlich der Kontaktallergie auf Thiomersal besprechen. **Die höchste Allergisierung** referierte er **bei Medizinstudenten mit 26 %**. [92] (Möller, 1994)

In der Studie von Gonzalo (1996) wurden zunächst 175 Patienten mit Thiosalicylsäure im Vergleich zu Quecksilberamidochlorid untersucht. Er kommt zu dem Schluss, **dass die Patienten vorwiegend gegenüber der quecksilber-haltigen Komponente des Thiomersal allergisiert sind**, dass aber auch eine große Anzahl der Patienten auf Thiosalicylsäure reagiert. [93] (Goncalo,1996)

Im Zusammenhang von Sensibilisierung gegenüber **Thiomersal** und Thiosalicylsäure in Verbindung mit einer Photosensitivität, d. h. einer übersteiger-ten Sonnenlichtempfindlichkeit gegenüber Piroxicam, fand man bei 14 Patienten mit einer nachgewiesenen Photosensitivität gegenüber Piroxicam Kontaktallergien gegenüber **Thiomersal** und Thiosalicylsäure. [94] (Serano, 1990)

Die Ansicht einer Kreuzreaktion zwischen Thiosalicylsäure und Piroxicam als einem photosensibilisierenden Medikament unterstützt auch de Castro (1991). [95]

Dass eine Behandlung mit der DPT-Vakzine eine Sensibilisierung gegenüber **Thiomersal** und eine Thiomersal-induzierte Hypersensitivität gegenüber Piroxicam hervorrufen könne, ist bei Osava (1991) zu lesen. [96] Auch in zwei weiteren Untersuchungen Kitamura (1991) und Ikezawa (1992) wird von einer Kreuzreaktion des nicht-steroidalen Antirheumatikums Piroxicam mit **Thiomersal** gesprochen. [97], [98]

Bereits 1991 hatte Osawa seinen Artikel mit den Sätzen geschlossen: Der Gebrauch von Impfmitteln, die **Thiomersal** enthalten, kann nicht alleine eine hohe Sensibilisierung gegenüber **Thiomersal** bewirken, sondern auch das häufige Auftreten der Piroxicam-Photosensibilität. Thiosalicylat-Überempfindlichkeit, die durch eine Impfung mit diesen Impfstoffen hervorgerufen wird, kann immunmodulierende Folgen haben. ... Darum sollte **Thiomersal** in den Impfstoffen durch andere antibakterielle Agenzien ersetzt werden. **In Finnland sind Impfstoffe ohne Thiomersal bereits zu haben.** [99]   (Osawa, 1991). In seiner Studie hatten 16,3 % von 222 Patienten **Kontaktallergien gegenüber Thiomersal** aufgewiesen.

Nach Verwendung eines thiomersalhaltigen Atemwegstherapeutikums in Sprayform entwickelte ein Patient eine **akute Schwellung der Kehlkopfschleimhäute**, die durch eine Notfalltracheotomie entlastet werden musste. Ein Allergietest ergab eine extrem heftige   Reaktion gegenüber **Thiomersal**. Die Obstruktion der Atemwege wird als eine **verzögerte allergische Reaktion** gedeutet (Maibach, 1975). [100]

Ein 11-jähriger Junge entwickelte nach einem **Hauttest auf Thiomersal** im Zusammenhang mit einem zerbrochenen ärztlichen Thermometer ein akutes **Exanthem mit Fieber, gefolgt von einer aseptischen pustulösen, d.h. blasenbildenden Reaktion der Haut.** Die Beschwerden heilten innerhalb von 2 Tagen ohne irgendeine Behandlung. [101]   (Bolzinger, 1993)

In Bezug auf **Nasentropfen,** die **Thiomersal** als Konservierungsmittel enthalten ist eine **Hemmung der granulozytären Chemotaxis** beschrieben. (Hakansson, 1989) [102]

In einer sehr umfangreichen Arbeit wurde der Einfluss vieler Arzneimittel auf die Beweglichkeit der Flimmerhärchen in der Nasenschleimhaut untersucht. Man fand, dass eine **irreversible Schädigung der Flimmerhärchen durch Thiomersal** hervorgerufen wird und **dann zu wiederkehrenden Atemwegsinfektionen führen** kann. [103]   (Hermens, 1987).

Stanley (1985) beschreibt **die Schädigung der Nasenschleimhaut durch Thiomersal.** [104]

Sogar für die **Schleimhaut der Luftröhre** ist die **Schädigung des Flimmerepithels beschrieben.** 30 – 90 %ige Schädigung tritt nach ca. 20 Minuten Einwirkzeit von Quecksilberverbindungen, wie z.B. auch von **Thiomersal,** irreversibel auf. [105] (Van de Donk, 1980)

Militärrekruten, Patienten mit Asthma oder allergischem Schnupfen, Patienten mit einer allergischen Kontaktdermatitis und Patienten mit einer allergischen Kontaktkonjunktivitis wurden mit gesunden Vergleichspersonen verglichen. Es ergab sich, dass die Patienten mit Bindehautentzündung und die **Patienten, die sich wegen Asthmas oder Schnupfens einer Hyposensibilisierungsbehandlung unterzogen, auffällig viel häufiger eine Thiomersal-Allergie** aufwiesen als die anderen Gruppen. (Tosti, 1989) [106]

Wright (1982) beschrieb **Bindehautreizung und Rötung der Augen** bei 61 Patienten, die weiche **Kontaktlinsen** getragen hatten, deren Lösungen organische **Quecksilberverbindungen zur Konservierung** enthielten. [107]

Wilson-Holt (1989) fand bei 32 von 312 Trägern von **weichen Kontaktlinsen** eine **Keratokonjunktivitis**, die er auf **Thiomersal** als Bestandteil der **Konservierungsflüssigkeit** zurückführte. [108]

Die gleiche Problematik beschreiben Gordon (1988), Leasy (1991) und Jankins (1993) [109], [110], [111]

Ein **Kontaktekzem der Augenlider mit phasenweise Schwellung, Juckreiz und Rötung** sowie **mit periorbitaler Schwellung und Rötung** wurde bei einer 45 Jahre alten Ophthalmologen-Assistentin beschrieben, die seit 2 Jahren zweimal die Woche zukünftigen Linsenträgern den Gebrauch der Linsen demonstriert hatte. Während dieser Vorführung hatte sie jedoch niemals eine Linse in ihr eigenes Auge eingesetzt. Auch sonst trug sie keine Kontaktlinsen. Sie wurde auf die Standard-Kontaktallergene untersucht, incl. auf verschiedene Kosmetika, auf ihre eigenen Kosmetika und verschiedene Linsenkonservierungsflüssigkeiten, aber sie reagierte nach 72 Stunden ausschließlich auf **Thiomersal**. Nachdem sie in Zukunft den Kontakt mit Thiomersal und thiomersalhaltigen Produkten gänzlich vermieden hatte, traten keine weiteren Probleme mehr auf. [112] (de Groot 1990)

Über eine **Interaktion zwischen Thiomersal und Tetracyclinen** im Sinne einer verstärkten Neigung zur Hautreaktion berichtet Crook (1983) [113].

Buchstein (1985) hat auch bei Augentropfen, die als **Tränenersatz** Reaktionen im Zusammenhang mit Thiomersal gesehen und empfiehlt, **Einzeldosen ohne Konservierungsstoffe** anzubieten. Auch Tosti (1988) berichtet über **allergische Konjunktividen** bei 36 Patienten, die **thiomersalhaltige Augentropfen** benutzten. [114] (Tosti, 1988)

Über das mögliche **Eindringen von Quecksilber in das Auge** selbst nach dem Gebrauch von **thiomersalhaltigen Augentropfen** berichtete Winder (1980). [115]

Eine Übersicht, in welcher Weise verschiedene Arzneien in Verbindung mit dem Tragen von Kontaktlinsen das Auge beeinflussen, gibt Wing (1987). [116]

Die **intrazellulären Wirkungen von Thiomersal** wurden am Kaninchenauge studiert, wobei die **Hornhaut mit Thiomersal durchströmt** wurde. Bei 0,0005 %iger Lösung fanden sich nach 5 Stunden verklumpte **Mitochondrien** und **Zytoplasmaschäden**. Konzentrationen von 0,001 – 0,005 % ergaben nach 2 Stunden **Dickezunahme der Hornhaut** und nach 5 Stunden **irreversible Schädigung des Endothels**. Konzentrationen von 0,01 – 0,1 % resultierten in **sofortiger Zunahme der Hornhautdicke in Verbindung mit dem Tod der Endothel-Zellen und nekrotischen Veränderungen**. Man nimmt an, dass Thiomersal an die Sulfhydrylgruppen der Zellmembran Proteine bindet und eine erhöhte Zellpermeabilität verursacht. [117] (Van Horn, 1977).

Die **Fähigkeit von Quecksilberabkömmlingen bei der Zellteilung Mutationen zu bewirken**, beschreibt De Flora (1994). **Aneuploidien sowie Polyploidien** wurden gesehen. Im Vergleich mit anorganischen Quecksilberabkömmlingen erwies sich **Methylquecksilber** als **giftiger**. Insbesondere das Auftreten eines **Nieren-Ca. bei männlichen Nagetieren**, die mit Methylquecksilber belastet wurden, ist beschrieben. [118]

Eine mögliche **Beeinflussung der Zellteilung** wird **auch in einer Studie am Schweinegehirn** erkennbar. [119] (Brunner, 1991).

Bei einer 24jährigen Arzthelferin kam es **nach Injektion von H-B-Vax** zur Ausbildung eines **urtikariellen Exanthems mit Schwellung und Rötung des Gesichtes sowie zahlreichen Urtikariae an Armen und Beinen**, die 3 Tage benötigten, um sich vollständig zurückzubilden. Im Hauttest ergab sich eine **Sensibilisierung auf Thiomersal**, die zur Erklärung der Beschwerden herangezogen wird. Die letzte aktive Immunisierung gegen Tetanus, der Impfstoff enthält ebenfalls **Thiomersal**, zwei Jahre zuvor, verlief unauffällig. [120] (Pierchalla, 1987)

Genauere Einzelheiten finden sich auch bei Amin-Zaki (1981) [121], Aschner (1987) [122], Bartolome (1984) [123], Chang (1976a, 1976b, 1977) [124], [125], [126];Charbonneau (1976) [127], Cuomo (1984) [128], Evans (1975) [129], Harada (1976) [130], Hargreaves (1985) [131], Howard (1986) [132], Inouye (1985) [133],

Kawasaki (1986) [134], Kjellstrom (1986) [135], McKeown-Eyssen (1983a, 1983b, 1983) [136] ,[137], [138], Mailhes (1983) [139], Marsh (1977, 1980, 1981) [140], [141], [142], O'Kusky (1983) [143], Ruehl (1981a, 1981b) [144], [145], Slotkin (1987) [146], Snyder (1976) [147], Verschaeve (1984, 1985) [148], [149], WHO (1976) WHO (in preparation) [150], Yip (1981, 1987) [151] , [152], zitiert in: WHO,Toxicological evaluation of certain food additives and contaminants, 1989. [153]

Statistik und der Einzelfall

Nach all diesen Literaturhinweisen wird klar sein, dass Statistiken nicht zur Entscheidung einer Frage beitragen können, bei der es um die körperliche Unversehrtheit, insbesondere unser Kinder, geht. **Jeder einzelne Bericht über eine kleine oder große Unverträglichkeitsreaktion unterstreicht zunächst, dass eine solche Reaktion überhaupt denkbar ist und wird Anlass zur Frage sein, ob das Risiko der Komplikation im Verhältnis zu dem Risiko einer möglichen Erkrankung mitsamt deren Folgen tragbar ist.**

Immer wieder werden wir uns fragen müssen, ob die beabsichtigten Maßnahmen notwendig, geeignet und zumutbar sind.

Aber genau an diesem Punkt findet sich der Bezug zu meinem besonderen Anliegen.

Wir müssen das Alter der Impflinge viel höher bewerten, als das bisher der Fall war. Wenn jetzt die Hepatitis-B-Impfung für alle Neugeborenen von der STIKO, der ständigen Impfkommission am Robert-Koch-Institut in Berlin, empfohlen wird, müssen wir bedenken, dass **diese Neugeborenen, Säuglinge und Kleinkinder** sich **noch im Organaufbau** befinden.

Vor 166 Jahren hat Hahnemann 1.264 Beschwerden beschrieben, die durch Aufnahme kleinster Mengen von schwarzem Quecksilberoxid, Mercurius oxydulatus niger, bzw. Mercurius solubilis Hahnemanni, entstehen können. **Es stellt sich nun die Frage, inwieweit durch die wiederholte Quecksilberverab-**

reichung im frühesten Kindesalter die Zunahme der chronischen Erkrankungen in den letzten Jahrzehnten evtl. ihre Erklärung finden kann.

Die Diskussion über das Impfen erhält somit eine zweite Dimension. Es geht nicht allein um die Möglichkeit, einen Schutz zu erreichen, gleichsam durch die Verabreichung eines Impfstoffes den Körper für den Keimkontakt vorzubereiten und zu trainieren, sondern es geht auch um die Möglichkeit, **durch vermeintlich unwesentliche Zuschlagstoffe die Gesundheit der Einzelnen und des Gemeinwesens langfristig so zu belasten, dass die Wahrscheinlichkeit für das Auftreten chronischer Erkrankungen deutlich gefördert wird.**

Kleinste Mengen wirken: Homöopathie
Quecksilber Thiomersal

> Um sanft, schnell, gewiss und dauerhaft zu heilen, wähle für jeden Krankheitsfall eine Arznei, welche ein ähnliches Leiden für sich erregen kann, als sie heilen soll.
> Nach S. Hahnemann

Zu Beginn haben wir etwas Geschichtliches über das Quecksilber erfahren. Die Giftigkeit offenbarte sich bald bei den Versuchen, die Syphilis mit quecksilberhaltigen Arzneien zu behandeln, genauso wie bei der Anwendung zu Abtreibungen, und bei absichtlichen und unabsichtlichen Vergiftungen. Neben der Schädigung der Nieren und der Schleimhäute war die Beteiligung des zentralen Nervensystems und insbesondere die Veränderung der Persönlichkeit zu beschreiben.

Im Folgenden hatte ich die Formel von zwei zur Konservierung von Impfstoffen und Serumpräparaten sowie von Augen- und Nasentropfen dargestellt, mit dem Hinweis, dass sie zu knapp 50 % organisch gebundenes Quecksilber enthalten. Anschließend wurden Arbeiten zitiert, die zu erkennen geben, dass diese zwei Konservierungsmittel tatsächlich bei vielen Menschen Auslöser einer Kontaktallergie sind. Untersuchungen haben erwiesen, dass wahrscheinlich das organisch gebundene Quecksilber dafür die Ursache ist. Die Beeinflussung der

Schleimhautfunktion in den Atemwegen und sogar mutationserzeugende und krebserregende Wirkungen sind beschrieben.

In seinem „**Organon der Heilkunst**" hat **Dr. med. Samuel Hahnemann (1755-1843)** in der sechsten Fassung von 1842 die Grundzüge einer „neuen Heilkunst" der Welt vorgestellt. Bei den hohen Verdünnungen, ab D 24, C 12 oder Q6, ist rechnerisch nicht ein einziges Molekül der Ausgangssubstanz in dem verabreichten Arzneimittel enthalten; es existiert nur die statistisch ausgewiesene Möglichkeit, auf eines zu treffen. Und doch: In vielen Fällen kommt es unter homöopathischer Behandlung zur Heilung bzw. zur Besserung von Beschwerden, die oft einer langen Reihe von teils zeitraubenden, belastenden und teuren Behandlungsversuchen widerstanden haben. **Kleinste Mengen wirken!**

Jede in der Natur vorkommende Substanz birgt Arznei-Kraft. Diese wird durch die besondere homöopathische Vorgehensweise des Verreibens, Verschüttelns und Verdünnens, des Potenzierens nach Hahnemann, im Verhältnis 1: 100, bzw., wie es in der letzten Ausgabe seines Organon der Heilkunst als Essenz der Weiterführung seiner langjährigen Beobachtungen beschrieben ist, in einem Verhältnis von 1 : 50.000, freigesetzt.

Selbst kleinste Substanzmengen bzw. bei fortgeführtem Potenzieren sogar ausschließlich „die Information", die in der Trägersubstanz eingeprägt ist, können also intensivste Wirkungen haben.

An anderer Stelle weist Hahnemann ausdrücklich darauf hin, dass **auch belastende Lebensumstände, krankmachende Gewohnheiten, genauso wie bedrückende Beziehungen, als Ursache von Erkrankungen zu begreifen und zu ändern** sind. So wird er zu einem der Begründer unserer heutigen psycho-somatischen Medizin.

Wenn auch die Grundlagen der Wirksamkeit wissenschaftlich noch nicht erklärbar sind, so folgt aus der mangelnden Erklärbarkeit doch nicht die Wirkungslosigkeit. Wie kann es da trösten, wenn in den Beipackzetteln einzelner Impfstoffe z. B. zu lesen steht: **Thiomersal**, „weniger als..." oder **Formaldehyd** „in Spuren". Diese Medikamente werden flüssig abgepackt und versandt. Dabei werden sie ungezählte Male heftig geschüttelt, ähnlich wie homöopathische

Arzneien bei der Herstellung, wo das Schütteln jedoch systematisch und definiert stattfindet. So können „Spurenstoffe" zu noch stärkerer Wirksamkeit gelangen.

Ausführlicher finden sie die Grundlagen homöopathischen Arbeitens und ihren Bezug zur Impffrage in meinem Buch **„Skizzen zur Homöopathie"** besprochen.

Dem erwähnten Buch angehängt, findet sich ein Verzeichnis von über 6.000 Veränderungen, bzw. Krankheitszeichen, die bei der Prüfung von schwarzem Quecksilberoxid, **Mercurius solubilis Hahnemanni**, Mercurius oxydulatus niger, einem Gemisch aus Mercuroamidonitrat, Quecksilber und Mercurooxid, NH_2 NO_3+Hg+HgO aufgezeichnet bzw. durch klinische Beobachtungen festgestellt wurden. Hahnemann hatte dessen Herstellung 1822 beschrieben. Er selbst hat in seinem ersten Band der **„Reinen Arzneimittellehre"** bereits über 1.260 dieser Zeichen aufs Genaueste beschrieben. Da die Ausführlichkeit der Beschreibung bei Hahnemann und in den übrigen Arzneimittellehren, z.B. von Hering, Clark oder Kent sehr viel eindrucksvoller und eindeutiger ist, als der dort wiedergegebene, tabellarische Auszug, der jedoch ein schnelleres Wiederfinden und eine bessere Orientierung erlaubt, er wurde mit Hilfe des **Computerprogramms Radar aus dem Repertorium SYNTHESIS, Version 6,** erstellt. Der Abdruck erfolgt mit der freundlichen Genehmigung der **Firma Archibel S.A. (Belgien) und des Hahnemann Institutes (Greifenberg),** sei das Nachlesen insbesondere in Hahnemanns „Reiner Arzneimittellehre" Ihnen nahegelegt.

Durch die anschließende, sehr kurze Zusammenfassung der beschriebenen Beschwerden sollen Sie die Möglichkeit erhalten, sich über **die Vielgestaltigkeit der durch diese Quecksilberverbindung hervorgerufenen Beschwerden** ein Bild zu machen. Der **Vergleich mit den durch Thiomersal möglichen Schäden** ist **eindrucksvoll**. Er unterstreicht die Notwendigkeit, die Frage zu klären, ob durch die Verwendung dieser Substanz der Anstieg der chronischen Erkrankungen im Kindesalter erklärt werden kann, da nahezu alle in dem Quecksilberarznei-prüfungsbild enthalten sind.

Als **Gemütszeichen** ergeben sich: Zerstreutheit, Reizbarkeit, unverträgliches rechthaberisches zank- und streitsüchtiges Benehmen, Hastigkeit, unfolgsames

Betragen, unordentliches Essen und Trinken, Unlust zu ernsten Arbeiten, Abneigung gegen alles, Gleichgültigkeit gegen die Welt, Verdrießlichkeit, Besorgnis, Misstrauen, Missmut, Unzufriedenheit mit sich selbst und seiner Lage, Mangel an Lebensmut, Unvermögen etwas zu berechnen oder zu überlegen, Verlust der Schärfe des Geistes, hört nicht, was gefragt wird, behält das Gelesene schwer und verspricht sich leicht, Depressionen, Wechsel von Depression und Manie, Abneigung, das Bett zu verlassen, Angst, eine böse Tat begangen zu haben, Abscheu vor dem Leben, Neigung zur Gewalttätigkeit, Zorn, macht Fehler beim Rechnen, Schwierigkeit zur Konzentration beim Schreiben, Fehler beim Sprechen.

In Bezug auf den **Kopf** sind Schwindel, Schwere, Vollheit im Gehirn als wollte der Kopf zerspringen, drückendes, ziehendes, reißendes Kopfweh, schmerzhaft reißende Stiche, Schauder, Brennen und Jucken sowie ausfallende Haare beschrieben.

Entzündungen der **Augen** mit Drücken, Brennen, Tränen, Jucken, Sehstörungen, Lichtscheu, Schmerz und Schwellung der Lider sind beschrieben.

Reizung und Entzündung der **Ohren** mit eitrig-blutigem, schmerzhaft, übelriechend stinkendem Ausfluss, wurden gefunden. Ohren wie verstopft, Brausen vor den Ohren, Zwicken und Zerren in den Ohren, Ohrgeräusche.

In Bezug auf die **Nase** findet sich Einschränkung bis völliger Verlust des Geruchssinnes, Schnupfen, eitrig-blutig, übelriechend, wässrig oder gelblich-grün, grünlich, Entzündung der Stirnhöhlen, Niesen und Nasenbluten.

In der **Gesichtsregion** kann man Entzündung der Lippen, der Mundwinkel und der Speicheldrüsen sowie der gesamten Gesichtshaut finden. Hautausschläge und Schmerzen der verschiedensten Art sind beschrieben.

Entzündungen des **Zahnfleisches** mit Ablösung und geschwürigen Bildungen, Zahnfleischbluten und Veränderungen der **Zunge** sowie des **Geschmacks** und des Speichels; hier insbesondere heftiger Speichelfluss, nachts und eine stotternde Sprache sind erwähnt.

Zähne: Karies, graue, schwarze Verfärbung, wackelnde Zähne, Schmerz, der bis in die Ohren strahlen kann.

Hals: Steifigkeit des Halses, Halsweh mit der Empfindung als stecke etwas, etwa ein Bissen Apfel, im Halse, das hinabgeschluckt werden müsse, erschwertes

Schlucken und Schmerz wie verbrannt, stechender Schmerz in den Mandeln, geschwürige Entzündungen, Schwellungen der Halslymphknoten.

Appetit: Schleimiger Geschmack im Munde, salzig, sauer, bitter, wie von faulen Eiern, widrig, metallisch, erdig, tonig, seifenartig, Verlust des Geschmacks, Verlangen nach kalten Speisen, nach Butterbrot, der Geruch der Speisen ist angenehmer als der Genuss derselben, Verlust des Appetites, Abneigung gegenüber Süßem, Ekel und Abscheu vor Fleisch, mehr Durst als Hunger und immerwährendes Frösteln, Heißhunger nach hinreichender Mahlzeit, anhaltende Fressgier, Aufstoßen.

Magen: Übelkeit, Erbrechen, Sodbrennen, Schluckauf, Durst, heftiger Magenschmerz, Geschwürschmerz im Magen und im Bauche, der Magen verträgt auch das Leichtverdaulichste nicht.

Bauch: Drücken, Reißen, Brennen und Zuschnüren in der Herzgrube, Übelkeit nach dem Essen, Völle, Auftreibung, Bauchweh, Unterleibsschmerz, eitrige Entzündung der Leistendrüsen, Schwellung und Empfindlichkeit der Leber.

Stuhl: Häufiger Abgang von Blähungen, Stuhldrang ohne Entleerung, Hämorrhoidalbeschwerden, plötzlicher, heftiger Stuhldrang; bei nicht sofortiger Beachtung zuweilen unwillkürlicher Abgang des nur breiartigen Stuhles, kalter Angstschweiß, höchste Unbehaglichkeit, dann durchfälliger Stuhl, brennender, blutstreifiger Durchfall, harter Stuhl mit Blut, Schmerz am After, sehr fester Stuhlgang mit ungeheurem Schmerz am After, dunkelgrüne, gallige, schäumige Stühle, Schleimabgang, Druck im Unterleib, wie von einer Kugel.

After: Bohrendes Stechen, Kneifen, Brennen, Jucken, Abgang von Madenwürmern, Abgang von Spulwürmern.

Harnsystem: Stechen, Klopfen, Brennen, vermehrter Harndrang, Schmerz nach dem Wasserlassen, dunkelroter, scharfer, sauerriechender Urin, mit Stückchen verhärteten Schleimes, wie von Fleisch, weiße Flocken enthaltend.

Genitalien: I) männliche: Jucken, Stechen, Kitzeln, Hautausschläge an der Eichel, blutiger Samenerguss, Geschwüre am Glied, exzessives sexuelles Verlangen, Schmerzen und Ziehen der Hoden bis in den Unterleib, schmerzhafte Gliedsteife, nächtlicher Samenerguss.

II) weibliche: Entzündung der weiblichen Geschlechtsteile mit Ausfluss, scharf, wundfressend, Brennen, Beißen, Ausfluss bei kleinen Mädchen, Zyklusstörung, Abgang von Flocken, Schleim und Eiter.

Atemwege: Niesen ohne Schnupfen, Ausfluss von scharfen, stinkendem Eiter aus der Nase, Heiserkeit, zitternde Stimme, Atemnot, häufiger nachts, Reizhusten, nachts, Stiche in der Brust, Eiterungen, Wundsein der Brust, Engbrüstigkeit und Nötigung zum tiefen Luftholen, Bluthusten, Würgereiz.

Äußerer Brustkörper: Schmerz in den Brüsten, Entzündung der Achsellymphknoten, unnatürliche Anschwellung der weiblichen Brüste, insbesondere der Brustwarzen, die härter sind als gewöhnlich.

Rücken: Rheumatische Schmerzen im Nacken, im Bereich der Schultern, Zerschlagenheitsschmerz, Brennen zwischen den Schultern, den Rücken herab, Nadelstiche, brennend heiße Empfindung auf dem gesamten Rücken, Zerschlagenheitsschmerz, Kreuzschmerz bis in die Beine mit Kraftlosigkeit der Unterschenkel vom Knie bis in die Fußsohlen.

Oberglieder: Schmerz, Zucken, Knacken in den Schultern, zuckende Muskulatur, Kraftlosigkeit, Stiche, Erstarren der Hände und Finger bei der Arbeit mit krampfartigem Schmerz, Hautausschläge, Zittern.

Unterglieder: Ziehende Schmerzen im Oberschenkel durch die Unterschenkel herab, mit übergroßer Schwere in den Beinen, feines Zittern der Beine, Schmerz der Oberschenkel wie zerschlagen, Müdigkeit und Unruhe in den Unterschenkeln, klammartiges Zusammenziehen der Fußzehen nachts, Brennen in den Sohlen nachts, Hautausschläge, feines und grobes Zittern der Glieder.

Schlaf: Das Einschlafen fällt schwer, Erwachen häufig, Schlaflosigkeit, sehr unruhiger Schlaf, unruhige Nächte voll Hitze, Träume von Dieben und Straßenräubern, schreckhafte, beängstigende Träume vom Fallen aus großer Höhe, gebissen werden, nicht immer volles Erwachen herbeiführend, schreckliche Träume, lebhafte Träume von Tagesgeschäften. Häufiges Erwachen wie von Lärm oder Schreck und lautes Heulen mit Weinen einige Minuten lang bis die Besinnung und mit ihr die Ruhe wiederkehrt.

Fieber/Frost/Schweiße: Innerlicher Frost des ganzen Körpers bei Gesichtshitze, Frostschauder über den ganzen Körper ohne Hitze und ohne Durst, innerliches Frösteln, Fieber abwechselnd mit Frost, starker Schweiß die ganze Nacht, sauer, widerlich riechend, die Haut runzlig machend, wie fettig und ölig, außerordentlich arger Durst, Tag und Nacht, Fieber anfallsweise nachts, Fieber bei Ausschlagserkrankungen, Scharlach, wechselnde Fieber, Angst und kalter Schweiß beim Essen, schwächende Schweiße, Schweiß während des Stuhlgangs.

Haut: Reizzustände, schlimmer nach Kratzen, Empfindlichkeit, Brennen, Entzündungen, Geschwüre, blutig-dünne, jauchende, wässrige, wundfressende Absonderungen, Schmerz pulsierend, stechend, Geschwüre tief mit verhärteten Rändern, Ausschläge blutend, brennend, eiternd, krustenbildend, Juckreiz, Schwellung.

Allgemeines: Entzündungen, Eiterbildung, Abszesse; Bewegung und Berührung verschlimmern, Kälte, Licht, Bettwärme, Luft im Freien verschlimmern, Müdigkeit, Herzrasen, Herzrhythmusstörungen, Schmerzen in Knochen, Muskeln und Gelenken, in Weichteilen und Drüsen, Verlangen nach kalten Getränken und kaltem Wasser

Dieses sind nur einige Schlaglichter, stellvertretend für die Vielzahl der darüber hinaus im einzelnen beschriebenen Beschwerden, die in den Materia medica nachgelesen werden können, z. B. bei Hahnemann (1830) [154] oder bei (Trinks, 1843) [155].

Praktisch alle akuten sowie chronischen Störungen unserer Zeit, die zum Teil auch als mögliche, unerwünschte Impfreaktionen bekannt sind, finden sich hier.

Immer wieder wurde über Gefährdung durch die Eiweißkomponente der Impfstoffe diskutiert. Hier stelle ich die Frage, wie viele der Schäden durch Substanzen wie das quecksilberhaltige Thiomersal bedingt sind?

Nicht anders verhält es sich mit den Gefahren, die durch die Zugabe von Aluminium- und Phenolverbindungen, durch Gelatine und Human-albumin und durch Formaldehyd entstehen.

Eine Klärung ist dringlichst erforderlich, wollen wir unseren Kindern und uns ein möglicherweise schweres Erbe ersparen!

Zweiter Teil

Allgemeine und spezielle Bemerkungen zu Ausbreitung und Heftigkeit verschiedener Erkrankungen, insbesondere in der Nachkriegszeit, unter besonderer Berücksichtigung des möglichen Einflusses von Massenimpfungen.

Am 20. Juli 2000 wurde das Gesetz zur Neuordnung seuchenrechtlicher Vorschriften (**Seuchenrechtsneuordnungsgesetz – SeuchRNeuG**) ausgefertigt. Es ist **seit dem 1. 1. 2001 in Kraft getreten**.
Hier zwei wichtige Textauszüge:

§ 20 (6) Das Bundesministerium für Gesundheit wird ermächtigt, durch Rechtsverordnung mit Zustimmung des Bundesrates anzuordnen, dass bedrohte Teile der Bevölkerung an Schutzimpfungen oder anderen Maßnahmen der spezifischen Prophylaxe teilzunehmen haben, wenn eine übertragbare Krankheit mit klinisch schweren Verlaufsformen auftritt und mit ihrer epidemischen Verbreitung zu rechnen ist. **Das Grundrecht der körperlichen Unversehrtheit** (Artikel 2 Abs. 2 Satz 1 Grundgesetz) **kann insoweit eingeschränkt werden.**

§ 20 (7) Solange das Bundesministerium für Gesundheit von der Ermächtigung nach Abs. 6 keinen Gebrauch macht, sind die Landesregierungen zum Erlass einer Rechtsverordnung nach Abs. 6 ermächtigt. Die Landesregierungen können die Ermächtigungen durch Rechtsverordnung auf die obersten Landesgesundheitsbehörden übertragen. **Das Grundrecht der körperlichen Unversehrtheit** (Artikel 2 Abs. 2 Satz 1 Grundgesetz) **kann insoweit eingeschränkt werden.**

§ 32 Die Landesregierungen werden ermächtigt, unter den Voraussetzungen, die für Maßnahmen nach den §§ 28 bis 31 maßgebend sind, auch durch Rechtsverordnungen **entsprechende Gebote und Verbote zur Bekämpfung übertragbarer Krankheiten zu erlassen.** Die Landesregierungen **können die Ermächtigung durch Rechtsverordnung auf andere Stellen übertragen.** Die **Grundrechte der Freiheit der Person** (Artikel 2 Abs. 2 Satz 2 Grundgesetz), **der Freizügigkeit** (Artikel 11 Abs. 1 Grundgesetz), **der Versammlungsfreiheit** (Artikel 8 Grundgesetz), **der Unverletzlichkeit der Wohnung** (Artikel 13 Abs. 1 Grundgesetz) **und des Brief- und Postgeheimnisses** (Artikel 10 Grundgesetz) **können insoweit eingeschränkt werden.**

Eine „spezielle" Relativitätstheorie

S. 103

Immer wieder werden Sie bei der Betrachtung von natürlichen Erscheinungen auf eine Verteilung stoßen, bei der die einzelnen Ergebnisse bzw. Beobachtungen um einen Mittelwert gestreut sind. Man bezeichnet diese „glockenförmige" Streuung als Normalverteilung.

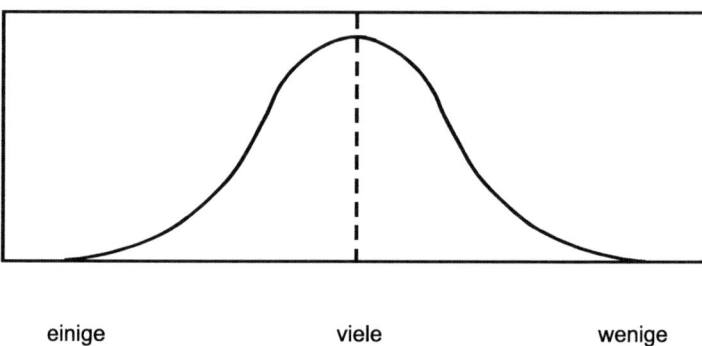

	einige	viele	wenige

Bei mittlerer Anstrengung	wenig Erfolg	Mittlerer Erfolg	großer Erfolg
Bei Reiz	wenig Resonanz	Mittlere Resonanz	exzellente oder außerordentliche Resonanz
Bei Ansteckungs gefahr	keine oder ganz leichte Erkrankung	Gewöhnlicher Verlauf, bei den meisten Erkrankungen mit baldiger Heilung	schwere Erkrankungsverläufe mit bleibenden Schäden oder Todesfolge
Intensität der Erkrankun- gen	leichteste und leichte Erkrankungen	Die Mehrzahl aller Erkrankungen ist mäßig lästig und heilt unter vernünftigen Bedingungen schnell und folgenfrei aus	verhältnismäßig wenige, ja die wenigsten Erkrankungen hinterlassen in kurzer Zeit bei heftigen Verläufen bleibende Schäden oder führen schnell zum Tode
	darunter	Zielvorstellung	darüber
	zu wenig	erwartet	zuviel
	gefürchtet	erwünscht	ersehnt
	unscharf	scharf	unscharf
	leicht erkrankt	gesund	schwer erkrankt

Alles ist fließend, alles ist relativ. Die Breite oder Steilheit der Kurve, die mengenmäßige Verteilung zu den einzelnen Gruppen und der Übergang von der einen zur anderen Form sind im Leben, in der ganzen Schöpfung, fließend.

Wie auch immer: Wenn wir also annehmen, dass das Impfen einen Nutzen habe, so werden doch immer lebendige Wesen geimpft. Das heißt, sie werden auch lebendig reagieren. Eine Vielzahl, wie erwünscht, z.B. mit einer Erhöhung der Antikörpertiter. – Die Erhöhung der Antikörpertiter muss nicht notwendigerweise mit einer Erhöhung der Resistenz gegenüber einzelnen Erkrankungen einhergehen. Einige werden nur sehr wenige Antikörper bilden, andere überschießend viele.

Sehr viele werden die Prozedur im äußeren zunächst ohne bedrohliche Reaktionen überstehen, einige werden leichtere und einige werden sehr heftige Reaktionen zeigen. Das schließt auch bleibende geistige Schäden mit ein. Geistige Störungen haben oder gar sterben; was ist für Sie schlimmer?

Im Falle des Kontaktes mit einer Erkrankung werden wie erwünscht, viele von den Geimpften nicht erkranken, einige leicht und einige dennoch schwer. Aber ebenso werden von den nicht geimpften viele nicht erkranken, einige leicht und einige schwer. **Wenn ich nun sage, dass die Angst vor der Erkrankung die Wahrscheinlichkeit zu erkranken erhöht, so wird das im Gemüt vieler kaum eine Spur hinterlassen, bei einigen eine kleine, bei anderen eine sehr intensive, bis hin zum lebhaften Protest. Bei einigen jedoch werden diese Worte auch zur rechten Zeit ins Herz treffen und außerordentlich glückliche Folgen auslösen.**

Es ist wie mit den Samen auf dem Acker, von denen, die auf einen Stein fallen wenig Frucht bringen und verdorren, die große Mehrzahl gute Frucht bringt und einige außerordentlich viel Frucht tragen. Und dennoch ist dem so. Denken Sie an die vielen pflegenden und heilenden Hände in den Pest-, Tuberkulose- und Lepra-Krankenhäusern. All dies waren und sind Menschen, deren Motivation so hoch war und ist, dass sie mittels der einem jeden Menschen innewohnenden Fähigkeiten und Kräfte gesund blieben – viele blieben gesund, einige erkrankten leicht, einige sehr schwer bis hin zum Tode.

Viele werden mit ihrem Leben und dem Verlauf mehr oder minder zufrieden sein; einige gar nicht und ebenfalls einige außerordentlich glücklich sein. Die guten Vorbilder werden bei einer großen Anzahl Menschen eine Wirkung hinterlassen. Bei einigen wenigen wird es kaum eine Wirkung, bei anderen wenigen eine außerordentlich großartige Wirkung geben.

Bei der großen Mehrzahl der Menschen wird ein mittlerer Aufwand zu einem mittleren, wohlbehaglichen Erfolg führen. Bei wenigen wird sich kaum ein Erfolg einstellen, bei anderen sehr viel. Wer hat sie nicht erlebt, die Unterschiede in der eigenen Schulklasse? Da gab es welche, die lernten kaum und hatten sehr gute Noten und andere, die paukten und kamen kaum auf einen grünen Zweig.

Es ist wie in der Optik. Je genauer Sie fokussieren, das Ziel im Auge haben, desto schärfer wird es sich im Brennpunkt abbilden; zu den Rändern hin werden die Konturen, die Ergebnisse, unscharf oder, wie der Volksmund sagt: Zu viel und zu wenig gibt das Spiel auf.

Das Leben des Einzelnen ist nicht allein seine Angelegenheit. Wir alle sind Teil einer Gemeinschaft, Teil einer Familie, Teil der Gesellschaft, Teil des Schöpfungswesens Mensch, das am Ende alle Menschen, den Planeten, alle Universen und die gesamte Schöpfung bezeichnet. **Impfschäden betreffen nicht nur ein einzelnes Wesen, ein einzelnes Kind, sondern die ganze Familie, die ganze Gemeinschaft.** Schon im Falle eines einfachen Fiebers mit Weinen und Unruhe müssen Mutter, Vater oder andere Fürsorgende in der Nacht zum Beistand bereit sein. Und wer von uns kennt nicht die unausgeschlafenen Gesichter, die zermürbten Gemüter, wenn sich der Vorgang über mehrere Tage und Nächte erstreckt. Viel intensiver, ja bis hin zur so erlebten Katastrophe, erweisen sich die Folgen bei starken, teils anhaltenden Störungen. **Bei jedem Kind, das permanent durch Impfung geschädigt wurde, sind auch die Eltern und deren Freunde und Angehörige betroffen.** Der gesamte Lebensplan ist bedroht – obwohl er auch ungeahnte Chancen öffnet. Träume zerbrechen. Für viele wird die Zukunft ein einziger Alptraum von Aufenthalten bei Ärzten, Therapeuten und in Kliniken; Kämpfe gegen das verständnislose System, die vergebliche Suche nach Babysittern, und das sichere Wissen, dass dieses Kind vielleicht nie in der Lage sein wird, alleine zu handeln; immer wird es von Ihnen abhängig sein, solange Sie leben. **Besonders problematisch ist, dass die Schäden dadurch entstanden** sind, dass die Gesellschaft den Einsatz von Substanzen scheinbar unhinterfragt duldet und gar moralisch nahezu erzwingt, die vielleicht weder notwendig noch geeignet noch zumutbar sind.

Das große, unfreiwillige Experiment

Im Folgenden soll über Diphtherie, Polio, Keuchhusten, Wundstarrkrampf, Haemophilus-Influenza, Hepatitis, Masern, Röteln, Tuberkulose, FSME und die Grippeimpfung und über manches andere gesprochen werden.

Große Veränderungen ergaben sich aus der **weltgeschichtlichen Katastrophe zweier ungeheurer Kriege mit den anschließenden Krisenzeiten**. Die Zerstörungen infolge der Kriege, **Bevölkerungsbewegung, Zusammen-brechen sehr vieler sozialer Beziehungen, Verarmung, Zusammenbruch der hygienischen Grundversorgung, Unterernährung und schlechte Wohn- und Lebensbedingungen führten zu Erschöpfung, Verzweiflung und Perspektiv-losigkeit** auf der einen Seite. Auf der anderen Seite mobilisierten die Menschen **Aufbruchsstimmung und Motivation zum Wiederaufbau.** Eine Zeit nie gekann-ten Wohlstandes sollte kommen.

In der Zeit von 1970 bis 1980, begann, unbeabsichtigt, **„ein groß angelegtes Massenexperiment der deutschen Gesundheitsämter".** [156] (Buchwald, 1994; S. 52 ff). Bis 1970 wurden Impfungen vorwiegend von den Gesundheitsämtern durchgeführt. Sollte vielleicht, um der staatlichen Haftung im Falle von Impfschäden zu entgehen, der gesetzliche Impfzwang in Zukunft vermieden und der Impfauftrag an die niedergelassenen Ärzte übergeben werden? Gleichsam, wie um die Leistungsfähigkeit zu beweisen, vielleicht auch im Ringen um wirtschaftliche Vorteile, wurden **zwischen 1970 und 1980 große Massenimpfaktionen der Gesundheitsämter** durchgeführt. Die genauen **Zahlen wurden im Bundesgesundheitsblatt 1983 veröffentlicht.**

Welches sind nun möglicherweise die Folgen für uns, unsere Kinder und deren Nachfahren?

Hat es etwas bewirkt, und wenn ja, was hat es bewirkt, wenn in 10 Jahren ca. 20 Mio. Impfungen durchgeführt wurden?

Das Lehrreiche und Aufregende an dem oben beschriebenen „unfreiwilligen Experiment" ist, bei der Betrachtung der Zahlen die Erkenntnis, dass **bereits vor den großen Massenimpfaktionen, nämlich mit dem Wandel der sozialen Verhältnisse, mit der Verbesserung der sozioökonomischen Bedingungen, z.B. mit der Bereitstellung von reinem Trinkwasser, Verbesserung der Ernährungssituation und der Einführung der Klärung der Abwässer die Menschen eher in der Lage waren, nahezu allen Infektionskrankheiten besser standzuhalten.**

Bei einem realen Nutzen dieser Impfbemühungen würde man deutlich **darüber hinaus** eine objektive Verbesserung der ohnehin rückläufigen Tendenz bei den Erkrankungen erwarten. Hat sich das bestätigt oder lassen sich vielmehr **Spätfolgen** erkennen, **an deren Möglichkeit nur die wenigsten gedacht haben?**

Gibt es **Impfrisiken, über die weitaus die Mehrzahl aller Impflinge oder deren Eltern im unklaren gelassen wurden?**

Stress

Während der Stress der Jahrhundertwende und der Nachkriegszeit offensichtlich **höchst motivierend den Wiederaufbau angeregt hatte**, was zunächst mit einer tiefgreifenden allgemeinen Gesundung einherging, **wurde der soziale und ökonomische Wohlstand, das Wohlbehagen, zum Boden für eine ganz neue Gruppe von Erkrankungen**, von Stoffwechsel- und Verdauungsstörungen, von Übergewicht, Hautausschlägen, Schlaflosigkeit, Ausgebranntsein und einer Vielzahl von weiteren Störungen, über die später noch gesprochen werden wird. Das soziale Gefüge wird morsch. Es kommt zu Familienstreitigkeiten, die Ehen scheitern vermehrt, Probleme mit Freunden, Verlust des Arbeitsplatzes, Depressionen und vielerlei chronische Störungen. **Gefühle des Ausgeliefertseins und des Selbstmitleides breiten sich aus.** Bereiten sie den Boden für die Steuerung und Übernahme durch eine Medienkultur, deren Ziel es zu sein scheint, vom Erfahren des eigenen Selbst und seinen Stärken abzulenken?

Anregender als die eigene Situation zu betrachten und zu meistern, erscheint es, eines der vielen Angebote der Freizeit und Medienindustrie zu konsumieren. **Frustrationen, Enttäuschungen und Ängste werden unbearbeitet verdrängt**, bis ihre krankmachenden Wirkungen an ihren Folgen erkennbar sind. Immer lauter wird dann der Ruf nach äußeren Instrumenten zur Sicherung. Wie bei jedem anderen Geschäft bedingen sich Nachfrage und Angebot. **Dem Verlangen nach Sicherheit werden Impfungen geboten** und **sie werden „gekauft".** Doch wie einst beim Trojanischen Pferd, als die feindlichen Soldaten des Nachts dem Leib des Standbildes entstiegen und Troja zu Fall brachten, ist auch dieses Angebot nicht ohne Risiko. **Es muss uns um unserer und unserer Kinder Gesundheit willen, sehr daran gelegen sein, die Qualität des zur Sicherung Angebotenen genauestens zu untersuchen.**

Antikörpersegen

Die Bildung von Antikörpern ist zweifelsfrei Teil der Aufgabe des Immungeschehens. Jedoch ist gegenwärtig noch recht unklar, welche Bedeutung, welche Wertigkeit sie in diesem Geschehen besitzen. **Die Mechanismen der konstitutionellen bzw. genetisch angelegten, unspezifischen Immunität überlagern sich mit denen der gegen bestimmte Antigene gerichteten spezifischen Immunität.** Dabei kann jede Substanz einen antigenen, d.h. einen feindlichen Charakter zugewiesen bekommen und so zum Gegenstand einer spezifischen Immunreaktion werden. Der zögerlichen Reaktion, gleichsam der Lernphase beim ersten Erkennen dieser Substanz, folgt bei wiederholtem Kontakt die schnelle Reaktion, die bis zur Allergie überschießend sein kann.

Auf der 8. Internationalen Tetanus-Konferenz 1987 wurde festgestellt, „dass **auch Personen, die eine erhöhte Anzahl von Antikörpern aufwiesen, an Tetanus gestorben sind.** Ebenso fand sich, **dass nicht-immunisierte Organismen, die vom Tetanus-Bazillus befallen sind, trotzdem keineswegs immer auch an akutem Tetanus erkranken."** [157] (Delarue, S., S. 35)

Bei viralen Erkrankungen treten schützende Antikörper oft erst dann auf, wenn die Genesung bereits begonnen hat. „Während eine **natürliche Infektion Immunität bei einer sehr geringen Zahl von Antikörpern** erzeugen

S. 131
S. 191
S. 200

kann, kann die **künstliche Einführung des entsprechenden bakteriellen Antigens** eine **Erhöhung der Zahl der Antikörper** bewirken, ohne dass sich indessen **Immunität** einstellt". [158] (Mercklen u. Berthaux, Heures de France, 1967, in: Delarue, S., S. 35) Mercklen und Berthaux stellen in Bezug auf einzelne Erkrankungen weiter fest: **„Es kann die Immunität erhalten bleiben, auch wenn selbst durch die feinsten Techniken keine zirkulierenden Antikörper mehr nachgewiesen werden können."** [159] (Mercklen u. Berthaux, Heures de France, 1967, in: Delarue, S., S. 36)

Bei der paralytischen Form der Poliomyelitis beginnt der Heilungsprozess bereits, bevor erkennbar neutralisierende Antikörper produziert werden. [160] (Fasquelle, M., La Medicine Molekulaire in: Delarue, S., S. 36) **„Der Zeitpunkt, zu dem die Antikörper normalerweise auftreten, lässt den Schluss zu, dass in der Dynamik des natürlichen Spiels der Immunabwehrkräfte die Antikörper nur eine sekundäre Rolle spielen.** Sie scheinen die Funktion zu haben, den Organismus noch von zirkulierenden Antigenen zu reinigen." [161] (Dr. Kallmar in: Delarue, S., S. 36) Vergleichen Sie auch die Höhe des Antikörperspiegels bei der Heilung der Hepatitis A, der weiter hinten abgebildet ist.

Wenn also die Wirksamkeit einer Impfung daran gemessen wird, inwieweit sie fähig ist, die Produktion von Antikörpern im Blut des Geimpften zu erzeugen, so ist damit doch nicht festgestellt, dass die so geimpften Personen tatsächlich vor der Erkrankung geschützt wären – die einen mehr, die anderen weniger und wieder andere vielleicht gar nicht.

Der Ersatz der natürlichen durch die künstliche Immunität kann durchaus unterschiedliche Qualität besitzen. „Denn wenn es heißt, ein Impfstoff sei zu 70 oder 80 % wirksam, so bedeutet das keineswegs, dass nun 70 bis 80 % der geimpften Personen geschützt wären und dass sie die Krankheit auf keinen Fall bekommen werden. Es bedeutet nur, dass bei 70 bis 80 % der geimpften Personen eine Produktion von spezifischen Antikörpern stattgefunden hat. **Ebenso wenig stimmt es, dass 100 % der Bevölkerung oder einer Bevölkerungsgruppe unvermeidlich der Krankheit zum Opfer fallen würden, wenn sie nicht geimpft wären, und dass infolgedessen die Impfung 20 bis 30% von ihnen Schutz** gewährt. ... [Denn, bekanntermaßen,][5] **bei den mörderischsten Epidemien, bei denen jede künstliche Immunisierung fehlt, überschreitet die Zahl der Kranken selten 20 – 25 %.** ... Wenn man nur die Relation von Antikörpern und Immunität bei der Bewertung des Kollektivschutzes einer Population in Betracht zieht und überlegt, ob es wirklich wünschenswert wäre, Massenimpfungen durchzuführen, **so müssten die Impfungen eine Reaktion von Antigenen und Antikörpern hervorrufen, die höher als diejenige ist, welche sich von Natur aus in einer nicht geimpften Bevölkerung entwickelt.**

Einige Beispiele: **Was die Röteln anbetrifft, so wiesen 90 – 93 % der 20-jährigen Frauen auch schon vor dem 20. Lebensjahr Antikörper gegen Röteln auf**, obwohl sie nicht geimpft worden waren! **Wenn eine Impfung nur 80 % Serumkonversion ergibt, ist sie nicht nur unnütz, sondern auch wirkungslos.** Serologische Untersuchungen haben in Gegenden mit latenter Epidemie einen Prozentsatz von immunisierten Personen aufgezeigt, der bei den unter 15-jährigen über 90 % lag. Eine in Paris im Jahre 1961 durchgeführte Studie ergab, dass **80 % der 6-jährigen Kinder Träger von immunisierenden Antikörpern** waren (Ministerielles Rundschreiben anlässlich der Masernschutzimpfungen vom 29.08.1969)." [162] (Delarue, S., S. 50)

Die natürlich erworbene Immunität hält gewöhnlich ein Leben lang an, die durch Impfung erworbene oft nur Jahre.

Zum Paradox des Impfens
Krankheit und Lebensweg

Durch eine Impfung soll der Organismus in die Lage versetzt sein, „im **Kampf**" oder besser bei der Auseinandersetzung mit einem Krankheitserreger, dem er möglicherweise einmal begegnet, besser zu bestehen, als ohne diese Maßnahme. Schon in diesem einen Satz sind so viele Vorannahmen, dass wir ihn noch einmal in Ruhe betrachten müssen. Als erstes fällt der Begriff des Kampfes auf. Handelt es sich um **Kampf** oder um **Auseinandersetzung** oder **um Begegnung**?

---

[5] Ergänzung durch den Verfasser.

Ist eine Maßnahme wie das Impfen erforderlich, die **Fähigkeiten des Körpers im Umgang mit seiner Lebensumgebung** zu verbessern? Welches genaue Ziel ist anvisiert? Ist **die getroffene Maßnahme in der Form**, wie sie zur Durchführung empfohlen ist, **in der Lage** und **geeignet**, den Zweck zu erfüllen? Sind die **mit der Maßnahme verbundenen Risiken** und die möglicherweise **damit verbundenen Probleme** den Betroffenen **zumutbar?**

Genau genommen produziert eine Impfung nicht eine abgemilderte Krankheit, sondern einen ganz speziellen „Gedächtnisprozess". Nach der Auflage des Epidemiologischen Bulletins 15/98, herausgegeben vom Robert-Koch-Institut in Berlin, empfiehlt der Impfkalender für Säuglinge, Kinder und Jugendliche **bis zum 15. Lebensjahr vielfache Routine-Impfungen, unter anderem mit Mehrfachimpfstoffen, gegen 9 Krankheiten.** Da gibt es für den Körper **einiges zu lernen** und es bleibt die Frage, ob **Lehrer, Unterrichtsmaterialien und Methoden** erreichen können was erwünscht ist. Es muss sogar gestattet sein, sich noch einmal zu fragen, wer genau, was genau wünscht? Diese beiden Aspekte müssen Sie aber für sich allein klären, während ich nur kurze Anregungen dazu gebe.

Während die ersten Impfungen bei den alten Chinesen und noch bei Jenner die Pockenimpfung das ursprüngliche Ziel hatten, **schwere Krankheit zu vermeiden, indem man eine leichte erzeugt**, an der der Körper gleichsam üben könne, wird der Erfolg der Impfung heute an ihrer **Fähigkeit, eine Antikörperbildung zu induzieren** gemessen. Dass im natürlichen Krankheitsgeschehen **entzündliche Reaktionen**, evtl. auch ein **Ausschlag Teil des Heilungsprozesses** sind, bleibt dabei heute im wesentlichen **unberücksichtigt**. Im Gegenteil ist eine „Impfreaktion" der Auseinandersetzung des Körpers mit der Umwelt, in diesem Falle mit dem Impfstoff und seinen arzneilichen Hilfsstoffen sogar unerwünscht und wird häufig durch die vorsorgliche Gabe von Fiebermitteln unterdrückt. Der Prozess der **„Impfkrankheit"** wurde **gespalten in Impfung und Krankheit**, wobei der warme, lebendige Anteil der entzündlichen Reaktion unerwünscht ist und ein kalter, mineralisationsähnlicher Prozess gefördert wird.

Wenn wir uns vergegenwärtigen, dass auch bei den ansteckenden Kinderkrankheiten wie Masern und Windpocken **stets einige** Kinder trotz eines engen Kontaktes mit erkrankten Freunden **zunächst selbst gesund bleiben**, zu einem späteren Zeitpunkt erkranken oder nie, haben wir damit auch gefunden, dass selbst bei einer „gewaltsamen", 100% erreichenden Durchimpfung, es immer einige Menschen geben wird, die nicht reagieren. Daraus ergibt sich ein Hinweis auf etwas, das wir **Zeitqualität** nennen können.

Es gibt eine **äußere** und eine **innere** Zeitqualität, wobei die äußere am einfachsten am Beispiel einer S-Bahnhaltestelle zu verstehen ist: Sie können eben nur einsteigen, wenn Sie in der rechten Verfassung, zur rechten Zeit am rechten Ort sind, die Bahn hält, Ihnen die Türen öffnet und genügend Platz zum Einsteigen bleibt. Ganz ähnlich verhält es sich bei der inneren Zeitqualität: Sie müssen in der rechten Verfassung sein, diesen oder einen anderen , einen bestimmten Schritt zu tun. **Zur rechten Verfassung gehört das entsprechende Entwicklungsalter.** So wenig wie wir einem Grundschüler die Aufgaben des Gymnasiasten und einem Gymnasiasten die eines Examenskandidaten vorlegen, so wenig können wir **Reifung provozieren**, indem wir versuchen, **zur Reifung zu zwingen**.

Kein Schritt der Menschheitsentwicklung, der individuellen Menschwerdung, des Herabsteigens aus den Äthern, des Prozesses der Inkarnation, kann dauerhaft ausgelassen werden. Zur Entwicklung des Kindes Ausführlicheres in meinen Büchern **„Bewusst sein - oder krank".** Hier sei in diesem Zusammenhang nur das vorweggenommen, was direkt mit dem Impfen in Zusammenhang steht.

Gehen wir einmal davon aus, dass die Neugeborenen und Säuglinge, sodann die Kleinkinder und die Kinder vom Geistigen **über das Erfahren in das Wollen hineinwachsen**, und dass mit der fortschreitenden Entwicklung aus der mystisch erfahrenen **Einheit der Schöpfung**, in der Eltern, Nahrung und Umwelt untrennbar verwoben sind, über **Wahrnehmen und Vorstellen** das Denken sich entwickelt, aus dem **Fühlen** das **Begreifen** und aus dem **Wollen** das **Handeln** und die Tat.

Da haben wir also das erfahrende Sinnes-Nervensystem, das rhythmische System von Kreislauf und Atmung und das Gliedmaßen-Stoffwechsel-System, die bei Wachstum und Entwicklung der ersten Jahre eine ganz wesentliche Rolle spielen. **Leben bedeutet, Austausch, bedeutet annehmen, begreifen, reagieren, agieren.**

Die **Haut** gibt dem Körper und dem Menschenwesen seine Form, bildet eine Grenzfläche zwischen Innen und Außen, **begrenzt und verbindet zugleich.** Der nach innen eingestülpte **Darm** ist nichts anderes als eine Haut, **eine Grenzfläche nach außen. Die Verdauung ist der erste Schritt, nach innen aufgenommene Reize so zu bearbeiten, dass sie schließlich in den Organismus hineingenommen werden können, ohne zu schaden.** In der Verdauung gehen Nahrung und Organismus eine innige Verbindung ein, kommt es zur **Verschmelzung von innen und außen.** Verdauung ist damit eine Aktion von Sympathie und Synthese sowie von Angleichung. **Nur bei Durchbrechung der Grenzfläche Haut**, und wir müssen uns vergegenwärtigen, dass jede Zelle von einer Membran, von einer Haut umgeben ist, **kommt es zur außerhalb des Darms statthabenden, parenteralen Verdauung** wie z.B. bei der Abszessbildung, örtlich umschrieben, im Großen bzw. bei entzündlichen Prozessen, weit verteilt, im Kleinen. So kann z.B. **der Ausschlag bei den Masern** als **„periphere Verdauung"** aufgefasst werden, die Teil der Heilung ist. [163] (Wolff, 1991) Auch das eine Impfung evtl. begleitende **Fieber** wäre so einzuordnen.

Wesentlich ist, dass wir verstehen, dass durch die Reihenimpfungen dem Körper die Chance genommen wird, individuell, seiner Entwicklungs- und Zeitqualität entsprechend, eine Erkrankung anzunehmen oder nicht.

Indem ich die Schutzfunktion der Haut durchbreche, tatsächlich eine Körperverletzung begehe, **umgehe ich die Chance durch die Verdauung den Reiz zu adaptieren, anzugleichen.** Indem ich eventuelle **Nebenwirkungen** medikamentös **unterdrücke** nehme ich dem Körper die Chance, harmonisch auf allen drei Ebenen zu reagieren und **beschränke das Impfgeschehen auf den reinen Gedächtnis-, den Nerven-Sinnesprozess.** „Damit verstärken Impfungen eine Tendenz zu einer **höheren Empfindlichkeit des Nervensystems**, die bereits von Wolff (1991) beschrieben worden war. „Weil eine Impfung Gedächtnis- und Sinnensfunktionen des Organismus belastet, ist es verständlich, dass

Nebenwirkungen häufig das Sinnes- oder das Nervensystem betreffen, so als Enzephalopathie bei der Pertussis-Impfung oder der Diphtherie-Impfung oder meningitische Erscheinungen bei der Masern-Impfung. Das Stoffwechselsystem wird in seinen Gedächtnisfunktionen gefordert, und zwar durch Fremdsubstanzen." (Kummer, 4/1995) [164] Die Impfstoffe sind aus in ihrer Lebensfähigkeit abgeschwächten oder getöteten Erregern hergestellt, entlebt – entlebend?

In den ersten sieben Lebensjahren, in denen die leibliche Grundlage der Individualität und der Persönlichkeit entwickelt werden, ist das Kind vorwiegend Sinneswesen. Schmecken, Erfahren, Wachsen, alles ist Sympathie, alles ist Eins. Das kleine Kind ist z.B. ganz Freude, ganz Trauer, ganz Zorn, ganz Liebe, ganz Sympathie, eins mit seiner Umwelt. Einzelheiten werden nicht erinnert, sondern Prozesse, Rhythmen und Riten. So ist die Person des Kindes auch nicht über den Verstand zu erreichen, durch „Kluge Sprüche" und mit Argumenten, sondern durch Rhythmus, Gesten, Gesang und wiederkehrende „Riten".

Gedächtnis ist ein Phänomen, das auf der Grundlage von Bewusstsein existiert. Impfen ist kein Prozess, sondern ein einmaliges Ereignis, im Zeitpunkt hinsichtlich der Persönlichkeitsentwicklung recht willkürlich durchgeführt, bei dem vorwiegend die leidvolle Seite empfunden wird. Dies könnte mit ein Grund sein, warum Impfungen nur zu einer zeitlich begrenzten Immunität führen, während das Durchleben des Prozesses der natürlichen Erkrankung zur richtigen Zeit eine lebenslange Immunität begründet. Die richtige Zeit wird auch dadurch bestimmt, dass der „Nestschutz", den die Kinder durch die Übertragung der Antikörper in der Muttermilch erhalten, nach dem Abstillen ausklingt – höchst individuell, entsprechend der eigenen Konstitution und der Beziehung zur Mutter. Hier sei unterstrichen, dass für eine gesunde Abwehr und ein gesundes Heranwachsen gesunder Kinder gesunde Mütter eine wunderbare Grundlage bilden – gesunde, „glückliche", glücklichmachende Milch (im späteren Leben Kost, Speise und Trank, auch für die Seele – Liebe geht durch den Magen) von gesunden, glücklichen, ausgeglichenen Müttern.

Dazu trägt es sicher auch bei, wenn wir unsere Kinder als Prinzen und Prinzessinnen verstehen und unsere Frauen sowie die Mütter als Repräsentanten und Bewahrer der ersten gebärenden Kraft der Schöpfung.

Etwa um **das dritte Lebensjahr** erwacht **das Ich-Bewusstsein**. „Durch Impfungen spricht man vor allem die spezialisierten T-Zell-Funktionen des Immunsystems an. (Cryz, 1991) [165]. Auch die Antwort der antigenspezifischen B-Zelle gegen Polysaccharid-Antigene beginnt erst mit dem 2. bis 3. Lebensjahr und ist erst mit dem 9. Lebensjahr voll entwickelt. (Paton) [166]. Nach anthroposophischer Auffassung beginnt mit diesem Zeitpunkt das „Ich" in den Stoffwechsel einzugreifen. Körperlich und seelisch wird das Kind nun zur vollen Umweltbeziehung fähig." (Kummer, 4/1995) [167]

Während gewöhnlich Nahrung in vielen Einzelschritten aufgenommen, sympathisch aufgelöst und abgebaut wird, um erst dann wahrhaftig in den Organismus aufgenommen zu werden, **die gesamte Verdauung auch von Umweltreizen ein Prozess ist**, bei dem vielmehr das Tun und viel weniger das Ergebnis als wichtig erlebt wird, **ist beim Impfen der Kontakt mit dem Fremdstoff abrupt.** Während bei der gesunden Verdauung sowie auch beim verdauungsähnlichen Krankheitsprozess das Bewusstsein "im oberen Menschen" herabgesetzt ist, man fühlt sich wohlig, warm und müde, zu einem Schläfchen aufgelegt oder man fiebert, schlapp und dumpf, der Stoffwechsel aber ist wach und tätig, sind bei der Impfung der Kinder die Sinne und das Nervensystem hellwach, durch den Schmerz der Injektion und bei der Wiederholung durch die Angst und Abwehr vor dem was da kommt. Ob das zu dem häufig gestörten Schlafverhalten der Kinder nach Impfungen wesentlich beiträgt, verstärkt dadurch, dass die beruhigende Stoffwechselkomponente weitgehend fehlt, bzw. unterdrückt wird?

Beim **Impfen** der Kinder ist es gewollt, **den altersgemäß normalen Vorgang des Vergessens, des Einsseins mit der Umwelt**, zu **durchbrechen.** Das Individuum wird zur Beschäftigung mit Fremdsubstanz gezwungen. Verstärkt wird das durch die Wiederimpfung mit dem gleichen Antigen. Dieser Mechanismus ist um so eindrucksvoller, als die Kinder bei den Wiederimpfungen älter sind und das Geschehen viel intensiver erleben. „Dadurch entsprechen viele Prozesse beim Impfen denen der Allergie. Statt zu vergessen, wird der allergische Mensch durch den Kontakt mit dem Allergen immer neu verwundet und behält seine pathologische Erinnerung. Ein neuer Kontakt führt nicht zu einer verbesserten, sondern zu einer verschlechterten Reaktion. Der Zwang, bei der Allergie auf fremde Substanz immer wieder reagieren zu müssen, wird beim Impfen in Form von Boosterung planmäßig angewandt. **Das Ich wird dabei von außen**

übersteuert. Vor allem dann sind Prozesse der Ruhe, z.B. Schlafen und Wachen, gestört. Gerade die **Boosterung erzeugt eine erzwungene Wachheit des Immunsystems.** Die allergischen Erscheinungen selbst sind als Versuch zur Ausscheidung zu verstehen (vgl. Wolff, 1991), z.b. die starke Schleimabsonderung bei der allergischen Konjunktivitis, Rhinitis oder Bronchitis. Sind also allergische Phänomene, die nach einer Impfung verstärkt auftreten, die Entsprechung zum Bemühen, den Impfstoff auszuscheiden? Ist die verhältnismäßig kurzdauernde künstliche Immunität die Folge aktiven Vergessens?

Bei den Krankheiten des Kindes findet eine Auseinandersetzung des Kopfes mit dem Stoffwechsel statt. Meistens sind es Vorgänge aus dem Stoffwechsel, die in das Nervensystem hochschlagen. (vgl. Steiner, 1922) [168] Sie verlaufen akut und fieberhaft. Wärmeprozesse und Abbauprozesse herrschen vor, gerade in der Krankheit. Ohne einen Überschuss fieberhafter und abbauender Prozesse käme es zu degenerativen, abbauenden Prozessen. Erst beim älteren Kind wird ein Ausgleich durch mittlere rhythmische Funktionen entwickelt.

Im höheren Lebensalter findet ein Rückgang der Wachstums- und Regenerationsprozesse statt. Nun herrschen Abbauprozesse vor. Auch die Sinnestätigkeit des alten Menschen ist eine andere: Statt sympathischer Reaktion herrscht Zurückhaltung. Genau das ist bei einer Impfung erwünscht: Erkennen des Antigens mit möglichst geringer Allgemeinreaktion und möglichst großer Effektivität der Antikörperproduktion. Dieser **Prozess des höheren Lebensalters** wird nun aber meistens **in der frühen Kindheit und Jugend angewandt.** Durch **das antipathische Reaktionsmuster von Impfungen** könnten **vorzeitig Alterungs- und Abbauprozesse gefördert** werden. Die **Impfstoffproduktion** ist **an Todesprozesse gebunden.** (Kummer, 4/1995) [169] Auch auf dieser Ebene können Querverbindungen zur emotionalen Verarmung in unserer Gesellschaft und zum Zunehmen psychischer Störungen schon im Kindesalter bestehen. Diese zu klären, scheint mir höchst dringlich.

Wenn es vielleicht stimmt, dass **Impfungen** einen gewissen Schutz gegen einzelne Krankheiten zu bewirken vermögen, so **vermeiden sie doch den zugrundeliegenden Krankheitsprozess, zusammen mit dem ihn begleitenden Reifungsprozess.** Mit dem „Krankheitsrisiko" wird auch die Chance zur „Heilung", in diesem spezifischen Entwicklungsprozess umgangen. Nebenwirkungen könnten der Ersatz dafür sein, evtl. im seelisch-geistigen Bereich, oder im Bereich der chronischen Erkrankungen, z.B. aus dem atopischen Formenkreis, wie Allergien, Neurodermitis oder Asthma. Auch Prof. Ruf, der Leiter der Infektions- und Tropenklinik in Leipzig gibt zu bedenken, dass Fieber, als eine physiologische Antwort sowohl auf lebende als auch auf abgetötete Krankheitserreger bzw. auf Toxine, eine Funktion im Heilungsprozess übernimmt. „Daher sollte der behandelnde Arzt das Fieber – wenn möglich – ein bis zwei Tage beobachten." [170] (Ruf, 1997).

Seit Millionen von Jahren entwickelt sich der Organismus Erde mit allen darauf befindlichen Lebewesen. Bis zu seiner Entstehung und Entwicklung reichen die Wurzeln des biologischen Wesens Mensch zurück. Die gleiche Geschichte teilen alle Krankheitserreger, ob es nun Erreger der klassischen Seuchen wie Pest, Diphtherie, Ruhr oder Cholera sind oder die der Moderne wie HIV und BSE. Ob es sich auf der Ebene des Individuums später um harmlose Kontakte handelt oder um Auseinandersetzungen, die schließlich das biologische Leben des Individuums bedrohen, wird man nicht verallgemeinernd beantworten können. Immer sind es lebensgeschichtlich höchst individuelle Verläufe, die diesen oder jenen Ausgang haben. Auf der Ebene der Bakterien vermag die molekulare Infektionsbiologie mittlerweile zu formulieren, dass bei den Bakterien etwa 10 % der gesamten genomischen Informationskapazität dafür verwandt sind, die Mechanismen zu formulieren, mit denen die Erreger in den Wirtsorganismus eindringen, dort überleben, sich vermehren und sich ausbreiten können. **Jede Erregerart hat gleichsam eigene Strategien**. Aus der Art und Weise, wie die Vererbung der krankmachenden Faktoren verlaufen ist, können wir ableiten, dass die **Natur** auf allen Ebenen **kommuniziert**. Durch genetischen **Austausch zwischen verschiedenen Bakterienarten** kommt es zur Vielfalt der Erregertypen und zum schnellen **Wandel des Charakters der hervorgerufenen Erkrankung**. (Heesemann, J. 1997) [171]

In dieser Umgebung, wo die unvorstellbar große Biomasse der Mikroorganismen ein unerschöpfliches Reservoir für genetische Information bietet, hat sich auch der menschliche Organismus entwickelt. So hat er auch die ererbten Fähigkeiten erlangt, mit den Herausforderungen seiner Umwelt umzugehen. Seit die sozioökonomischen und die hygienischen Grundlagen sich verbessert haben sind die Bedingungen für die Umsetzung dieser Programme gegeben, und die klassischen Infektionskrankheiten haben ihre Bedeutung gewandelt.

Die im Folgenden zusammengetragenen Erkenntnisse und Hinweise sollen Ihnen Mittel an die Hand geben, ggf. im Gespräch mit den Verantwortlichen noch bestehende Unklarheiten auszuräumen und Ihre eigene Position erneut kritisch zu formulieren. **Die Verantwortung für sich und Ihre Kinder bzw. die Ihnen Anbefohlenen, werden Sie immer selbst zu tragen haben, genauso wie Sie es sind, die Sie mit den Folgen Ihrer persönlichen Entscheidungen leben werden.**

Eine Impfung gegen Säuglingssterblichkeit

Betrachten wir die Kurve der **SÄUGLINGSSTERBLICHKEIT IN HAMBURG zwischen 1820 und 1970**. Es ist die Zeit der stetig zunehmenden Industrialisierung. Unzweifelhaft ist es die Beseitigung des Hungers nach Einführung der Kartoffel als Grundnahrungsmittel in Verbindung mit den **zivilisatorisch-technischen-hygienischen Verbesserungen**, sind es der Beginn der Sandfiltration des Trinkwassers, die bessere Ernährungssituation und die allgemeine **Verbesserung der sozioökonomischen Verhältnisse**, die zu dem eindrucksvollen **Rückgang der Säuglingssterblichkeit** geführt haben; **lange bevor Massenimpfungen im großen Stil einen Einfluss auf die Entwicklung haben konnten**. Während des Ersten und Zweiten Weltkrieges kommt es jeweils zu einem Ansteigen der Säuglingssterblichkeit, dessen Ursachen aufgrund der katastrophalen Situation wir alle ahnen können.

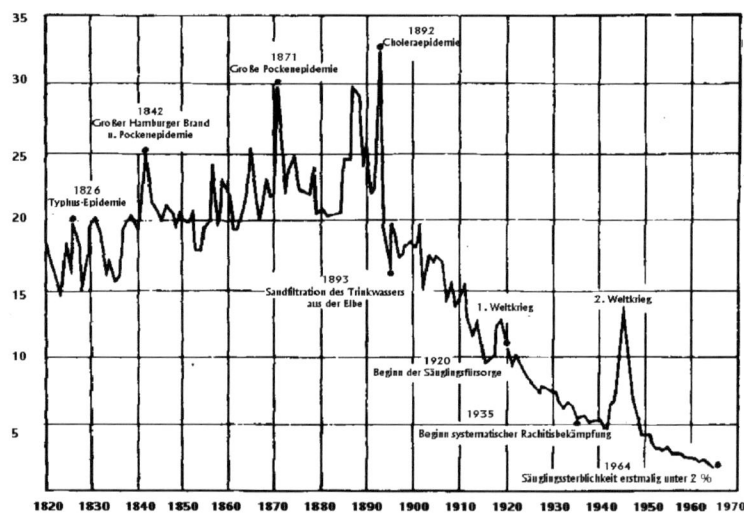

Abbildung 2: Die Säuglingssterblichkeit in Hamburg von 1821-1964 (berechnet auf 100 Lebendgeborene)
Quelle: Seelemann, K.: Verlauf der wichtigsten Infektionskrankheiten in Hamburg zwischen 1870 und 1964, in: Münch. med. Wschr. 108, S. 144 (1966)

Buchwald, G.: Impfen, das Geschäft mit der Angst, Lahnstein, 1994, S. 132

Hätte man mit dem Beginn des neuen Jahrhunderts eine Impfung gegen die Säuglingssterblichkeit auf den Markt gebracht, alle würden glauben, sie sei wirksam.

S. 86 ⬏

Karl Friedrich Gauß

Sie alle kennen ihn von der Abbildung auf dem 10 DM – Schein. Geboren am 30.04.1777 in Braunschweig, gilt er als einer der herausragenden Mathematiker und Wissenschaftler seiner Zeit. Er widmete sich intensiv dem Bemühen, die Naturphänomene genauestens zu beobachten und möglichst exakt zu beschreiben. Neben vielen anderen bahnbrechenden Erkenntnissen und Arbeiten entwickelte er u.a. den ersten elektromagnetischen Telegrafen. Wir verdanken ihm den Hinweis und die Beschreibung, dass **in der Natur sehr viele Vorgänge um einen Mittelwert gestreut sind**, d.h. mit anderen Worten, dass z.B. die Größe aller Pflanzen, die zum gleichen Zeitpunkt auf dem gleichen Acker ausgesät wurden, um ein bestimmtes Mittel herum schwankt, obwohl sie alle annähernd denselben Bedingungen ausgesetzt waren. Es gibt einzelne sehr kleine, wenige kleine, sehr viele kräftige, wenige außerordentlich große und einzelne sehr große Pflanzen. Genau so verhält es sich bei der Größe der Kinder eines Jahrgangs, bei denen es wieder einzelne sehr kleine, wenige kleine, viele, den Durchschnitt der Größe bildende „normal große", wenige große und einzelne sehr große gibt. Auch z. B. die Verteilung des Gewichts dieser Kinder insgesamt und aufgeteilt nach jeder Altersklasse offenbart diese nicht lineare, sogenannte **Gauß'sche Normalverteilung**, die Sie weiter unten nochmals abgebildet sehen.

Wie jeder unvoreingenommene Betrachter leicht erkennt, gibt es also den Durchschnittsmenschen in Wirklichkeit gar nicht, sondern ausschließlich als mathematisches Modell. Es wird immer, je nachdem wie eng das Zielkriterium definiert wird, Beobachtungen geben, die es kleiner oder größer, um mehr oder weniger, verfehlen. Für uns ist das insofern wichtig, da es einer altbekannten Beobachtung entspricht: Mal gehen wir ungeschützt durch einen Regen und es passiert nichts, und ein anderes Mal gehen wir durch einen anderen Regen und werden krank. **Je nach Zeitpunkt, Situation und Abwehrlage reagieren wir** auf die äußeren Bedingungen. **Interne und externe Variable der Zeitqualität kontrollieren das Ergebnis**.

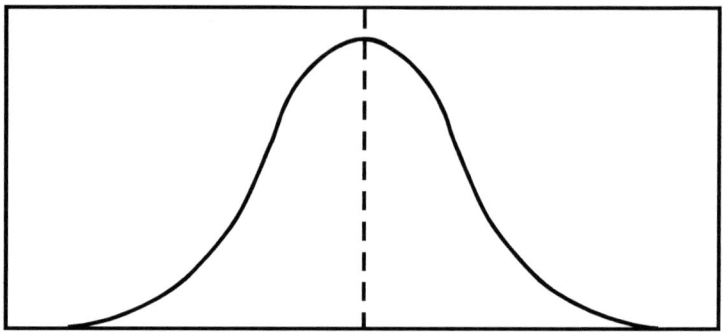

Abbildung 3: Gauß'sche Normalverteilung, die „Glockenkurve"

Genauso verhält es sich bei der **Epidemie. Nicht alle Menschen**, die grundsätzlich der Ansteckung ausgesetzt sind, **werden erkranken. Nicht alle, die erkrankt sind, werden schwer erkranken** und wie viele Menschen sterben oder werden bleibende Schäden erhalten. Diese Tatsache unterliegt sehr vielen unterschiedlichen Einflüssen.

Angewendet auf unser Thema von Impfungen und die **möglicher Gefährdung durch einzelne Bestandteile der Impfstoffe**, z.B. durch das hoch quecksilberhaltige, giftige Konservierungsmittel **Thiomersal** oder auf die **Gefährdung infolge Kontamination durch unbekannte** und daher nicht durch Reinigung entfernte Viren oder infolge mangelnder Reinigungsverfahren oder durch Kontamination von z.B. krebserzeugenden genetischen Sequenzen während des genmanipulierten Herstellungsprozesses, bedeutet dies, dass bei der Betrachtung einer Gruppe geimpfter Personen dabei Menschen sein werden, die auf die Impfung mit der Bildung von Antikörpern reagiert haben, aber auch Menschen sein werden, die unter- bzw. überdurchschnittlich viele Antikörper gebildet haben werden. Von diesen werden einzelne, wenn sie einer Infektionsquelle ausgesetzt sind, nicht erkranken und andere werden dennoch erkranken.

Infolge derselben biologischen Gesetzmäßigkeit wird es immer Menschen geben, die auf die Belastung mit Impfstoffen im allgemeinen und im besonderen, wenn diese mit dem quecksilberhaltigen Thiomersal konserviert sind, früher oder später mit einer akuten oder chronischen

Erkrankung oder Erkrankungsneigung reagieren werden. Das ist um so wahrscheinlicher als die Mehrzahl der Impflinge noch so jung ist, dass zum Zeitpunkt der ersten Impfungen **weder die Hirnentwicklung noch die Entwicklung des Immunsystems vollständig abgeschlossen** ist. Selbst wenn die verwendeten Substanzmengen sehr gering zu sein scheinen, wird diese **Gesetzmäßigkeit** ihre **Wirkung** entfalten.

Es ist nur eine Frage der Menge der Substanz und der Empfindlichkeit der Impflinge, wann, wie viele, wie schwer erkranken werden. Denken sie nur an den Allergiker, der nach Genuss der Tomaten aus der Dose mit vielleicht einem **lebensbedrohenden Schock** reagiert. – **Nur Spuren von Substanz sind nötig.**

Alle von Ihnen kennen zumindest einen allergiekranken Mitmenschen, dessen Reaktionen augenscheinlich beweisen, dass sogar Spuren von Substanzen ausreichend können, um heftige, evtl. sogar lebensbedrohende Reaktionen auszulösen.

In diesem Zusammenhang ist es interessant daran zu denken, dass bei einzelnen Pollenallergikern allein die Betrachtung des Fotos einer blühenden Blumenwiese ausreicht, um die komplette, möglicherweise lebensbedrohende Anfallsfolge in Gang zu setzen. Hierbei ist nichts anderes geschehen als dass eine Information übertragen und schließlich für den Gesamtorganismus unglücklich verarbeitet wurde. Dies ist das genaue Gegenteil der homöopathischen Wirkung mit kleinsten oder virtuellen Substanzmengen, wo schließlich die „Gestalt", bzw. die „Idee" eine heilsame, erwünschte Wirkung zeigt.

Es soll noch einmal ausdrücklich darauf hingewiesen werden, **dass** genauso wie bei einem Keimling im Boden, der zunächst evtl. einen Winter oder gar viele Jahre in der Erde liegen muss, bevor er sich zur Pflanze entwickelt, **die Zeitabläufe in allen biologischen Systemen sich mit unterschiedlichen Geschwindigkeiten entwickeln.** Wir werden im Folgenden bei der epidemiologischen Betrachtung der Häufigkeit des Auftretens verschiedener **Krankheiten** sehen, wie dieselben **mit besserer Ernährung und zunehmendem Wohlstand, d.h. mit Aufblühen sozialer, körperlicher und seelischer Gesundheit, vom menschlichen Organismus immer leichter ausgeheilt** werden konnten. Wir werden sehen, dass selbst breit angelegte **Massenimpfaktionen** an der bereits zuvor eingesetzten Tendenz **keine positiven Veränderungen** bewirken konnten. Statt dessen werden wir feststellen, dass **chronische Erkrankungen und Allergien im weitesten**

Sinne stark zunehmen, und dass **Persönlichkeits- und Gemütsstörungen sich geradezu explosiv ausbreiten.**

Wenn wir dann sehen, dass die Mehrzahl dieser Krankheitsäußerungen auch Teil des homöopathischen Bildes der Quecksilberarzneiprüfung sind, dann müssen wir uns fragen, ob der aufblühenden und erstarkenden Menschengesellschaft durch das Impfen irgendein Nutzen geschehe oder aber ein bitteres und lang wirkendes, gefährliches Erbe angetragen worden ist.

Zur Geschichte des Impfens

> „Ich weiß nicht, ob ich nicht doch einen furchtbaren Fehler gemacht
> und etwas Ungeheures geschaffen habe."
>
> [172] Eduard Jenner

Im Jahre 1714 hatte der griechische Arzt Timoni hinsichtlich der Pocken an die königliche Gesellschaft der Wissenschaften in London über die vermeintliche Schutzwirkung des „Pfropfens", bei der der Eiter aus menschlichen Pockenpusteln unter die Haut geritzt wurde, berichtet. [173] (Buchwald, S.19)

Bereits 4 Jahre später fanden sich in England fast 1000 Personen, fast ausschließlich Angehörige der Aristokratie, zur „Impfung" bereit. **Es ergaben sich jedoch schlimme Folgen durch schwere Krankheitsverläufe und vor allem dadurch, dass die so zur Erkrankung gebrachten eine Infektionsquelle für ihre Umgebung waren und teils große Epidemien auslösten.**

Den Beobachtungen zum Trotz und von dem Nutzen seines Handelns überzeugt, **führte der Arzt Hufeland die Variolisation 1781 in Weimar ein und verursachte dadurch eine große Pockenepidemie. Als 1794 und 1795 auch Hamburg und Berlin nach Übernahme dieses Verfahrens schwere Pockenepidemien erlebten,** wurde diese Form des Vorgehens, bald zunächst von einzelnen Städten, dann auf Landesebene verboten.[174] (Buchwald, S. 20)

Im Jahr 1797 trat Eduard Jenner mit der vermeintlichen Erkenntnis an die Öffentlichkeit, dass Kuhhirten mit einer Krankheit, von der ihre Kühe befallen waren, und die den Pocken ganz ähnlich sei, später nicht an Pocken erkrankten. Als „Impfstoff" diente ihm Eiter aus dem Melkerknoten einer Magd sowie direkt aus einer tierischen Kuhpockenblase, den er unter die Haut ritzte. Während er anfangs die Impfreihen getrennt hielt, vermischte er später tierischen und menschlichen Eiter.

Im Jahr 1790 impfte er seinen Sohn, als dieser etwa 10 Monate alt war. „1798 impfte er den damals 5 Jahre alten John Baker sowie eine Frau im 8. Schwangerschaftsmonat. Die beiden Kinder und die schwangere Frau waren die ersten Schadensfälle seines Verfahrens. Bei Jenners Sohn blieb die geistige Weiterentwicklung nach der Impfung stehen, er starb als schwachsinniges Wesen im 21. Lebensjahr. Der 5-jährige John Baker starb kurz nach der Impfung. Die während der Schwangerschaft geimpfte Frau verspürte am 23. Tage nach der Impfung keine Kindsbewegung mehr, nach 12 weiteren Tagen wurde sie von einem toten Kind entbunden, dessen Haut mit pockenähnlichen Blasen bedeckt war." [175] (Buchwald, S. 20)

Jenner zögerte dennoch nicht, fast 20.000 Portionen Impflymphe innerhalb von 18 Monaten an die europäischen Fürstenhöfe und ins Ausland zu verschicken. Diese tauschten die Lymphen teilweise untereinander aus und **impften damit – vorwiegend Waisenkinder, um von den Eiterbläschen dieser Kinder neues Material zu gewinnen.** [176] (Buchwald, S. 21)

Bald wurde das Impfverfahren nun von Pastoren, Hebammen, Friseuren und Ärzten nachgeahmt. Es kam schließlich zu **Auseinandersetzungen zwischen den Anhängern der Übertragung von Menschenpocken und denen der Übertragung von Kuhpocken.** Gegen die Übertragung von **Menschenpocken, Variolisation,** sprach die Erkenntnis, dass **die zur Produktion von Impfstoff geimpften Waisenkinder häufig nicht gesund** und **mit der Lymphe viele andere Erkrankungen weiter verbreitet** wurden. **Gegen die Übertragung des Kuhpockeneiters, Vakzination, sprach die Erkenntnis, dass die mit solcher Lymphe geimpften Menschen dennoch an Pocken erkranken konnten.**

„Eine einzige Impfung schützte noch nicht vor den Pocken. Man ging zu **Wiederholungen** über, was so weit gehen konnte, dass man **an einem einzigen Menschen bis zu 100 Impfungen** vornahm! Es gab keine Zweifel mehr: **Wiederholungen waren notwendig!"** [177] (Delarue, S., S. 18)

S. 311

Der Nutzen des Impfens wurde weiter unterstrichen, obwohl bereits seit 1924 der Prager Professor Lucksch in mehreren wissenschaftlichen Veröffentlichungen auf die eine Erkrankungsart, die er **postvakzinale Enzephalitis** nannte, hinwies. (Buchwald, 1994, S. 140)

Wir wissen heute, dass sie in 20 – 40 % tödlich verläuft und in 6 – 50 % der so Erkrankten Restschäden bewirkt. Am häufigsten sind spastische Paresen, Hyperkinesen, extrapyramidale Störungen und **Intelligenzdefekte**. [178] (Spiess;1994, S. 322)

Eine andere große Überraschung gab es mit Verbesserung der Möglichkeiten der Elektronenmikroskopie und Virologie. Es stellte sich heraus, dass im solange verwendeten Impfstoff weder Kuhpocken– noch Menschenpockenviren enthalten waren, sondern ein bis dahin völlig unbekanntes Virus, das „auch bis heute in der Natur nicht gefunden wurde." [179] (Buchwald, S. 22)

„Es handelt sich also um verschiedene, sich aus stabilen Viren zusammensetzende Stämme, die aber weder reine Menschenpocken- noch Kuhpockenviren darstellen." [180] (Nicolas, J. in: Delarue, S., S. 21 ff.)

In Deutschland gibt es seit 1816 eine Pockentodesfall-Statistik. Sie zeigt, dass die durchgeführten Impfungen keinen, zumindest keinen positiven, Einfluss auf die Zahl der Pockentodesfälle gehabt haben.

Die großen Pockenepidemien von 1870, 1871 und 1872 gingen von den Lagern der französischen Kriegsgefangenen aus, deren hygienische Verhältnisse derart dürftig waren, dass die Seuche sich rasch ausbreiten konnte und auf die Bevölkerung übersprang. Als nach Beendigung des Krieges die französischen Soldaten in ihre Heimat zurückbefördert waren, gingen 1873 und in den folgenden Jahren die Pockenerkrankungen als auch die Pockentodesfälle rasch zurück. In der Grafik eingetragen findet sich der **Zeitpunkt des Inkrafttretens des Reichs-Impfgesetzes** am 1.4.1875. Wie wir sehen, kommt es **nicht etwa** zu einer **Beschleunigung des Rückgangs der Pockentodesfälle, sondern während sich der bereits begonnene Rückgang weiter entwickelt, kommt es bereits 3 Jahre danach zu einem erneuten Anstieg der Todesfälle.**

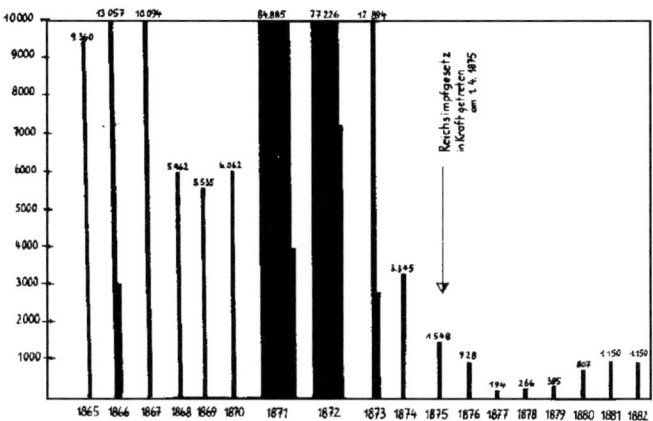

Abbildung 4: **Todesfälle an Pocken im Deutschen Reich nach Breger: Pocken und Impfstatistik im Hdb. der Pockenbekämpfung und Impfung von Lentz u. Gins, Berlin 1927**
Buchwald, G.: Impfen, das Geschäft mit der Angst, S. 23

Ähnliches geschah in England: Obwohl **in der Stadt Leicester etwa 95 % der Babys pockengeimpft** waren, kam es in den Jahren 1871, 1872 zu einer **schweren Epidemie.** Daraufhin **gaben** die **Behörden** das **Impfen auf und ergriffen hygienische Maßnahmen.** „Die Pocken verschwanden aus Leicester schneller als aus anderen Industriestädten, die in gleichem Grade durchgeimpft waren. A.R. Wallace zog nun in Kapitel 18 seines Buches „The wonderful century" die Parallele zwischen dieser nichtgeimpften Stadt und dem Heer und der Marine, die man beide als „vollständig durchgeimpft" bezeichnen konnte.

Höhe der Pockensterblichkeit	Pro Million
Heer (1873-1874)	37
Marine (1873-1874)	36,8
Leicester (1873-1874)	14,4

„**Es ist also vollständig erwiesen, dass alle Erklärungen, durch die die Öffentlichkeit während so vieler Jahre getäuscht worden ist, absolut falsch** sind. Es gibt keine fast lückenlose Immunität durch die Wiederholungsimpfungen in Heer und Marine. Niemand verfügt über einen Impfschutz. **Wenn die Soldaten in Heer und Marine einer Infektion ausgesetzt werden, werden sie ganz genauso unter der Krankheit leiden, wie die übrige Bevölkerung, ja noch mehr.**" Von 1889 bis einschließlich 1896 starben in Leicester, deren Bewohner nicht geimpft worden sind, 10 von 1 Mio. Einwohnern an Pocken. **Der Schutz der Bevölkerung resultierte aus der Befolgung hygienischer Vorschriften.** [181] (Delarue, S., S. 68 ff.)

„**In Paris** beliefen sich die Sterbefälle während der 13 Monate von Januar 1871 bis Januar 1872 auf 12.042, das ist eine zweimal so hohe Sterblichkeit wie in den vorhergehenden 10 Jahren. ... Es herrschte damals eine wahre **Impfwut** und dauernd wurde mit dem aus Fersen gewonnenen reinen Impfstoff geimpft und wieder geimpft. Tausende von Menschen waren in all diesen Wochen geimpft worden (wobei sich die Sterblichkeit von Monat zu Monat erhöhte), **bis sich plötzlich im Dezember die medizinische Fakultät alarmiert zeigte und den Impfungen schleunigst ein Ende machte.** 2 Monate später, also im März 1872, waren die Todesfälle auf 230 zurückgegangen." [182] (Delarue, S., S. 90)

Dr. Oidtmann, **Generalstabsarzt der Preußischen Armee**, schildert in einem amtlichen Bericht über Pockenepidemien in Deutschland: „**Dieselben Beobachtungen lassen sich bei der Altersklasse der Soldaten zwischen 20 und 30 machen**, unter denen es ebenso viele Pockenkranke gibt, geimpfte und sogar mehrere Male wieder geimpfte. **Je mehr man sie impft und wieder impft, eine desto größere Tendenz zeigen sie, an Pocken zu erkranken.**" [183] (Delarue, S., S. 92)

„Der Bericht der **französischen Académie de médicine aus dem Jahre 1865** stellt fest, dass es **16 Tote in den 10 am wenigsten geimpften Departements**, dagegen **in den 10 Departements mit dem höchsten Durchimpfungsgrad 106** gegeben habe. In dem Bericht von 1867 heißt es, dass **88 Pockenfälle in den am wenigsten durchgeimpften Departements**, hingegen **427 Pockenkranke in den am stärksten durchgeimpften Departements** gezählt worden seien."[184] (Delarue, S., S. 99)

Dr. Hubert Boens fasst die Ergebnisse amtlicher Erhebungen für die **Pockenepidemie in Köln von 1870 bis 1873** folgendermaßen zusammen:

1. Die **Pocken herrschten schon seit mehreren Wochen** in verschiedenen Bezirken Kölns, **als die erste nichtgeimpfte Person von ihnen befallen wurde**: es war der 174. Pockenkranke!. ...

2. Überall **in den Familien waren die ersten, die krank wurden, ebenfalls die Geimpften.** ...

3. **Die geimpften und wiedergeimpften Pockenkranken wiesen die schwersten Symptome auf und starben am ehesten."**

   [185] (Delarue, S., S. 100)

Im Vereinigten Königreich England, dem Heimatland Jenners, wurde die **obligatorische Pockenimpfung 1872 eingeführt**. 85 % der Kinder wurden geimpft. „1898, als man die Gewissensklausel noch in sehr begrenztem Ausmaß gelten ließ, fiel dieser Prozentsatz auf 61 %. 1931 erreichte er mit der vollen Anwendung der Gewissensklausel 39 % und fiel 1949, als die Impfpflicht aufgehoben und die Freiheit wiedergewonnen war, auf 16 %." Die Betrachtung der Sterbeziffern ergibt einen deutlichen Rückgang derselben mit Abnehmen der Durchimpfungsrate. [186]   (Delarue, S., S. 69) **Zur Zeit der intensivsten Pockenimpfkampagnen traten auch die meisten Erkrankungen bei den Geimpften auf.** Bei den regional begrenzten Epidemien der Jahre 1871 bis 1902 traten zwischen 70% und 96% der Erkrankungen bei geimpften Personen auf. [187] (Loat, Lily, The truth about vakzination and immunization in: Delarue, S., S. 73)

Als die **Philippinen im Jahre 1905** von der Amerikanern besetzt wurden, lag die **Pockensterblichkeit bei etwa 10 %. Nach** einer großen **Impfkampagne** zwischen 1905 und 1906 war sie auf **25 % gestiegen. Daraufhin wurden die Impfbemühungen intensiviert. Als zwischen 1918 und 1920 schließlich 95 % der Bevölkerung durchgeimpft** waren, kam es schließlich **zur heftigsten Epidemie, die man dort je erlebt hatte. Die Durchschnittssterblichkeit** stieg auf **über 54 %.**

In Manila, wo alle Einwohner geimpft und wieder geimpft worden waren, wurde der höchste Prozentsatz von Todesfällen, nämlich 65,3 % registriert.

Auf der Insel Mindanao, deren Bewohner sich aus religiösen Gründen gegen die Impfungen gesperrt hatten, wurde die niedrigste Sterblichkeitsrate mit nur 11,4 % Todesfällen festgestellt. Auf diesem Teil des Archipels, dem einzigen, wo man nicht geimpft hatte, war die Epidemie nicht ausgebrochen. Die Sterblichkeit war dort praktisch so hoch geblieben wie zuvor. [188] (Delarue, S., S. 66)

Auf Java waren 95 % der Bevölkerung geimpft worden. Dennoch registrierte man 1.600 Fälle von Pocken, während auf Ceylon, wo kaum die Hälfte der Kinder in die Impfungen einbezogen worden waren, die Pocken verschwunden waren. In Ceylon waren wirksame Maßnahmen zur Aufspürung der Krankheit ergriffen worden. [189] (Médicine et Hygiène, 24. April 1974 in: Delarue, S., S. 26)

In dem Maße, wie man die hygienischen Bedingungen verbesserte, Abwasserkanäle baute und Trinkwasserleitungen installierte, im selben Maße wie der allgemeine Wohlstand wuchs, verschwanden die Pocken allmählich aus Europa. Anders war es in den Ländern der „dritten Welt" mit ihren schlechten Ernährungs- und Hygienebedingungen. „So schrieb Herrlich (Das medizinische Prisma (4) S. 20, 1969, C.H. Böhringer Sohn, Ingelheim am Rhein): **Nach einem Bericht aus Indien vom August 1967 wurden bis dahin 537 Mio. Pockenschutzimpfungen bei einer Bevölkerung von zur Zeit 511 Mio. vorgenommen. Trotz dieser überwältigenden Ziffer hatte Indien 1967 die schwerste Pockenepidemie, ausgenommen das Jahr 1963, nämlich über 60.000 gemeldete Fälle."** [190] (Buchwald, S. 42 ff.)

In den nächsten Jahren fließen fast 200 Mill. Dollar ins Impfgeschäft. Doch ein Sieg über die Pocken wird nicht erreicht. Nach Ablauf einiger Jahre musste man eingestehen, dass die Impfkampagnen **wirkungslos** geblieben waren. Infolgedessen ging man zu einer andern Strategie über: Die Massenimpfungen wurden durch hygienische Maßnahmen ersetzt. **Man verbot die „Variolation", d.h. die Impfung mit dem Menschenpockenvirus, die in einzelnen Ländern wie ein religiöser Ritus weiter praktiziert worden war.** Man lehrte, die Erkrankten zu isolieren und zu pflegen, was schließlich zum Verlöschen der Pockenepidemien geführt hat. „Die Ausrottung der Pocken" wurde im Mai 1980 verkündet.

Das Ende der Pockenimpfung

Ab dem 31. Januar 1970 wurden **Säuglinge in Deutschland nicht mehr gegen Pocken geimpft.** Etwa **5 Jahre später bemerkten die Förderungseinrichtungen der „Lebenshilfe" ein Zurückgehen der Anzahl der zur Aufnahme kommenden geistig behinderten Kinder.** „**Mit Einsetzen des Rückgangs der Säuglingsimpfungen sank auch die Zahl der als Folge dieser Impfungen aufgetretenen, unerkannten, blanden, postvakzinalen Enzephalopathien.** Diese werden in der Zeit nach der Impfung nicht erkannt. **Sie machen sich** jedoch **später bemerkbar, etwa ab dem 3. oder 4. Lebensjahr,** d.h. **zu einer Zeit, in der geistige Defekte überhaupt erst bemerkt werden können.** Die **körperliche Entwicklung** eines solchen Kindes geht **ungestört** weiter. **Häufig wird die Schädigung erst durch eine ungenügende Sprachentwicklung, eine Sprachverzögerung oder überhaupt durch das Ausbleiben der Sprache bemerkbar."** [191] (Buchwald, S. 45)

Infolge der Erkenntnisse hatten sich auch die Gesundheitsminister Großbritanniens, der Vereinigten Staaten und Kanadas 1971/72 gegen die Pockenschutzimpfungen ausgesprochen.

Obwohl sich bei der Zentrale der „Lebenshilfe" in Marburg aus der Differenz der Aufnahmezahlen vor 1975 und der Aufnahmezahlen nach 1976 die Anzahl der durch die Pockenimpfung verursachten Hirnschäden errechnen ließ, konnte sich die Erkenntnis zunächst nicht ganz durchsetzen. Auf den zunehmenden Druck der Öffentlichkeit reagierte schließlich der Bundestag, indem am **27. November 1982**, im **„Gesetz zur Aufhebung des Gesetzes über die Pockenschutzimpfung" alle gesetzlichen Pflichtimpfungen aufgehoben wurden.** (Buchwald, S. 47)

Als im Jahre 1984 schließlich auch Frankreich die obligatorische Pockenimpfung aufhebt, schließt sich ein 112 Jahre langes Kapitel. Ob dessen Inhalt den grausamen Verlauf eines medizinischen Irrtums beschreibt, an dessen meist unerkannten Folgen insbesondere in den Ländern der dritten Welt noch unzählige Menschen bis an das Ende ihres Lebens leiden werden, wird die Nachwelt entscheiden.

S. 311

113

Das Ausmaß der Folgen wird sich erst in der Zukunft wirklich begreifen lassen, wenn es aus der Distanz der Betrachtung möglich wird, die Zusammenhänge wahrhaftig zu erfassen und öffentlich zu besprechen.

Es darf nicht vergessen werden, dass, ausgehend von der Propaganda um die scheinbaren Erfolge der Pockenimpfung, all die Impfungen entwickelt und öffentlich empfohlen werden, über die im Anschluss noch gesprochen wird. Auch infolge des ungeheuren Geldverkehrs im Zusammenhang mit der Impfstoffproduktion und den Impfungen, wurden und werden unglaublich starke Kräfte mobilisiert, die öffentliche Meinung zu lenken.

Viren als biologische Kampfstoffe

„Jede Sekunde werden dank Pasteur und Mérieux 8 Menschen auf der Welt geimpft. Und nach dem Erwerb von Connaught müsste sich diese Ziffer bald verzehnfachen lassen, um so mehr, als dass Institut Mérieux allein im Jahr 1990 seine Investitionen auf die Forschung um 30 % erhöht."

Bekanntmachung der Firma Rhône-Poulenc, 1990
(Rhône-Poulenc in: Delarue, S., S. 25) [192]

Entgegen besserer Erkenntnis erschien am 15. Mai 1997 in der Ärzte Zeitung ein fast ganzseitiger Artikel, der den großen Segen der „Internationalen Ausrottungskampagne" gegen die Pocken, wie sie von der Weltgesundheitsorganisation durchgeführt wurde, preist. Unter anderem steht dort: „Und schließlich stand seit langem ein ausgezeichneter Impfstoff zur Verfügung (basierend auf der Kuhpocken-Vakzine, die Eduard Jenner 1796 entwickelt hatte), der einen langdauernden Schutz garantierte." Die bis Juli 1999 geplante Vernichtung der Vorräte an Pockenvirus in den Stickstofftanks der Labors für biologische Kampfstoffe wird dort unter Vorstellung mehrerer Konstrukte ernsthaft in Frage gestellt. „Denkbar ist, dass eines der anderen Mitglieder der großen Familie der Pocksviridiae, z.B. das Affenpockenvirus, das sowohl Affen als auch Menschen befallen kann, von einem weitgehend ungefährlichen zu einem bösartigen Erreger mutiert. ... Dass Affenpocken eine reale **Gesundheitsbedrohung** für Menschen in den Tropen sind, ist unbestreitbar. Derzeit grassiert in Zaire eine Affenpocken-epidemie, bei der 92 Menschen erkrankt und 3 Kinder gestorben sind. Allerdings zeigten Genanalysen, dass das Virus jenen Wildstämmen sehr ähnlich ist, die bereits zwischen 1970 und 1979 mehrfach in dem afrikanischen Land zu Epidemien geführt haben, so dass eine erhöhte Virulenz aufgrund von Mutationen ausgeschlossen werden kann." [193] (Feldmeier, Ärzte Zeitung) **Wenn es also seit über 20 Jahren bekannt ist, dass dieses Virus in den Tropen existiert, und wenn 1970, 1979 und jetzt tatsächlich epidemische Ausbreitungen bekannt wurden, so ist mit demselben Artikel auch bewiesen, dass diese Epidemien tatsächlich aufgrund der biologischen Kompetenz des Immunsystems der erkrankten und nicht erkrankten Menschen zum Stillstand kamen.**

Im Folgenden werde ich Ihnen noch mehrer Material vorstellen, das Sie in der Erkenntnis bestärken wird, dass der menschliche Organismus im allgemeinen sehr wohl in der Lage ist, den biologischen Herausforderungen der Natur seiner Umgebung standzuhalten – solange er nicht durch tiefgreifende, lang wirksame Maßnahmen absichtlich oder unabsichtlich geschwächt, d.h. krank gemacht wird.

Es muss die Frage untersucht werden, ob und warum hier, wie in unzähligen anderen Artikeln, sowohl in Zeitschriften als auch in Fachbüchern, die öffentliche Meinung irregeleitet wird. **Sollten große Wirtschaftszweige ein Interesse am chronisch kranken Menschen haben, der, der Erkenntnis über das Wunder seines Organismus beraubt, ein artiger Konsument der verschiedensten Arzneien gegen chronische Erkrankungen ist, der in seiner Meinungsbildung total von der jeweiligen Präsentation durch die in sehr vielen Fällen ihrerseits von der Wirtschaft kontrollierten Medien abhängig ist?**

Pockenimpfung und AIDS

In „Covert Action" vom Winter 1988 lesen wir auf S. 61 in der sinngemäßen Übersetzung: War die Pockenimpfung Ursache für die Ausbreitung von AIDS? . ...
Am **11. Mai 1987** schrieb die **London Times**: **Die Weltgesundheitsorganisation**

[WHO] untersucht neue wissenschaftliche Hinweise, die vermuten lassen, dass die Impfung gegen Pocken unerwarteterweise eine latente HIV-Infektion hat aktivieren können. Einige Experten fürchten, dass beim Bemühen eine Erkrankung auszulöschen, eine andere aus dem Zustand einer unbedeutenden Epidemie in eine bedeutende, die gesamte „Dritte Welt" betreffende Erkrankung überführt wurde. ... Ein Berater der WHO, der das Problem diskutierte, sagte nach einem Interview mit der Times: „Ich glaube, die Pockenimpftheorie ist eine Erklärung für die Explosion von AIDS". **Dies würde die Position von jedem der 7 zentralafrikanischen Staaten, die die Liste der am meisten betroffenen Länder anführen, erklären, ebenso warum Brasilien das meistbetroffene latein-amerikanische Land ist, und wieso Haiti die Pforte für die Ausbreitung von AIDS in die USA wurde. ... Die Länder mit den häufigsten HIV-Infektionen sind diejenigen, in denen die Impfprogramme am intensivsten durchgeführt wurden.** (Literatur: [194] Covert Action, Nr. 29, Winter 1988, S. 61) An der gleichen Stelle wird in einer Fußnote Pearce Wright, der wissenschaftliche Herausgeber des Artikels „Small pocks vakzine" triggered AIDS-virus" zitiert: Kongo/Zaire ist am stärksten von AIDS betroffen und führt die Liste der Impfungen mit 36 Mio. an. Darauf folgt Sambia mit 19 Mio., Tansania mit 14 Mio. etc. Der Artikel fügt hinzu: **Brasilien ist das einzige südamerikanische Land, das in die Pockenauslöschungskampagne einbezogen wurde und hat die höchste Auftretensrate von AIDS in der Region. Etwa 14.000 Haitianer, die im Rahmen der Vereinten Nationen nach Zentralafrika gesandt waren, wurden von der Kampagne mit betroffen.** [195] (London Times, May 11, 1987, pp. 1, 18. in: Covert Action Nr. 19, Winter 88, S. 61)

In demselben Aufsatz wird diskutiert, **dass die gleichen Impfprogramme in Asien und anderswo auf der Welt deswegen keine AIDS-Erkrankungen hervorrufen konnten, weil andere Kofaktoren nicht vorhanden waren.** Robert Gallo wird mit einem Zitat in der Times wiedergegeben: „Ich habe für Jahre gesagt, dass der Gebrauch von lebenden Vakzinen, so wie sie z.B. auch für die Pockenimpfung verwendet werden, schlafende Infektionen, wie z.B. AIDS, hervorrufen können". [196] (Covert Action, Nr. 29, Winter 1988, S. 61)

Allein die Möglichkeit, dass diese Zusammenhänge in dieser Form wahrhaftig existieren und eventuell auch für andere Impfungen gewisse Gültigkeit haben könnten, sollte Anlass genug sein, den erhofften Nutzen und die diskutierbaren Risiken gegeneinander abzuwägen, auf dass nicht spätere Generation an den von uns hinterlassenen Altlasten ein schweres Erbe haben.

Typhus 1870 und 1914, Pest, Cholera und Scharlach

Bevor ich im Folgenden auf die durch die Empfehlungen der STIKO (Ständige Impfkommission am Robert-Koch-Institut, Berlin) besonders interessierenden Erkrankungen im einzelnen eingehe, etwas über den Typhus.

Der Erreger heißt, etwas vereinfacht, Salmonella typhi. Sein Name kommt aus dem Griechischen und meint soviel wie Dunst und Umnebelung und leitet sich von dem apathischen Zustand der Kranken her. Insbesondere **Bauchtyphus und Fleckfieber, auch Hunger-, Kriegs-, Lazarett-, Schiffs- oder Kerkertyphus, war, vor allem vor und um die Jahrhundertwende, in Europa eine sehr häufige Erkrankung mit hoher Sterblichkeit.** Er ist nicht etwa verschwunden oder durch Impfung ausgerottet. Nein, heute kennen wir etwa 2.000 verschiedene Typen aus der Familie der Salmonellen. Sie können Appetitlosigkeit, Mattigkeit und Fieber verursachen und die verschiedensten Organe befallen. Neben heftigen Durchfällen können auch u.a. Gehirn- und Hirnhaut-, Herzmuskel-, Knochenmarks-, Mittelohr- und Lungenentzündung auftreten. **Durch die schlechte Ernährung und die katastrophalen hygienischen Verhältnisse** kann es insbesondere **während Kriegen und in Lagersituationen** zum **explosionsartigen Ausbruch** der Erkrankung kommen.

Unvoreingenommen, und auf der Basis der bisherigen Information und Erziehung, würden wir erwarten, dass die Ausbreitung und der Verlauf der Erkrankungen in einer Gemeinschaft, die durch Impfungen tatsächlich geschützt wäre, sich von dem in einer ungeimpften Gemeinschaft unterscheide.

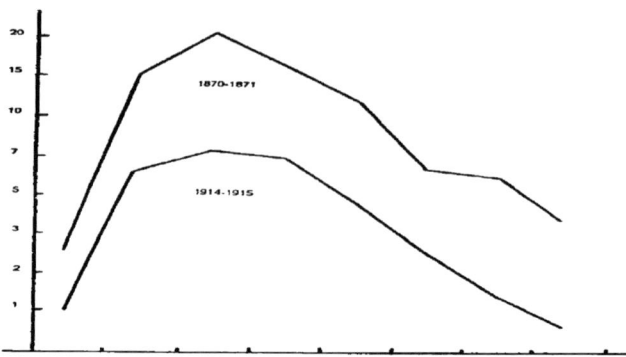

Abbildung 5: **Typhusepidemie zu Beginn der beiden deutsch-französischen Kriege 1870 und 1914. Monatliche Krankheitsrate auf 1.000 Soldaten. Die Grafik bezieht sich auf die deutsche Armee.**
Delarue, S.: Impfschutz, Irrtum oder Lüge, München,1995, S. 204

Wenn wir nun die Entwicklung der Typhuskrankheit während der Kriege von 1870 und 1914 betrachten, fällt der parallele Verlauf der beiden Kurven sofort auf; 1914-1915 waren die Soldaten jedoch geimpft! [197] (Delarue, S., S. 205) Die Statistique Médical de l' Armée bestätigt, dass auch in der Zeit von 1925 bis 1935 die Fälle mit tödlichem Ausgang bei Geimpften wie bei Nichtgeimpften bei Typhus und bei Paratyphus gleich häufig waren. [198] (Delarue, S., S. 207)

Noch vor wenigen 100 Jahren waren u.a. **Pest und Cholera** die Geißeln der Menschheit. Beide Krankheiten **sind aus unseren Ländern verschwunden – durch Verbesserung der Hygiene und der Lebensbedingungen, ohne Impfungen.** In anderen Ländern, Afrika, Indien und sogar den Vereinigten Staaten gibt es jährlich Pesterkrankungen und Todesfälle – trotz Impfung. Genauso, jedoch zahlenmäßig viel bedeutender, verhält es sich mit der Cholera. [199] (Spiess; 1994, S. 340 ff.)

Es sind „**40 Cholera-Selbstversuche**" bekannt, **bei denen** Forscher wie der **Hygiene Prof. Pettenkofer,** und der **Mikrobiologie und Nobelpreisträger Prof. Metschnikov,** Pasteurs Nachfolger in Paris, **sich bewusst mit hohen Mengen von Cholerakeimen infizierten** – keiner verlief tödlich, während eine zufällige Laboratoriumsinfektion, die sich im Hamburger Hygieneinstitut ereignete, den Tod des Forschers zufolge hatte. (Glaser, Prof. H., Dramatische Medizin, Zürich 1959,

1966). **Sie alle haben den Beweis erbracht, dass die persönliche Krankheits-neigung bzw. Krankheitsbereitschaft eine große Rolle spielen kann, und dass manche eine sehr starke, andere nur eine schwache Infektion auslösen.**

Wenn nun die bekannten Kinderkrankheiten in unseren Gegenden genauso am Verschwinden sind, wie Pest und Cholera - was wären dann all die Rufe nach den hohen Durchimpfungsraten? Wohin führen sie? Wem dienen sie?

Mit der Darstellung der Sterblichkeit durch Scharlach in der Bundesrepublik Deutschland, die sie anschließend sehen, will ich diesen Artikel abschließen.

Dem allgemeinen Verlauf der Säuglingssterblichkeit parallel verläuft z. B. auch die Sterblichkeit durch Scharlach in der Bundesrepublik Deutschland. Da mittlerweile über 65 verschiedene Scharlacherreger bekannt sind, eine Impfung jedoch jeweils nur gegen einen oder wenige Erregertypen gerichtet ist, konnte ein breitenwirksamer Impfstoff nicht hergestellt werden.

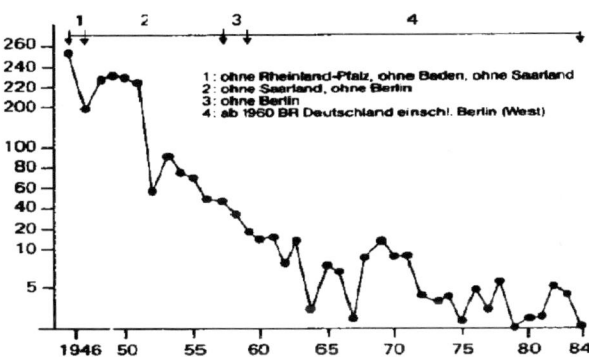

Abbildung 6: **Sterblichkeit durch Scharlach in der Bundesrepublik Deutschland. Es gab keine Impfungen. 1984 erreicht die Kurve den Nullpunkt.**
Delarue, S.: Impfschutz, Irrtum oder Lüge, München, 2.Aufl., 1995, S. 210

Der ehemalige § 45 des Bundesseuchengesetzes sah, nach Feststellung der Erkrankung, **die Absonderung der erkrankten Person**, im Falle einer antibio-tischen Behandlung bis zum Abschluss derselben, bzw. ohne eine antibiotische Behandlung, **für 3 Wochen, von der Öffentlichkeit** vor. Auch die Kontaktpersonen des Erkrankten galten, sofern keine antibiotische Behandlung des Erkrankten bzw. Prophylaxe bei den Kontaktpersonen vorgenommen wurde für 3 Wochen als infektiös und durften insbesondere Gemeinschaftseinrichtungen nicht aufsuchen. Die Unbequemlichkeit dieser vergleichsweise einfachen seuchenhygienischen Regelungen hat bald, im Zusammenhang mit der Erfahrung einer erheblich besseren Infektabwehr in Folge der zur Zeit guten sozioökonomoschen Bedingungen, zu neuen Denkweisen geführt.

„**Umgebungsuntersuchungen sind nur bei Erkrankungshäufungen angezeigt, nicht bei sporadischen Erkrankungen.** Nur weil ein Rachenabstrich so leicht zu entnehmen und A-Streptokokken so leicht anzuzüchten sind, sollte nicht ständig nach **gesunden Keimträgern** gefahndet werden. Das sind **nämlich 5 - 20 % aller Menschen in unserer Population.** Ein Null-Risiko gibt es nicht und **der Rachenraum ist periodisch besiedelt von Potenzen der pathogenen Bakterien: Meningokokken, Haemophilus, Pneumokokken- und eben auch A-Streptokokken und unterliegt einem raschen Wandel,** dem das Rachenabstrich-Ergebnis stets hinterher hinkt. **Nur während Kleinepidemien mit Erkrankung von 10 – 20 % der Besucher von Gemeinschaftseinrichtungen sind Umge-bungsuntersuchungen erforderlich.** ... Das Streptokokken-Problem ist nicht im Sinne einer radikalen Lösung zu lösen. **Mikroorganismen sind Teil unserer Biologie und Ökologie.** Disposition ist nicht, Exposition nur lückenhaft zu beeinflussen. ... **Die morphologische Diagnostik, die wir betreiben können, sagt noch nichts über die Pathogenität der isolierten Keime, die Trägerschaft nichts über die Infektiosität aus.** Es ist doch **absurd**, wenn wir gesunde Kinder von Gemeinschaftseinrichtungen aussperren, nur weil sie u.a. auch mit Streptokokken besiedelt sind. Nichts ist uns bekannt über den Gehalt von Adeno-, RS- oder Herpes-Viren in ihren Rachensekreten, nichts über Bordetellen, Meningokokken oder Haemophilus. ... Streptokokken können zu **Psychokokken** oder **Terrorkokken** werden. Diese gerufenen Geister loszuwerden, ist ein nicht lösbares Problem." [200] (Peuckert, 1987/88, S. 523-29)

„**Symptomenlose Träger von Streptokokken der Gruppe A bedürfen in der Regel keiner antibiotischen Behandlung.** In Ausnahmefällen ist eine Keimeradikation indiziert." [201] (Kreuder, 1994, S. 10-11)

Gleichsinnig äußert sich Prof. Schaad vom Kinderspital der Universität Basel auf die Frage, welche Rolle das Ausmerzen der Streptokokken für die Verhütung der Sekundär-Komplikationen bei einer Streptokokkenangina spiele: „Früher ist in der Tat gezeigt worden, dass die Erregereradikation vor rheumatischem Fieber und Glomerulonephritis schützt. **Heute sind wir der Meinung, dass eine Streptokokken-Kolonisation harmlos ist, solange das Kind gesund ist. Wir wissen, dass Streptokokken-Carrier die Bakterien sehr selten übertragen.**

Zudem ist die Eradikation der besiedelnden Flora sehr schwierig. Eine Kolonisation ist letztlich keine Infektion, deshalb besteht auch keine erhöhte Gefahr für Streptokokken-Folgeerkrankungen." Auf die Frage, ob Erregerfreiheit nachgewiesen werden muss, antwortet er: „Nein. Die Hauptsache ist, dass das Kind wieder gesund ist." [202] (Schaad, 1997)

Der jetzt gültige **§ 34 des SeuchNeuG sieht vor**, dass, wer erkrankt oder dessen verdächtig ist, **Gemeinschaftseinrichtungen so lange zu meiden** hat, **bis** nach ärztlichem Urteil **eine Weiterverbreitung der Krankheit durch sie nicht mehr zu befürchten ist**.

Das mögliche Risiko von Spätkomplikationen beim Streptokokkeninfekt besteht grundsätzlich in jedem Falle. Die tatsächliche Gefährdung ist nicht vorherzusagen und hängt zweifellos auch vom Immunstatus des Erkrankten ab, der wiederum von Alter und Ernährungslage deutlich beeinflusst wird.

Über die Diphtherie

⌐
↓
S. 222

In der in großer Stückzahl kostenfrei von den Behring-Werken verteilten Elterninformation „Leben schützen, von Anfang an", Stand Oktober 1994, steht über die Diphtherie u.a. zu lesen: „Ein **Wiederaufflackern** dieser gefährlichen Krankheit ist eindeutig auf die **Vernachlässigung der Impfung** in der Bevölkerung zurückzuführen." [203] (Behring, Oktober 94)

Als Erreger der Diphtherie wurde 1884 von Löffler das grampositive grüne Bakterium Diphtherie beschrieben. **Ganz anders** als bei den Behring-Werken steht im **„Lehrbuch für Innere Medizin"** von Kühn und Schirrmeister: **„Keimreservoir** ist der obere **Respirationstrakt von Kranken und asymptomatischen Keimträgern**. (Es gibt sie also, die asymptomatischen Keimträger, Menschen, die trotz des Kontaktes mit dem Erreger nicht erkranken)[6]. Die Übertragung erfolgt in der Regel direkt durch Tröpfcheninfektion, aber auch indirekt über Hände, Handtücher oder Gegenstände, da die Erreger eine relative Resistenz gegenüber Einflüssen von der Außenwelt aufweisen. Die Diphtherie tritt in den gemäßigten Zonen vor allem im Winter auf. In **den letzten Jahrzehnten ist weltweit ein ständiger Rückgang der Morbidität** und auch schwerer Diphtherieerkrankungen

---

[6] Ergänzung durch den Verfasser

121

zu bemerken, so dass **heute nur noch sporadische Fälle mit Tendenz zu benignem Verlauf gesehen werden.** Die Gründe hierfür sind unbekannt. – **Die seit über 40 Jahren mögliche aktive Schutzimpfung hat hieran nur einen gewissen Anteil.**" [204] (Kühn, H.A.; 1982, S. 149)

Auch in dem vierbändigen Buch „**Innere Medizin in Praxis und Klinik**" von Hornbostel et al. können wir zur Diphtherie lesen: „Die Häufigkeit der Diphtherie ist einer sich über Jahrzehnte erstreckenden Periodizität unterworfen, deren Ursachen unklar sind (genius epidemicus). **Aktive Immunisierungsmaßnahmen und Chemotherapie sind darauf ohne Einfluss, der langsam einsetzende Rückgang der Morbidität begann schon vor der Einführung dieser therapeutischen Prinzipien.** Zur Zeit ist die **seuchenhygienische Bedeutung der Diphtherie in Deutschland zurückgegangen.**" [205] (Hornborstel; 1991)

Bei Buchwald (1994) können wir finden, **dass in epidemiefreien Zeiten etwa 1 % der gesund erscheinenden Bevölkerung Keimträger und Dauerausscheider und in Epidemiezeiten ca. 50 % Keimträger und Dauerausscheider der Diphtheriebakterien vorkommen.** Bei Kühn et al. wird der **Kontagiositätsindex**, d.h. die Wahrscheinlichkeit nach Kontakt mit einem Diphtheriekranken selbst zu erkranken, mit **10 – 20 %** angegeben. Jedoch auch im Lehrbuch der Kinderheilkunde von Keller und Wiskott ist zu lesen: „ **Die Diphtherie, die schon mehrmals in säkularen Wellen aufgetreten ist und in solchen Zeiten zahllose Kinder dahinraffte, ist heute eine seltene Erkrankung geworden (...). Die Gründe hierfür sind unklar**; inwieweit die **Diphtherie-Schutzimpfung** dabei eine **Rolle** spielt, ist **unbekannt**, da **auch in Ländern, in denen sehr unvollkommen geimpft wird, ein Rückgang** zu verzeichnen ist." [206] (Wiskott; 1977)

In der unten stehenden Kurve erkennen Sie, dass es vor dem Ersten Weltkrieg ca. 15.000 **Todesfälle an Diphtherie** gab. Dass diese Zahl **während des Ersten Weltkrieges mit seinen allgemein schlechten Ernährungs- und hygienischen Bedingungen steil angestiegen** ist, wird nicht verwundern. Aufregend allein ist jedoch die Tatsache, dass **noch während des Krieges ein Rückgang** einsetzt, **der nach Beendigung des Krieges sich noch steiler darstellt.** In der Kurve wird der **Beginn des Impfens mit Diphtherie-Adsorbat-Impfstoffen** eingetragen. Zunächst **überraschend nahm die Zahl der Todesfälle daraufhin zu.**[207] (Buchwald, S. 79)

122

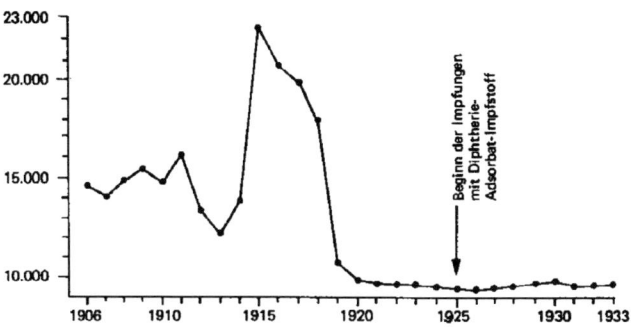

Abbildung 7: Todesfälle an Diphtherie zwischen 1906 und 1933
Quelle: Statistisches Bundesamt Wiesbaden Gruppe VII D

Delarue, S.: Impfschutz, Irrtum oder Lüge, München, 1995, S. 210

In Frankreich begann man **die Impfung** mit dem Anatoxin 1923. „Als 1925 bei der Rheinarmee eine Epidemie ausbrach, entschloss man sich zu Impfungen überzugehen. Der **Militärarzt Zöller** machte in Mainz **einen ersten Kontroll-versuch.** Er **impfte 305 Rekruten mit 2 Injektionen in einem Abstand von 3 Wochen** mit dem Diphtherie-Anatoxin. Andere, nicht geimpfte Rekruten, dienten als Kontrollgruppe. **Bei den 305 Geimpften** zeigten sich während der 3 Wochen Intervall zwischen den beiden Injektionen **11 Fälle von Diphtherie.** Nur **ein einziger Fall** trat **bei den etwa 700 nicht** geimpften Rekruten auf. Die **Schlussfolgerung** lautete also, **dass die Impfung den unerwarteten, aber deutlichen Effekt gehabt hatte, 11mal so viele Diphtherieerkrankungen bei den Geimpften wie bei den Nichtgeimpften zu produzieren.**

Dieses wahrlich katastrophale Resultat mit dem Anatoxin hätte demnach unbedingt dazu führen müssen, dass man von der weiteren Verwendung des Stoffes absah. **Aber nichts dergleichen geschah, hätte doch eine solche Entscheidung den Handel mit dem Impfstoff gestoppt, der seit 2 Jahren in Schwung gekommen war."** [208] (Tissot, J., Prof. La Catastrophe des Vaccinations obligatoires in: Delarue, S., S. 104) **Obwohl diese Zahlen historisch belegt sind, gab die Académie de médicine in Frankreich am 6. Dezember 1927 die**

Empfehlung, „dass diese Methode nun systematisch bei den Kindern eingeführt wird." [209] (Abgeordnetenkammer, Sitzungsperiode 1930. Anhang zum mündlichen Protokoll der 2. Sitzung vom 11. Juli 1930 (Frankreich) in: Delarue, S., S. 106) **Obwohl man bemerkte, dass die Geimpften häufig schwerer an Diphtherie erkrankten als die Nichtgeimpften** und obwohl in Frankreich die Zahl der Diphtherieerkrankungen von 1923 – 1930 während der ersten 7 Jahren der freiwilligen Impfung von 12.000 auf 24.000 stieg, wurde die **Pflichtimpfung 1940 eingeführt**. [210] (Delarue, S., S. 108)

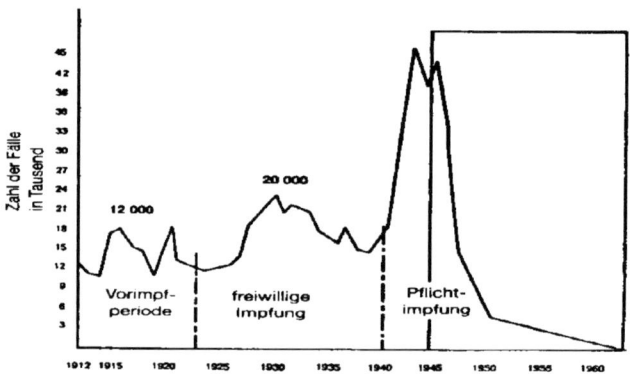

Abbildung 8: Entwicklung der Diphtherie in Frankreich seit 1912

> „Nur der eingerahmte Teil wird von den Impfbefürwortern berücksichtigt. Zufall? Seit dem Erscheinen der ersten Auflage meines Buches, in dem wir diese Information verbreitet haben, verbreiten die Gesundheitsämter diese Graphik nicht mehr."
> Delarue, S.: Impfschutz, Irrtum oder Lüge, München, 1995, S. 108

Deutschland hatte den Krieg verloren. Für Impfungen wurde kein Geld bereitgestellt. Für die Jahre 1939 bis 1948 kann das Statistische Bundesamt in Wiesbaden keine Zahlen über die Diphtherie-Todesfälle zur Verfügung stellen. 1949 werden 1.146 Todesfälle angegeben. **In den Jahren von 1945 bis 1950 wurde in Westdeutschland nicht geimpft**. Dennoch sank die Zahl der Erkrankungen sank von 1946 bis 1952 von 153.335 auf 20.905 und die Zahl der Todesfälle von 1946 – 1951 von 6.280 auf 533. **In etwa 6 Jahren, in denen keine Massenimpfungen durchgeführt wurden, sank die Krankheitsrate um 86 % und die Sterblichkeitsrate um 91,6 %.**

Vergleicht man den Rückgang von Diphtherieerkrankungen und Todesfällen in Westdeutschland, wo nicht geimpft wurde, mit der Entwicklung in den 19 impfenden europäischen Ländern, ist der parallele Verlauf der Kurven hinreichend Beweis, dass die Impfungen kaum zum Verschwinden der Diphtherie in den impfenden Ländern beigetragen haben. "Wenn in diesen 19 Ländern die Krankheits- und Sterblichkeitsrate um 76 % bzw. 81 % zurückgingen, so betrug der Rückgang in Westdeutschland (nicht geimpft) 86 % und 91 %. Er war also von der gleichen Größenordnung, sogar noch etwas stärker. [211] (Delarue, S., S. 118 ff.)

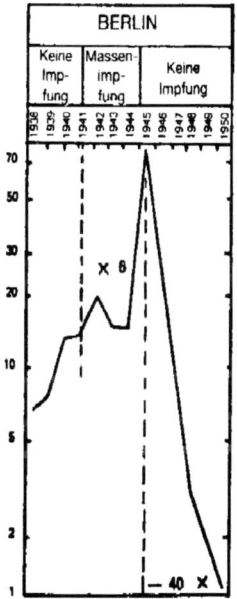 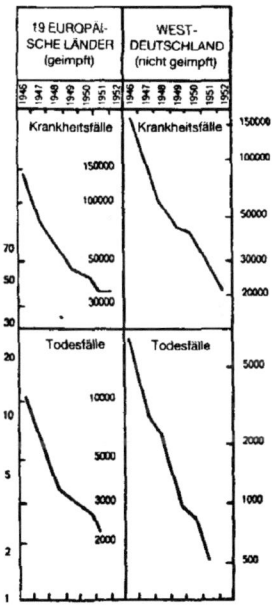

Abbildung 9: Entwicklung der Diphtherie in Berlin von 1938 – 1950, bezogen auf die Impfungen. Sterblichkeit auf 100.000 Einwohner. Logarithmischer Maßstab.

Abbildung 10: Vergleich des Rückgangs der Diphtherie in 19 (geimpften) europäischen Ländern und Westdeutschland (nicht geimpft) von 1946 bis 1952. Krankheits- und Todesfälle. Logarithmischer Maßstab.

Nach Delarue, S.: Impfschutz, Irrtum oder Lüge, München, 1995, S. 117

Gleichsinnige Verläufe dokumentiert Delarue auch für **Ungarn** und die **Schweiz**. Während **in Ungarn das Experiment „Impfung" praktisch nur auf dem Land durchgeführt** wurde, während **man in der Stadt Budapest praktisch gar nicht** impfte, ergab sich für die ländlichen Bezirke der gleiche Rückgang an Diphtherie wie in der Hauptstadt selbst.

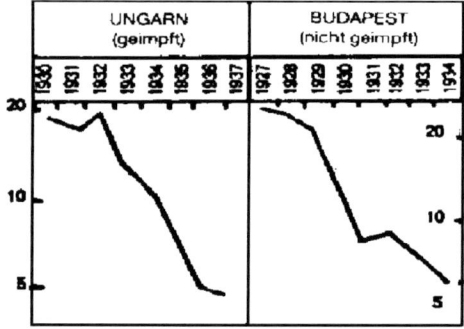

Abbildung 11: Vergleich des Rückgangs der Diphtherie in den ländlichen Gebieten Ungarns (geimpft) und in Budapest (nicht geimpft). Sterblichkeit auf 100.000 Einwohner. Logarithmischer Maßstab.

Nach Delarue, S.: Impfschutz, Irrtum oder Lüge, München,1995, S. 111

„Vergleicht man den **Kanton Genf**, wo die **Impfung seit 1932 obligatorisch** ist, mit dem benachbarten **Kanton Vaud**, wo die **Pflichtimpfung erst 12 Jahre später (1944) eingeführt** wurde, so sieht man, dass von 1932 – 1940 die Zahl der Fälle in dem geimpften Kanton von 137 auf 20 und in dem nicht geimpften Kanton von 135 auf 25 fiel." [212] (Delarue, S., S. 113)

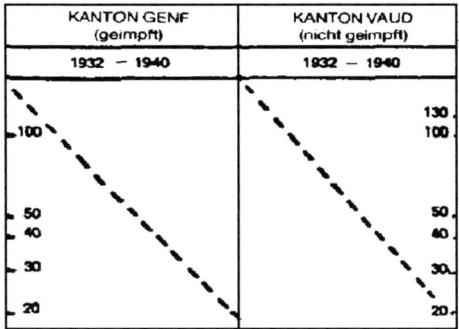

Abbildung 12: Vergleich des Diphtherierückgangs in Kanton Genf (geimpft) und Vaud (nicht geimpft). Gemeldete Fälle. Logarithmischer Maßstab.

Nach Delarue, S.: Impfschutz, Irrtum oder Lüge, München, 1995, S. 112

Immer wieder wird das Impfen für den Rückgang des Krankenstandes verantwortlich gemacht. Hatten die Massenimpfungen, die in zwischen 1970 und 1980 7.363.944 Menschen erreichten, **eine ersichtlich positive Wirkung?** Urteilen Sie selbst. Tatsächlich erkennen wir **nach etwa 5 Jahren ein erneutes Wiederansteigen der Erkrankungszahlen.**

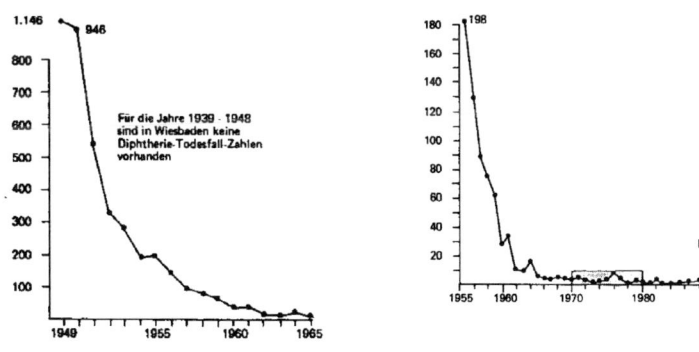

Abbildung 13:Todesfälle an Diphtherie von 1949-1954
Quelle: Statistisches Bundesamt Wiesbaden
Buchwald, G.: Impfen, das Geschäft mit der Angst, 1994, S. 79

Abbildung 14:Todesfälle an Diphtherie seit 1955
Quelle: Statistisches Bundesamt Wiesbaden
Gruppe VII D

127

Wenn wir den **Verlauf der Erkrankungszahlen für Diphtherie von Japan und Kanada** vergleichen, fällt auch hier die Parallelität auf. **In Japan** hatte man im Oktober 1948 gegen Diphtherie zu impfen begonnen und die Kampagne 1949 wegen der fraglichen Gefährlichkeit der Impfungen zunächst eingestellt und erst 1950 wieder aufgenommen. Der **Höhepunkt der Epidemie** lag **in den Kriegsjahren 1944/45.** Jedoch **ohne Impfen, trotz der Verwüstungen durch den Krieg und der anschließenden Wirren, der desolaten hygienischen Situation, der Unterernährung und des Elends, kam es zu einem schnellen Rückgang der Erkrankungszahlen, ebenso wie der Todesfälle durch Diphtherie.** [213] (Delarue, S., S. 122)

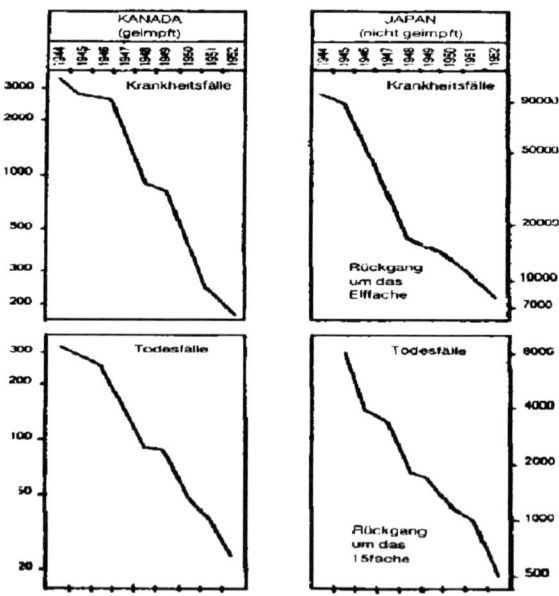

Abbildung 15: Vergleich des Rückgangs der Diphtherie in Kanada (geimpft) und Japan (nicht geimpft) von 1944 bis 1952. Krankheits- und Todesfälle. Logarithmischer Maßstab.

Nach Delarue, S.: Impfschutz, Irrtum oder Lüge, München, 1995, S. 121

Deutschland und Japan „haben zusammen 130 Mio. Einwohner, mehr als die Hälfte der Bevölkerung der geimpften europäischen Länder, die zum Vergleich herangezogen wurden. ... Beide Länder **führten infolge der Niederlagen keine Massenimpfungen durch, was aber nicht verhinderte, dass die Diphtherie dort ebenso spektakulär verschwand, wie in den am stärksten durchgeimpften Ländern der Erde.**" [214] (Delarue, S., S. 123/124)

Die hier referierten und von den Kollegen Delarue und Buchwald mit viel Sorgfalt und Mühe zusammengetragenen **Zahlen dokumentieren unmissverständlich die Immunkompetenz des menschlichen Organismus,** d.h. **seine Fähigkeit, sich mit den natürlichen, biologischen Herausforderungen seiner Umwelt erfolgreich auseinander zu setzen**, sofern die allgemeinen Bedingungen, d.h. körperlichen, seelisches und soziales Wohlbefinden gut genug sind.

Welche Beweggründe mochten wohl dazu beigetragen haben, als dann am 12. März 1997 auf dem Titelblatt der Ärzte Zeitung, 3-zeilig, am meisten hervorgehoben, die Überschrift erscheint: „**Erwachsene sollten 2 Auffrisch-impfungen gegen Diphtherie erhalten.**" [215] (Ärzte Zeitung, vom 12. März 1997, S. 1)

Ebenso gibt es sehr zu denken, wenn wir unter der Überschrift „Impfprogramm für Kinder in Irland gestartet" folgendes lesen können: „**Das irische Gesundheitsministerium gab kürzlich den Startschuss zu einem der bislang größten pädiatrischen Impfprogramme in der Nachkriegsgeschichte. Ziel des Programms ist es unter anderem, 95 % aller in Irland lebenden Kinder gegen Diphtherie, Pertussis und Tetanus zu immunisieren. ... Allgemeinärzte, die das Impfziel von mindestens 90 % erreichen, werden von der Gesundheits-verwaltung finanziell belohnt.**" (Ärzte Zeitung Nr. 187, S. 12) [216]

Husten ist nicht gleich Husten

Keuchhusten

S. 192

Die Ursache der, abhängig von der individuellen Abwehrlage, teils sehr heftig verlaufenden **Atemwegsinfekte**, kann sehr vielgestaltig sein. **Etwa 5 % der akut verlaufenden Erkrankungen** der Atemwege von Kindern **wird von Viren aus der Gruppe der Adeno-Viren verursacht**. [217] (Classen, et al., 1994, S. 399) Da insbesondere diese Erreger **ein dem Keuchhusten sehr ähnliches Bild** verursachen können, wurde der Begriff **PLS (Pertussis-Like-Syndrom)** geschaffen. [218] (Nelsson, 1979, S. 908)

Andere Erreger heftiger Atemwegserkrankungen können z.b. sein **Herpes-, Coxsackie-, Echo-, Entero-, Rhino-, Influenza-, Parainfluenza- und RS-Viren** sowie Organismen, die aufgrund ihres Erscheinens zwischen Viren und Bakterien stehen, **Mykoplasmen und Clamydien**.

Keuchhusten, Diphtherie und Scharlach, Tuberkulose und Typhus sind Erkrankungen, die zur Zeit der frühen Industrialisierung im beginnenden 19. Jahrhundert, einer Zeit des Hungers und des Elends, in der viele Menschen zum Teil unter den schwierigsten Bedingungen lebten, manchmal in jedem Haushalt das Leben eines Kindes forderten. Aus dieser Zeit, da ein Fieber, eine eitrige Entzündung oder die schwere körperliche Forderung z.B. durch das anhaltende Husten, den Tod bedeuten konnten, stammt die Angst unserer Voreltern und Eltern vor eben diesen Erkrankungen, genauso wie die Angst vor fieberhaften Krankheitsverläufen an sich.

Pertussis – Keuchhusten

S. 222

Der Erreger des Keuchhustens wurde 1906 von Bordett und Gengou beschrieben. „Der **Keuchhusten ist seit ca. 200 Jahren in Europa endemisch** und tritt alle 2 – 4 Jahre gehäuft auf. Alle Altersstufen können befallen werden. Der Gipfel der Morbidität (Erkrankungshäufigkeit[7]) liegt jedoch zwischen dem 2. und 6. Lebensjahr. ... **Abwehrgeschwächte und sensitive Kinder leiden besonders schwer an Keuchhusten**. ... Säuglinge weisen eine hohe Letalität auf. **Bei Erwachsenen verläuft die Krankheit häufig abortiv** (d.h. ohne besondere

Schwere, ggf. ohne überhaupt bemerkt zu werden[8]), jedoch stellen schwere Manifestationen keine Rarität dar." [219] (Hornbostel, 1991)

„Die **Übertragung erfolgt von Mensch zu Mensch durch Tröpfcheninfektion**, d.h., die Übertragung kann **lediglich durch den Streukegel der Hustentröpfchen** zustande kommen und reicht **je nach Zustand des Patienten, bis zu 3 m**. Keuchhusten-infizierte Kinder sollten von disponierten Personen isoliert werden." [220] (Wiskott, et al., 1977, S. 17.49) „Die **Ansteckungsfähigkeit ist im Stadium** Katerale (dieses bezeichnet ein praktisch unauffälliges Vorstadium, das durch Schnupfen und zunächst leichten, dann an Schwere zunehmenden Husten gekennzeichnet ist.[9]) also zu einer Zeit, zu der die Infektion als Keuchhusten klinisch kaum erkennbar ist, **am höchsten**. Sie lässt mit Eintritt des Konvulsivstadiums (dies ist das durch typische, heftige Hustenanfälle gekennzeichnete Stadium.[10]) rasch nach und ist in der Regel nach 5 – 6 Wochen geschwunden. [221] (Wiskott, et al., 1977, S. 17.49)

Auch Teilimmunisierte mit abortivem Krankheitsbild können die Erreger und damit die Erkrankung verbreiten. [222] (Kühn / Schirrmeister, 1982, S. 75)

In **Schweden starben zwischen 1911 und 1915 ca. 800 Kinder jedes Jahr** an Keuchhusten. Zwischen **1951 und 1955 gab es noch 10 Todesfälle** und zwischen **1977 und 1979 unter 19.000 Fällen nicht einen Todesfall.**

In **Hamburg** war die Todesrate von Pertussis **zwischen 1901 und 1905 986 von 7.716 Fällen**, in den Jahren **1951 – 1955 gab es unter 11.123 Fällen nur 23 Tote**. [223] (Coulter / Fischer, 1996, S. 35 ff.)

„Es ist bekannt, dass zudem **keine eindeutige Korrelation zwischen dem Antikörperspiegel im Blut** (sei es nach Pertussis oder Pertussisimpfung) **und einem daraus abzuleitenden Schutz gegen die Keuchhustenerkrankung** besteht." (Sitzmann, Consilium Infectiorum, 42, 2001, Frage. 3509)

„**Serumantikörper sind nicht das allein schützende Prinzip bei Pertussis.**" (Schmitt, Conslium Infectiorum, 42, 2001, 2001, Frage. 3684)

S. 91
↑
↓
S. 191
S. 200

---

[7] Ergänzung durch den Verfasser.
[8] Ergänzung durch den Verfasser.
[9] Ergänzung durch den Verfasser.

In der Grafik der Sterbefälle an Keuchhusten, **die Meldepflicht wurde 1961 für Erkrankungen aufgehoben,** erkennen Sie **mit der Einführung des Pertussis-Impfstoffes „P" 1953, zunächst einen Anstieg der Sterbefälle, der sich 1958 mit der Einführung des Dreifachimpfstoffes „DPT" wiederholt.** In der Zeit von 1970 – 1980 wurden allein von Gesundheitsämtern 1.495.328 Pertussis-Impfungen durchgeführt. Den ursprünglichen Kurvenverlauf betrachtend, lässt sich ein Nutzen der intensiven Impfkampagne der Gesundheitsämter und aller übrigen medizinischen Einrichtungen nicht erkennen. Genauso wenig erscheint, vom gesundheitspflegerischen Gesichtspunkt, die erneute Wiedereinführung der Impfempfehlung 1991 erforderlich.

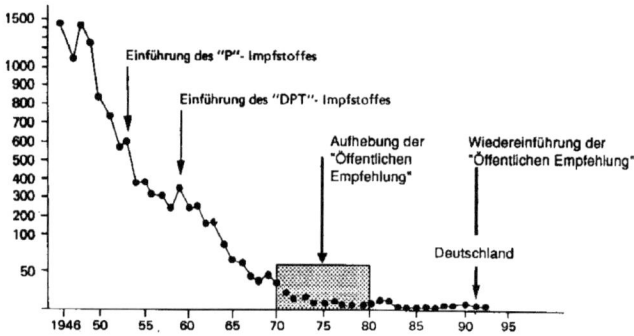

Abbildung 16: Sterbefälle an Keuchhusten (Pertussis)
Quelle: Statistisches Bundesamt Wiesbaden, Gruppe VII D

Von 1970 – 1980 wurden von den Gesundheitsämtern 1.495.328 Pertussis-Impfungen durchgeführt.

Buchwald, G.: Impfen, das Geschäft mit der Angst, 1994, S. 75

Interessant ist auch die Betrachtung der **Sterblichkeit an Keuchhusten in der Schweiz.** Wir erkennen den steilen **Rückgang der Sterbeziffern trotz der Kriegsjahre.** Die im oberen Anteil der Grafik angegebene Intensität der Impfbemühungen, das ist der Grad der Durchimpfung, zeigt keinen positiven Einfluss auf den epidemischen Verlauf. [224] (Buchwald, 1994, S. 76).

---

[10] Ergänzung durch den Verfasser.

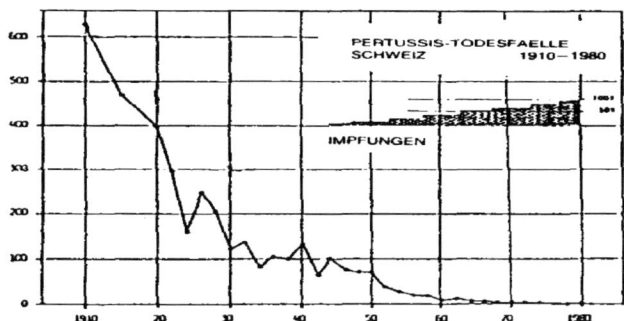

Abbildung 17: Pertussis-Mortalität in der Schweiz zwischen 1910 und 1980: über 600
Pertussis-Todesfälle zu Beginn des Jahrhunderts, keine Todesfälle in den
letzten fünf Jahren. Die stärksten Rückgänge sind in der Zeit vor der
allgemeinen Durchimpfung der Säuglinge eingetreten.
Quelle: Tönz, Q.: Keuchhustenimpfung, Therapeut. Umschau 40 (1983), S. 203

Buchwald, G: Impfen, das Geschäft mit der Angst; S. 76

Die Zahlen, die **Großbritannien** betreffen, sind ähnlich. „**In England starb
Ende des vergangenen Jahrhunderts 1 Kind von 1.000 unter 15 Jahren an
Keuchhusten. 1940 war die Todesrate um 90 % gesunken.**" [225] (Coulter /
Fisher, 1996, S. 35)

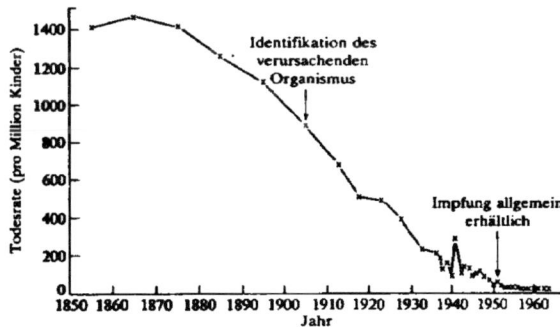

Abbildung 18: Schaubild: Keuchhusten: Todesraten bei Kindern unter 15: England und
Wales.

McKeown, Th., Die Bedeutung der Medizin, Frankfurt, 1982, S. 149

Dass die Erkrankungen insgesamt leichter verliefen und der **Rückgang
der Sterblichkeit nicht in einem direkten Zusammenhang mit den
Impfprogrammen** steht, können wir weiter unten auch der vergleichenden

Darstellung der **Kindersterblichkeit bei Masern und Keuchhusten**, die die epidemiologische Lage in **England und Wales** für die Jahre 1871 bis 1971 darstellt, entnehmen.

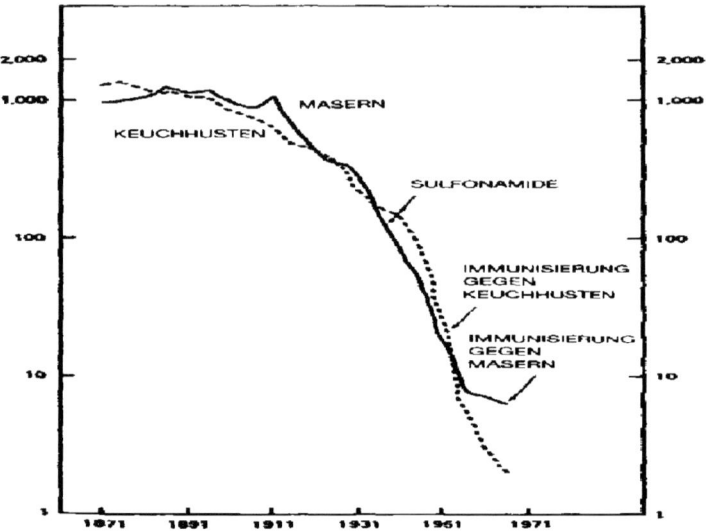

Abbildung 19: Kindersterblichkeit bei Masern und Keuchhusten, 1871 – 1971, England und Wales. Sterblichkeitsrate pro Millionen Personen unter 15 Jahren (logarithmischer Maßstab).

Nach Delarue, S.: Impfschutz, Irrtum oder Lüge, München, 1995, S. 168

1957 wurde der Diphtherie-Pertussis-Tetanus-Impfstoff eingeführt und 1960 sowie 1969 noch einmal an 70 % der Kinder verabreicht, was zu einer Durchimpfungsrate von 70 – 80 % der Kinder Großbritanniens führte. Dennoch kam es zum erneuten Aufflammen der zyklisch etwa alle 3 – 4 Jahren wiederkehrenden **Epidemie mit ca. 33.000 Fällen 1970/71, 41 davon mit tödlichem Ausgang.** Wegen der Nebenwirkungshäufigkeit kam es zum **Absinken der Durchimpfungsrate auf etwa 39 %.** Trotz dieser niedrigen Impfrate kam es bei der nächsten Wiederkehr der **Epidemie 1974/75 mit ca. 25.000 Erkrankungsfällen nur zu 25 Keuchhusten-bedingten Todesfällen.** [226] (Delarue, 1995, S. 167).

134

1982 wurden in England 65.785 Fälle von Keuchhusten mit 14 Todesfällen gemeldet. [227] (Coulter / Fisher, 1996, S. 283)

In **Maryland kam es 1982** trotz der allgemeinen Impfpflicht in Amerika zu einem Anstieg der Keuchhusten-Erkrankungen. „Trotz der hohen **Impfrate von 98% mit 3 Dosierungen** für jedes Schulkind zeigte sich 1982 in Maryland eine **starke Vermehrung der Keuchhustenfälle.** Mehr als 50 % der Patienten mussten eine Woche lang oder noch länger stationär behandelt werden. 18 % der Patienten unter einem Jahr bekamen eine Lungenentzündung." [228] (Delarue, 1995, S. 169) **Die Krankheit war zwar „seltener als in Großbritannien, der Verlauf jedoch schwerer, wenn man an die größere Zahl der Enzephalitisfälle und der Toten denkt."** [229] (Delarue, 1995, S. 170)

Zur Geschichte der Keuchhustenimpfung und ihren Problemen

S. 192

Bordet und Octave Gengou entwickelten 1912 die erste Keuchhusten-Impfung, um die Ausbreitung des Keuchhustens in Tunesien zu verhindern. Man bemerke: Nicht etwa in Europa wird „getestet", sondern in Tunesien! Gab es wirklich nur das Ziel, kranke Kinder zu schützen?

1925 wurde ein neu entwickelter Impfstoff von dem Dänen **Thorwald Madsen** gegen eine **Epidemie auf den Färöer-Inseln** erprobt. [230] (Coulter / Fisher, 1996, S. 45) **Er war auch der erste, der 1933 einen Artikel veröffentlichte, in dem er den Tod von 2 Babys, die sofort nach der Geburt geimpft worden waren und innerhalb von wenigen Stunden starben, beschrieb.** [231] (Coulter / Fisher, 1996, S. 77 und 157)

Pearl Kendrick von der John Hopkins Medical School begann 1932 nach neuen Wegen bei der Impfstoffherstellung zu suchen. Sie war diejenige, die 1943 berichtete, dass **Aluminiumsalze**, dem Impfstoff beigegeben, **die antikörper-bildende Reaktion des Organismus verstärkten.** [232] (Coulter / Fisher, 1996, S. 47) Das Verfahren wurde bald auf viele andere Impfstoffe übertragen. Heute diskutiert man einen möglichen Zusammenhang des oft verwendeten

135

Aluminiumhydroxid mit der Entwicklung der Alzheimer-Erkrankung, während das ebenfalls oft bei der Impfstoffherstellung verwendete **Formaldehyd** für den Menschen heute **als möglicherweise krebserregend** eingestuft wird. [233] (Koch, 1996, S. 25) Über das toxische Potential von **Thiomersal** wurde bereits sehr ausführlich gesprochen.

Bereits ein Jahr zuvor, **1942**, hatte Pearl Kendrick, **die Kombination der Keuchhustenimpfe mit dem Impfstoff für Diphtherie und Tetanus vorgeschlagen** und verwirklicht. [234] (Coulter / Fisher, 1996, S. 47)

Von der noch unreifen Immunkompetenz des Organismus sowie von den Gefahren hinsichtlich der möglichen Auslösung chronischer Erkrankungen wurde in der Öffentlichkeit bisher gar nicht bzw. nur wenig gesprochen.

Auch die Empfehlung 15/98 der Ständigen Impfkommission am Robert-Koch-Institut Berlin (STIKO) sieht für die **erste Impfserie zu Beginn des 3. Lebensmonats** die Verabreichung von **Diphtherie, Keuchhusten, Tetanus, HIB, Hepatitis-B und der Polio-Impfung gleichzeitig** vor, und empfiehlt die **Wiederholung der Diphtherie-, Keuchhusten-, Tetanus-, HIB-Impfung ab dem 4. Lebensmonat** sowie eine erneute **Wiederholung der Diphtherie-, Keuchhusten-, Tetanus-, HIB-, Hepatitis-B- und Polio-Impfung ab dem 5. Lebensmonat.**

Dies ist umso erstaunlicher als wir heutzutage zweifelsfrei wissen, dass die Reifung des Immunsystems in den ersten Lebensmonaten noch nicht abgeschlossen ist. Es besteht kein Zweifel daran, dass der **„Nestschutz",** den die Neugeborenen und Kleinkinder **während der ersten Lebensmonate** darin genießen, dass sie mit der Muttermilch Antikörper gegen verschiedene Erkrankungen aufnehmen, **einen sanften Übergang von der vollständig geschützten Situation im Mutterleib auf die nun neu gewonnene Autonomie ermöglichen** soll. Die Tatsache, dass zum Hervorrufen einer Reaktion unter Umständen **hohe Antigenmengen** in Verbindung mit einer **wiederholten Verabreichung** erforderlich sind, weist auf die Gefahr hin, dass durch eben diese frühe Verabreichung **von letztlich toxischen Substanzen** im Körper

Weichenstellungen vorgenommen werden können, **die langfristig den Aufbau einer natürlichen Reaktion beeinflussen**. So ist es denkbar, dass, infolge kleinster Verschiebungen der Reaktionsfolgen, **die Wahrscheinlichkeit des Auftretens chronischer Erkrankungen deutlich gesteigert** wird. Das gilt umso mehr als das gesamte Wachstum und die körperliche Entwicklung auch in einem engen Zusammenhang mit der Entwicklung des menschlichen Gehirns zu sehen sind, die sich bis in das 2. bzw. 3. Lebensjahr erstreckt. **Insbesondere die Giftbelastung durch hohe Mengen von quecksilberhaltigen Substanzen in Verbindung mit den Impfstoffen ist, nachdem die akuten und chronischen Folgen der Quecksilbervergiftung bereits zweifelsfrei bekannt sind, als sehr bedrohlich zu hinterfragen.**

Keuchhustenimpfstoff - Thiomersal? Formaldehyd? Aluminium? Fremdeiweiße?

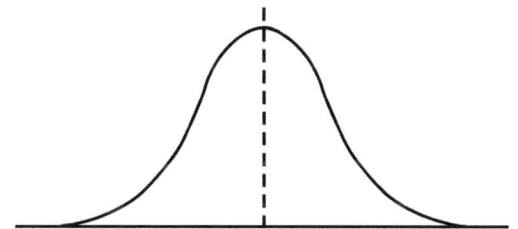

Immer wieder die Gauß'sche Normalverteilung: Schwankungsbreite natürlicher Erscheinungen um eine gesetzte Bedingung.

Einige reagieren, andere nicht, einige leicht, andere heftig, einige schnell, andere langsam, einige früh, andere spät. Dazwischen gibt es Übergänge.

Bereits **1977 erscheint in England eine Arbeit von Gordon T. Stewart**. Er kommt zu dem Schluss, **dass der nationale Trend des Rückgangs der Erkrankung und der Heftigkeit derselben durch das Impfen keine Förderung erfahren habe, sondern dass das Risiko, durch die Impfung einen bleibenden**

Schaden zu erhalten, größer sei als durch den Keuchhusten selbst. (Stewart, 1977) [235] In einem weiteren Artikel macht er die Öffentlichkeit darauf aufmerksam, dass **nach dem Auftreten von 8 Fällen des plötzlichen Kindestodes im Anschluss an die Dreifach-Impfung Diphtherie-Tetanus-Keuchhusten (DPT)** zwischen August 1978 und März 1979 **die Herstellerfirma 64.201 Dosen des Impfstoffs vom Markt genommen hat, nachdem bereits 320.000 Dosen verabreicht worden sind,** und fordert dringlich Studien zur **Neurotoxizität** des Impfstoffes. (Stewart, 8/1979) [236]

In einer weiteren, sehr umfangreichen Studie berichtete er über 1.127 Kinder, bei denen Zeichen von zentralnervösen Störungen im Zusammenhang mit der Keuchhusten-Impfung berichtet wurde, zu einem Zeitpunkt, als er bei zunächst 197 Fällen die Dokumentation aufgearbeitet hatte. 165 von diesen Kindern waren zu diesem Zeitpunkt geistig behindert bzw. gestört und 117 körperlich behindert. **Er unterstreicht, dass bei 76 Kindern, die auf die Impfung ein- oder gar zweimal mit unerwünschten Wirkungen reagierten, die Ursache dieser Reaktion als unbekannt bezeichnet wurde, so auch bei 11 von 29 Kindern, die auf jede der drei bzw. vier Injektionen mit Nebenwirkungen reagiert hatten.** So entstand ein wichtiges Dokument, dass auf die verbreitete Tendenz, Nebenwirkungen zu ignorieren, hinweist.

Weitere Betrachtungen führen ihn zur Erkenntnis, dass **bei 65 % der untersuchten Dokumentationen bereits vor der Impfung Kontraindikationen im Sinne der dem Impfstoff beigegebenen Fachinformation vorgelegen hatten.** Die epidemiologischen Daten mit einbeziehend kommt er zum Schluss, dass die Wahrscheinlichkeit für das Auftreten eines Krampfleidens bei den geimpften Kindern doppelt so groß ist wie bei den ungeimpften. (Stewart, 1979 A) [237]

Da aufgrund der Geschehnisse in England die Impfrate von über 80 % im Jahre 1974 auf etwa 31 % im Jahre 1978 gefallen war, wurde eine Studie, die **National Childhood Encephalopathy Study (NCES)** eingeleitet. Ursprünglich galt es, unerklärte Fälle von **Enzephalitis oder Enzephalopathien, von Koma und Krampfanfällen in der Zeit zwischen dem 1. Juli 1976 und dem 30. Juni 1979** daraufhin zu untersuchen, ob ein **Zusammenhang zur Keuchhusten-Impfung** bestehen könnte. **Krampfanfälle wurden jedoch nur dann als solche gewertet, wenn sie wenigstens 30 Minuten gedauert hatten oder von anhaltenden Schäden gefolgt waren.** Insgesamt wurden die Fälle von 1.182 Kindern betrachtet.

⌐
S. 168

138

Bei einer Auswertung der ersten 1.000 Fälle ergab sich, dass 3,5 % innerhalb von 7 Tagen vor Auftreten der Erkrankung die Keuchhusten-Impfung erhalten hatten. Eine besondere Häufung ergab sich während der ersten drei Tage. Diese Erkenntnis unterstützt Stewart's Konzept eines „Pertussis-Impfsyndroms". Es wurde eine **enge Verbindung zwischen dem Einsetzen der Erkrankung und der vorausgehenden Impfung mit DPT** gefunden. (Miller et al., 1981) [238] Interessanterweise führte zwei Jahre später die Auswertung von 269 Fällen derselben Studie unter anderen Kriterien dazu, dass man formulieren konnte, **dass die Keuchhusten-Impfung nicht etwa ein ursächlicher Faktor für infantile Spasmen sei, sondern diese nur bei Kindern auslöse, bei denen sich die Erkrankung bereits entwickele.** [239] (Bellman et al., 1983). **Wie immer entscheidet der Blickwinkel über die Erkenntnis.**

So wie in England gab es auch **in den Vereinigten Staaten Widerstand gegen die Keuchhusten-Impfung.** Im Unterschied zum Mutterland gilt in den Vereinigten Staaten allerdings die **Impfpflicht.** Aufgrund der intensiven Proteste und Spannungen wurde **1986 das staatliche Impfschadens-Entschädigungsgesetz und 1987 die Impfschadens-Entschädigungszusatzvereinbarungen verabschiedet.** Im Zusammenhang mit dieser Gesetzesinitiative war es unabdingbar, das Risikopotential der Impfungen einzuschätzen. Zu diesem Zwecke wurde das **Institute of Medicine** beauftragt, Stellung zu nehmen. In Bezug auf die **DTP-Impfung** sind folgende, Feststellungen interessant:

1. Es ist **denkbar, dass die DTP-Impfung mit dem Krankheitsbild einer akuten Enzephalopathie, Enzephalitis oder Enzephalomyelitis mit Schock und ungewöhnlichen schockähnlichen Zuständen im Zusammenhang steht.**

2. Die **Hinweise** deuten auf **eine kausale Beziehung zwischen der DTP-Impfung und anaphylaktischem Schock, bzw. zwischen der Keuchhusten-Komponente der DTP-Impfung und anhaltendem, unbeeinflussbarem Weinen und Fieberkrämpfen.** (Howson, 1992)

Der **Keuchhusten-Ganz-Zell-Impfstoff** wird heute nahezu genauso hergestellt wie zur Zeit von Bordett und Gengou. Die **Bakterien werden gezüchtet, dann gewaschen und schließlich durch Hitze und Formaldehyd getötet.** Dieses vergleichsweise rohe Produkt wird ggf. mit Thiomersal und Aluminiumverbindungen sowie mit Diphtherie- und Tetanus-Impfstoffen weiterverarbeitet. **Die Fähigkeit der Bakterien**, insbesondere der Keuchhusten-Bakterie, **unerwartet zu mutieren**, d.h. ihren Charakter zu verändern, **führt dazu, dass** selbst unter den optimierten Methoden der Gegenwart **eine reale Standardisierung nicht möglich ist.** „Der Spezialist für Pertussis-Impfstoff bei der FDA (Federal Drug Association), Charles Manclark, kommentierte dies 1976 so. – „Pertussis-Impfstoff ist einer der am unangenehmsten herzustellenden und zu prüfenden Erzeugnisse. **Z.B. hat Pertussis-Impfstoff eine der höchsten Durchfallsraten aller Produkte, die dem Büro für biologische Produkte zur Prüfung und Freigabe vorgelegt werden. Ungefähr 15 – 20 % aller Einheiten, die die Prüfung des Herstellers bestehen, werden bei uns zurückgewiesen.**" [240] (Coulter / Fisher, 1996, S. 52)

„Dr. Luis Sauer aus Evanston, Illinois, der ein ausgesprochener Befürworter der Massenimpfung war, und seinen eigenen Pertussis-Impfstoff entwickelte, berichtete 1941, dass nur 27 % von 89 Babys, die mit weniger als 3 Monaten geimpft worden waren, auch Antikörper entwickelten. Sauer drängte darauf, die Pertussis-Impfung erst ab einem Alter von 7 Monaten zu beginnen, nachdem er beobachtet hatte, dass die meisten dieser Babys noch nicht die Kraft hatten, eine angemessene Immunität zu entwickeln, wenn sie so früh geimpft worden waren." [241] (Coulter / Fisher, 1996, S. 57) Demgegenüber stand die Erkenntnis der Giftigkeit der verabreichten Substanz. **Trotz der möglichen Gefährdung entschied man sich zur häufigen Wiederholung der Impfungen unter der Bezeichnung „Auffrischungsimpfung",** „die 1938 zuerst aufkam und ab 1940 zur Gewohnheit wurde." [242] (Coulter / Fisher, 1996, S. 58) Man benötigte also viel Impfstoff.

Berichte über teils schwere Schäden nach der Keuchhusten-Impfung häuften sich. Als Beyers und Moll von der Harvard Medical School 1948 einen Artikel veröffentlichten, in dem sie Kinder mit Gehirnschäden nach einer Pertussis-Impfung beschrieben, wurde bereits damals die Notwendigkeit einer Standardisierung der Impfstoffe erkannt. Das war und ist eine schwierige Aufgabe.

Da die Möglichkeit zu Erkenntnis der Giftigkeit z. B. eines Impfstoffes nur begrenzt ist, überlegte man sich: **„Wenn der Impfstoff bei Mäusen eine Immunität hervorrufen kann, ... , dass er genauso wirksam Menschen schützt. Wenn die Mäuse nicht an Gewicht verlieren, nachdem man den Impfstoff in ihre Bauchhöhle gespritzt hat, nimmt man an, dass das Ausmaß an Toxizität**

auch für Kinder verträglich ist." [243] (Coulter / Fisher, 1996, S. 51) Dieses Modell wurde „verfeinert". „Von Kendrick und Pittman wurden die **Mäuse** zuerst mit dem in Frage stehenden Impfstoff **immunisiert**; 2 1/2 Wochen **später** wurde eine **„Reizdosis" Pertussis-Bakterien in ihr Gehirn gespritzt.** Die **Fähigkeit des Impfstoffes, gegen Keuchhusten zu schützen, wurde danach gewertet, wie viele Mäuse an der Reizdosis gestorben waren,** und wie viele überlebt hatten. ... Der Test wurde 1953 abgeändert und enthielt nun Höchst- und Tiefstwerte der Wirksamkeit als zulässige Grenzwerte. Im gleichen Jahr wurde ein Standardimpfstoff festgelegt als Maßstab für alle weiteren Posten des Impfstoffes. **Heute braucht ein einziger Wirksamkeitstest vier Wochen und fünf Proben des Impfstoffes an 350 bis 400 Mäusen.**" [244] (Coulter / Fisher, 1996, S. 54)

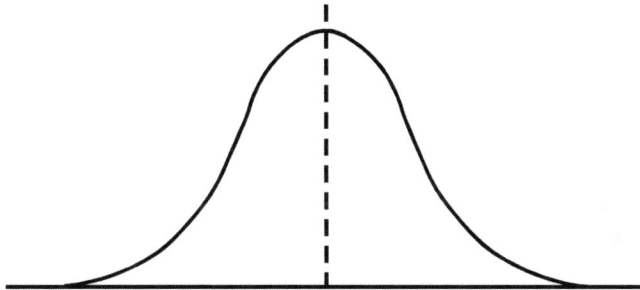

Es ist nur eine Frage der Menge der Substanz bzw. der Intensität des Reizes, und der Empfindlichkeit der Individuen, wie viele, wann, wie heftig erkranken bzw. regieren. Wenige haben keine, einige ganz leichte, viele haben leichte und einige recht schwere unerwünschte Wirkungen; wenige haben sehr schwere unerwünschte Wirkungen – über die Katastrophen schweigt so manche Statistik.

1954 kam die **Salk-Polio-Impfung** auf den Markt, die aus inaktivierten Polioviren, welche auf Affennieren gezüchtet worden waren, bestehen sollte. Der Pharma-Hersteller Parke-Davis entschloss sich zur **Kombination** dieser Substanz in Verbindung **mit Diphtherie-Pertussis-Tetanus** und nannte das Produkt „**Quadrigen**". Dieses wurde vom National Institute of Health NIH (Nationales

Gesundheitsinstitut) im Frühjahr 1959 zum Gebrauch in den Vereinigten Staaten genehmigt. [245] (Coulter / Fisher, 1996, S. 48). 1962 stellt **eine Studie mit dem Parke-Davis Quadrigen-Impfstoff**, die durch Parke-Davis finanziert wurde, und in einem **Krankenhaus für bedürftige Familien** durchgeführt wurde, fest, dass die Pertussis-Antikörper-Reaktion, wie sie durch Aglutinin-Titer gemessen wurde, bei 3 Monate alten Kindern genauso hoch war, wie bei 6 Monate alten. Die Reaktion der 2-Monatigen war niedriger nach der ersten Impfung, jedoch nach der Auffrischungsimpfung der der älteren Babys gleich. Die Autoren dieser Studie schlossen daraus: „Die Chance, die empfohlene Impfserie von Impfungen zu vervollständigen (ist) größer, wenn man im frühesten Kleinkindalter beginnt und sie mit anderen Terminen des Kindes beim Kinderarzt oder in der Klinik koordiniert. Für die meisten Ärzte wäre das Alter von 4-6 Wochen **die angenehmste Zeit**, mit der Impfserie gegen Diphtherie, Tetanus, Pertussis und Polio zu beginnen." [246] (Coulter / Fisher, 1996, S. 59)

Wir werden uns fragen müssen, ob in der **Verführung der Annehmlichkeit** unserer Maßnahmen oder in die **Beachtung der Zerbrechlichkeit des wunderbaren Organismus eines Neugeborenen und Kleinkindes** die Schwerpunkte bei der Entscheidung der Maßnahmen zum **Schutz und** zur **Pflege** des Lebens liegen sollen.

**Während der folgenden Jahre stellte sich heraus, dass „Quadrigen"
besonders starke Reaktionen hervorzurufen vermochte. Es musste 1968 vom
Markt genommen werden** und wurde Gegenstand mehrerer Prozesse gegen Parke-Davis. [247] (Coulter / Fisher, 1996, S. 48)

Atemwegserkrankungen als Impffolge?

Eine Untersuchung an **243 Keuchhusten-geimpften Kindern** im Vergleich mit **203 nicht-geimpften Kindern** ergab, dass **bei den geimpften Kindern die relative Häufigkeit an Asthma zu erkranken etwa fünfmal so hoch ist wie bei den nicht-geimpften.** In einer öffentlichen Diskussion über seine Arbeit stellte Dr. Michael Odent darüber hinaus fest, dass, obwohl **in der Gruppe der nicht-**

geimpften Kinder Keuchhusten-Erkrankungen auftauchten, **diese dennoch allgemein gesünder waren als ihre geimpften Kameraden.** Ganz offensichtlich war dies im Zusammenhang mit HNO-Infektionen: **130 der 243 geimpften Kinder hatten Ohreninfekte.** Bei der **Gruppe der nicht-geimpften Kinder waren es nur 59.** Ebenso deutlich wird es beim Vergleich von Krankenhausaufenthalten. Aus der **Impfgruppe verbrachten 17 Kinder mehr als 5 Tage im Krankenhaus.** Während von den nicht-geimpften Kindern nur 3 in der Klinik behandelt wurden. (Odent, 1994) [248]

1993 wurden 6.335 Keuchhusten-Fälle in den Vereinigten Staaten gemeldet. Das war seit 26 Jahren die größte Epidemie. 74 % der Kinder waren zwischen 19 Monaten und 12 Jahren alt und hatten wenigstens 4 – 5 Dosen der DPT-Vakzine erhalten. 82 % von ihnen waren zwischen 7 und 71 Monaten alt und hatten wenigstens 3 Gaben der DPT-Vakzine erhalten. (Christie, 1994) [249]

Als bekannte Nebenwirkung der **Infanrix-Hib Impfung,** deren Teilbestandteil auch die azelluläre Keuchhustenvakzine ist, weist der Beipackzettel **für bis zu 5.7% der Impflinge das Risiko von Atemwegsinfektionen** aus. Davon ausgehend, dass ein Geburtenjahrgang etwa 1 Mill. zu impfende Kinder umfasse, von denen etwa 50 Gefahr laufen, an einer Hämophilusmeningitis zu sterben, nimmt man also in Kauf, dass bei jeder der vier Wiederholungsimpfungen etwa 57.000 also insgesamt etwa 200.000 Kinder einen Atemwegsinfekt erleiden werden – mit allen möglichen Risiken der akuten Erkrankung und der Chronifizierung z. B. im Sinne einer Infektneigung. Vom Drama für die Mütter, die nicht wissen, warum ihr Kind zwar nicht richtig krank aber auch nicht mehr kerngesund ist, vom stundenlangen Warten bei Ärzten und den ständigen Wegen zur Apotheke sowie von den Kosten, und von den zusätzlichen Gewinnen für die Pharmazeutische Industrie steht dort nichts.

Tetanus – Wundstarrkrampf

S. 222

Klostridium-Tetani ist der Name des Bakteriums, das unter Luftabschluss wächst und dessen **Absonderungen** nach einer Inkubationszeit von 1-14 Tagen den **Wundstarrkrampf,** hervorrufen. Er äußert sich in einer krampfhaften Starre der Muskulatur, die, unbehandelt, bis zum Tode führt. Bei stark blutenden Wunden, die sich selbst reinigen, sind die Patienten deutlich weniger gefährdet als z.B. der Patient, der auf einen Nagel tritt mit seiner tiefen, oft nur wenig blutenden Wunde, in der sich die Tetanus-Bazillen unter Luftabschluss gut entwickeln können. „**Aus Abschürfungsverletzungen (beispielsweise an den Knien bei „wilden" Jungen) entsteht nie ein Tetanus.**" [250] (Buchwald, 1994, S. 84)

„Infektionsquellen sind in erster Linie Erde oder mit Erde behaftete Gegenstände, darüber hinaus können Tetanusspuren auch in Staub, Kleidung, Haaren, Pflaster, etc. nachgewiesen werden. **Soziale und Umweltfaktoren bestimmen die Häufigkeit der Erkrankung.** ... Männer sind häufiger betroffen als Frauen." [251] (Kühn / Schirrmeister, 1982, S. 119) „Die Erkrankungsfrequenz in der Bundesrepublik sank von 1963 mit 109 Erkrankungen und 52 Todesfällen auf 7 Erkrankungen ohne Todesfall an Tetanus im Jahre 1991. **1996 wurden 17 Erkrankungen und 1 Todesfall gemeldet**[11]. Tetanusgefährdet sind besonders Menschen über 50 Jahre!" [252] (Spiess, 1994, S. 168)

Die Impfung gegen Tetanus war **1927 von Ramon und Zöllner entwickelt** worden. Bei der Betrachtung der Zahlen von **Wundstarrkrampferkrankungen in der französischen Armee** kommt S. Delarue zu dem Schluss: „**Von Oktober 1936 bis Juni 1940 waren mehr als 4 Mio. Impfungen durchgeführt worden und die Tetanusrate auf 1.000 Verwundete bei einem Feldzug 1940 genau so hoch wie während des Krieges 1914 – 1918.** Umgekehrt war **in der griechischen Armee, die nicht geimpft worden** war, die Häufigkeit des **Tetanus 7mal so gering wie in der französischen**." [253] (Delarue, 1995, S. 179)

Betrachten wir die **Sterblichkeit an Tetanus in England und Wales** vor dem Ersten Weltkrieg, sehen wir, dass die jährliche Todesrate durch die Erkrankung etwa 7 pro Million der Bevölkerung betrug. Seit dieser Zeit ist die Sterblichkeit durch Tetanus nahezu kontinuierlich gefallen.

---

[11] Hinzufügung durch den Verfasser.

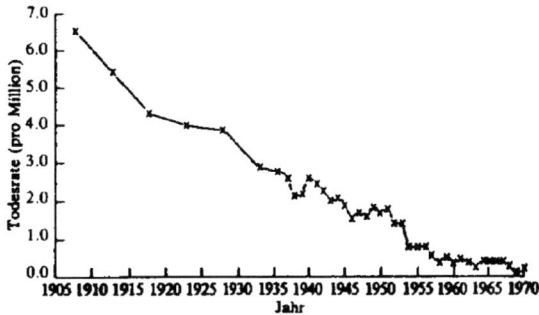

Abbildung 20: Schaubild: Tetanus: mittlere jährliche Todesraten: England und Wales.
McKeown, Th., Die Bedeutung der Medizin, Surkamp-Verlag, Frankfurt, 1982, S. 148

Sehen Sie selbst, ob sich aus der Betrachtung der folgenden Darstellung ergibt, dass das „unfreiwillige Experiment" der Gesundheitsämter in den Jahren 1970 – 1980 einen nachweisbaren Einfluss auf die Häufigkeit von Tetanuserkrankungen und Todesfällen hatte?

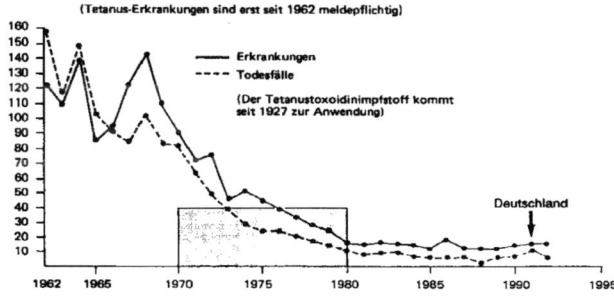

Abbildung 21: Erkrankungen und Todesfälle an Tetanus seit 1962.
Gepunktete Fläche: 9.349.902 von den Gesundheitsämtern durchgeführte Impfungen.
Quelle: Statistisches Bundesamt Wiesbaden, Fachserie 12, Reihe 2
Buchwald, G.: Impfen, das Geschäft mit der Angst, 1994; S. 85

Die Untersuchung der Statistik der Tetanus-Todesfälle ergibt zunehmend eine Angleichung hinsichtlich der Geschlechtsverteilung und lässt insbesondere in den Nachkriegsjahren die Vermutung zu, dass die beim Militär und dort bei Verletzungen vermehrt konsequent geimpften Männer unter heftigeren

Krankheitsverläufen zu leiden haben. „Trotz umfangreicher Impfungen mit dem 1939 eingeführten Wundstarrkrampf-Impfstoff „Tetanol", gab es **von 1959 bis 1978** doch noch **1.784 Tetanus-Todesfälle.**" [254] (Buchwald, 1994, S. 86)

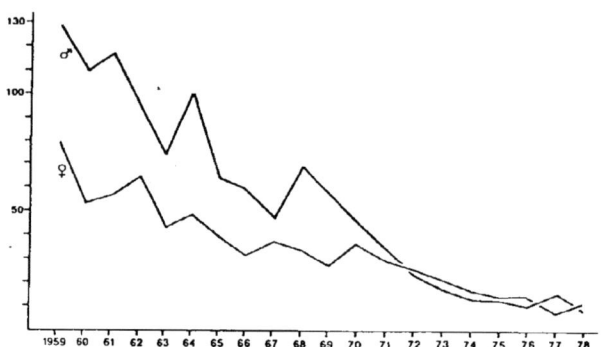

Abbildung 22: Tetanustodesfälle von 1959 bis 1978 (Bundesrepublik Deutschland)
Quelle: Allerdist, H.: Die gelben Hefte 1, S. 26 (1981)

Buchwald, G.: Impfen, das Geschäft mit der Angst, 1994, S. 86

Die Darstellung des Alters, der in den Jahren 1968 – 78 an Tetanus in der Bundesrepublik Deutschland verstorbenen Patienten belegt, dass vorwiegend die älteren Patienten durch den Wundstarrkrampf gefährdet sind.

„**Neun von zehn Patienten sind über 60 Jahre alt.**", heißt es in einem Artikel, der überschrieben ist, „Große Impflücken gibt es vor allem bei Älteren". Nur 60% der Erwachsenen hätten einen ausreichenden Impfschutz gegen Tetanus und nur 20% einen ausreichenden Impfschutz gegen Diphtherie. (Ärzte Zeitung, 1. 10. 98, S.17)

Handelt es sich um eine Frage des Alters mit seinen Problemen oder um eine Frage der Erkrankung. Wenn wir beim statistischen Bundesamt nachfragen, erfahren wir, dass im Jahre 1996 in der BRD 17 Tetanuserkrankungen gemeldet wurden. 1 Patient ist im Zusammenhang mit einem Tetanusinfekt verstorben. Ist also diese Erkrankung schlecht behandelbar?

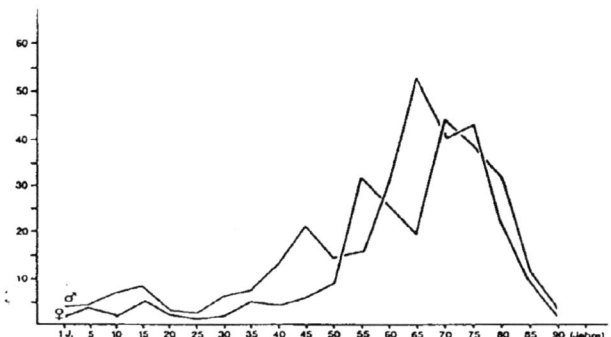

**Abbildung 23: Tetanustodesfälle von 1968 bis 1978, nach Alter und Geschlecht
(Bundesrepublik Deutschland)
Quelle: Allerdist, H.: Die gelben Hefte 1, S. 26 (1981)**

Buchwald, G.: Impfen, das Geschäft mit der Angst, 1994, S. 87

„Allgemeinreaktionen: Bei der Grundimmunisierung sind sie außerordentlich selten. Nach Auffrischimpfungen wurden vereinzelt Exantheme und **hyperallergische Reaktionen** wie Urtikaria und ausnahmsweise sogar **ein Todesfall durch anaphylaktischen Schock, bei Auffrischimpfung 6 1/2 Monate nach zweimaliger Immunisierung** beschrieben. (Regamey 1965). Eine gleichartige Beobachtung wurde nach einer Wiederholungsimpfung bei einer 24-jährigen Frau beschrieben (Staak & Werth, 1973). **Wenn derartige hyperallergische Reaktionen auch selten sind, so mahnen sie doch dazu, überflüssige Impfungen zu vermeiden!**" [255] (Spiess, 1994, S. 173)

Die oft bestrittene, **natürliche Tetanusimmunität,** offenbar **durch die Aufnahme von Tetanussporen** mit dem Mund bei der Aufnahme von verschmutzten Nahrungsmitteln oder durch Belecken von Spielzeug wurde für 20 von 48 Dorfbewohnern **in Mali, also bei 41%** von diesen, beschrieben. Nachweisbare Titer fanden sich bei 89% der Dorfbewohner. (Ehrengut et al, Immun. Infect. 11, 229-232, 1983) **Im Punjab,** Indien, wiesen von 159 Blutproben **96% Serumtetanusantitoxin** auf. (Kielmann et al, Indian J, Med. Res. 66, 906, 1977; Zitat b. Ehrengut). Auch in einer anderen Studie fand man **bei 410 ungeimpften Indern in 80% messbare Tetanusantitoxine.** (Dastur et al, Lancet 2, 219, 1981; Zitat b. Ehrengut)

147

Schluckimpfung ist süß? –

S. 158
S. 162
S. 222

Kinderlähmung ist grausam?

„Atlanta (DPA) – In China sollen mit Hilfe der USA insgesamt 100 Mio. Kinder eine Schluckimpfung gegen Kinderlähmung erhalten. Dies sei wahrscheinlich die größte Impfaktion in der Geschichte der Medizin, erklärten die Experten der USA-Gesundheitsbehörde CDC. Die Kinder sollen am 4. Dezember und 5. Januar geimpft werden. **Die Weltgesundheitsorganisation (WHO) will die Kinderlähmung bis zum Jahr 2000 ausrotten.**" [256] (Münchener Merkur, 30.10.93 in: Buchwald, 1994, S. 231)

Im Lehrbuch für Studierende der Medizin und Ärzte „Innere Medizin" lesen wir über die Polio: „**Die Poliomyelitis** als eine akute, zyklische Infektionskrankheit, die bei der **relativ seltenen schweren Verlaufsform** mit einer **Schädigung des zentralen Nervensystems,** vor allem der motorischen Ganglien des Rückenmarks einhergeht, wodurch schlaffe Muskellähmungen ausgelöst werden. **In der Überzahl der Fälle verläuft die Infektion jedoch klinisch stumm oder in Form einer subklinischen Erkrankung ohne neurologische Symptomatik.** ... Die Inkubationszeit ist nicht genau bekannt, sie liegt wahrscheinlich zwischen 3 – 35 Tagen, im Durchschnitt bei 7 – 14 Tagen. **Bei mehr als 99 % der primär mit Polioviren infizierten Personen treten entweder überhaupt keine Symptome auf** (inapparenter Verlauf, bei 90 – 95 % der Fälle) **oder es kommt zu einer leichten Erkrankung,** die ohne neurologische Symptomatik einhergeht (Abortierpoliomyelitis, 4 – 9 % der Fälle). Nur **bei etwa 1 % der Infektionen folgt dieser abortiven Phase eine schwere Erkrankung mit Beteiligung des zentralen Nervensystems.**" [257] (Kühn / Schirrmeister, 1982, S. 32 ff.)

Im Lehrbuch der Kinderheilkunde lesen wir, dass in den Tropen**, wo die Erkrankung nicht oder kaum in Erscheinung tritt,** schon im Alter von 2 Jahren etwa 90% der Kinder den Polioinfekt unbemerkt absolviert haben. [258] (Wiskott, et al., 1977, S. 17.22)

Dennoch wird die Angst vor einer Polioerkrankung genutzt, um auch weniger gewünschte Impfungen durchführen zu können. [259] (Hennessen, et al., 1959, S. 3)

Zur Poliomyelitisimpfung, über Slow-Virus
Erkrankungen und BSE

Durch ihre auffälligen, teils schweren Folgen war neben der Geschichte der Pocken die Polio, Kinderlähmung, im allgemeinen Bewusstsein. Nach Forschungen an Mäusen, Meerschweinchen, Kaninchen, Katzen und Hunden [260] (Buchwald, 1994, S.90) entwickelte **Jonas Salk** ein Verfahren, mit dem es gelang, **auf Affennierengewebe Polioviren** als Ausgangssubstanz zur Impfstoffherstellung zu züchten. Als nach vielen Versuchen klar war, dass Rhesusaffen für dieses „Verfahren" am besten geeignet waren, führte das beinahe zur Ausrottung dieser Spezies in Indien, bis die indische Regierung die Ausfuhr der Tiere verbot. [261] (Buchwald, 1994, S. 90)

1954 wurde der Todimpfstoff nach Salk gegen Polio verkaufsfertig. Ein anderer Forscher, **Hilary Kobrowski, hatte 1946 in den Lederle Laboratories mit den Arbeiten an einer Polio-Lebendvakzine begonnen**. [262] (Buchwald, 1994, S. 90) „Seit **1957** züchtete auch Herr Kobrowski seinen Impfstoff auf Affennieren. Im gleichen Jahr **führte er den ersten Test in Belgisch-Kongo durch**. Mehr als 240.000 Menschen wurden geimpft. 1958 wurden in Leopoldville (jetzt Kinshasa/Zaire) 75.000 Kinder mit dem von Kobrowski entwickelten, auf Affennieren gezüchteten Impfstoff geimpft." [263] (Buchwald, 1994, S. 90) Bereits 1955 hatten Haas et al. darauf hingewiesen: „Ob in einer Probe des zu untersuchenden Materials noch vermehrungsfähige Keime vorhanden sind, ... im Falle eines Virus, speziell des Poliomyelitis-Virus, setzt die Anwendung recht umständliche und kostspielige Verfahren voraus. Man kann das nur durch eine Verimpfung auf Gewebekulturen und Affen ermitteln." [264] (Haas, et al., 1955, S. 8) **1959 wird bekannt, dass ein bis dahin unbekanntes Virus die Kobrowskische Polio-Vakzine verunreinigt hatte, und dieselbe wurde eingefroren.** 1960 wurde festgestellt, dass das **in 70 % der Nierenkulturen von Rhesusaffen** vorkommende **Virus**, das für die Affen offensichtlich harmlos ist, wenn es neugeborenen, **jungen Hamstern verabreicht** wird, **bösartige, krebsige Geschwülste, sogenannte Fibrosarkome hervorrufen kann**. Da es das 40. Virus war, das aus Affennieren gezüchtet werden konnte, erhielt es den Namen SV-40 („S"- lateinisch: simia = Affe und „V" = virus). [265] (Buchwald, 1994, S. 91) **„Es hat sich später herausgestellt,** dass das Simian-40-Virus zu den sogenannten Slow-Virus-Arten gehört, die eine Latenzzeit (das ist die Zeit vom Beginn der Infektion bis zum Ausbrechen der Erkrankung[12]) von ca. 30 Jahren haben." [266] (Buchwald, 1994, S. 171)

1981 erschien ein Artikel, in dem gezeigt wird, „dass bei **ungefähr 25 % der menschlichen Gehirntumoren** zwar **nicht die ursprüngliche Form des SV-40, aber** dafür **eine besondere, davon abgeleitete Form gefunden** wird." [267] (Krieg, et al., 1981, in: Delarue, F.u.S., 1990, S. 83)

„**Ein mutiertes SV-40** wurde **in einem durch Formaldehyd inaktivierten Präparat eines Adenovirus-7-Stammes** gefunden, der als nicht krebserzeugend galt und 5 Jahre lang in vitro **auf Nierengewebe von Rhesusaffen kultiviert** worden war. Dieses Präparat wurde 5 Jahre lang von der amerikanischen Armee zur Immunisierung der Rekruten **gegen Infektionen der Atemwege** eingesetzt, die durch das Adenovirus-7 ausgelöst werden. Als SV-40 in diesem Impfstoff festgestellt wurde, hat man es durch Absorption mit spezifischen Antikörpern eliminiert und das Adenovirus wurde weiter auf Nierengewebe der grünen Meerkatze kultiviert. Einige Zeit **später wurde entdeckt, dass das Adenovirus-7 beim Hamster Tumoren erzeugt, die dieselben histologischen antigenen Merkmale aufweisen, wie die vom SV-40 hervorgerufenen Tumoren.** Diese unerwarteten Ergebnisse führten zu folgender Erklärung: **Aufgrund der Tatsache, dass sich diese beiden Viren jahrelang gemeinsam reproduziert haben, hat sich im selben Milieu ein drittes, hybrides Virus mit der Hülle des Adenovirus-7 und dem Genom des SV-40 gebildet.**" [268] (Raynals, 1965, in: Delarue, F.u.S., 1990, S. 84ff.)

„Es konnte ganz eindeutig festgestellt werden, dass es Fälle gibt, bei denen **einzelne Viren zweifach infiziert** sind, und zwar mit SV-40 und Rötelnviren, SV-40 und REO-Viren, sowie SV-40 und einem tollwutverwandten Virus." [269] (Hsiung, 1968, in: Delarue, F.u.S., 1990, S. 87)

Die jüngere Forschung hat ergeben, dass selbst kleinste Eiweißpartikel infektiöse Informationen übertragen könnten und hat diese mit dem Begriff **Prionen** bezeichnet. Die Abkürzung stammt aus dem Englischen und bedeutet: Proteinartige infektiöse Partikel. Man hält sie derzeit für die kleinsten infektiösen Partikel mit

---

[12] Kommentar vom Verfasser.

einem Molekulargewicht von maximal 50.000 und einem Durchmesser von 4 - 6 nm. Da eine Eiweißdenaturierung zur Aufhebung der Ansteckungsfähigkeit führt, müssen sie von Eiweißnatur sein. Ob sie auch eine sehr kleine Nukleinsäure-sequenz enthalten, ist Gegenstand der Diskussion. **„Sie sind extrem resistent gegen Nukleasen, Ultraviolettstrahlung und Substanzen, die erfahrungs-gemäß zur Inaktivierung der Nukleinsäuren der meisten Virusarten führen.** Prionen spielen möglicherweise eine ursächliche Rolle bei der Scrapie, einer ZNS-Erkrankung des Schafs, beim Kuru, bei der Creutzfeldt-Jakob-Krankheit, der Alzheimer-Krankheit, dem Parkinson-Syndrom, der amyotrophischen Lateralsklerose, beim Diabetes mellitus, bei rheumatoider Arthritis, beim Erythematodes viszeralis und bei bestimmten Neoplasien." [270] (Pschyrembel, 1986, S. 1358)

Viren, die im Organismus verbleiben und nur noch **unter bestimmten Bedingungen Erkrankungen auslösen**, man denke an die **Gürtelrose** des Menschen, die ein Wiederausbrechen der ursprünglichen Windpocken-Krankheit ist oder an die wiederkehrenden Schübe einer **Herpes-Erkrankung** an den verschiedensten Stellen des Körpers, **können evtl. beim Überschreiten der Artenschranke in einem Fremdorganismus völlig andere Reaktionen auslösen als in dem Organismus, von dem sie ursprünglich stammten**.

Der gleiche Mechanismus kann wirksam werden, wenn ein Virus, dessen gewöhnlicher „Lebensraum" auf ein bestimmtes Organ oder Organsystem beschränkt ist, über artfremde Wege dem Körper erneut beigebracht wird. Dies ist z.B. der Fall bei der Kuru-Krankheit der Papuas, einem Volksstamm in Neuguinea, die nach einer Inkubationszeit von 18 – 30 Jahren in Form der subakuten spongioformen Virusenzephalopathie auftritt und als Folge des rituellen Kannibalismus aufgefasst wird. „Bei den Papuas bestand die Sitte, die Gehirne der Verstorbenen zu essen." [271] Buchwald (1994, S. 173), [272] Pschyrembel (1986, S. 1559)

„Die gleiche Ursache hat die BSE der Tiere. Insbesondere **Rinder wurden** aus rein kommerziellen Gründen **zu einem nicht artgemäßen Fressverhalten gezwungen.** Sie erhielten als sogenannte „Mastnahrung" Eiweißpräparate, die aus den Körpern von Tieren gewonnen wurden, welche für den menschlichen Verzehr nicht geeignet waren. **Rinder sind aber Pflanzenfresser, sie wurden so**

künstlich zum Fleischfresser gemacht. Das Ergebnis war die bovine spongiforme Enzephalopathie." (BSE) [273] (Buchwald, 1994, S. 173)

Eine bis dahin unbekannte Gehirnkrankung wurde möglich. **1985 wurde der erste BSE Fall in Großbritannien** beschrieben.

Welche Wirkung dieses Virus im menschlichen Organismus entfalten wird und nach welcher Zeit sich diese Wirkung offenbaren wird, ist gegenwärtig noch unklar. Als gesicherte **Übertragung auf den Menschen** gelten nur Fälle der neuen **Creutzfeld-Jakob-Krankheit (vCJK)**, die zuerst am **21. 5. 1995** ebenfalls **in Großbritannien** beschrieben wurde.

Im Dezember 1997 stand fest, dass **nicht nur das ZNS und das Auge, sondern auch Knochenmark und bestimmte Nervengewebe von BSE-infizierten Rindern infektiöses Material** enthalten. Tierversuche haben ergeben, dass die dorsalen Spinalganglien vom Rind 32 Monate nach der Infektion mit dem BSE-Erreger infektiös sein können, während sich 26 Monate nach der Infektion noch keine Infektiosität nachweisen ließ. Das führte dazu, dass die Londoner Regierung jetzt alle in Frage kommenden Produkte von Tieren, die älter als 5 Monate sind, verboten hat. **Nach offiziellen Angaben waren im Jahr 1997 rund 2,2 Mio. Rinder in England zu schlachten.** Bis zum Dezember 1997 sind 2.870 BSE-Fälle gemeldet worden. [274] (Ärzte Zeitung Nr. 222, S. 1 u. 2) Das hatte nicht nur drastische Folgen für den Rindfleischmarkt in England und auf der ganzen Welt, sondern auch für die Arzneimittelindustrie. **Die Kommissionsentscheidung 97/534/EC verbietet mit Wirkung vom 1. Januar 1998 die Verwendung bestimmter Risikomaterialien, die mit dem BSE-Erreger kontaminiert sein könnten und damit potentiell den BSE-Erreger auf den Menschen übertragen könnten, bei der Medikamentenherstellung.** Zu diesen specified risk materials (SRM) zählen Hirn, Rückenmark, Auge und Tonsillen von Rindern, Schafen und Ziegen, die älter als 12 Monate sind, und die Milz von Schafen und Ziegen, egal welchen Alters. Auch die daraus gewonnenen Zwischen- und Endprodukte wie Talg und Gelatine fallen unter das Verbot. **Das aber betrifft dann praktisch jede Medikamentenkapsel, die aus Gelatine hergestellt ist sowie Bindemittel und Trägersubstanzen, die z.B. beim Pressen von Tabletten Verwendung finden.** Auch bei der Herstellung von Kosmetika und Nahrungsmitteln dürfen diese

Materialien nicht mehr Verwendung finden. [275] (Ärzte Zeitung Nr. 210, S. 2) Diese Entscheidung führte sofort zur Reaktion der Interessenverbände. Die Arzneimittelhersteller forderten eine Übergangsperiode von wenigstens 18 Monaten. Am 7. Dezember 1997 ließ die EU-Kommission durch einen Sprecher ankündigen, dass sie das geplante Verarbeitungsverbot um 3 Monate auf den 1. April 1998 verschoben habe. [276] (Ärzte Zeitung Nr. 223, 1997, S. 1 u. 2) **Im Februar 1998 entschied der Eu-Regelungsausschuss, dass Knochen von Rindern, die aus Gebieten mit einem hohen BSE-Risiko stammen, nicht mehr für die Herstellung von Gelatine verwendet werden dürfen.** Bei Rindern aus Gebieten mit geringer Gefahr für das Auftreten der Rinderseuche sollte die Knochen gründlich von BSE-Risikomaterialien wie Hirn und Rückenmark gereinigt werden, bevor sie in die Gelatine-Produktion gehen. [277] (Ärzte Zeitung, 25.02.98)

Ob diese Maßnahme industrie- oder menschenfreundlich ist, wird die Zukunft zeigen. Es gibt Hinweise darauf, dass infektiöse Prionen sich in Tieren halten können, die bisher als resistent angesehen wurden. **Bisher galt Geflügel und galten Schweine als ungefährdet. Daher ist in Deutschland das Verfüttern von Tiermehl aus Wiederkäuern an Schweine und Geflügel erlaubt.** Auch spezielle Mäuserassen galten als resistent. Im Tierversuch ist es nun gelungen, durch Verfüttern von infiziertem Material, im Gehirn sowie in der Milz dieser Mäuse „Hamster-Prionen" nachzuweisen. „Die Tiere entwickelten tatsächlich bis ins hohe Alter keine Symptome (Nature 392, 1998, 770). „Trotzdem entdeckten wir im Gehirn und in der Milz dieser Mäuse Hamster-Prionen", berichten die Forscher. „Die haben wir wiederum auf Hamster übertragen – und alle diese Hamster sind erkrankt!" **Die Prionen waren also, nachdem sie sich monatelang in Mäusen gehalten hatten, die als resistent galten und die klinisch nicht erkrankt sind, noch infektiös für empfängliche Tiere.** „Dieses unerwartete Ergebnis" erläuterten Race und Chesebro, „ist besonders beunruhigend, weil es bedeutet, dass **BSE-Erreger unter Umständen auch in scheinbar resistenten Haustieren wie Geflügel** überdauern können." Daher sollte jetzt unbedingt das Verfüttern von Wiederkäuer-Tiermehl an alle Tiere verboten werden." [278] (Ärzte Zeitung Nr. 76, S. 1)

Hätte der Wissenschaftliche Lenkungsausschuss (WLA) nicht **am 14. 4. 2000** nicht eine neue Empfehlung abgegeben, wäre **der alte Kommissions-Entscheid in Kraft treten. (Amtsblatt L 358 vom 31.12.1998, S. 0113; 398 D 0745.)** Das hätte dazu geführt, dass etwa 80 % der Arzneimittel hätten vom Markt genommen werden müssen, da nahezu alle oral einzunehmenden Medikamente Rindertalg oder Rindergelatine enthalten. Während **der Original-Entscheid** der Kommission formuliert, dass **nicht nur die Risikogewebe zur Verarbeitung verboten** werden sollen, **sondern auch alle aus ihnen gewonnenen Zwischen- und Endprodukte**, wie etwa Talg und Gelatine wird nun formuliert, dass das Risiko von Fleisch am Knochen unerheblich sei, wenn die Knochen nicht von der Wirbelsäule oder dem Schädel stammten. **(Amtsblatt L158/76 vom 29. Juni 2000, K(2000) 1735; 2000/418/EG, (3))**

Während wir wissen, wie leicht einzelne Erkrankungen durch Blut und Blutprodukte übertragbar sind – sollte es da genügen, einzelne Organe zu entfernen, während der ganze Leib des Schlachttieres vom gleichen Blut durchströmt ist? **Ist die obige Empfehlung wohl mehr von Wirtschaftlichkeitserwägungen oder von Menschenliebe inspiriert?**

Der erste BSE Fall wurde **in Deutschland am 24. 11. 2000** beschrieben. **Bis zum Jahresende gab es 7** bestätigte BSE Fälle, **2001 waren es 125.** Vom Beginn des Jahres **2001 bis zum März 2002** wurden **3.332.052 Rinder gesund geschlachtet! Bei 48 der** vermeintlich gesund geschlachteten **Tiere war der BSE-Nachweis positiv.**

Es gibt Stimmen, die die reale Existenz vieler Viren sowie des Aids-Virus wie auch der BSE in Frage stellen und von einer sinnlosen Tötung der Rinder sprechen. Die Zukunft wird uns mehr und mehr Material finden lassen, darüber zu entscheiden.

Bedingt durch die Herstellungsverfahren, das schließt auch die Gentechnik mit ein, kann derzeit nicht ausgeschlossen werden, dass Slow-Virus-Infektionen und infektiöse Eiweißpartikel, Prionen, einzelne Impfstoffe kontaminieren und so zu einer erheblichen Gesundheitsgefährdung aller Geimpften werden. Hat diese Erkenntnis keine Folgen, wird das jeweils eine schicksalhafte Entscheidung sein.

Zur Wirksamkeit verschiedener Vakzinen

Pertussis und Polio

Besonders **die Keuchhusten-Impfung war für ihre unerwünschten Wirkungen bekannt**. Hohe Durchimpfungsraten ließen sich damit in Deutschland und in vielen anderen Ländern nicht erreichen. Aus dem weiter vorne Beschriebenen wird verständlich, warum es so **schwierig** ist, im Einklang mit den gängigen Impftheorien, **eine wirksame Keuchhustenvakzine zu produzieren, die die Antikörperbildung anregen aber ungiftig sein soll**. Heute sind bereits neun unterschiedliche Giftstoffe, die in Zusammenhang mit Bordetella pertussis beobachtet werden, bekannt.

Mit Verbesserung der Techniken war klar, dass man versuchen wollte, zellfreie, antigene Präparate herzustellen, die nur einzelne Komponenten enthalten sollten und dennoch gegen Infektion und Erkrankung wirksam wären. Diese Bemühungen sind immer noch im Gange. **Die verschiedenen Präparate sind von unterschiedlicher Zusammensetzung und Wirksamkeit**. Das erste Land, das eine solche Vakzine in die allgemeine Nutzung übernahm, war Japan. Nachdem dort seit 1981 Erfahrungen gesammelt wurden, stellte sich bald heraus, dass **die azellulären Keuchhusten-Impfstoffe weniger unerwünschte Nebenwirkungen** hatten als **die Ganzzell-Vakzine, deren geschätzte Wirksamkeit mit Werten zwischen 40 und 90 %** angegeben wird.

Weil in Schweden trotz der Anwendung der Ganzzell-Vakzine seit den frühen 70er Jahren die Häufigkeit der Keuchhusten-Erkrankung anstieg, obwohl Durchimpfungsraten von 90 % erreicht worden waren, wurde der Gebrauch des Impfstoffes 1979 eingestellt. 1986 wurden dann zwei japanische, azelluläre Keuchhusten-Vakzine untersucht. 1.419 Kinder erhielten einen 2-Komponenten-Impfstoff und 1.428 Kinder einen Pertussis-Toxin-enthaltenden Impfstoff, während 954 Kinder ein Placebo erhielten.

Es ergab sich, dass die azellulären Impfstoffe bei weniger unerwünschten Wirkungen eine bessere Schutzrate aufweisen konnten. Doch: **Während der 19-monatigen Follow-up-Phase des Versuchs sind 5 Patienten der Impfstoffgruppe verstorben, während in der Placebogruppe kein Kind verstorben ist**. [280] (Ad Hoc Group, 1988)

1994 wurde **im Raum Göteborg eine zweite Studie** unternommen, in der eine andere Pertussis-Vakzine als Dreifach-Impfung mit Diphtherie- und Tetanus-Toxoid im Vergleich zu Diphtherie- und Tetanus-Toxoid allein untersucht wurde. 1.724 Kinder erhielten die Dreifach-Impfung DTP und 1.726 Kinder erhielten nur DT-Toxoid. Zwei Kinder hatten innerhalb von 18 Stunden nach der dritten Dosis der Dreifach-Impfung, begleitend zu einem Infekt der oberen Luftwege, Fieberkrämpfe. **Ein Kind der DPT-Gruppe starb mit der Diagnose einer Pneumokokken-Endokarditis. Aus der „Placebo-Gruppe", die nur die DT-Toxoid-Impfung erhalten hatte, starb kein Kind.** [281] (Trollfors et al. 1995)

In der Zeit **zwischen Oktober 1992 und September 1994 wurde in sechs Gegenden Deutschlands ebenfalls eine Studie zur Wirksamkeit von azellulären Keuchhusten-Impfstoffen durchgeführt.** Nachdem 22.505 Kinder mit einer azellulären DTP-Vakzine geimpft worden waren, wurde begleitend beobachtet, wie häufig diese im Vergleich zu ausschließlich DT-Toxoid-geimpften Kindern nach intensivem häuslichen Kontakt zu einem Patienten mit typischem Keuchhusten selber an Keuchhusten erkrankten. Es ergab sich eine Schutzrate von 88,7%. [282] (Schmitt, et al., 1996)

Die Veröffentlichung über **diese Studie, die die erste Zulassung einer azellulären Keuchhusten-Vakzine außerhalb Japans begründete, enthält zwar viele Angaben über die statistische Bewertung der Wirksamkeit, lässt jedoch die Frage nach dem Nebenwirkungsprofil und den möglichen Spätfolgen völlig unbeantwortet.**

Von **September 1992 bis September 1993 wurden in Italien 15.601 Kinder zum Test zweier azellulärer Impfstoffe im Vergleich mit einem Ganzzell-Impfstoff jeweils als Dreifach-Impfung und diese im Vergleich zur DT-Toxoid-Impfung herangezogen.** 769 Kinder, das sind **4,9 %, erhielten aus unterschiedlichen Gründen nicht alle drei beabsichtigten Impfungen.** Wieder ergab sich, dass die Ganzzell-Vakzine bei geringerer Wirksamkeit vermehrt unerwünschte Wirkungen verursachte. Es zeigte sich die **Tendenz, dass die Heftigkeit der Nebenwirkungen von Impfung zu Impfung zunahm.**

Aus der Gruppe, die mit der DTP-Ganzzell-Vakzine der Connaught-Laboratories (Swiftwater, Pa) geimpft worden war - dieselbe Vakzine fand beim Versuch in Schweden Verwendung - erlitten drei Kinder einen bzw. mehrere Anfälle, d.h. zentralvenöse Komplikationen, 3 zu 13.630. In der azellulären DTP-

Vakzinegruppe, die das Präparat von Smith Kline Beecham erhalten hatte, wurde ein Anfall gemeldet; d.h. dass die Häufigkeit dieser zerebralen Nebenwirkung zunächst mit 1 : 13.761 angegeben werden muss. [283] (Greco, 1996)

Tabelle 2b

Wirksamkeitsdaten aus neueren klinischen Studien mit verschiedenen DTPa-Impfstoffen

Ort	Design	Impfzeit-punkt (Monate)	Impf-stoff laut Tabelle 2a	Kompo-nenten	(%) Vakzine Wirksamk.	95 % Konfidenz Intervall
Mainz	prospektive geblindete Haushalts-Kontakt-studie	3,4,5	A)	DTPa-3 DTPg	88 97	76 - 94 82 - 99
Göteborg	doppelblind, randomisiert	3,5,12	B)	DTPa-1	71[1]	63 - 78
Stockholm	doppelblind, randomisiert	2,4,6	C) D)	DTPa-2 DTPa-5 DTPg	58 85 48	46 - 64 79 - 88 36 - 57
Rom	doppelblind, randomisiert	2,4,6	A) E)	DTPa-3 DTParec PT-3 DTPg	84 84 36	76 - 89 76 - 90 14 - 52
München	Fall-Kontroll-Studie	2,4,6	F)	DTPa-2 DTPg	80[2] 93[3] 95[2] 96[3]	63 - 89 63 - 99 81 - 99 71 - 100
Senegal	doppelblind, randomisiert und kombiniert mit einer Haushalts-Kontakt-Studie	2,4,6	G)	DTPa-2 DTPg	85 96	71 - 93 87 - 99
Erlangen	doppelblind, randomisiert mit offenem DT-Arm	2,4,6	H)	DTPa. T-Typ DTPg	80 89	75 - 84 85 - 91

1)   55 % (95% DI 12-78 %) im ersten Lebensjahr, zwischen zweiter und dritter Dosis
2)   Jeglicher Husten für wenigstens 21 Tage plus positive Kultur
3)   Kultur-positive Fälle mit wenigstens 21 Tagen anfallsweisem Husten
DTPa = Diphtherie, Tetanus und azelluläre Pertussis-Vakzine
DTPg = Diphtherie, Tetanus und Pertussis-Ganzkeim-Vakzine
DTPa-1 = DTPa-Vakzine mit PT als einziger Pertussis-Komponente
DTPa-2 = DTPa-Vakzine mit zwei Pertussis-Komponenten, PT und FHA
DTPa-3 = DTPa-Vakzine mit drei Pertussis-Komponenten, PT, FHA und PRN
DTPa-5 = DTPa-Vakzine mit fünf Pertussis-Komponenten, PT,FHA, PRN und Agglutinogene 2,3
DTParecPT-3 = DTPa-Vakzine mit drei Pertussis-Komponenten, wobei PT gentechnisch hergestellt wurde.

Entnommen aus: Deutsches Ärzteblatt 1996; 93: A-3270-3276, Heft 49

Die obige Tabelle, die einer Übersichtsarbeit entnommen ist, macht die **große Schwankungsbreite der Wirksamkeit** bei unterschiedlichen Impfstoffzusammensetzungen, die allerdings auch in unterschiedlichen Populationen zur Anwendung kamen, deutlich. Deutlich ist die **sehr schlechte Wirksamkeit der Ganzzell-Vakzine in der italienischen sowie in der schwedischen Studie**.

Hinsichtlich der Frage, ob das Impfkonzept von einem geeigneten und zumutbaren „Werkzeug" zur Beseitigung eines möglichen Erkrankungsrisikos ausgeht, müssen die angegebenen Zahlen für die „Wirksamkeit" sehr zu denken geben.

An dieser Stelle sei auch noch einmal an die Veröffentlichung von Dr. Michael Odent (1984) erinnert. Auf den Zusammenhang zwischen Impfung und Asthma blickend fand er, **dass von 243 geimpften Kindern 26 die Diagnose Asthma führten. Von 203 nichtgeimpften Kindern waren es nur 4. Von 91 Patienten, die überhaupt nicht geimpft worden waren, war einer Asthmatiker**. Von den 112 Patienten, die zwar andere Impfungen erhalten hatten, jedoch nicht die Keuchhusten-Impfung, waren 3 Asthmatiker. [284] (Odent, 1994)

S. 148
↑
⌐
↓
S. 162
S. 222

Polio

S. 162
S. 222

Am **21. 6. 2002** hat die WHO den **europäischen Kontinent** nach **Amerika** und **Australien** zur **dritten poliofreien** Region erklärt, nachdem **seit drei Jahren in keinem der 51 europäischen Staaten Fälle von Polio** aufgetreten sind. (Ärzte Zeitung, 24. 6. 2002, S. 1)

Im Folgenden finden Sie die grafische Darstellung der Todesfälle an Poliomyelitis seit 1949 und die Entwicklung der Erkrankungshäufigkeit seit 1950, wie sie von Dr. Buchwald [285] (Buchwald, 1994, S. 91 ff.) anhand der Zahlen des Statistischen Bundesamtes Wiesbaden und der im Bundesgesundheitsblatt veröffentlichten Zahlen zusammengestellt wurden.

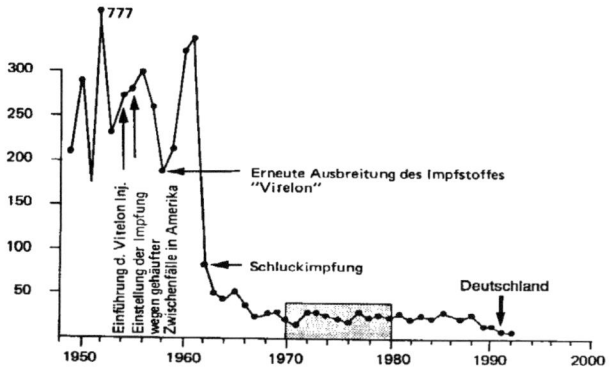

Abbildung 24: Todesfälle an Poliomyelitis seit 1949
Quelle: Statistisches Bundesamt Wiesbaden Gruppe VII D

Buchwald, G.: Impfen, das Geschäft mit der Angst, 1994, S.91

Nach Einführung der Virelon-Impfung 1954 kommt es zu einem Ansteigen der Todesfälle. 1955 wurden die Impfungen wegen gehäufter Zwischenfälle in den USA eingestellt. Erneuten Massenimpfungen, die 1958 vorgenommen wurden, folgt wiederum ein Anstieg der Todesfälle bis 1960. Danach kommt es zu einem deutlichen Rückgang der Todesfälle.

Als 1961 der Sabin-Impfstoff in den Vereinigten Staaten lizenziert und weltweit als Schluckimpfung zur Verfügung gestellt wird, war es bereits durch die verbesserte allgemeine Gesundheit infolge der hygienischen und sozioökonomischen Verbesserungen, wie bei anderen Krankheiten, z.B. bei den Pocken und der Diphtherie, zu einem deutlichen Rückgang der Erkrankungen und Todesfälle gekommen.

Auf der Grafik der Todesfälle finden sie den Zeitraum der Massenimpfungen durch die Gesundheitsämter wieder grau unterlegt. Hatten diese Impfungen eine positive Auswirkung auf die Todesfallstatistik?

Zwei Ausbrüche von Poliomyelitis gab es 1974 und 1976 in einer zu 90 % durchgeimpften Bevölkerungsgruppe im **Ghaza-Streifen**. Bei diesen Epidemien hatten **34 % bzw. 50 % der erkrankten Kinder 3 – 4 Dosen des Impfstoffes**

erhalten. Die Häufigkeit des Auftretens der Erkrankungen betrug 18 auf 100.000. [286] (Lasch, et al., 1986, S. 137-43)

Stellt dies die Wirksamkeit der Vakzine sowie die Notwendigkeit des Impfens unter bestimmten Bedingungen nicht in Frage?

Einen ganz ähnlichen Verlauf wie in Deutschland nahm die Zahl der **Poliomyelitis-Erkrankungen in Frankreich.** Die Einzelheiten wurden von Delarue [287] (Delarue, 1995, S. 127 ff.) grafisch dargestellt. **1956**, als der Impfstoff freigegeben wurde, waren **1.150 Kinderlähmungsfälle** gezählt worden. **Schon im Jahr nach der Anwendung waren 4.109 Fälle gemeldet**. In den folgenden Jahren kam es dann zum langsamen Rückgang der Fälle von Kinderlähmung. Erst 6 Jahre nach Einführung der Impfung lagen die Erkrankungszahlen wieder niedriger als vor Beginn der Maßnahme.

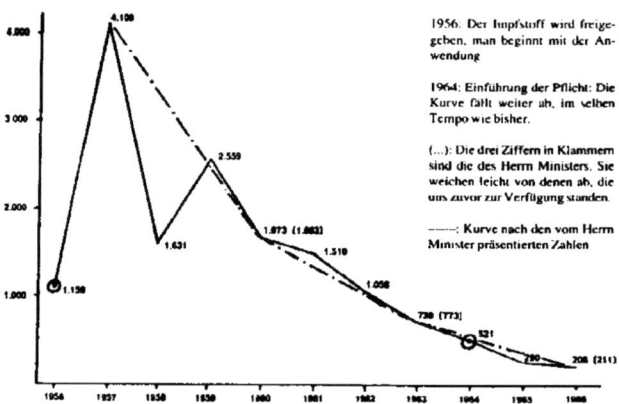

Abbildung 25: Verlauf der Fälle von Kinderlähmung seit Einführung der Impfung in Frankreich. (1956 – 1966)

Delarue, S.: Impfschutz, Irrtum oder Lüge, München, 2.Aufl., 1995, S. 129

In **Rio de Janeiro** gab es **vor Einführung der Impfung etwa 80 Poliofälle pro Jahr**, die **vorwiegend als gutartige Krankheit in Form von Katarrh, Grippe**

oder Angina verliefen. Seit 1956 hatte man begonnen, mit dem Salk-Impfstoff zu impfen. Im Jahr 1961 wechselte man zu der Vakzine von Sabin. Bis 1965 stieg die Zahl **der Fälle auf über 700,** wobei diesmal zahlreiche Fälle mit Lähmungen der Atemwege auftraten. „Die Öffentlichkeit und die Behörden erregten sich so sehr darüber, dass sie Dr. Sabin herbeizitierten. Aber seine beschwichtigenden Worte konnten nicht verhindern, dass die Zahl der Poliofälle auf 1.200 anstieg." [288] (Delarue, 1995, S. 143)

Vor 1964 war in Madeira die Kinderlähmung praktisch unbekannt. Dennoch wurde auch hier mit Impfen begonnen. Bei **40.000 Kindern wurde 1966 die Schluckimpfung mit dem Sabin-Impfstoff durchgeführt.** Im Laufe der folgenden Jahre wurden die Impfprogramme weitergeführt. Zwischen dem 10.03. und dem 01.08. **1972 kam es dann zum Ausbruch einer Polioepidemie**, bei der 81 Patienten stationär behandelt werden mussten, von denen 12 starben. **Von den 12 Toten waren 4 geimpft worden. Die Reaktion der Behörden auf die Vorfälle war die Entscheidung: „... ab Juni bei 93.000 Kindern eine Schluckimpfung mit dem Sabin-Impfstoff durchzuführen."** [289] (Delarue, 1995, S. 144)

Für die heutige Situation in den Entwicklungsländern gilt, dass **nur noch wenige paralytische Erkrankungen bei Kindern als klassische Kinderlähmung gesehen werden** (endemische Poliomyelitis). **Im Alter von 4 Jahren sind in den dichtbevölkerten tropischen Gebieten fast alle Kinder immun.** [290] (Spiess, 1994, S. 186 ff.)

Prof. Greenberg (Universität von North Carolina) hat offengelegt, wie die **WHO zur besseren Illustration und Verdeutlichung der Wirksamkeit des Salk-Impfstoffes die Statistik manipuliert** hat. Während **vor Einführung der Impfung** all die **als an Polio erkrankt** galten, die einmal untersucht worden waren und **nach 24 Stunden noch die klassischen Symptome aufwiesen**, wurden **nach 1957 nur noch die Patienten** als **an Poliomyelitis erkrankt** betrachtet, deren **Lähmungserscheinungen wenigstens 60 Tage angehalten** hatten. [291] (Delarue, 1995, S. 147 ff.)

Das Ende der Schluckimpfung ist ausgerufen

Über Wochen begannen sich die Pressemeldungen zum Thema der Polio-Schluckimpfung zu häufen, die die Tatsache verbreiten, dass es **bei einer von 750.000 Schluckimpfungen** zur **Auslösung einer Polio-Erkrankung** kommt, und dass mit **Kontaktinfektionen im Umfeld der Geimpften von 1 : 11 Mio.** gerechnet werden muss. (Koch, 1997) [292]

Von 1964 bis 1995 ließen sich als Folge der Schluckimpfung **46 Fälle mit Vakzine-assoziierter Poliomyelitis** ermitteln. Davon wurden **27 als paralytische und 8 als aparalytische Vakzine-assoziierte Poliomyelitis-Infektionen bei Impflingen** eingeordnet. **11 Fälle galten als paralytische Kontakt-Poliomyelitis.** [293] (Ärzte Zeitung Nr. 226, S. 12)

Nach Angaben von Prof. Schneeweis sind in Deutschland in den vergangenen 10 Jahren keine durch Polio-Wildviren verursachten Erkrankungen vorgekommen. Jedes Jahr gibt es jedoch ein bis zwei durch Impfviren ausgelöste Poliomyelitiden. Daher hat die STICO 4/98 ihre Empfehlung endlich dahingehend geändert, dass an Stelle der Schluckimpfung nun die Injektion am ehesten in Verbindung mit einer Mehrfachvakzine vorzuziehen sei.

S. 148
S. 158
∟

Obwohl ein neuer Kombinationsimpfstoff der Firma SmithKline Beecham **nur bei 2.500 Kindern im Alter von 2, 4 und 6 Monaten getestet** wurde, ist er 1998 in Deutschland eingeführt worden.[13] Nach Angaben von Prof. Maas aus Münster ist **die letzte Erkrankung durch Polio-Wildviren in Deutschland 1988 belegt** worden. **6 Erkrankungen an Kinderlähmung seien seitdem aus anderen Ländern importiert worden.** 22 Erkrankungen hätten die abgeschwächten Impfviren des oralen Polioimpfstoffs verursacht und zwar entweder bei den Impflingen selbst oder bei ungeschützten Kontaktpersonen. Die neue Vakzine sei diesbezüglich sicher. Sie verursache bei 38 % der Impflinge meist geringe lokale Symptome am Injektionsort. An weiteren Impfreaktionen traten bei 36,8 % Unruhe, bei 14,3 % vermehrtes Schreien und bei 14 % Fieber auf; Temperaturen über 39,5 °C seien aber nur bei 0,3% der Impflinge registriert worden. Schwerwiegende Nebenwirkungen habe es nicht gegeben. [294] (Ärzte Zeitung Nr. 216, S. 12). So schrieb man November 1997. Seit 4/98 ist er zugelassen.

---

[13] Die Zulassung von INFANRIX IPV wurde 4/98 erteilt.

Wie aber steht es mit möglichen, langfristigen Impfreaktionen. Solange diese nicht bekannt sind, bleibt die Frage zu klären, ob die Impfmaßnahme bei der fraglichen Notwendigkeit geeignet und zumutbar ist.

1988 hat die WHO verkündet, dass nach den Pocken bis zum Jahre 2000 nun die Polio aus der Welt verschwinden solle. Für eine Fortführung der Impfprogramme bis wenigstens zum Jahr 2000 wird mit Kosten von ca. **600 Mio. US-Dollar** gerechnet.

In Indien erhielten im Frühjahr 1997, an einem einzigen Tag, 127 Mio. Kinder die Schluckimpfung gegen Polio! [295] (Ärzte Zeitung Nr. 163, S. 13)

Auch in Indien starben nach einer MMR-Impfkampagne 79 Kinder (Sood, et al.: Natl Med J India 1995, 8(5): 208-210; zit Hirte, 2001, S. 181)

Zumutbar?
Zu den Folgen – Keuchhusten und andere Impfungen

Zwischen 1946 und 1957 hat der Medical Research Council (Medizinischer Forschungsrat) in England mehrere groß angelegte Versuche mit dem Pertussis-Impfstoff durchgeführt, um seine Fähigkeit, Keuchhusten zu verhindern, festzustellen. **Es ging nicht darum, das mögliche Giftpotential zu beurteilen.** Der Impfstoff wurde an ungefähr 50.000 Kinder zwischen 6 und 18 Monaten getestet, die Mehrzahl von ihnen (80 %) waren 14 Monate und älter. **Obwohl 8 Kinder innerhalb von 72 Stunden nach der Impfung Krämpfe hatten und 34 weitere innerhalb von 28 Tagen, sah man diese Versuche als Erfolg an. Bald darauf wurde der Impfstoff den meisten englischen Kindern verabreicht.** [296] (Coulter / Fisher, 1996, S. 61)

1967 schrieb Dr. George Dick: „Es ist schon lange bekannt, dass eine **Erhöhung der Anzahl der Pertussis-Bakterien pro Impfeinheit** die **Häufigkeit der Schäden erhöht.** Es wäre doch überraschend, wenn bei kleinerer Größe der Babys und gleichbleibendem Impfstoff nicht auch die Häufigkeit erhöht würde." [297] (Coulter / Fisher, 1996, S. 60) **„Kein Arzt würde ein Baby mit derselben Anzahl von Einheiten Penicillin behandeln, wie einen Erwachsenen.** Trotzdem erhält

ein 2-monatiges Baby, das 9 Pfund wiegt, die gleiche Menge Impfstoff wie ein 50-pfündiges Kindergartenkind." [298] (Coulter / Fisher, 1996, S. 60) Dieses gilt sowohl für England als auch für die Vereinigten Staaten als auch für Deutschland.

Wenn wir Wachstum und Entwicklung von Säuglingen und Kleinkindern beobachten, ist, sofern ein möglicher Nutzen des Impfens vorausgesetzt würde, in der Hoffnung, möglichst wenige Langzeitschäden zu verursachen, gemäß aller bisherigen Erkenntnisse über Giftigkeit und Verträglichkeit der möglichst späten Impfung der Vorzug zu geben.

Die Ständige Impfkommission am Robert-Koch-Institut, Berlin (STIKO), empfiehlt für die Bundesrepublik Deutschland die Verabreichung von 6 Impfstoffen, darunter auch die kombinierte Diphtherie-Keuchhusten-Tetanus-Vakzine plus IPV und Hib, mit dem Beginn des 3. Lebensmonats.

Wie teuer ist die Intelligenz eines Kindes?

Wie teuer ist die Intelligenz meines Kindes? Wie viel Tausend Mark würden Sie verlangen, wenn Wachstum, Gesundheit und geistige Entwicklung Ihres Kindes nach der Impfung nicht mehr fortschreiten oder gar rückläufig sind? Ist Gesundheit überhaupt mit Geld zu bezahlen?

Der obere Gerichtshof von Nantierre, Frankreich, hat in einem Urteil vom 5. 6. 1998 bestätigt, dass ein kausaler Zusammenhang zwischen der Impfung gegen Hepatitis B und dem Auftreten von Multipler Sklerose (MS) besteht. Die Firma SmithKline Beecham wurde verurteilt, je **130.000 Frs** an zwei Personen zu zahlen, die in den **Folgewochen nach einer Injektion von Engerix B die ersten Symptome von MS** zeigten. „Es gibt übereinstimmende, hinreichend sichere Hinweise darauf, dass die Impfung mit Engerix B der entscheidende Auslöser der Erkrankung war", meinten die Richter. SmithKline Beecham hat gegen dieses Urteil Berufung eingelegt. (Le Monde, 3. 10. 1988)

„In dem „US-Claims-Court" liegen allein 1.719 Anträge an das Department of Health and Human Services wegen Todesfällen oder Dauerschäden im Gefolge der

DPT-Impfung vor. Von den bisher gewährten 230 gerichtlichen Entschädigungen (zwischen 48.000 bis 2,9 Mio $) waren 51 Todesfälle, darunter 42, die als Sudden Infant Death Syndrom (SIDS) fehldiagnostiziert wurden:" [299]   (Ehrengut in: Buchwald, 1994, S. 185)

Was wird mit solchen Zahlungen gewonnen? Wenn Sie sich erinnern, dass wir aus einem Samenkorn mittels Zuwendung, Hege und Pflege innerhalb weniger Jahre das Saatgut für ein ganzes Feld erhalten und wenn Sie die im vorherigen Artikel dargestellten Kurven über die Entwicklung der epidemischen Erkrankungen in den zivilisierten Ländern betrachten und begreifen, dass der wundervolle Organismus Mensch zu Zeiten des Wohlstandes in der Mehrzahl der Fälle offensichtlich mit allen Mechanismen ausgerüstet ist, den biologischen Herausforderungen seiner Umwelt zu begegnen – **wie mächtig muss die Information sein, dass sie sich für oder gegen das Impfen entscheiden?** Setzen sie dabei Ihre sowie Ihres Kindes Chance der Erkenntnis der Schöpfung aufs Spiel?

2 Babys gestorben – und andere?
Nicht nur über die Pocken und die DPT – Impfung

Nach dem Bericht von Madsen über den **Tod zweier Babys innerhalb weniger Stunden nach der Pertussis-Impfung 1933** und dem Artikel von Werner und Garrow über den **Tod von eineiigen Zwillingen innerhalb von 24 Stunden nach ihrer zweiten Impfung 1946** erschien **1947 von Matthew Brody vom Brooklyn Hospital eine genaue Beschreibung zweier Fälle, wo die Impfung zunächst Gehirnschäden und dann den Tod verursachte.** [300] (Coulter / Fisher, 1996, S. 78) Brody war einer der ersten Ärzte, die davor warnten, einem Kind, das mit neurologischen Symptomen auf eine vorhergehende Impfung reagiert hatte, nochmals zu impfen. [301] (Coulter / Fisher, 1996, S. 326)

Nach der Studie von 38 Fällen heftiger Reaktionen auf die Pertussis-Impfung empfahl J. A. **Toomey 1949**, dass **„kein Kind Impfungen mit großen Dosen Pertussis erhalten sollte**, das a) eine **Familiengeschichte** von Krämpfen, b) eine **gegenwärtige Krankengeschichte von Konvulsionen** oder c) eine andere

Erkrankung hätte, speziell **in irgendeinem Zusammenhang mit dem zentralen Nervensystem.**" [302] (Coulter / Fisher, 1996, S. 327)

S. 176

1841 hatte der **britische Arzt W. J. West, bei seinem Sohn** eine Erkrankung beschrieben, die bis zur Mitte der 40er Jahre des folgenden Jahrhunderts ein selten berichtetes Übel sein sollte. Wir kennen diese Form des Nervenleidens als **BNS-Krämpfe oder West-Syndrom.** Die Blitz-, Nick-, Salaam-Krämpfe lassen sich klinisch in 3 Typen unterscheiden, die häufig beim gleichen Patienten abwechselnd zu beobachten sind: „a) Die **Blitz-Krämpfe**: Blitzartige Einzelzuckungen durch den ganzen Körper mit ruckartigem Beugen oder Heben der Arme, Anziehen der Beine und Beugen oder Einziehen des Kopfes. Blitz-Krämpfe treten isoliert oder in Serien auf. b) **Nick-Krämpfe**: Plötzliches tonisches Vornüberbeugen des Kopfes und fakultativ des Rumpfs, ohne Beteiligung der Extremitäten. c) **Salaam-Krämpfe**: Tonisches Vornüberbeugen des Kopfes und Rumpfes mit Heben oder Seitwärtsstrecken der Arme, wie beim orientalischen Gruß. Im Sitzen kann das Kind wie ein Taschenmesser zusammenklappen, im Liegen werden oft auch die Beine gehoben. Diese Krämpfe treten in Serien auf und sind oft von Weinen, seltener von Lachen gefolgt.

Diese Form von Krämpfen tritt **in der Regel vom 2. Monat bis zum 3. Jahr** auf, seltener später; **Häufigkeitsgipfel im 4. bis 6. Monat. Knaben sind etwa zweimal häufiger befallen als Mädchen.** Das EEG ist für die BNS-Krämpfe nahezu typisch. Unregelmäßig verteilte, hohe, langsame Wellen sind von „Spikes" und „Sharp-Waves", wechselnder Lokalisation durchsetzt und lösen intermittierend die Grundaktivität ab oder erscheinen häufig kontinuierlich. Dieses Bild in der Hirnstromkurve wird auch als Hypsarrhythmie bezeichnet. **Von allen Epilepsieformen haben die BNS-Krämpfe die ungünstigste Prognose.** Die meisten Fälle gehen in Stumpfsinn über und nur etwa 5 % entwickeln sich später normal. **Oft ist die Entwicklung bis zum ersten Anfall kaum gestört, worauf dann ein Entwicklungsstillstand oder –rückschritt einsetzt.** [303] (Fanconi / Wallgreen, 1972, S. 963 ff.)

Ob der Sohn des Kollegen West eine **Pockenimpfung** erhalten hatte? **1908** beschrieben **Weygand und Heller** und **1922 Zappert** ein Krankheitsbild, das sie **Dementia infantilis,** d.h. **„kindliches Blödesein",** nannten und das später als Hellersche Erkrankung in der Literatur erscheint. Es **beginnt meist im 3. bis 4.**

Lebensjahr mit **Sprachstörungen,** undeutlicher, verwaschener Sprache, Lallen, bis zum Verlust des Sprachverständnisses, oft begleitet von **Unruhe, Erregungs- zuständen, Wutanfällen, gelegentlich Hemmungslosigkeit, Boshaftigkeit, Neigung zu Gewalttätigkeiten.** Epileptiforme Anfälle kommen vor. Die körperliche Gesundheit ist meist gut. [304] (Fanconi / Wallgreen, 1972, S. 86)

1923 wurde der Begriff der „postvakzinale Enzephalitis" d.h. Gehirns- entzündung als Folge einer Impfung durch Prof. Luksch in Prag für Todesfälle nach Pockenimpfungen geprägt.

Kaiser und Zappert veröffentlichten 1938 240 österreichische Fälle dieser Form des Impfschadens. [305] (Buchwald, 1994, S. 140)

Bereits 1953 waren wenigstens 82 Fälle von Keuchhusten-Impfschäden in der Literatur beschrieben. 1958 berichtete J. M. Berk, dass von 107 beschriebenen Fällen 93 aus den USA kamen. Insgesamt zeigten dabei 31 Zeichen permanenter Schädigungen, während sich nur 41 erholt hatten. Das Schicksal der übrigen war unbekannt. [306] (Coulter / Fisher, 1996, S. 80)

T. Stewart von der Universität Glasgow, Schottland, veröffentlichte **1977** eine Untersuchung über **160 Fälle von Nebenwirkungen und Nervenschäden nach Keuchhusten-Impfungen.** Er berichtete, dass bei 65 dieser Kinder Hyperkinesie (Überaktivität[14]), Säuglingskrämpfe, die in Krampfanfälle übergingen, Epilepsie oder Salaam-Anfälle, fortschreitende Reaktionslosigkeit auf die Eltern, schlaffe Lähmung, teilweise oder völlige Amentia gefunden wurden. Neben anderen, teils schweren geistigen Schäden, beobachtete er **anhaltendes Schreien oder Schreikrämpfe,** marmorne Blässe, Steifheit, Unempfindlichkeit und **Schock, Reizbarkeit und ununterbrochener Schlaf** während mehrerer Tage oder auch länger, **Abwehr oder Erbrechen von Essen, Krampfanfälle** mit oder ohne Fieber und Blauwerden. Er schreibt unter anderem: **„Es scheint möglich, dass die meisten Nebenwirkungen nicht berichtet und viele übersehen werden."** [307] (Stewart, Jan/1977) Er bemerkt weiter: **"Hinsichtlich der Veröffentlichungen und in der Literatur gibt es die Tendenz, unerwünschte Reaktionen sowie die Möglichkeit, dass der Impfling sterben oder einen bleibenden Hirnschaden erleiden könnte, unterzubewerten."**

---

[14] Ergänzung durch den Verfasser.

In einem anderen mahnenden Artikel schreibt er: "**In den Industrienationen sind Todesfälle oder bleibende Schäden nach einer Keuchhustenerkrankung sehr selten geworden. Auch in den Entwicklungsländern sind sie mittlerweile nicht mehr gewöhnlich. Es ist daher zwingend erforderlich, die Annahme, eine Impfung schütze vor der größeren Gefahr einer Erkrankungsfolge, dahingehend zu untersuchen, wie viele Kinder durch die Erkrankung und wie viele im Zusammenhang mit der Impfung sterben.** [308] (Stewart, August 1979)

S. 138
└

Als **1981 die ersten 1.000 Fälle der National Childhood Encephalopathy Study NCES analysiert** worden waren, ergab sich, dass **30 dieser Fälle, die teils schwere neurologische Störungen** hatten, **innerhalb von 7 Tagen zuvor gegen Keuchhusten geimpft worden waren.** Die berichteten Reaktionen beinhalteten u. a. **längere Krämpfe von 30 Min. Dauer und länger.** Die bleibenden Schäden waren u.a. **kleinere und größere Verzögerungen in der motorischen, Sprach-, Sozial- und Allgemeinentwicklung und Tod.** Die Autoren schreiben u. a.: Die Ergebnisse belegen eine **signifikante Verbindung zwischen dem plötzlichen Auftreten einer akuten neurologischen Erkrankung und der Impfung gegen Diphtherie Tetanus und Keuchhusten in den vorausgegangenen 7 Tagen.** Dennoch schlussfolgern sie, dass solche Ereignisse sehr selten seien und die Bilanz zwischen Risiko und Nutzen der Vakzine sehr zu Gunsten einer Anwendung des Impfstoffes ausfalle! [309] (Miller et al. 1993)

Eine andere Untersuchung von Cody, Baraff, Cherry, Marcy und von C. Manclark, die 1981 veröffentlicht wurde, ergab nach der vergleichenden Untersuchung von 16.000 DPT- und DT(Diphtherie-Tetanus)-Impfungen, dass die **Anzahl der Nebenwirkungen durch die DPT-Impfung viel höher war als auf die DT-Impfung.** Das wies darauf hin, dass die P-Komponente (Pertussis) die Reaktionen hervorrief. Es ergab sich, dass die Anzahl aller DPT-Reaktionen – Schock, Krämpfe, hohes Schreien, Fieber, Erbrechen, Schläfrigkeit, Reizbarkeit, andauerndes Schreien und andere lokale Erscheinungen – viel häufiger war, als vermutet. [310] (Coulter / Fisher, 1996, S. 88) Diese, als **UCLA-FDA-Studie** bekannte Untersuchung, **ergab** auch, **dass eine von 1.750 Impfungen zu Krämpfen innerhalb von 48 Stunden führte.** Darüber hinaus zeigt die Studie auf, dass **eine von 1.750 Impfungen mit DPT einen Schock** hervorruft, d.h., **dass** eine von 875 Impfungen entweder Schock oder Konvulsionen (Krampf-anfälle)[15]hervorruft.[311] (Coulter / Fisher, 1996, S. 330)

Prof. Ehrengut, ein bekannter Gutachter in Sachen Impfschäden in Deutschland, schreibt: etwa „20 % der Konvulsionen nach verschiedenen Impfungen werden übersehen, weil die Patienten nicht ins Krankenhaus eingeliefert werden." [312] (Coulter / Fisher, 1996, S. 252)

„Weil die meisten Ärzte sich weigern, die Möglichkeit in Betracht zu ziehen, dass die Konvulsionen, die sich Tage oder Wochen nach DPT-Impfungen entwickeln, mit der Impfung im Zusammenhang stehen oder durch weitere Impfungen verschlimmert werden können, werden viele Kinder weiterhin geimpft." [313] (Coulter / Fisher, 1996, S. 125)

Unterstützt werden solche Ansichten u.a. durch die bereits erwähnte Studie von Bellman, Ross und Miller, 1983, die 269 Fälle der National Childhood Encephalopathy Study (NCES) untersuchten. „Obwohl sie „einige Ansammlungen von Fällen mit DPT- oder DT-Impfung in den letzten 7 Tagen vor Einsetzen der Krämpfe" fanden, schlossen sie, dass die Impfung „nicht die Ursache für die infantilen Spasmen ist, **sondern nur ihr Einsetzen in Kindern hervorruft, die diese Erkrankung bestimmt entwickeln würden."**[314] (Coulter / Fisher, 1996, S. 136)

Bei der WHO wurde 1953 infolge einer internen Anfrage aus dem Expertenkreis der Name **Thiomersal** für einen arzneilichen Hilfsstoff festgelegt und veröffentlicht. Diese vorbeschriebene Substanz, die zu etwa 50 % aus Quecksilber besteht, wurde in den folgenden Jahren und wird noch heute sehr vielen Impfstoffen, gekennzeichnet als Konservierungsmittel, zugegeben. Wie ich zu Beginn dieses Buches aufgezeigt habe, vermag Quecksilber sehr viel mehr als nur zu konservieren.

Viel zu wenig hat man sich bemüht, das Risiko, chronische Erkrankungen zu bewirken, das durch die Verabreichung quecksilberhaltiger Substanzen an die noch sehr jungen, unreifen, in der Entwicklung befindlichen Organismen unserer Kinder

---

[15] Ergänzung durch den Verfasser.

entsteht, zu beschreiben. Ebenso wenig gibt es Untersuchungen darüber, wie viele der auch im Folgenden beschriebenen, infolge von Impfungen entstandenen Schäden, letztlich durch die gleichzeitige Verabreichung von Quecksilber ausgelöst wurden. Die ungeheuer große Bedeutung dieser Frage liegt unter anderem in der Erkenntnis, dass die WHO die Hepatitis-B-Impfung für die Neugeborenen empfiehlt, wobei auch diesem Impfstoff, je nach Hersteller, **Thiomersal** als "Konservierungs-mittel" beigegeben ist.

Wenn nur ein Teil der als Impffolgen beschriebenen Störungen z.B. quecksilberbedingt ist, wird der Anteil chronisch kranker Patienten, die die Produkte der Pharma-Industrie dankbar konsumieren, in Zukunft weiter ungeheuer ansteigen.

Was nicht sein darf, das nicht sein kann?

Bei Buchwald können wir lesen: „Da bei uns nach den merkwürdigen sozialen Rechtsgepflogenheiten im Impfschadensrecht der Antragsteller beweis-pflichtig ist, wird den Eltern z.B. entgegengehalten: „**Die Krampfanfälle, die bei ihrem Kind kurz nach der Keuchhusten-Impfung aufgetreten seien, seien nur reiner Zufall, sie hätten sich auch ohne die Impfung ereignet.**" [315] (Buchwald, 1994, S. 184 ff.) Wenn die Eltern anderer Auffassung sind, müssen sie dieselbe beweisen. Ursächlichkeit kann man jedoch nur vermuten. Sie lässt sich nicht beweisen.

Gibt es überhaupt Impfschäden?

In „**Schutzimpfungen**" schreibt **Prof. H.J. Schmitt**: „Nach heutigem Wissen führt keiner der derzeit in Deutschland von der Ständigen Impfkommission am Robert – Koch- Institut (STIKO) empfohlenen Impfstoffe zu bleibenden Schäden bei einem Impfling oder bei dessen Kontaktpersonen. (1999, S. 17 ff)

Haben wir **eine schwierige Situation in Deutschland**? In den Vereinigten Staaten und **in manchen anderen Ländern, wo eine gesetzliche Impfpflicht besteht, ist das Problem erheblich größer, da unzählige gesund geborene Kinder dem Risiko des Impfschadens durch die Pflichtimpfung preisgegeben werden.**

170

1986 wurde in den USA der „**National Childhood Vaccin-Injury Compen-sation Act**", das Gesetz zur Entschädigung der Kinder bei Impfschäden, und 1987 die „**Vacczine Compensation Amendments**" verabschiedet. Dieses hatte für die Impfstoffhersteller entscheidende Konsequenzen. „**Ein Impfstoffhersteller in den USA nach dem anderen hat beschlossen, dass dieses Geschäft nicht kommerziell attraktiv ist und sich daraus zurückgezogen. Warum?** Die steigenden Kosten und unangemessenen Preise waren sicher **ein ausschlaggebender Faktor bei der Entscheidung, sich aus dem Impfstoffmarkt zurückzuziehen**, aber ein großer Schwachpunkt ist **das ungelöste Problem der Haftung für unvermeidbare Schäden in einem Programm zur Massenimpfung.** Das Gespenst von hohen und unsicheren Entschädigungen trägt viel dazu bei, die Hersteller aus der Impfstoffproduktion aussteigen zu lassen." [316] (Coulter / Fisher, 1996, S. 410 ff.)

Weiter können wir dazu lesen, dass bei „einer Firma 50 % aller Entschädigungsansprüche durch einen Impfstoff entstanden, der weniger als 10 % des Gesamtumsatzes der Gesellschaft darstellte. **Connaught hob den Preis einer 15-Dosen-Flasche DPT-Impfstoff 1983 von 4,67 $ auf 42 $ mit der Begründung, die einzige Alternative sei, die Produktion zu stoppen.**" [317] (Coulter / Fisher, 1996, S. 411)

„**In jeder Sekunde werden auf der Welt 20 Menschen mit einem Produkt der Pasteur-Mérieux-Connaught-Gruppe geimpft.**" [318] (Der Kinderarzt, 9/93, S. 1100 in: Buchwald, 1994, S. 231)

Am 3. Mai **1984**, anlässlich der Anhörung vor dem Senatskomitee für Arbeit und menschliche Leistung „**schlossen sich Impfstoffhersteller und die American Medical Association zusammen und forderten, dass** die Hawkins-Hatch-Gesetzesvorlage abgeändert und **das Recht auf gerichtliches Vorgehen gegen Ärzte oder Hersteller gestrichen werden sollte.**" [319] (Coulter / Fisher, 1996, S. 430) Als dieser Ansatz ohne Erfolg blieb, zogen sich die Wyeth-Laboratories am 13. Juni 1984 vom Pertussis-Impfstoff-Markt zurück, wobei eine Pressemitteilung besagte: „Diese Entscheidung wurde von einer **dramatischen Kostenexplosion in dieser Branche** diktiert." [320] (Coulter / Fisher, 1996, S. 411)

Der dritte der drei großen privaten Pharmaka-Hersteller, die **Lederle-Laboratories**, Abteilung der American Cyanamid-Company, **erhöhte zur gleichen Zeit den Preis ihrer 15-Dosen-Flasche DPT-Impfstoff auf 42 $.**

Probleme mit den Eltern?

Manclark hatte 1981 geäußert, dass klinischen Versuche eines neuen Impfstoffes durch ernste ethische, **legale und logistische Probleme** kompliziert werden, weil es schwierig sei, Kinder mit einem neuen Impfstoff zu impfen, wenn eine als sicher und wirksam geltende Vakzine bereits vorhanden sei. [321] (Coulter / Fisher, 1996, S. 412)

Oft genug wurde und wird vermutlich das Problem immer noch in der Weise gelöst, dass die **Versuche an Minderheitsvolksgruppen** ausgeführt werden. „**Die Versuche über Parke-Davis Quadrigen in den 60er Jahren wurden hauptsächlich bei schwarzen Säuglingen in der Innenstadt von Detroit durchgeführt**. Diese Art von Untersuchung wird heute immer noch durchgeführt. **1979 wurden 91 gesunde, normale Neugeborene** in der Harbor-UCLA Medical Center Nursery für eine Studie an Pertussis-Impfstoff aufgenommen, **von denen 62 % einen spanischen Nachnamen hatten, 23 % Weiße waren, 10 % Schwarze und 5 % Asiaten**. 45 dieser Säuglinge erhielten eine volle Dosis des Keuchhusten-Impfstoffes und eine Polio-Schluckimpfung in der Neugeborenenabteilung. **Das Durchschnittsalter der Babys bei der Impfung war 3,5 Tage**. [322] (Coulter / Fisher, 1996, S. 416)

Über Vorgänge während der Erstellung von Studien zum Beweis von Wirksamkeit und Nachweis mangelnder Giftigkeit von Impfstoffen erfahren wir aus einem Brief von Dr. Kevin Geraghty, den er an Dr. Edward Ornitz, den Vorsitzenden des Komitees zum Schutz des menschlichen Lebens (Human Subject Proctection Committee, HSPC) am UCLA Medical Center gerichtet hatte. **2 Neugeborene, eines davon ein 2 Monate altes, schwarzes Mädchen und ein 2 Monate alter weißer Junge, der seine erste DPT-Impfung im Alter von 3 Tagen erhalten hatte, waren wenige Tage danach gestorben. Diese zwei Todesfälle erscheinen jedoch nicht in der veröffentlichten Form der UCLA/FDA-Studie.** Graghty fragt, warum das so sei und erhielt als Antwort nur den Hinweis: „Die Themen, die Sie anschneiden, gehören nicht zum Zuständigkeitsbereich des HSPC, sondern scheinen sich auf die Interpretation von wissenschaftlichen Ergebnissen zu beziehen." [323] (Coulter / Fisher, 1996, S. 417)

S. 142
S. 222

Auch wenn bei Impfstoffversuchen in den Ländern der Dritten Welt die Genehmigung der Eltern eingeholt wird, bleibt fraglich, **ob es diesen Menschen aufgrund ihrer Bildung überhaupt möglich ist zu erkennen, welche Folgen die Injektionen bei ihren neugeborenen Kindern evtl. haben könnten.**

Ein neuer Versuch

Einen, in Bezug auf die Keuchhusten-Impfung neuen Ansatz, haben u.a. auch die Professoren W. Falk und K. Rosanelli der Grazer Universitätsklinik verwirklicht. Sie haben Keuchhusten-Bakterien durch Hitze getötet und dann Neugeborenen vom 2. Lebenstag an, 4 Tage lang, **in Tropfenform, verabreicht.** Zwischen 1980 und 1982 wurden 6.700 Babys in dieser Form behandelt. Von dieser Gruppe bekamen 9 Kinder einen Keuchhusten, davon 3 Kinder mit mehr als einem Jahr. Bei einer Kontrollgruppe von nur 1.200 ungeimpften Kindern bekamen 5 Keuchhusten. Umgerechnet auf eine Zahl von 6.700 ungeimpften Kindern wären das etwa 28 Fälle von Keuchhusten gewesen. Ob diese Rechnung in der Form wirklich den Verhältnissen im Leben der Gesellschaft entspricht, bleibt Gegenstand der Spekulation. Dennoch formulieren sie: „**Wir sind überzeugt, dass die orale Verabreichung der Impfung mindestens so gut wirkt wie die parenterale, und dass ein Schutz schon zu einem früheren Zeitpunkt erzielt werden kann, was unserer Ansicht nach besonders wichtig ist.**" [324] (Coulter / Fisher, 1996, S. 423) Im Vergleich mit den anderen Impfverfahren, die Schluckimpfung gegen Kinderlähmung ausgenommen, hat dieser Ansatz wenigstens theoretisch einen sehr wesentlichen **Vorteil. Während bei allen anderen Impfverfahren lebende oder tote Erreger oder Antigene**, d.h. Bruchstücke von Bakterien oder Viren oder deren chemisch verwandelte Gifte, bzw. Stoffwechselprodukte, **direkt unter die Haut gespritzt werden**, und damit die erste Stufe der Abwehr, die Oberflächenabwehr, um- bzw. hintergangen wird, **kann bei der Schluckimpfung der Körper, ähnlich wie bei einem realen Keimkontakt**, z.B. durch Anhusten, **an seinen Grenzflächen reagieren und gleichsam die Sicherheit der Grenzen verstärkend eine Immunreaktion bewirken.** So kommt es bei diesen Kindern auch zu einer zellulären Immunität gegen Keuchhusten. „Das kann bedeuten, dass die Schluckimpfung verhindert, dass die Pertussis-Bakterien die Schleimhäute angreifen können. Die Schluckimpfung kann auch älteren Kindern verabreicht werden." [325] (Coulter / Fisher, 1996, S. 423) Die beiden Autoren schreiben weiter: „Es wurden keine Krampfanfälle bemerkt, und zwar bei keinem der Neugeborenen; alle Säuglinge wurden mindestens 1 Jahr lang beobachtet." [326] (Coulter / Fisher, 1996, S. 424)

Einige Nebenwirkungen im Einzelnen

Sehr bedeutsam ist, **dass Neugeborenen und Kleinkindern Substanzen verabreicht werden sollen**, die die gesunde Entwicklung zu beeinflussen vermögen. Wie bei allen Reizverarbeitungsreaktionen gilt auch für das Impfen, dass eine Reaktion entweder sofort nach der Injektion, akut oder sehr viel später, oft erst erkennbar nach Wochen oder Jahren auftreten bzw. manifest werden kann.

Wieder verweisend auf die „spezielle" Relativitätstheorie oder besser auf die Gauß'sche Normalverteilung muss klar sein, dass einige Kinder gar nicht bzw. kaum wahrnehmbar reagieren werden, andere wie erwünscht und wieder einige, und das ist die Gruppe, um die es hier geht, sehr heftig bzw. mit sehr starken Schäden bis hin zum Tode reagieren werden.

Es muss auch klar sein, dass ein Kind, das evtl. ein hohes Fieber im Anschluss an eine Impfung entwickelt, nicht notwendigerweise auch einen Gehirnschaden haben muss. Umgekehrt aber ist es sehr gut möglich, und, wie das vorerwähnte Zitat von Prof. Ehrengut zeigt, sehr häufig der Fall, dass Impfschadensfälle nicht bekannt werden, weil sie nicht bemerkt wurden, bzw. der Möglichkeit einer anlagebedingten Fehlentwicklung angelastet werden.

Schmerz, Röte, Empfindlichkeit und Schwellung rund um die Einstichstelle und Ausschläge, ähnlich wie bei Masern, bis hin zu ödematösen Schwellungen des Gesichts, der Hände und der Füße im Anschluss an die DPT-Impfung sind beschrieben. In 6% wird nach der Impfung von Fieber über 39° C berichtet." [327] (Coulter / Fisher, 1996, S. 96)

Die Fähigkeit des Keuchhustenerregers Durchfall oder Erbrechen oder beides bewirken zu können, war seit alters her bekannt. **„Einige Babys, die nur einige Tage nach der DPT-Impfung gestorben sind, hatten schon in den**

174

ersten Stunden nach der Impfung Durchfall bekommen." [328] (Coulter / Fisher, 1996, S. 99)

Die Mehrfach-Impfstoffe werden in der Öffentlichkeit immer mehr gefördert. Viele von ihnen enthalten zwar **kein Thiomersal** mehr, **jedoch meist, in unterschiedlichen Mengen, Aluminium, Formaldehyd und Antibiotika.** Um eine Ahnung vom Gefahrenpotential dieser Substanzen zu erlangen, blicken wir einfach in eine Fachinformation. Im Beipackzettel von **Infanrix DTPa-Hib** der Firma SmithKline Beecham ist zu lesen: Symptome während Grundimmunisierung und Boosterimpfung

(4 Impfungen, nach 2336 Dosen)

Lokalreaktionen an der Impfstelle:
- Schmerzen (stark)   0,1 %
- Rötung (> 2 cm)   0,5 %
- Schwellung (> 2 cm)   0,6 %

Allgemeinreaktionen:
- Fieber > 38 ° C (rektal)   7,7 %
- davon > 39,5 ° C (rektal)   0,2 %
- **Appetitlosigkeit**   **11,3 %**
- **Unruhe**   **17,6 %**
- **ungewöhnliches Schreien**   **15,7 %**
- Erbrechen   7,4 %
- Durchfall   9,0 %

Folgende Nebenwirkungen wurden in einer Häufigkeit von > 1 % nach insgesamt 2336 verabreichten Dosen beobachtet:

- Husten, Schnupfen, Bronchitis, Infektionen der oberen Luftwege $\leq$ 5,7 %
- Virale Infektionen, Mittelohrentzündung $\leq$ 2,5 %
- Konjunktivitis $\leq$ 1,3 %
- Gastroenteritis $\leq$ 1,1 %.

Dieser Impfstoff wurde etwas verändert und um die IPV, die injizierbare Poliovakzine, ergänzt. Seither sind die oben beschriebenen ausführlichen Informationen, die sich ja tatsächlich nur auf die Infanrix DTPa-Hib Impfung beziehen, aus dem Beipackzettel verschwunden, so dass es scheinen mag, als sei die erweiterte Mehrfachimpfung weniger gefährlich. Können wir das annehmen?

Wäre ein Hinweis auf den Vorgänger der Vakzine und seine Problematik nicht ebenso informativ wie hilfreich? Ist das Manipulation durch Information?

Auch übermäßige Schläfrigkeit im Anschluss an die DPT-Impfung ist beschrieben. „**Connaught Laboratories und Lederle Laboratories bezeichnen in ihren Beipackzetteln übermäßige Schläfrigkeit als Kontraindikation für weitere Impfungen.**" [329] (Coulter / Fisher, 1996, S. 117)

Krampfanfälle, Konvulsionen, können in den unterschiedlichsten Formen auftreten. Laut der UCLA-FDA-Studie kommt es **nach Verwendung der Ganzzellvakzine bei einer von 1.750 Impfungen zu Krämpfen innerhalb von 48 Stunden.** Ein Zucken der Augen oder der Finger, ein starrer Blick oder heftige Zuckungen des ganzen Körpers zählen zu dieser Reaktion. [330] (Coulter / Fisher, 1996, S. 119)

Über die BNS-, Blitz-Nick-Salaam-Krämpfe habe ich eingangs schon berichtet. „Die Wissenschaftler brauchten mehrere Jahre, um festzustellen, dass diese immer häufiger auftretende neurologische Krankheit, die gewöhnlich gesunde Kinder mit etwa 6 Monaten traf, etwas zu tun haben könnte mit einer neuen Prozedur, die etwa im gleichen Alter verabreicht wurde – nämlich der Keuchhusten-Impfung. ... Bis 1950 waren infantile Spasmen äußerst selten. Die ganze medizinische Literatur beinhaltet zwischen 1841 und 1948 nur 62 Fälle. Zwischen 1950 und 1963 wurden 1.453 Fälle gemeldet. 1964 waren schon mehr als 3.000 Fälle bekannt." [331] (Coulter / Fisher, 1996, S. 132) 1966 berichtete Ström „von 167 Fällen von schweren Reaktionen auf DPT-Impfung in Schweden. 2 der Kinder entwickelten Hypsarrhythmie (ein typisches Krampfenzephalogramm[16]) innerhalb von 3 Tagen nach der Impfung, 2 weitere innerhalb von einer Woche nach der Impfung." [332] (Coulter / Fisher, 1996, S. 134) P. Koplan am Center for disease control (CDC) formulierte 1979: „**Die Rate von schweren Reaktionen ist eine je 34.000 Geimpften**; sie bestehen aus wiederholten Krampfanfällen, Hypsarrhythmie und schwerer Meningitis.." [333] (Coulter / Fisher, 1996, S. 135)

Was bedeuten „schwere Reaktionen" für den Betroffenen und seine Familie? Wo fangen „schwere Reaktionen" an? Laut den Zahlen des Statistischen Bundesamtes wurden 1994 in Deutschland 769.603 Kinder geboren. [334] (Statistisches Jahrbuch für die Bundesrepublik Deutschland 1996, S. 74) Laut

S. 166

---

[16] Ergänzung durch den Verfasser.

Impfempfehlung 15/97 der STIKO, der Ständigen Impfkommission am Robert-Koch-Institut, Berlin, sollten diese Kinder bis zum 13. Lebensmonat viermal DPT-geimpft werden, so dass allein durch diese Maßnahme etwa 90 Kinder schwer geschädigt sein können.

1953 hatte König formuliert, „dass eine Kontraindikation gegen die Pertussis-Impfung das Vorhandensein einer Allergose des Kindes oder der Familie sei." [335] (Coulter / Fisher, 1996, S. 222) 1969 fand C. Hannik, „dass 20 von 35 Kindern, die mit andauerndem Schreien, Schock/Kollaps oder Konvulsionen auf die DPT-Impfung reagierten, eine Vorgeschichte von Allergie hatten. [336] (Coulter / Fisher, 1996, S. 222) **Auch sonst berichteten viele Eltern von Pertussis-impf-geschädigten Kindern, „dass ihre Kinder Allergien hatten, besonders gegen Milch oder dass in der Familie heftige Allergien vorkamen."** [337] (Coulter / Fisher, 1996, S. 222)

Über die aufregende Vermutung, dass wenigstens einen Teil der Kinder durch die Erbanlagen zu Impfreaktionen prädisponiert sein könnten, z.B. auf die Keuchhusten-Impfung heftig zu reagieren, berichten Steinmann et al. in einer Studie an der Stanford University School of Medicine and London Hospital 1983. Sie fanden Hinweise darauf, **dass die allergische Reaktion gegen das Milchprotein BSA (Bovine Serum Albumin), das in Kuhmilch, den meisten Babynahrungen und in der Brustmilch von Müttern, die Kuhmilch trinken, vorkommt, genetisch determiniert ist** und konnten den Ort bei Mäusen auf dem Chromosomen darstellen. Die Mäuse starben nach einer Injektion mit Pertussis-Impfstoff und zeigten ein klinisches Bild, das dem der postvakzinalen Enzephalopathie ähnelte, wenn sie zuvor gegen das Milchprotein BSA sensibilisiert worden waren. Die Kontrollgruppe von Mäusen, die die Gene nicht hatten und nicht auf BSA vorsensibilisiert worden waren, starben nicht. [338] (Coulter / Fisher, 1996, S. 226)

„1982 verwendeten Linthicum und seine Mitarbeiter das Pertussis-Bakterium, um absichtlich eine akute, autoimmune Enzaphalomyelitis hervorzurufen. Sie fanden heraus, **dass gewisse Rassen von Mäusen** so gezüchtet werden können, dass sie **der Fähigkeit des Pertussis-Bakteriums, Enzaphalomyelitis zu erzeugen, widerstehen können**, was zeigt, dass **diese Neigung eine genetische**

Veranlagung ist." [339] (Coulter / Fisher, 1996, S. 360). Bereits 1953 hatte Sutherland geschrieben: **„Eine konstitutionelle Neigung oder eine individuelle Schwäche dafür liegt manchmal zugrunde."** [340] (Coulter / Fisher, 1996, S. 360)

Solange es keine Technik gibt, die Babys zu erkennen, die eine erbliche Veranlagung zu solch gefährlicher Reaktionsweise haben, heißt das, dass zumindest zur Zeit noch eine gewisse Anzahl von Kindern zu einer permanenten Schädigung durch das Impfen verurteilt sind.

Wenn man weiter auf der Notwendigkeit von Impfungen beharren wollte, ist dieses Detail in Bezug auf den Menschen zu klären. Die jeweilige Gefährdung des Impflings ist vorher zu untersuchen. In diesem Zusammenhang haben wieder andere auf den Kosten-Nutzen-Faktor und den riesigen finanziellen und Zeitaufwand dieser Aufgabenstellung hingewiesen – doch **wie teuer ist ein gesundes Menschenleben?!**

Die Sache mit dem Kopf – MBD –
Autismus und Anderes

Unspezifische Allgemeinsymptome, wie Kopfschmerzen und Erbrechen, Bewusstseinsstörungen und Eintrübung bis zum zerebralen Koma, psychische Veränderungen, Persönlichkeitsveränderungen aller Arten, können die Zeichen entzündlicher und nicht entzündlicher Erkrankungen oder Schädigungen des Gehirns sein.

Bei der Entstehung der neurologischen Spätkomplikationen von Infektionskrankheiten sowie von Impfreaktionen sind aller Wahrscheinlichkeit nach auch allergische Prozesse im Spiele. Auch leblose Allergene, z. B. Haptene, wie Quecksilber und Blei, können sie auslösen. [341] (Fanconi / Wallgreen, 1972, S. 937) Diese Spätreaktionen sind oft von Gefäßveränderungen begleitet, die von der einfachen Gefäßerweiterung mit leichter Ödembildung bis zur Hirnblutung mit Gewebsuntergang reichen können. Es kann dann zur Vermehrung des Gliagewebes kommen. Man nimmt an, dass Viren, tote Impfstoffe usw., aber auch einfache chemische Substanzen als Haptene gewisse Proteine des

Nervensystems, speziell das Myelin so verändern, dass sie gleichsam körperfremd werden und als Autoallergene wirken. [342] (Fanconi / Wallgreen, 1972, S. 926)

B. Neal, Prof. für Neurologie an der Columbia-University, schrieb: „Es ist daher möglich, dass tatsächlich fast alle nur denkbaren motorischen, intellektuellen, epileptoiden Schäden und Abweichungen der Persönlichkeit sowie Kombinationen davon auftreten können." [343] (Coulter, 1995, S. 113)

1959 entdeckte man, dass der Keuchhusten-Impfstoff eine besonders starke allergische Wirkung auf alle Arten von Versuchstieren ausübte. „Experimente mit dem Ziel, anaphylaktische (allergische[17]) Schocks zu erzeugen, werden durch den Zusatz von Pertussis-Vakzinen zur (Einspritz-)Lösung begünstigt. Die Mäuse (oder Kaninchen, Hamster usw.) sterben schneller und in größerer Anzahl. ... **Aus diesen Gründen ist die Pertussis-Vakzine das bevorzugte „Adjuvans" bei Experimenten, die allergische Enzephalomyelitis hervorrufen sollen.**" [344] (Coulter, 1995, S. 166)

Ziel dieses Buches ist es u.a., die Frage zur Debatte zu stellen, ob Konservierungsstoffe und Adjuvantien, wie z.B. das quecksilberhaltige Thiomersal, oder Aluminium, phenolhaltige Verbindungen und Formaldehyd, dem noch unreifen Organismus verabreicht, die Rolle des allergisierenden Agens, des Haptens übernehmen.

Bei der Untersuchung der neurologischen und psychiatrischen Erkrankungen fiel zu Beginn dieses Jahrhunderts ein neues Krankheitsbild auf: „**Fehlendes oder geringes Bedürfnis nach emotionalem Kontakt. Etwa 1/3 der Kinder zeigen eine Sprachentwicklungsverzögerung (SEV).**" [345] (Pschyrembel, 1986, S. 155) Dies ist die sehr kurz gefasste Definition des **frühkindlichen Autismus** im Lexikon.

Die ersten Fälle von autistischen Kindern traten vorwiegend in besonders wohlhabenden Familien auf. Anfangs konnte man sich nicht erklären, warum besonders Arzt-, Rechtsanwalts-, Professoren- und

---

[17] Ergänzung durch den Verfasser.

Wirtschaftsprüfer-Familien betroffen waren. (Coulter, 1975, S. 70) Auch eine Studie aus dem Jahre **1970 kam zu dem Ergebnis, dass 47% der Eltern autistischer Kinder Hochschulabschluss hatten, während eine ganze Anzahl noch bis zum M.A. oder Ph.D. weiter studiert hatte.** Das war ein starker **Gegensatz zu den Eltern anderer Kategorien geistig gestörter Kinder, bei denen nur 19 % der Eltern einen Hochschulabschluss hatten.** In den Familien der ersten **100 Fälle, die Kanner untersuchte, befanden sind unter den Eltern 11 Ärzte (5 Psychiater), 3 Leute mit naturwissenschaftlichem Doktorgrad, 1 Psychologe und 1 Zahnarzt. Von den Müttern waren 1 Ärztin, 3 Kindergärtnerinnen, 2 Psychologinnen, 1 Krankengymnastin und 1 Med.-techn. Assistentin.** [346] (Coulter, 1995, S. 72)

Bis 1943 waren erst 11 und um 1958 knapp 150 Fälle von Kanner in den USA beschrieben worden. Heute werden die Beschwerden von über 200.000 Patienten in den USA zu diesem Krankheitsbild gezählt. Für das jährliche Neuauftreten dieser Störung schätzt man eine Quote von **15 auf 10.000** Lebendgeburten in den Vereinigten Staaten, was bei jährlich etwa 3 Mio. Geburten etwa **4.500 neuen Fällen pro Jahr** entspricht.

In Japan wurde der erste Fall von Autismus 1945 beschrieben, nachdem eine der ersten öffentlichen Gesundheitsmaßnahmen während der amerikanischen Besetzung des Landes die obligatorische Keuchhusten-Impfung war. Heute ist die Quote von Autismus **in Japan etwa 4 1/2 pro 10.000** Lebendgeburten, zwar deutlich niedriger als in den USA, aber vergleichbar. [347] (Coulter, 1995, S. 70) Andere Impfgepflogenheiten und die Verwendung eines anderen Impfstoffes in Japan sind in die Überlegungen mit einzubeziehen.

„**In Frankreich, Chile, Österreich, Holland und Skandinavien** zeigten sich die ersten Autismusfälle Anfang der 50er Jahre. Das spiegelt die Einführung der Keuchhusten-Impfung in diesem Jahrzehnt wider." [348] (Coulter, 1995, S. 70)

In England beträgt die Quote autistischer Kinder ebenfalls **4 1/2 pro 10.000** Lebendgeburten, was evtl. mit der Akzeptanz der Keuchhusten-Impfung, die stellenweise nur bei 30 % ist, in Zusammenhang gesehen werden kann. [349] (Coulter, 1995, S. 71)

Etwa seit 1970 lässt sich die ungleiche Verteilung nicht mehr nachweisen. „In den Vereinigten Staaten ist heute Autismus überall gleich verteilt, und keine soziale Schicht oder ethnische Gruppe tritt dabei in den Vordergrund. ... Als die Keuchhusten-Impfung eingeführt wurde, wurde sie von fortschrittsgläubigen Kinderärzten Eltern empfohlen, die „einfach alles" für ihre Kinder tun wollten und begierig nach den letzten Wundern vom medizinischen Fließband waren. ... Nur die Wohlhabenden, die sich privat Ärzte leisten konnten, waren in der Lage, sich um solche Impfungen zu bewerben." [350] (Coulter, 1995, S. 73) Mit Ausweitung der Impfprogramme waren reiche und arme Familien in gleicher Weise betroffen, so dass die Fälle von Autismus sich nun auch gleich verteilen.

10 Jahre später fasst man eine Gruppe von Störungen zum Begriff eines neuen Syndroms zusammen: Auffälligkeiten in der kindlichen Entwicklung mit **Konzentrationsstörungen, erhöhter Ablenkbarkeit, psychomotorischer Unruhe und damit verbundenen Schwächen im Leistungsverhalten und scheinbar dissozialem Verhalten.** Dies ist die Definition des **hyperaktiven Syndroms oder der MBD, Minimal Brain Disfunction.** [351] (Pschyrembel, 1986, S. 735)

Die amerikanischen Gesundheitsbehörden zählten 1963 an die 100 Merkmale und Symptome, die mit Hyperaktivität gemeinsam auftreten können und gaben ihr den neuen Namen: „minimale Hirnstörung". Doch ist der Ausdruck „Minimal-Hirnschaden" vorzuziehen, da die „Störung" Folge des aktuellen Gehirnschadens ist. Diese sei „das verbreitetste diagnostizierbare Phänomen, das in psychiatrischen Kinderkliniken auftritt." [352] (Coulter, 1995, S. 75)

Mit der Störung des Autismus sind in 20 – 30 % der Fälle die verschiedensten Formen von Anfallsleiden verknüpft. Man findet u. a. Klonische Spasmen, Säuglingsspasmen, Hypsarrhythmie, psychomotorische Epilepsie, anfallsweises Muskelzittern, Grand mal, Petit mal, Anfälle mit begleitendem Bewusstseinsausfall, Augenstarren und Kombinationen all dieser Möglichkeiten. 56 % der Autisten haben auffällige Hirnstromkurven, in Verbindung mit auffälligen neurologischen Verhaltensmustern. Der allgemeine Muskeltonus kann im Sinne der Hypotonie abgeschwächt oder im Sinne einer Hypertonie, Hyperreflexie gesteigert sein. Eine Störung der Koordination führt zu einem schwerfälligen Verhalten. [353] (Coulter, 1995, S. 37)

Auch bei den MBD-Kindern gibt es eine erhöhte Quote von Krampferscheinungen der verschiedensten Arten: „Epilepsie, Ticks, Tremor, choreiforme (Dreh-) Bewegungen, Grimassieren, Säuglingsspasmen und andere. ... Typische „schwache" Symptome sind motorische Schwächen, extrem schlechte Handschrift, Gleichgewichtsstörungen, schlechte Koordination der Augenmuskeln, Plumpheit, linkischer Gang, Schwierigkeiten beim Hüpfen und eine Neigung auf Zehenspitzen zu gehen. ... Kinder mit Minimal-Hirnschaden sind unverhältnismäßig oft links- oder beidhändig (technisch als „linke oder gemischte Lateralität" beschrieben oder als „schwach ausgeprägte unilaterale Dominanz"). Das Kind kann rechts und links, hinauf und hinunter, vorne und hinten, usw. nicht richtig unterscheiden. Wenn man es auffordert, das linke Ohr mit der rechten Hand anzufassen, gerät es ganz aus dem Konzept." [354] (Coulter, 1995, S. 78 ff.)

Häufig findet man auch Störungen im Schlaf-Wach-Rhythmus. **Diese Kinder machen die Nacht zum Tage.** Die Hyperaktivität nimmt zur Schlafenszeit zu, so dass sie Schwierigkeiten haben, einzuschlafen. Oder sie schlafen zur richtigen Zeit ein, wachen aber nach ein paar Stunden wieder auf mit Sprechen und Singen im Bett bis zum Andrehen des Lichtes und ruhestörendem Poltern durchs Haus. **Oft knirschen sie im Schlaf mit den Zähnen, haben Schweißausbrüche und Alp- und Horrorträume.** [355] (Coulter, 1995, S. 79)

Auf die Erhöhung der Sensitivität gegenüber Histamin durch die Keuchhusten-Bakterie bzw. den Impfstoff wurde bereits hingewiesen. **Den Bauchschmerzen, Verstopfungen und Diarrhöen, an denen Autisten oft leiden, können Nahrungsmittelallergien zugrunde liegen. Häufig haben diese Kinder von frühestem Alter an Kolikneigung, Probleme mit ihrem Kalzium-Stoffwechsel und Symptome von Milchunverträglichkeit.** Einzelne dieser Kinder werden **dadurch „geheilt", dass Gluten aus der Nahrung entfernt wird. Gluten verschlimmert die Symptome des Kindes, und seine Entfernung führt zu einer Besserung.** Auch bei hyperaktiven Kindern und Kindern mit Minimal-Hirnschaden finden wir eine **hohe Quote allergischer Erkrankungen.** [356] (Coulter, 1995, S. 161 ff.)

Infolge einer Enzephalitis können auch Appetitstörungen, also Störungen des Essverhaltens auftreten. Sie können sich als Magersucht, **Anorexie oder als krankhafter Hunger, Bulimie,** äußern. [357] (Coulter, 1995, S. 121)

Schluckstörungen, Störungen des Geschmackssinns und der Schmerz- und Temperaturempfindlichkeit können postenzephalitisch auftreten. [358] (Coulter, 1995, S. 128)

Im Zusammenhang mit dem **postenzephalitischen Syndrom** werden als Persönlichkeitsmerkmale **Ich-Schwäche, Ängstlichkeit, depressive Verstimmung, Mutlosigkeit und Selbstgefälligkeit genauso wie Missachtung, physischer Gefahr und Exhibitionismus** beschrieben. [359] (Coulter, 1995, S. 139)

Unter dem Begriff der **intellektuellen Fragmentierung** wird die Unfähigkeit verstanden, die Komplexizität der Wahrnehmungen logisch, begrifflich zu verarbeiten. In unterschiedlichem Ausmaße sind die Kinder außerstande, **sich die äußere Welt vorzustellen oder sich Begriffe davon zu machen. Sie können nicht abstrakt denken, die Welt nicht rational durchdringen und sich nicht symbolisch darstellen.** [360] (Coulter, 1995, S. 144) Verhalten beruht auf Erkenntnis, beruht auf Erfahrung. Wenn jedoch die Fähigkeit, Erfahrung zu machen und zu begreifen, d.h. integrativ zu verarbeiten, gestört ist, werden dieselben bruchstückhaft, fragmentarisch im Bewusstsein verankert. Das Ich, genauso wie die umgebende Welt, werden in unterschiedlichem Maße als wirr und unverständlich erlebt. Kritikfähigkeit und Urteilsvermögen beruhen ebenfalls auf Erfahrung und Selbsteinschätzung. Da aber Erfahrung und Selbsteinschätzung gestört sind, können diese Menschen ihre Handlungen nur in geringem Grade beurteilen und deren Folgen voraussehen. Launenhaftigkeit und Impulsivität können das Bild kennzeichnen, der Zeitsinn kann verloren gehen. Oft können diese Kinder die Folgen ihres Handelns nicht voraussehen und machen sich deshalb auch keine Gedanken darüber. [361] (Coulter, 1995, S. 144 ff.)

In sehr vielen Fällen kann das impfgeschädigte Kind mehr verstehen als es in Wort und Tat mitzuteilen vermag.

Als Mechanismen, Ich-Schwäche und Minderwertigkeitsgefühle zu überwinden, sind u. a. **Widerspruchsgeist, hartnäckiger Ungehorsam, Ausweichen, Ausreden, Antwortverweigerung und Opposition gegen Autoritäten genauso wie die Ablehnung von Disziplin beschrieben. Weinen, Quengelei oder beharrliches Gejammere** sind Antworten auf die geistige Unbeweglichkeit und die Unfähigkeit, eine vorgefasste Meinung fallen zu lassen. Herr der Lage zu sein, andere zu tyrannisieren und herumzukommandieren, Führerschaft zu beanspruchen, **all dies sind Fassaden, hinter denen sich ein Minderwertigkeitskomplex verbirgt**. In Stresssituationen werden diese Menschen zornig, wütend und evtl. gewalttätig. Dieses Verhalten erhielt den Namen „**explosive Diathese**" und wurde erstmals 1899 beschrieben. [362] (Elliott, 1976)

Ebenso ist **gesteigerte sexuelle Aktivität** beschrieben. Im Gegensatz zur Verzögerung in anderen Bereichen sei die sexuelle Reifung anscheinend oft beschleunigt. Frühzeitige Pubertät, **Hypersexualität** und vorzeitige Erotik führten u. a. zu öffentlicher Masturbation, obszönen Redewendungen, Exhibitionismus, tatsächlicher und versuchter Vergewaltigung, sexuellem Missbrauch und Misshandlung kleiner Kinder. [363] (Coulter, 1995, S. 153)

Körperliche und intellektuelle Defizite bleiben dem sich entwickelnden Kind nicht verborgen. „**Der MBD-Jugendliche** spürt seine eigene Schwäche und Untauglichkeit und weiß, wie **ablenkbar, ungefestigt und leicht beeinflussbar** er ist. Daher weiß er auch, dass er der Welt nicht gewachsen ist. Er fühlt **sich linkisch, inkompetent, unbehaglich, freudlos, ungeliebt und ungeschickt**. Sein Ich existiert entweder überhaupt nicht oder ist nur schwach entwickelt. Er **besitzt wenig Selbstachtung und fürchtet die Ablehnung durch andere. Strafen anzunehmen ist er nicht imstande, da sie sein Selbstwertgefühl völlig untergraben. Auch Lob verträgt er nicht, weil er nicht daran glaubt, es zu verdienen**." [364] (Wender, 1971, S.221, in: Coulter, 1995, S. 95 ff.)

So kann die Ich-Schwäche zur Ursache von Panikzuständen werden, wenn emotionale Labilität und die Unfähigkeit, bestimmte Leistungen zu erbringen zusammenkommen. Schätzungen zufolge leiden etwa 14 Mio. Amerikaner an klinischen Angstzuständen – fast 9 % der Bevölkerung. [365] (Coulter, 1995, S. 96)

Andererseits ist der erfolglose Kampf gegen die eigenen Schwächen häufig die Ursache der Depression. Zwischen 9 und 26 % der amerikanischen Frauen sowie zwischen 5 und 12 % der amerikanischen Männer leiden unter „größeren Depressionen" oder haben darunter gelitten. [366] (Coulter, 1995, S. 98)

Unter den älteren Jugendlichen hat sich in den Vereinigten Staaten zwischen den 60er und 80er Jahren die Selbstmordrate verdoppelt. [367] (Coulter, 1995, S. 99) **Wie hoch ist da der Anteil de MBD Fälle?**

Auch in Deutschland gibt es eine sehr hohe Selbstmordrate. Das Statistische Bundesamt veröffentlichte für 1994 die Zahl von 712 durch Selbstmord und

Selbstbeschädigung zu Tode gekommenen Kindern und jungen Erwachsenen bis zum Alter von 25 Jahren. Die Gesamtzahl der durch Selbstmord und Selbstbeschädigung zu Tode gekommenen Menschen wird mit 12.718 angegeben. Das ist sehr viel, wenn man bedenkt, dass zum gleichen Zeitraum „nur" 9.352 Verkehrstote angegeben werden. Merkwürdig hoch mutet auch die Zahl der Toten an, deren Todesursache als „Unfall durch Sturz" angegeben wird. Diese Zahl belief sich 1994 auf 10.512. [368] (Statistisches Jahrbuch 1996, S. 432)

In der BR Deutschland erhielten 1995 etwa 1,4 Mio Kinder unter 12 Jahren wegen dieser und anderen Formen von Hyperaktivität und Persönlichkeitsstörungen Psychopharmaka. Das Ausmaß von Seh- und Hörstörungen nimmt zu. Etwa 5 % aller Babys in der BR Deutschland schielen und jedes 20. Schulkind leidet an einer erheblichen Aufmerksamkeitsstörung. [369] (Coulter, 1995, S. 266 ff.)

Seit Gschwind und Behan 1982 eine Studie beendeten, in der sie zeigten, dass **bei linkshändigen Personen Dyslexie und Stottern viel häufiger auftritt als bei rechtshändigen**, und **auch vermehrt Allergien** zu beobachten sind, ist die Notwendigkeit zur Untersuchung der möglichen Zusammenhänge mit den Impfprogrammen einmal mehr deutlich. [370] (Coulter / Fisher, 1996, S. 218)

Etwa die Hälfte der MBD-Kinder zeigt typische Symptome in Form von EEG-Abnormalitäten und Muskelhypertonie und –hypotonie. [371] (Laufer, 1957 in Coulter, 1995, S. 78)

Während die Anzahl der schwer gehirngeschädigten Kinder einen kleinen Teil der Bevölkerung darstellt, wächst die Anzahl der lernbehinderten Kinder in den Schulen schnell.

Der plötzliche Kindestod

Im Jahrbuch des Statistischen Bundesamtes Wiesbaden wird **die Ziffer der unter dem Syndrom des plötzlichen Kindestodes 1994 verstorbenen Kinder**

mit 747 angegeben. [372] (Statistisches Jahrbuch 1996, S. 428) Bei einer Gesamtzahl der Geborenen, auch die Kinder ausländischer Mütter miteinbeziehend, von 769.603 für den betrachteten Zeitraum ergibt das, dass eines von 1.722 Kindern an einer „unbekannten" Todesursache verstorben ist. Anders formuliert: Es ergibt sich eine Auftretenswahrscheinlichkeit von 58 Fällen des plötzlichen Kindestodes auf 100.000 Lebendgeburten in der Bundesrepublik Deutschland für das Jahr 1994. [373] Statistisches Jahrbuch 1996, S. 74)

Laut FDA stirbt **in den USA** eines von 500 lebend Geborenen an einer „unbekannten Ursache" und geht als SIDS in die Statistik ein. Das entspricht einer Auftretenswahrscheinlichkeit von **etwa 200 Fällen von plötzlichem Kindestod pro 100.000 lebend Geborene**.

„D.h., dass etwa 7.000 Babys von den 3,5 Mio. jährlicher Geburten in den USA aus unerkannten Gründen sterben. Frühgeburten, solche mit niedrigem Geburtsgewicht und Schwarze scheinen eine besondere Risikogruppe für SIDS zu sein. **Die Anzahl von SIDS nimmt nach den ersten Lebensmonaten zu, erreicht einen Höhepunkt mit 2 und 3 Monaten und nimmt nach 4 Monaten wieder ab.** [374] (Coulter / Fisher, 1996, S. 158) L. Baraff, der Hauptautor der UCLA-FDA-Studie untersuchte den **Zusammenhang zwischen der DPT-Impfung und dem SIDS.** „Er und seine Koautoren nahmen **Verbindung zu den Eltern von 145 Babys** auf, die laut Bericht zwischen Januar 1979 und August 1980 im Bezirk Los Angeles an SIDS gestorben waren. **53 hatten eine DPT-Impfung erhalten**; von diesen starben 6 innerhalb von 24 Stunden und weitere 11 innerhalb einer Woche nach der DPT-Impfung." [375] (Coulter / Fisher, 1996, S. 175) **27 hatten den Impfstoff 28 Tage vor ihrem Tod erhalten."** [376] (Delarue, F.u.S., 1990, S. 110)

Im Zusammenhang mit dem Syndrom des plötzlichen Kindestodes, der früher auch als „Tod in der Wiege" oder als „Krippentod" bezeichnet wurde, SIDS, **Sudden Infant Death Syndrom**, ist zu sagen, dass **90 – 95 % dieser Kinder im Schlaf – und zwar im allgemeinen zwischen Mitternacht und 8 Uhr morgens – ihm zum Opfer fallen; 40 % der Todesfälle treten während der 3 Wintermonate ein. 30 – 40 % der Opfer waren zum Zeitpunkt des Todes mehr oder weniger leicht erkältet.**

Als Risikofaktor gelten Impfungen und insbesondere die kombinierte Impfung gegen Diphtherie, Tetanus und Keuchhusten (DTP). [377] (Delarue, F.u.S., 1990, S. 109)

Leicht wird die Erkenntnis außer Acht gelassen, dass der plötzliche Kindestod bis zu 28 Tagen nach der Impfung eintreten kann. So gibt es immer wieder Studien, bei denen die Kriterien so angelegt sind, dass ein Zusammenhang zwischen Impfung und Zwischenfall nicht gefunden werden kann.

Die unterschiedlichsten Theorien werden also im Zusammenhang mit dem Sudden Infant Death Syndrom besprochen. Es muss doch aber sehr zu denken geben, wenn **Wyeth-Laboratories**, bevor sie sich am 13. Juni 1984 gänzlich vom Pertussis-Impfstoff-Markt zurückzogen, noch auf ihrem Beipackzettel zum DPT-Impfstoff vermerkten: **"Vorkommnisse von SIDS auf Pertussis-Impfungen wurden berichtet. Die Bedeutung dieser Berichte ist unklar. Man sollte bedenken, dass 3 Anfangsdosen von DPT-Impfungen gewöhnlich Säuglingen im Alter von 2 – 6 Monaten verabreicht werden, und dass etwa 85 % der SIDS-Fälle in den Zeitraum zwischen einem und sechs Monaten fallen, mit einem Höhepunkt zwischen 2 und 4 Monaten."** [378] (Coulter / Fisher, 1996, S. 158)

Wenn also bereits der Hersteller auf den möglichen Zusammenhang zwischen Impfung und Gefährdung des Kindes hinweist, um wie viel mehr müssten die Ärzte die Eltern der Impflinge auf die Hinweise der Hersteller hinweisen!

Vermutungen über die Zusammenhänge oder vielleicht eher die Erkenntnis der Zusammenhänge, dürfte Anlass zur Verfassung des Beipackzettels der **Connaught-Laboratories** für ihren DPT-Impfstoff 1986 gewesen sein in dem unter anderem zu lesen stand: **"... Ziemlich selten sind ernste bis schwere Gesamtstörungen wie Fieber von 40,5 °C und höher, dauerndes untröstliches Weinen über 3 Stunden und länger, ungewöhnlich schrilles Schreien, Ohnmachtsanfälle oder Konvulsionen.** *Von ernsteren neurologischen Komplikationen wie längeren Konvulsionen oder Enzephalopathie, gelegentlich mit tödlichem Ausgang, ist berichtet worden.* **... Es gab auch –**

allerdings seltene – Berichte über anaphylaktische Hypotension oder Schock. *... Das Syndrom des plötzlichen Kinds-Tods (SIDS) trat bei Kindern nach Verabreichung von DPT auf...*" [379] (Delarue, F.u.S., 1990, S. 114)

W. C. Torch, ehemaliger Direktor der Kinderneurologie in der Kinderabteilung der University of Nevada School of Medicine, hatte bei der 34. Jahresversammlung der American Academy of Neurology 1982 eine Studie vorgelegt, in der er über 200 willkürlich gewählte SIDS-Fälle untersucht hatte, nachdem er vier plötzliche Tode innerhalb von 18 Stunden nach DPT-Impfungen in Nevada beobachten musste. **„In einem vorläufigen Bericht über die ersten 70 Fälle stellte Torch fest, dass 2/3 vor ihrem Tod geimpft worden waren. Von diesen starben 6,5 % innerhalb von 12 Stunden nach der Impfung, 26 % innerhalb von 3 Tagen und 37 %, 61 % und 70 % nach jeweils einer, zwei und drei Wochen.** Er fand heraus, dass die Anzahl der SIDS-Fälle mit 2 Monaten am höchsten war in der Gruppe ohne DPT-Impfungen, in der DPT-Gruppe aber einen gespaltenen Höhepunkt mit 2 und 4 Monaten hatte. Torch fügt hinzu: „Plötzlicher Kindstod nahm im Herbst-Winter bei nicht DPT-Geimpften zu; bei den Geimpften gab es keine Verbindung zu Jahreszeiten. Meistens ereilte der Tod im Schlaf Kinder, die gesund und ohne Allergien waren, jedoch kurz vorher gereizt, weinerlich, lethargisch waren und Atemwegsbeschwerden und Schlafstörungen hatten." [380] (Coulter / Fisher, 1996, S. 162 ff.)

In einem Artikel, der eine Studie an der **Universitätskinderklinik Erlangen** besprach, war in der „Medical Tribune" vom 7. September 1993 geschrieben worden, „dass **viele der Todesfälle am sogenannten „plötzlichen Kindstod" in Wirklichkeit Todesfälle an Keuchhusten seien. Begründet wird dieser Verdacht mit dem Hinweis, die Erreger des Keuchhustens (Bordetella pertussis) seien sehr empfindlich und ließen sich an einer erkalteten Leiche nicht mehr nachweisen."** [381] (Buchwald, 1994, S. 169 ff.)

Das Statistische Bundesamt in Wiesbaden meldete für das Jahr 1993 **drei** Todesfälle an Keuchhusten, 1994 **zwei** und 1995 und 1996 **keinen** Todesfall. [382] (Statistisches Bundesamt)

Sollte der Kollege in Erlangen recht haben? Oder ist das Syndrom des plötzlichen Kindestodes doch vielmehr im Zusammenhang mit der Keuchhusten-Impfung, denn mit der Keuchhusten-Erkrankung zu betrachten?

Im Bundesgesundheitsblatt 12/93, S. 516, und 3/94, S. 109 wurden die Zahlen, die im Bundesgesundheitsamt über **Impfschadensfälle** gesammelt wurden, veröffentlicht. Nach DPT-Impfungen habe es 71, nach DPT-Polio-Impfungen 63, nach P(Pertussis-)-Impfungen 19, nach DPT-Masern-Polio-Impfungen 16 und nach DPT-Masern-Impfungen 1 anerkannten Impfschaden gegeben. Das heißt, dass 170 anerkannte Impfschadensfälle, deren Schädigung vermutlich auf der Pertussis- oder Keuchhustenkomponente beruht, dokumentiert sind. [383] (Buchwald, 1994, S. 147)

In diesem Zusammenhang immer noch nicht untersucht und diskutiert ist die möglicherweise höchst gefährliche Wirkung von Zuschlagsstoffen wie z.B. von Thiomersal, Formaldehyd, aluminium- und phenolhaltigen Verbindungen.

Haemophilus influenzae B – HIB „Die Impfung gegen Gehirnhautentzündung" - Mitursache des kindlichen Diabetes mellitus?

Erkrankung und Tod an bakterieller Meningitis sind meldepflichtig. Dabei spielt es keine Rolle, dass bakterielle Erkrankungen, vorausgesetzt, sie werden rechtzeitig erkannt, oft gut behandelbar sind. Sie kommt in allen Altersklassen auf der ganzen Erde vor. Besonders häufig betroffen sind die Neugeborenen, also bis zu 28 Tage alte Kinder, wenn es sich um Frühgeburten handelt und ein langer, komplikationsreicher Geburtsverlauf vorausgegangen war. [384] (Scheid, 1980, S. 502 ff.)

Wenn ich die Mütter in der Praxis nach dem Impfstatus ihrer Kinder frage, wissen sie oft mit den Buchstaben Hib nicht viel anzufangen. Frage ich aber nach der Impfung gegen Gehirnhautentzündung, kommt es in den Augen vieler zu einem freudigen Aufleuchten.

Der **Impfstoff gegen HIB**-Infekte erhielt als „**herausragendes, innovatives Arzneimittel 1993" den Galenus von Pergamon-Preis** und wird auch entsprechend in der Öffentlichkeit vermarktet.

Mit der Verabschiedung des „National Childhood Vaccine Injury Act" (Public Law 99-660; Impfschadens-Entschädigungsgesetz) 1986 wurden unter der Führung des „Institute of Medicine" (IOM), das zur „National Academie of Sciences",

Washington, DC, gehört, mehrere Studien zur Klärung der Frage, ob eine ursächliche Beziehung zwischen Impfungen und ernsthaften gesundheitlichen Folgen bestünde, unternommen. In einer der Arbeiten ergab sich: „The evidence favours acceptance of a casual relation for the early-onset HIB-disease in children aged 18 month or older within 7 days in whom this was the first HIB-immunisation with unccojugated polysaccharide HIB-vakzines". [385] (Stratton, et al., 1994, S. 1602-1605) D.h. **es ergab sich Anlass zur Annahme, dass die Impfung von Kindern im Alter von 18 Lebensmonaten oder mehr innerhalb von 7 Tagen die Erkrankung begünstigen kann**. Darauf folgend wurde der Impfstoff mit Diphterietoxoid konjugiert. Ob sich dadurch viel geändert hat?

Wenn überhaupt, kann er nur gegen einen von vielen Erregern schützen, die Ursache einer Gehirnhautentzündung sein könnten. Ob in diesem Falle die Höhe des bewirkten Antikörperspiegels eine **Eignung als Mittel zur Verhütung** eines Infektes dokumentiert, ob die Häufigkeit der teils möglicherweise auch chronisch schwerwiegenden Folgen z. B. im Sinne von wiederholten Atemwegsinfekten, wie sie aus der Statistik des Beipackzettels hervorgehen, die **Zumutbarkeit der Maßnahme** bewerten lassen, und ob bei der Häufigkeit der Infekte mit unbemerktem bzw. mildem Verlauf eine wirkliche **Notwendigkeit für gerade diese Maßnahme** besteht – urteilen Sie selbst, nachdem sie das folgende gelesen haben.

Das gramnegative Stäbchen, Haemophilus influenzae wurde zuerst 1892 von Richard Pfeiffer beschrieben, der es fälschlich für die Ursache der Grippe hielt. [386] (Nelsson, 1979, S. 764) Bei der Familie Haemophilus unterscheidet man verkapselte und kapselfreie Formen. Bei den verkapselten wird aufgrund der Kapseleigenschaften eine Typisierung von A bis F vorgenommen, wobei die sehr ernsten Infektionen vorwiegend von dem verkapselten Bakterium **Haemophilus influenzae Typ B** hervorgerufen werden. Die nicht verkapselten Stämme von H. influenzae werden im Nasen-Rachen-Raum von bis zu 80 % gesunder Kinder und Erwachsener gefunden; **auch H-Influenza Typ B kann** dort **nachgewiesen werden, ohne dass es Erkrankungen hervorrufen muss**.

Die Forschungen von Prof. G. Enderlein, die er in seinem Buch „Bakterien-Zyclogenie" zusammenfassend der wissenschaftlichen Welt vorgestellt hat, beweisen, dass **unterschiedliche Wuchsformen desselben Bakteriums durch unterschiedliche Milieubedingungen zu erreichen sind**, d.h., dass beim selben Keimträger der Keim während seiner Vermehrung die Form seines Auftretens wandeln und so von einem ungefährlichen Symbionten (Mitbewohner) zu einem krankmachenden Agens mutieren kann. [387] (Enderlein, 1981) Man versuchte, die Empfänglichkeit für eine H. influenzae Meningitis mit einem **zu niedrigen Antikörpertiter** gegen diesen Organismus in Verbindung zu bringen, jedoch fand man bei entsprechenden Studien, dass **einige Kinder**, die mit einer H. influenzae Meningitis ins Krankenhaus aufgenommen wurden, **bereits hohe Titer aufwiesen, die während der Genesung keinen weiteren Anstieg erkennen ließen.** Bei einigen Kindern im Alter von weniger als einem Jahr können Antikörper nachgewiesen werden, ohne dass sich eine Haemophilus Meningitis entwickelt hatte. [388] (Nelsson, 1979, S. 722) An anderer Stelle heißt es im Nelsson: **„Wahrscheinlich ist die große Mehrzahl der nasopharyngealen Infektionen mit dieser Bakterie von mildem Verlauf und führt zur Immunität in der späten Kindheit, wodurch die Auftretenswahrscheinlichkeit mit zunehmendem Alter sinkt."** [389] (Nelsson, 1979, S. 764)

S. 91
S. 131
↑
⌐
S. 200

Für die **Vereinigten Staaten** wird formuliert, dass etwa **40 von 100.000 Kindern im Alter von weniger als 4 Jahren** an einer **Haemophilus Meningitis** erkranken, wobei die häufigsten Erkrankungen zwischen November und Januar gemeldet werden. Die **Sterblichkeit variiert von 2 – 18 %** und hängt insbesondere von der **schnellen Diagnose und einer adäquaten Behandlung** ab. In etwa der Hälfte der Fälle haben die Genesenden in unterschiedlichem Grade neurologische Beschwerden im Sinne von Entwicklungsverzögerungen, Lähmungen oder Anfällen, bzw., weniger leicht zu bemerken, einen verringerten Intelligenzquotienten, Sprach- und Lernprobleme, Hyperaktivität und Hörschäden. **„Es ist zur Zeit noch nicht klar, warum die Mehrzahl der Kinder, die von einer Haemophilus Influenza Meningitis genesen ist, nur niedrige Spiegel von Serum-Antikörpern gegen Haemophilus Influenza aufweisen."** [390] (Nelsson, 1979, S. 165)

Neben ungezählten Atemwegsinfekten aller Art kann Haemophilus sehr oft bei der akuten Epiglottitis, deren Erscheinungen im Volksmund oft als „Pseudo-Krupp" bezeichnet werden, nachgewiesen werden. Weniger häufig finden sich die

Keime bei Gelenks- und Knochenmarks-, bei Lungen- und Nierenbecken-Entzündungen und bei septischen Zuständen.

Die eitrige Meningitis im Kleinkindalter hat eine typische Altersverteilung. Darüber informiert die Tabelle nach Brenner und Hoeprich.

Erreger akuter bakterieller Meningitiden nach Alter und Infektionsursache

	Früh- u. Neugeb. (%)	2 Mon. - 5 Jahre (%)	5 – 40 Jahre (%)
Neisseria meningitides	-	~ 25 (~ 10)	~ 45 (~ 5)
Haemophilus influenzae	-	~ 50 (~ 5)	~ 5 (~ 0)
E. coli	~ 35 (~ 70)	-	-
Andere Darmbakterien	~ 20 (~ 60)	-	-
Pseudomonas aeruginosa	~ 7 (~ 100)	-	-
Streptococcus pneumoniae	~ 10 (~ 50)	~ 12 (~ 10)	~ 20 (~ 30)
Staphylococcus	~ 10 (~ 60)	-	~ 10 (~ 50)
Streptococcus	~ 3 (~ 30)	~ 3 (~ 25)	~ 5 (~ 40)
Andere	~ 10 (~ 25)	~ 10 (~ 2)	~ 10 (~ 15)

Ungefähre Mortalität bei heutiger Behandlung in Klammern

Palitzsch, D., Systematik der praktischen Pädiatrie, Daten, Fakten, Übersichten, 3. Aufl., Thieme Verlag, Stuttgart, 1976, S. 192

S. 215

In Finnland kam es **nach Einführung der HIB-Vakzine** 1974 in Verbindung mit einer Verstärkung der Pertussisvakzine 1976 **bei Kindern in der Altersgruppe bis zum vollendeten 4. Lebensjahr** zu einem **64% Anstieg des insulinpflichtigen Diabetes mellitus (IDDM)**. Dennoch wurde **1988 die HIB-Impfung in den Impfplan aufgenommen. Nochmals stieg die Häufigkeit des IDDM um 62%.** (Classen, D.C., Classen, J.B.: The timing of pediatric immunization and the risk of insulin-dependant diabetes mellitus. Infectious Diseases in Clinical Practice 1997; 6: 449-454).

Selbst wenn die eindeutige Beziehung von mehreren in Frage gestellt wird, und sich statistisch in Folge der Verschiedenheit der Varialblen nicht eindeutig beweisen lässt, verlangt doch die mögliche Wahrscheinlichkeit des Zusammenhanges nach wiederholter, kritischer, sorgfältigster Prüfung durch unabhängige Untersucher.

---

[18] Ergänzung durch den Verfasser.

192

Ein kurzer Exkurs zu den Meningokokken

Ähnlich gilt es auch für die durch Meningokokken hervorgerufenen Erkrankungen. Meningokokken sind weltweit verbreitet. Die Erreger finden sich sowohl im Nasen-Rachen-Raum von Kranken als auch bei **5 – 10 % der Bevölkerung, die selbst nicht erkrankt sind oder erkranken.** Der Anteil an sogenannten **asymptomatischen Meningokokkenträgern** ist in engen Wohngemeinschaften wie z. B. Kasernen und Internaten besonders hoch. Obwohl bei epidemischer Häufung von Meningokokken-Erkrankungen die Keimträgerzahlen bis 90 % ansteigen können, **besteht doch keine eindeutige Beziehung zwischen der Anzahl gesunder Meningokokkenträgern und der Auftretenshäufigkeit von Erkrankungen.** Die Ansteckung erfolgt gewöhnlich durch direkten Kontakt sowie durch Tröpfcheninfektion. Die **weitaus meisten Infektionen** verlaufen **unbemerkt.** Die **Wahrscheinlichkeit einer manifesten Erkrankung wird auf 1:1.000** geschätzt. Infektionen können in jedem Lebensalter auftreten, Kinder und Säuglinge sind jedoch besonders gefährdet (50 % der Gesamterkrankungen). Erkrankungshäufungen sind im Winter/Frühjahr zu beobachten. [392] (Kühn / Schirrmeister, 1982, S. 102)

„London (ast). **Rund 15 Millionen Kinder und Jugendliche in Großbritannien werden** innerhalb der kommenden 12 Monate gegen eine Infektion mit Meningokokken vom Typ C **geimpft werden.** Es handelt sich um eines der größten Massenimpfprogramme der britischen Medizingeschichte. .. Der Impfstoff ist laut MCA **weltweit an ca. 25 500 Patienten getestet und für wirksam und sicher befunden worden.** .. Derzeit verhandelt das Londoner Gesundheitsministerium mit der Herstellerfirma über den Preis. Eine Einzeldosis des Impfstoffes kostet in Großbritannien rund 7 Pfund, umgerechnet etwa 21 DM." (Ärzte Zeitung, 144, 3.8.99; S. 6)

Zur Bedrohung durch Krankheiten und andere Übel

Im Folgenden habe ich mich bemüht, mit Hilfe der Zahlen des Statistischen Bundesamtes Wiesbaden etwas Klarheit in das „epidemische Dunkel" einzelner Erkrankungen und Todesursachen zu bringen. Dabei habe ich, soweit für mich in diesem Moment erreichbar, die Zahlen von 1991, 1994 und 1996 gegenübergestellt. **Für das Jahr 1994 wurden bei einer Bevölkerung von über**

81 Mio. Menschen insgesamt nur 2.216 Meningitis-Erkrankungen, die nicht durch Meningokokken verursacht waren, gemeldet, was eine Auftretenshäufigkeit der letzteren von etwa 2,7 pro 100.000 der Bevölkerung entspricht. Ausgehend von der Annahme, dass etwa 80 % der Nichtmeningokokken-Erkrankungen im Säuglings- und Kleinkindalter auftreten, und in etwa 50 % dieser Fälle u.a. auch Haemophilus Influenza B nachgewiesen wird, ergeben sich für das Jahr 1994 bei einer ebenfalls geschätzten **Sterblichkeit von 5% 44 Todesfälle in Verbindung mit dem Nachweis von Haemophilus Influenza B** bei einer Meningitis. Ich habe das bewusst so formuliert, um hervorzuheben, dass es nicht notwendigerweise die Erkrankung durch diesen Erreger ist, die den Tod herbeiführen, sondern **dass andere begleitende Umstände, Zweiterkrankungen, Ernährungszustand und äußere Umstände, auch die Art und Weise der Behandlung, das Überleben beeinflussen können.**

Erwähnenswert scheint es mir und von großer Bedeutung, dass **in der BRD 1996** bei Kindern und Jugendlichen **bis zum Alter von 15 Jahren in 47 Fällen Selbstmord** als Todesursache gemeldet ist.

Im gleichen Zeitraum starben von den Kindern bis zu einem Alter von 5 Jahren 145 an bösartigen Tumoren, **412 infolge von Unfällen**, 488 infolge von Verletzungen, **747 einen plötzlichen Tod aus unbekannter Ursache, darunter das Syndrom des plötzlichen Todes im Kindesalter (SIDS)** und 76 an den Folgen von Gewalt.

Mehr als 15.000 Kinder wurden sexuell misshandelt, in etwa 35% der Fälle von Eltern oder Bekannten.

Legende zur nebenstehenden Tabelle:

+	Polizeiliche Kriminalstatistik, Berichtsjahr 1995, Bundeskriminalamt Wiesbaden
++	Hepatitis B 1995 bis Ende 14. Lj. gesamt 369 Erkrankungen, kein Todesfall.
*	Siehe Brenner + Hoeprich in Palitzsch (eher hoch geschätzt); bei Nelson ist für die USA eine Häufigkeit der Erkrankung von 40 pro 100 000 Kinder ≤ 4 Lj. angegeben
**	Statistisches Bundesamt, Fachserie 12, Reihe 2
***	Ergibt sich aus den davor gemachten Annahmen meldepflichtiger Erkrankungen
****	Buchwald, 1994, S. 225 ff. [Stat. Jahrbuch 1992, Landesversorgungsämter (Impfschadensträger)]
*****	Erkrankungsbeginn zum Teil im Vorjahr
******	KVH, Pharmako-Therapie, Nr. 18, Mai 1997, S 30 Statistisches Bundesamt, Fachserie 12, Reihe 2

E = Erkrankungen   T = Todesfälle   N = Nicht meldepflichtig

	1991	1994	1996
Einwohner in der BRD gesamt	80.274.564	81.538.603	81.895.637
Kinder bis zum vollendeten 5. Lebensjahr	5.376.812	5.119.412	4.013.177
Meningitis-Erkrankungen gesamt	4.394	2.867	3.039
Meningitis durch Meningokokken	810	651	687
Meningitis nicht durch Meningokokken	3.584	2.216	2.352
Meningitis geschätzt: 80 % im Kleinkindesalter, da keine Zahlen vorliegen	2.867	1.773	2.431
Nicht-Meningokokken-Meningitis im Kleinkindesalter zu ~ 50 % Hib*	1.434	887	941
Hib-Meningitis Erkrankungen/100.000 Kleinkinder***	26.7	17.3	23,4
Hib-Meningitis Sterblichkeit ~ 5 %*, absolut***	72	44	47
Impfschadensanträge (1972-1993) 14.361****	Also	684 pro Jahr	
Anerkannte Impfschäden (1972-1993) gesamt: 3.407	Also	162 pro Jahr	
Selbstmord Kinder bis 15 J.	33	47	49
Selbstmord junge Erwachsene bis 25 J., absolut	993	899	795
Diphtherie auf ~ 81 Mio. Einwohner, absolut**	E:2, T:1	E:6, T: 3	E:3, T:1
Polio auf ~ 81 Mio. Einwohner, absolut**	E:2, T:4	E:1, T:5	E:1, T:3
Pertussis auf ~ 81 Mio. Einwohner, absolut**	T:6	T:2	T:∅
Tuberkulose bis 1. Lj. Absolut	E:24, T:0	E:9, T:0	E:22, T:1
Tuberkulose bis 5. Lj., absolut**	E:237, T:0	E:255, T:0	E:245, T:2
Hepatitis B bis Ende 1. Lj.	E:30, T:1	E:29, T:1	E:∅, T:1
Hepatitis B bis 5. Lj. **	E:195, T:1	E:184, T:1	E:154, T:2
Masern-Todesfälle absolut******, 1995: 3	4	7	4
Tetanus	E:16,T:2	E:84, T:6	E:17, T:1
Tollwut 1994 und 1995 auf 81 Mio. Einwohner, absolut**keine Erkrankungen, keine Todesfälle			E:1, T:1
Tod durch bösartige Tumoren bis 5 Lj.	182	145	115
Tod durch Unfälle bis 5 Lj.	604	412	305
Tod durch Verletzungen und Vergiftungen bis 5 Lj.	683	488	360
Tod durch Syndrom des plötzlichen Todes im Kindesalter bis 5. Lj. (SIDS)	1285	747	729
Tod durch Gewalteinwirkung bis 5 Lj.	79	76	55
Sexueller Missbrauch von Kindern (§ 176 StGB)+ 0 – 14 Jahre		15.096	15.674
Misshandlung von Schutzbefohlenen (§ 223 bStGB)+ 0 – 14 Jahre +		2.639	2.818
Misshandlung von Kindern +		1.915	1.971
Kindestötung (§ 217 StGB) +		26	31

Tabelle 6 : Statistische Werte von Krankheiten und Todesursachen in der BRD

Nach den Zahlen des Statistischen Jahrbuchs 1996 der Bundesrepublik Deutschland, des Stat. Bundesamtes Wiesbaden 1996 (Verlag Metzler + Poeschl)

Die Zahl der Impfschadensanträge und Anerkennungen wäre gewiss um ein Vielfaches höher, wenn eine sachliche und faire Diskussion darüber in der Öffentlichkeit zugelassen oder gar, wie es schließlich zum Segen aller gereichte, gefördert würde. Hingegen ist es die allgemeine Praxis, dass im Falle akut nach einer Impfung auftretender Beschwerden, den besorgt fragenden Eltern gegenüber, der Zusammenhang verneint oder verharmlost wird, und die Möglichkeit einer chronischen Folge oder eines spät auftretenden Leidens als Impffolge praktisch verneint oder als äußerst unwahrscheinlich hingestellt wird. Die so geführten Eltern werden sich nur in den wenigsten Fällen auf den Weg zu Gutachtern und vor die Gerichte begeben.

Hepatitis A, B, C$_1$, C$_2$, C$_3$, C$_4$, C$_5$, D, E, F und weitere Hepatitiden, GB-A, GB-B, GB-C, G$_1$, G$_2$, G$_3$, G$_4$, G$_5$ . . . . .

Die Geschichte der Erkenntnisse über Hepatitis ist voller Abenteuer. Die häufigste und wichtigste Erkrankung der Leber, früher als Icterus simplex catarrhalis epidemicus bzw. als akute ikterische diffuse Hepatophatie bezeichnet, war zunächst nicht erklärlich.

Hepatitis 1995

	<1	1 - <5	5 - <14	Erkrankungen gesamt	Todesfälle
A	21	509	1.587	6.639	12
B	37	130	369	6.152	148
Unbekannte virale Genese	8	15	45	4.277	123

Quelle: Statistisches Bundesamt, Fachserie 12, Reihe 2, Meldepflichtige Krankheiten 1995

In der letzten Zeit hat die intensive Diskussion um die Hepatitis B-Impfung und insbesondere um die Einführung der Impfempfehlung für Neugeborene viel Raum in den Medien eingenommen. Wie Sie erkennen können, sind jedoch **von den 17.068 1995 gemeldeten Virus-Hepatitiden insgesamt nur 6.152 auf die Hepatitis B zurückzuführen.** Betrachten wir nun die entscheidende **Gruppe der**

Neugeborenen bis 1-jährigen Kleinkinder, finden wir die Zahl von 37 Erkrankungsfällen; im gleichen Jahr waren 765.221 Lebendgeburten bei einer Bevölkerung von etwa 81 Mio. Menschen gemeldet.

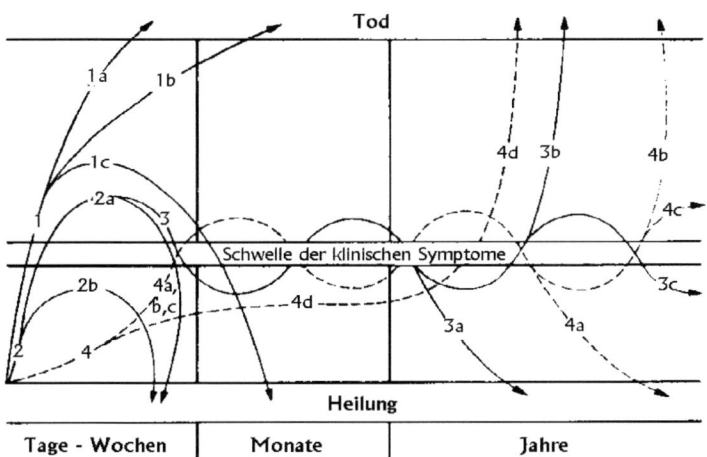

Abbildung 26: Verlaufsformen der Virushepatitis (im wesentlichen der B-Hepatitis).
1 Maligne Virushepatitis (Leberdystrophie): 1a akuter tödlicher Verlauf; 1b subakuter tödlicher Verlauf; 1c Heilung. 2 Akute benigne (reversible) Virushepatitis; 2a gewöhnlicher Verlauf; 2b anikterischer Verlauf. 3 „Sekundär" chronische Hepatitis; 3a Ausheilung; 3b Übergang in Cirrhose; 3c persistierender (nicht zur Cirrhose führender) Verlauf. 4 „Primär" chronische Hepatitis; 4a Ausheilung; 4b Übergang in Cirrhose; 4c persistierender Verlauf; 4d Übergang in Cirrhose nach jahrelangem klinisch stummem Verlauf („Kryptogene" Cirrhose?). Die Hepatitis A verläuft wahrscheinlich nur entsprechend den Linien 2a und 2b (mit Hinterlassung einer lebenslangen Immunität)

Nach Kühn, A., Schirrmeister, J.: Innere Medizin, Springer Verlag, Berlin, Heidelberg, 1982

Ob es gerechtfertigt ist, einen ganzen Geburtsjahrgang jeweils dreimal bis zum 13. Lebensmonat und ein viertes Mal zwischen dem 11. und 15. Lebensjahr den möglichen Risiken einer Hepatitis B-Impfung auszusetzen, um 37 evtl. Neuerkrankungen zu verhindern, von denen eine vermutlich recht hohe, aber unbekannte Anzahl direkt während Schwangerschaft und Geburt von der Mutter auf das Kind übertragen wurde, muss aufs intensivste in Frage gestellt werden. Die Mehrzahl der bisher veröffentlichten Kostenrechnungen lässt die möglichen Erfolge hygienischer und erzieherischer Maßnahmen gänzlich außer Acht. Eine Impfung einzelner Personen nach Abwägung aller Eventualitäten erscheint mir diskutierbar. Im Folgenden mögen einige Details zur Klärung beitragen:

„**Die meisten Erkrankungen heilen praktisch restlos aus**. Eine sorgfältige Behandlung ist trotzdem immer angezeigt, da eine nekrotisierende Verlaufsform (mit Absterben einzelner Leberareale[19]) mit *Coma hepaticum* stets im Bereich der Möglichkeit liegt..." [393] (Wiskott, et al., 1977, S. 26.32)

Die Hepatitis A- bis –E-Viren sind für über 90 % der akuten Virushepatitiden verantwortlich. Die **Hepatitis A und E** haben die **beste Prognose**. In etwa 99 % der Fälle kommt es zur folgenlosen Ausheilung. **In den tropischen Ländern** der Erde findet man in Bezug auf die **Virushepatitis-A**, deren Erreger erst 1974 von Provost et al. entdeckt wurde, eine **Durchseuchung von nahezu 100 % bereits im Kleinkindesalter. „Die jungen Patienten entwickeln oft eine lebenslange Immunität und die Infektion verläuft in der Regel ohne klinische Symptome."** [394] (Classen, et al., 1994, S. 649 ff.)

Das Virus ist infektiös für Menschen und bestimmte Affenarten. „Die Übertragung der **Hepatitis-A** erfolgt in erster Linie fäkal-oral. Bei größeren lokalen Ausbrüchen sind nicht direkte zwischenmenschliche Kontakte der Übertragungsweg, sondern **fäkale Verunreinigungen in Nahrungsmitteln und Trinkwasser**. Für die allgemeine **Prophylaxe** gelten die gleichen Regeln wie für die Prophylaxe von Salmonellen-Infektionen, einschl. Typhus und anderer infektiöser Erkrankungen, angefangen **von Händewaschen bis zur Trinkwasserkontrolle.** [395] (Hornborstel, et al., 1991, S. 13213 ff.)

In etwa 99 % der Fälle heilt die Erkrankung folgenfrei aus. Bei der Hepatitis-A führen etwa 0,2 % der Erkrankungen unter dem Bild des akuten Leberversagens schließlich zum Tode. In Bezug auf die Hepatitis-E sind schwere Verläufe insbesondere bei der Infektion von Schwangeren beschrieben. **Chronische Verläufe sind bisher weder für die Hepatitis-A noch für die Hepatitis-E bekannt.**

Das Virus, das für die Hepatitis-E ursächlich ist (HEV), wurde 1990 von Reyes et al. isoliert und gezüchtet. In einzelnen Gebieten Indiens, der Sowjetunion

---

[19] Ergänzung durch den Verfasser.

und in Teilen von Afrika, Mittel- und Südamerika, ist die Hepatitis-E für etwa 33 % der akuten Fälle von Non-A/Non-B verantwortlich. Sie wird **oft durch verschmutztes Trinkwasser übertragen.** Grundsätzlich gilt, ebenso wie bei der Hepatitis-A, dass die Erkrankung hauptsächlich fäkal-oral, d.h. als Tröpfchen- oder Schmierinfektion übertragen wird.

Die **Symptome** der Hepatitis, die z.B. auch durch Zytomegalie- und Epstein-Barr-Virus hervorgerufen werden kann, **sind Appetitlosigkeit, Übelkeit, Erbrechen, Leibschmerzen, Verstopfung oder Durchfall und nicht selten ein nesselfieberartiger Ausschlag, Gelenk- und Gliederschmerzen und plötzliches hohes Fieber** können auftreten. Bei der Hepatitis-A kann dieses Anfangsstadium 4 – 5 Tage dauern, bevor in einigen Fällen eine Gelbsucht unterschiedlichen Ausmaßes auftritt. **Bei Kindern ist ein Verlauf ohne Gelbsucht mit Magen-Darm-Beschwerden die Regel:** Je jünger das Kind, desto seltener die Gelbsucht. **Das Verhältnis zwischen Erkrankungen mit und ohne Gelbsucht ist 1 : 12.** Die Inkubationszeit, d.h. der Zeitraum von Viruskontakt bis zum Ausbrechen der Erkrankung beläuft sich bei der Hepatitis-A im Durchschnitt auf 20 – 30 Tage, maximal 15 – 50 Tage. Völlig symptomenfreie Verläufe sind möglich. [396] (Simon, 1983, S. 718 ff.)

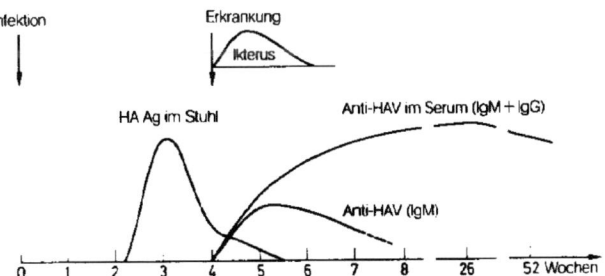

Abbildung 27: Schema einer Hepatitis A-Infektion. Auftreten von HAAg und Anti-HAV in Bezug zum Infektionszeitpunkt und zum klinischen Krankheitsverlauf. (Nach Frösner, 1977)

Kühn, A., Schirrmeister, J.: Innere Medizin – Ein Lehrbuch für Studierende der Medizin und Ärzte, Springer Verlag, Berlin-Heidelberg-New York, 1982, S. 823)

S. 91
S. 131
S. 191
↰

Wenn Sie die Darstellung betrachten wird eindeutig klar, dass der HA Ag – Anteil im Stuhl bereits zurückgeht, lange bevor „wirksame" Ak-Spiegel nachweisbar sind. Es muss noch andere Heilungsmechanismen geben, als die mit AK – Nachweis darstellbaren. Bleibt also die Frage, ob Impfung Segen bedeuten wird.

Hepatitis B

Das Hepatitis B Virus wurde im Blut eines australischen Eingeborenen entdeckt und deswegen „Australia-Antigen" benannt. Auch in den Seren von Leukämiekranken und Kindern mit Mongolismus, die in geschlossenen Anstalten untergebracht waren und insbesondere bei Patienten mit Hepatitis, wird es oft nachgewiesen. Der Beginn der Erkrankung ist häufig schleichend und die Schwere unterschiedlich. Chronische Verläufe finden sich bei Erwachsenen in 5 – 10 % der Fälle. Die Hepatitis B der Neugeborenen verläuft bei etwa 90 % der Erkrankten chronisch.

Das Hepatitis B-Virus kann Menschen und Affen befallen. „Die Leber bildet nicht nur ein komplettes Virus und gibt dies in die Blutbahn ab, sondern es wird im Überschuss Hüllprotein gebildet, welches früher als Australia-Antigen und heute als HBsAG bezeichnet wird. Dies im Überschuss gebildete Hüllprotein wurde 1966 von Blumberg zunächst entdeckt und war Ausgangspunkt der ersten Hepatitis B-Vakzine im Jahr 1980. Das komplette Virus wurde erstmals von Dane entdeckt und seither als Daneparticel (HBcAG) bezeichnet. Die Hülle des Virus besteht aus kleinen, mittleren und großen Hüllproteinen. Das Hepatitis-B-e-Antigen (HBeAG) kommt im Serum als lösliches Protein vor." [397] (Claassen, et al., 1994, S. 651)

Im folgenden Schema ist das Auftreten der verschiedenen viralen Antigene in den Körpersekreten sowie die Nachweisbarkeit der verschiedenen Antikörper als Reaktion auf die Infektion dargestellt.

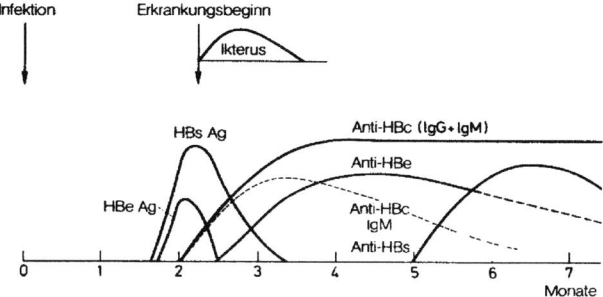

Abbildung 28: Schema einer Hepatitis B-Infektion. Zeitpunkt des Auftretens und Persistenz von serologischen Merkmalen einer Hepatitis B-Infektion. (Nach Frösner u. Mitarb. 1981)

Kühn, A., Schirrmeister, J., Innere Medizin, Berlin, Heidelberg, 1982, S. 822

In 37,8 – 42,8 % der Fälle akuter virusbedingter Entzündungen der Leber wird das Hepatitis B-Virus nachgewiesen. [398] (Hornborstel, et al., 1991, S. 13.219) Bei **13 – 50 %** der Erkrankungen, die mit einem akuten Leberversagen einhergehen, werden **Koinfektionen mit den Viren A, B und D** nachgewiesen. 15 – 20 % der Virus-Hepatitiden werden als non-A-E-Hepatitis bewertet. [399] (Hering-Lake, et al., 1996, S. 239-247)

Die Erkrankung wird **im allgemeinen beim Kontakt mit Blut- oder Blutprodukten übertragen. HBs-Antigen kann auch in den Faeces, Gallenflüssigkeit, Urin, Speichel, Vaginalflüssigkeit, Sperma, usw. nachgewiesen werden.** Bluttransfusionen (ca. 10 %) ärztliche und zahnärztliche Eingriffe, Tätowierungen, parenterale Applikationen von Rauschgiften u.a., sind bzw. waren ebenfalls wichtige Übertragungsarten.

Vor der Entdeckung des Virus und der Erkenntnis, dass Blut- und Plasmaprodukte sowie Impfstoffe viral verseucht sein können, war es daher auch nicht möglich, diesen Übertragungsweg zu vermeiden. Einer der größten bekannten „Unfälle" in dieser Hinsicht geschah während des 2. Weltkrieges 1942 in der amerikanischen Armee. **Nach einer Massenimpfung gegen Gelbfieber, wobei der Impfstoff als Stabilisator menschliches Serum enthielt, kam es im folgenden Jahr zwischen Januar und Juli zu 28.585 Fällen von Gelbsucht,**

wovon 62 tödlich verliefen. Als Ursache wird die Verseuchung der Vakzine mit Hepatitis B Viren besprochen. [400] (Beale, 1992, S. 469 – 474)

Wenn wir bedenken, dass diese Erkenntnis auf das Jahr 1942 zurückzuführen ist, verwundert es doch zutiefst, dass die Verwendung von menschlichem Serum nur für die Gelbfieber-Vakzine eingeschränkt wurde. Genauso verwunderlich ist der „Mut", mit dem menschliche Serumprodukte weiter vermarktet wurden und werden, ist doch aus diesem Vorfall zu ersehen, dass die Gefahr durch unerkannte Viren in Impfstoffen und anderen mit klinischen Produkten real gegeben ist.

Ein anderer Unfall, der allerdings glücklicher verlief, ereignete sich Anfang 1998 in Frankreich. **175 000 Kinder Hatten bei einer kostenlosen Schulimpfung gegen Hepatitis B eine Überdosis des Impfstoffes erhalten.** Das habe in zahlreichen Fällen zu Übelkeit, Bauchschmerzen und Bewusstlosigkeit geführt. Der Impfstoff habe in Frankreich im Jahre 1995 schon einmal Aufsehen erregt. Er war nach ersten Untersuchungen vom Markt genommen worden, wurde dann aber wieder für den Markt zugelassen – Nur darf er seitdem nicht mehr Kindern unter fünfzehn Jahren verabreicht werden. [401] (FAZ 22. 1. 1998 S. 7)

Nur wenn berücksichtigt wird, dass, Schätzungen zufolge, weltweit ca. 300 Mio. Menschen chronisch an der Hepatitis B erkrankt sind, ist zu verstehen, dass „nach Tabak die Infektion mit dem Hepatitis-B-Virus das zweitwichtigste bekannte Karzinogen ist. Die Schwerpunkte des Auftretens des hepatozellulären Karzinoms liegen in Südostasien und in Afrika." [402] (Hornborstel, et al., 1991, S. 13.220)

Immer wieder finden wir Fälle von Hepatitis B in unserer städtischen Bevölkerung, ohne dass bei ihnen ein parenteraler Übertragungsweg bekannt wird. **Unter den nicht parenteralen Infektionen dürfte die Übertragung durch sexuellen Kontakt an erster Stelle stehen. Intimpartner werden bei heterosexuellem Kontakt bis zu ca. 30 %, bei homosexuellem zu ca. 90 % infiziert.** In etwa 10 % der akuten, stationär behandelten Hepatitis-B-Fälle muss mit einem chronischen Verlauf der Infektion und der Erkrankung gerechnet werden. Eine akute Hepatitis-B-Infektion kann auch andauern, ohne dass die Erkrankung fortdauert. In verschiedenen Ländern und Regionen finden sich jeweils unterschiedlich viele symptomenfreie Hepatitis B – Träger. **Charakteristisch sind vor dem wirklichen Offenbarwerden der Erkrankung heftige Gelenk- und Gliederschmerzen.** Sie führen häufig zu Fehldiagnosen wie Gelenkrheumatismus oder Neuralgien. [403] (Hornbostel et al., 1991, S. 220 ff.)

	Hepatitis A %	Hepatitis B %
Conjunctivalikterus	100	100
Urinverfärbung	94	95
Hellverfärbung des Stuhles	52	59
Juckreiz	42	32
Inappetenz	90	68
Übelkeit, Brechreiz	87	61
Erbrechen	71	44
Unbehagen, Schmerzen rechter Oberbauch	65	54
Verstopfung	29	9
Durchfall	25	16
Müdigkeit	91	k.A.
Schwäche	77	79
Schläfrigkeit	49	k.A.
Fieber	76	21
Kopfschmerzen	71	5
Muskelschmerzen	52	8
Gelenkschmerzen	21	34
Rush. Exanthem	k.A.	14
Schwindel	k.A.	3
Geschmacksstörungen	k.A.	2

Tabelle 7: **Frühe Krankheitszeichen bei ikterischer Hepatitis A (n=415) und Hepatitis B (n=109). (Nach Brodersen u. Kühn. 1979, und Mosley u. Galambos, 1975)** Kühn / Schirrmeister, 1982, S. 825　　　　(Ikterisch = zu Gelbsucht führend)

Bei 90 – 95 % aller an Hepatitis B erkrankten Patienten kommt es zur folgenfreien Ausheilung. Das Stadium mit Gelbsucht einer unkomplizierten Hepatitis B dauert 6 – 8 Wochen. Bei 5 – 10 % der Erkrankten kommt es nach Abklingen der Gelbsucht zu einem Rückfall. Bis zur völligen Ausheilung rechnet man mit einem Verlauf von etwa einem Jahr. Die Prognose der Hepatitis B ist abhängig von der Zahl der verbleibenden funktionstüchtigen Leberzellen. **98 – 99 % der Erkrankungen werden überlebt, wobei es in etwa 6 – 10 % der Fälle zu chronischen Verläufen kommt.** Dabei muss zwischen der **chronisch persistierenden** und der **chronisch aggressiven** Hepatitis unterschieden werden. Der Übergang in eine Leberzirrhose erfolgt in 1,2 – 9 % der Fälle. In der

Schwangerschaft verläuft die Virus-Hepatitis B nicht schwerer als außerhalb der Gravidität, jedoch ist die Zahl der Frühgeburten bei hepatitiskranken Müttern deutlich größer. [404] (Hornborstel, et al., 1991, S. 13.224 ff.)

In Deutschland liegt die Häufigkeit des Auftretens einer Hepatitis B – Virusinfektion etwa zwischen 0,1 und 1% der Bevölkerung. Daraus ergibt sich, dass insgesamt mit einem Hepatitis B gefährdeten Neugeborenen von weniger als 1:1000 zu rechnen ist. [405] (Greiner 1987). Wunderbarerweise werden die Kinder im Mutterleib oft durch die sogenannten Plazentaschranke geschützt. D.h., dass das Virus in den ersten sechs Monaten der Schwangerschaft nur relativ selten auf das Kind übertragen wird, während das Risiko im letzten Schwangerschaftsdrittel mit bis zu 60% angegeben wird. [406] (Schweitzer,1973) Die reale Gefährdung ist abhängig vom Erkrankungsstadium der Mutter und deren Immunlage und schwankt mit dem Vorhandensein von Zeichen der Virusreduplikation wie HbeAg odr HBV-DNS. [407] Stevens (1970)

Gegenwärtig werden nur Impfungen gegen die Hepatitis A und gegen die Hepatitis B angeboten und von der STIKO empfohlen. Es gibt aber noch viele weitere Viren, die eine Hepatitis auslösen können.

Am 3. 10. 1998 veröffentlichte die französische Tageszeitung „Le Monde"[20] in einem großen Artikel, dass die **Hepatitis B Impfung für Schulkinder in Frankreich** entsprechend einer Entscheidung des Staatssekretärs Gesundheitswesen, Bernd Kouchner, mit Gültigkeit **ab dem 1. Oktober d. J. für zunächst unbestimmte Zeit ausgesetzt** wird. Die Gesundheitsbehörden wollen **zunächst untersuchen**, ob ein **Zusammenhang zwischen der Impfung und Erkrankungen des zentralen Nervensystems,** wie z.B. der Multiplen Sklerose, besteht. **249 ernste Schadensfälle** sind zu untersuchen. **20 Prozesse** sind angestrengt. **In 2 Fällen haben die Richter bereits für die Patienten entschieden.** (Le Monde, 3. 10. 1998)

Die Frage ist nicht, wie oft wir eine sexuell übertragene Hepatitiserkrankung durch Impfungen verhindern könnten, denn das könnten wir auch, indem wir die Jugendlichen zum Gebrauch von Kondomen erziehen, die Frage ist, ob durch die Maßnahme, Neugeborene und Säuglinge zu impfen, insbesondere mit gentech-

---

[20] Le Monde, 3. 10. 1998; M. Kouchner suspend les campagnes scolaires de vaccination contre l'hépatite B

nisch hergestellten Impfstoffen, die Grundlage der Familien, die Erbgesundheit der Menschen gefährdet wird?

Zu klären bleibt also, ob die Wirksamkeit der risikolosen Hygiene-maßnahmen bewussten Umgehens mit sich, seinem Körper und seinen Mitmenschen nicht der der risikobehafteten Impfungen weit überlegen ist.

S. 363

Vergleich der Hepatitis A, B, C, D und E

	Hepatitis A	Hepatitis B	Hepatitis C	Hepatitis D	Hepatitis E
Bevorzugte Jahreszeit	Herbst/Winter	keine	keine	keine	„Regenzeit"
Inkubationszeit	14-15 Tage	30-180 Tage	15-160 Tage	30-160 Tage	20-75 Tage
Beginn	akut	schleichend	Schleichend	akut/schleichend	akut
Übertragungsweg: fäkal/oral Sexuell/perinatal Parenteral	+++ _ -	- +++ ++	- + ++	- + ++	+++ - -
Schwere der Erkrankung	Kindesalter: mild Erwachsene: oft schwer	oft schwer	oft mild	schwerer als Hepatitis B	oft mild
Prognose	Kindesalter: gut mit zunehmendem Alter schlechter	mit zunehmendem Alter schlechter	mäßig	oft schlecht	gut (Ausnahme: Infektion Schwangerer)
Chronischer Verlauf	keiner	Erwachsene 5-10% perinatal: über 90%	50%	Ko-Infektion 5% Superinfektion: über 90%	keiner
Fulminanter Verlauf	0,2 %	1 %	Sehr selten	2 – 20 %	unbekannt (Ausnahme: bei Infektion Schwangerer bis 20 %)

Classen, M., Diehl, V., Kochsiek, K.: Innere Medizin, Urban & Schwarzenberg, München, Wien, 3. überarb. Aufl., 1994, S. 650)

Hepatitis C

Vor Einführung der Testung von Blutkonserven auf Hepatitis-C im Mai 1990 wurde sie in ca. 50% der Fälle durch Übertragung von Blut und Blutprodukten erworben. In 50 % lässt sich keine Infektionsquelle nachweisen.
Etwa 1 % der Menschen in den Industrienationen haben den Infekt mit dem Virus durchgemacht, ohne zu erkranken. **Früher betrug das Risiko für eine Hepatitis C durch Gabe von Blut und Blutprodukten etwa 1/100 Konserven, jetzt etwa 1/1.000 Konserven.** Drogenabhängige sind beim gemeinsamen Gebrauch von

Spritze und Nadel besonders gefährdet. **Für das Hepatitis-C-Virus sind 5 verschiedene Typen beschrieben worden.** [408] (Classen, et al., 1994, S. 650)

„**1978/79 sind in der früheren DDR mehrere Tausend Frauen und Neugeborene durch die Gabe von Immunglobulinen im Rahmen einer sogenannten „Anti-D"-Impfprophylaxe mit dem Virus Hepatitis C (HCV) infiziert worden.** ... Ein Impfskandal ist deswegen entstanden, weil **bei der Herstellung des Präparates Spenden hepatitisinfizierter Menschen verarbeitet** wurden. Nach der Herstellung, jedoch vor dem Inverkehrbringen, wurde bekannt, dass in 3 Chargen Plasma hepatitisinfizierter Spender enthalten war. **Trotz dieser Kenntnis wurden die betreffenden Chargen ausgeliefert und kamen zur Anwendung.** Außerdem wurde bei **der Herstellung des Präparates ein Verfahren angewendet, das zu diesem Zeitpunkt nicht dem weiterentwickelten Standard entsprach.** ... Nach Anlage 12 des Gutachtens waren bis Ende Juni 1979 **2.533 behandelte Frauen an Zeichen einer Hepatitis erkrankt." Insgesamt waren 15 Chargen mit mehr als 15.000 Ampullen kontaminiert.** (Drucksache 13/2732 Deutscher Bundestag)[1]

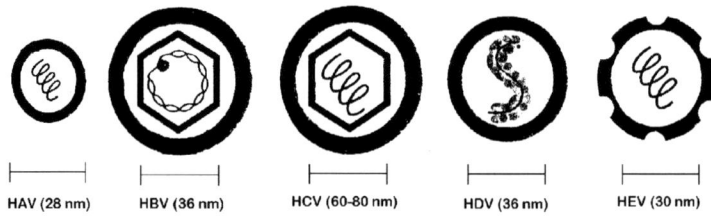

HAV (28 nm)   HBV (36 nm)   HCV (60-80 nm)   HDV (36 nm)   HEV (30 nm)

Abbildung 29: Schematischer Aufbau der Hepatitisviren A bis E und ihre relative Größe

Classen, et al., 1994, S. 651

Von französischen Patienten, die an einer Non-A/Non-B-Hepatitis erkrankt waren, hatte man Stuhlproben gesammelt und Rhesusaffen damit infiziert. Als diese erkrankten, konnten Viruspartikel von einer Größe zwischen 27 und 32 nm im

---

[1] Drucksache 13/2732 Deutscher Bundestag, 13. Wahlperiode vom 24.10.1995

Durchmesser nachgewiesen werden. Es gelang, die komplette Gensequenz darzustellen, die zunächst als Hepatitis F bezeichnet wird. Über die klinische Bedeutung liegen noch keine Erfahrungen vor. **Obwohl das Wissen um die verschiedenen eine Hepatitis hervorrufenden Viren stets zunimmt, bleiben nahezu 20 % der Erkrankungen mit einer akuten Non-A/Non-B-Hepatitis vorläufig ungeklärt.** [409] (Heringlake, et al., 1996, S. 239-247)

Das Virus, das die **Hepatitis D** verursacht, hat als Besonderheit keine eigene Zellwand oder Hülle. Es ist darauf angewiesen, dass gleichzeitig eine Infektion mit dem Hepatitis B-Erreger vorliegt. Die bisher als Hepatitis D nachgewiesenen Gene sorgen wohl für eine Vermehrung des Viruskerns, kodieren jedoch nicht die Bildung einer Virusoberfläche. „Die Hülle wird gebildet vom Hepatitis-B-Oberflächen-Antigen, das **Hepatitis B-Virus fungiert als Helfervirus**. [410] (Classen, et al., 1994, S. 651) Der Verlauf einer gemeinsamen Infektion von Hepatitis D und B gestaltet sich heftiger als die alleinige Hepatitis B-Infektion.

Auf das Jahr 1967 datiert eine Untersuchung mit dem **Blut eines 34 Jahre alten Chirurgen**, dessen Initialen GB vorübergehend für die Namensgebung der schließlich gefundenen Viren Verwendung finden. Dieses Blut wurde benutzt, um Affen zu infizieren. Es fanden sich **3 verschiedene Virentypen: GBV-A, GBV-B und GBV-C**. Großangelegte Screenings bei freiwilligen Blutspendern, die keine Antikörper gegen die Hepatitis C und Hepatitis B aufwiesen, ergaben einen Nachweis von 0,3 % GBV-A und 1,2 % GBV-B-Virus-Nachweis. Eine weitere Untersuchung bei Drogenabhängigen, die sich die Drogen intravenös verabreichten, und zu 99 % HCV- und zu 76 % HBV-Antikörper aufwiesen, ergab GBV-A-Antikörper in 3 % und GBV-B-Antikörper in 11 % der Fälle. [411] (Heringlake, et al., 1996, S. 242)

Während die Abbott-Laboratories New hepatitits virus discovery group die Untersuchungen über das GB-Hepatitis-Virus anstellten, wurde durch Zusammenarbeit von Genelabs, Centers for disease control, Atlanta und Böhringer-Mannheim, ein **anderes Virus** entdeckt, das den Namen **Hepatitis G** erhielt. Es fand sich, dass **ca. 26 % der Gensequenzen des Hepatitis G-Virus (HGV) mit denen des Hepatitis C-Virus übereinstimmten**. HGV konnte daraufhin bei 14 %

von Patienten nachgewiesen werden, die Blutpräparate erhalten hatten. Weitere Studien ergaben HGV in 1,7 % der Untersuchungen bei unauffälligen Blutspendern. **Damit ist die Häufigkeit von HGV im Spenderblut höher als die von HCV**. Studien zeigten, dass nur 59 % von HGV-infizierten Patienten, die sonst frei von anderen Infekten waren, erhöhte Transaminasen hatten. Die übrigen erschienen gesund, bzw. in einem stillen Krankheitsstadium. Gemeinsame Infektionen von HGV, HBV und HCV sind häufig und waren insbesondere bei den Risikopatienten erhöht, die sich intravenös Drogen verabreichen, homosexuelle Kontakte pflegen oder mehrfache Bluttransfusionen erhalten hatten. Der Verlauf der Infektion erscheint mild mit der Neigung zur Chronifizierung. **5 unterschiedliche Virentypen können genetisch unterschieden werden**.

Etwa 10 – 20 % der unerkannten Hepatitis-Erkrankungen können durch GBV-C und HGV-Viren verursacht sein. [412] (Heringlake, et al., 1996, S. 244)

Am 30. September 1989 veröffentlichte das Journal of the American Medical Association, JAMA, einen Artikel über die Resistenz des Hepatitis B-Virus gegen die durch Impfungen entstandenen Antikörper. [413] (Delarue, 1995, S. 55) Die Bedeutung solcher Hinweise wird sich in der Zukunft zeigen.

Hepatitis und Impfung

Zwischen dem 1. November 1990 und dem 31. Juli 1992 wurden in den USA dem Vaccine Adverse Effects Reporting System 4.227 Meldungen über Nebenwirkungen bei der Hepatitis-B-Impfung gemacht. 383 dieser Meldungen wurden als ernst und 57 als lebensbedrohlich eingeschätzt. 241 Patienten wurden in Kliniken behandelt, 17 sind verstorben. „Ungeachtet dieser Tatsache versuchen die Gesetzgeber in Albani die Hepatitis-B-Impfung für alle Neugeborenen im Staat New York zur Pflicht zu machen. Die Impfung wurde auf die Liste der Impfungen gesetzt, die zur Anmeldung in der Schule verpflichtend sind." [414] (Vaccination Update, 1997)

Für das Auftreten von tastbaren, schmerzhaften Knoten an der Hepatitis B Impfinjektionsstelle über eine längere Zeit kann das **Aluminiumhydroxid** verantwortlich sein, an das das HBs-Antigen beim Impfstoff H-B-Vax adsorbiert ist. Beigegeben sind darüber hinaus **Formaldehyd und Thiomersal**. **Aluminiumhydroxid** kann besonders nach subkutaner, seltener auch nach intramuskulärer Injektion die Bildung von sogenannten Aluminiumhydroxid-Granulomen, die über Monate bis Jahre bestehen können, an der Injektionsstelle auslösen. **Es können aber auch sterile Abszesse entstehen, die ggf. operativ zu entfernen sind.** [415] (Hüttenroth, 1990), [416] (Cosnes, 1990)

Einer der amerikanischen Autoren bemerkt, **dass die strenge Interpretation der Packungsbeilage für den Hepatitis-B-Impfstoff Heptavax-B und Rekombivax HB der Firma Merck, Scharp und Dohme darauf hinweist, dass die Überempfindlichkeit gegenüber** Hefe oder irgendeiner Komponente der Vakzine ihre Anwendung verbietet. [417] (Kirkland, 1990) **Das beträfe grundsätzlich dann auch z. B. alle, die gegenüber Thiomersal eine Empfindlichkeit aufweisen würden.**

Ziel der Impfkampagnen gegen Hepatitis B waren und sind heute insbesondere Homosexuelle, Drogenabhängige, Prostituierte, Personen mit engem Kontakt zu chronischen Hepatitis-B-Virusträgern, Patienten in psychiatrischen Anstalten, bestimmte Gruppen, wie Dialyse-Patienten, Patienten, die häufiger Blut oder Blutprodukte erhalten, medizinisches und zahnmedizinisches Personal. [418] (Spiess, 1994, S. 256) Nachdem 1981 in den USA erstmalig das AIDS-Virus beschrieben worden war und man sich über die Bedeutung der Infektion ein Bild zu machen begann, begann **die Frage der Kontamination von Impfstoffen und Blutprodukten, die in der Medizin Verwendung finden sollten**, sehr wichtig zu werden. Es sei darauf hingewiesen, dass auch zu einzelnen der vorbeschriebenen Hepatitis-Viren wohl in speziellen Laboratorien Testmöglichkeiten bestehen – wie aber ist es mit den bisher noch nicht entdeckten Viren und wie ist es um die Qualität der Tests bestellt?

Bereits 1984 erschien eine Untersuchung, die die Häufigkeit von AIDS in besonderen Gegenden der Vereinigten Staaten diskutierte. Eine Verlaufsbeobachtung bei 6.500 Homosexuellen, die Teil einer epidemiologischen Studie zu Hepatitis B war, ergab, dass in dieser Gruppe die Häufigkeit von AIDS mit 1 % sehr hoch war und insbesondere bei den 30 – 40-jährigen nahezu 2 % erreichte. Die jährliche Zuwachsrate an Neuerkrankungen in dieser Gruppe wurde mit 0,5 % angegeben, wobei jedoch die Vermutung geäußert wurde, dass 5 – 10 % dieser Männer am Bild des AIDS-Related Complex (ARC) erkranken würden. Darunter versteht man eine mildere Verlaufsform der Erkrankung, die mit unerklärten generalisierten Lymphknotenschwellungen, Fieber unklarer Ursache,

Nachtschweißen und Gewichtsverlust sowie mit chronischem Durchfall einhergeht, wenn sie mit einer einschränkenden zellulären Immunität verbunden sind. Der Artikel diskutierte weiter, dass die Mehrzahl der transfusionsbedingten AIDS-Erkrankungen insbesondere in den Gegenden auftritt, in denen gehäuft AIDS-Fälle festgestellt wurden, während die AIDS-Erkrankungen bei den Hämophilie-Patienten nicht demselben geographischen Verteilungsmuster entsprächen. Die Erklärung wird darin vermutet, dass die Faktor VIII-Konzentrate, die bei den Hämophilie-Patienten Verwendung finden, über die gesamten Vereinigten Staaten verteilt werden, während die Standard-Blutkonserven vorwiegend örtlich Verwendung finden. [419] (Groopman / Volberding, 1984, S. 211 ff.)

Obwohl also die Sicherheit einzelner Impfstoffe und medizinischer Blutprodukte ungeklärt war und auch in Bezug auf weitere Hepatitis-Viren noch geklärt werden muss, wurde die Idee der massenhaften Anwendung schnell verbreitet. So hatte z.B. in Italien der ehemalige Gesundheitsminister De Lorenzo, dem anschließend wegen seiner engen Beziehungen zur pharmazeutischen Industrie [420] (L Éuropeo 20./21. Mai 93) von den Staatsanwälten der Vorwurf von Korruption und Amtsmissbrauch gemacht wurde, [421] (Dolomiten, 8.3.95, S. 2) zuvor sowohl die Hepatitis-B-Impfung als auch die Impfung gegen Masern, Mumps und Röteln im Lande zur Pflicht gemacht. Kinder dürfen seither ohne den Nachweis der Pflichtimpfung die staatliche Schule nicht besuchen. Wenn Eltern den Rechtsweg beschreiten, verhalten sich die Gesundheitsämter jedoch passiv. Den Kindern wird ein Vermerk ins Zeugnis geschrieben, dass es seine Gültigkeit verliere, wenn der Verfassungsgerichtshof in Rom bei seiner Entscheidung den impfverweigernden Eltern nicht recht gäbe. [422] (Schellenberg, 1993, S. 75/76)

Die Diskussion um die Hepatitis B-Impfung in Deutschland ist von sehr unterschiedlicher Qualität. Zunächst wollen wir herausarbeiten, ob und wie tauglich der Impfstoff ist. **„Der Impferfolg sollte stets nachkontrolliert werden, da ca. 5 – 10 % der Impflinge trotz dreier Injektionen kein Anti-HBs bilden und dann weiterhin schutzlos sind.** ... Die Überprüfung des Impferfolges ist manchmal schon nach ca. 2 – 4 Wochen nach der zweiten Dosis sinnvoll, da bei den meisten Impflingen zu diesem Zeitpunkt bereits Anti-HBs nachweisbar sind, obligatorisch aber 4 Wochen nach der dritten Dosis. **Die Kontrolle des Impferfolges ist deshalb erforderlich, weil die Anti-HBs-Titer nach der Impfung individuell** stark variieren und außerdem rasch abfallen. Je geringer die Titer, umso schneller muss nachgeimpft werden." [423] (Hornbostel, et al., 1991, S. 13.226.)

Bei Spiess lesen wir: „Auch unter gesunden, immunologisch unauffälligen Personen sprechen etwa 5 % nicht (Non-Responder) oder nur schlecht (Anti-HBs < 10 IE/l, Hypo-Responder) auf die Hepatitis-B-Impfung an. Möglicherweise spielen hier genetische Faktoren eine Rolle (Dennhöfer 1990). In diesen Fällen sind weitere Impfungen indiziert, die in einem Mindestabstand von etwa 3 Monaten durchgeführt werden sollten. **60 – 75 % der Non- oder Hypo-Responder** sprechen auf **bis zu 3 zusätzliche Impfungen an.** (Jilg u. Mitarb., 1990)" [424] (Spiess, 1994, S. 263)

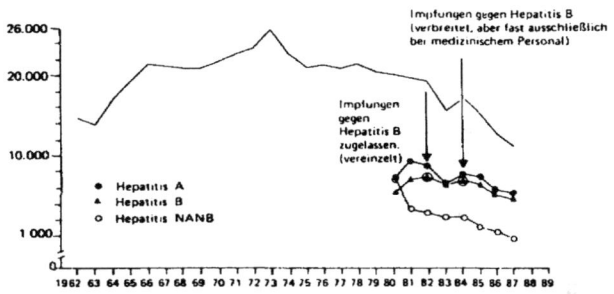

Abbildung 30: Erkrankungen an Hepatitis in der BRD von 1962 bis 1988.
(1962 – 1979 = Hepatitis infektiosa, ab 1980 = Virushepatitis)
Quelle: Statistisches Bundesamt Wiesbaden
Delarue, S.: Impfschutz, Irrtum oder Lüge, München, 2.Aufl., 1995, S. 252

Bei Buchwald lesen wir zum Thema Hepatitis-Impfung: „Alle Hepatitis-Formen gehen seit 1973 kontinuierlich zurück. ... Am deutlichsten und am steilsten wird dieser Rückgang bei der Hepatitis NANB, von 1980 – 1990 in 10 Jahren, von 7.386 Fällen auf 851 Fälle. **Am wenigsten ist die Rückbildungstendenz bei derjenigen Form nachzuweisen, gegen die wir impfen.** Bei der Hepatitis B gab es im gleichen Zeitraum nur einen geringfügigen Rückgang. Kürzlich erschien in der Zeitschrift „Klinikarzt" 54, Nr. 2, S. 21 (1992), ein Artikel mit der Überschrift: „Impfprogramme für Hochrisikogruppen haben versagt". In dieser Publikation wird zugegeben, **dass nach über 20-jähriger Laufzeit der Impfung gegen Hepatitis B kein wesentlicher Erfolg zu erkennen ist.** Als Schlussfolgerung wird nun nicht etwa die Frage einer Einstellung dieser Impfung diskutiert, nein – es wird erklärt, warum sie versagt hat. **Man habe nämlich bisher angeblich einen falschen Infektionsweg angenommen.** Es hieß doch: die Hepatitis B werde hauptsächlich durch infiziertes Blut übertragen. Das ist nach Meinung dieser Experten unrichtig, und deshalb habe die Impfung nicht die erhoffte Wirkung gezeigt. **Nach neuester Auffassung wird die Hepatitis B hauptsächlich durch Geschlechtsverkehr übertragen, deshalb müssten die Impfprogramme erweitert werden.** Jeder vernünftig denkende Mensch würde doch nun annehmen, dass die Impfprogramme eben auf die Bevölkerungsgruppen ausgedehnt werden sollten, die Geschlechtsverkehr ausüben, also für Jugendliche, bzw. für junge Erwachsene. Mitnichten: die WHO-Experten empfahlen, von nun an alle Kinder zu impfen. ... Die Hepatitis-B-Impfstoffe werden auf Hundenieren gezüchtet. Wir wissen, dass die auf Affennieren gezüchteten Poliomyelitis-Impfstoffe das SV-40-Virus enthalten haben, das nicht von dem HIV-Virus zu unterscheiden ist." [425] (Buchwald, 1994, S. 110 ff.) Welche Viren sind in den Hundenieren harmlos beheimatet? Wie werden sie sich beim Überschreiten der Artenschranke verhalten?

Der Meinung britischer Epidemiologen zufolge lässt sich über Erfolg oder Misserfolg der gezielten Immunisierung 14 Jahre nach Einführung der Vakzine noch gar nicht urteilen. [426] (Arznei-Telegramm, 3/97, S. 32/33)

Neue Wege, insbesondere die Möglichkeit, den Impfstoff gegen Hepatitis B frei von anderen Krankheitserregern zu halten, ergaben sich aus der Gentechnik. Zu allgemeinen Risiken gentechnischer Verfahren wurde im Kapitel über die Herstellung der Polio-Vakzine unter dem Stichwort „Prionen" bereits gesprochen und wird an anderer Stelle noch einiges gesagt werden. Soviel sei vorweg genommen. Unter Zuhilfenahme genmanipulierter Hefezellen wird HBsAg produziert. „Während für die Impfstoffe der erster Generation das HBsAg aus dem Plasma chronischer Virusträger gewonnen wird, enthalten die Impfstoffe der zweiten Generation in gentechnisch veränderten Hefezellen produziertes HBsAg." [427] (Spiess, 1994, S. 259)

Wie weit die Ideenwelten und Versuche reichen, offenbart der Vortrag von Frau Prof. Dr. Helga Rübsamen-Waigmann anlässlich der Jahrestagung der Arbeitsgemeinschaft für Gendiagnostik in Kronberg. Sie hält „eine **Hepatitis-Impfung durch den Genuss gentechnisch veränderter Bananen** für durchaus möglich. Denkbar seien auch **Krebs-Antikörper in Sojabohnen** oder eine „**Karies-**

Tomate", die Antikörper gegen das Bakterium Streptococcus mutans enthalte. Darüber hinaus gäbe es Überlegungen, die Anopheles-Mücke so zu verändern, dass sie den Malaria-Erreger nicht mehr übertragen könne. [428] (Standort Chemie, 1996, S. 10)

Auch am **New Yorker Boyce Thompson Institute für Pflanzenforschung** wird die Frage der Übertragung von Genabschnitten bestimmter Krankheitserreger in das Erbgut von Pflanzen bearbeitet. So ist es bereits gelungen, in **Kartoffeln** und **Tabakpflanzen** bestimmte Gensequenzen von E-coli-Bakterien und von Hepatitis-Viren einzuschleusen. Mäuse, die an den Pflanzen knabberten, reagierten mit Antikörperbildung. Bereits im November 1997 haben die ersten zwölf freiwilligen Versuchspersonen die letzte von drei Portionen roher Kartoffeln gegessen, die gentechnisch mit einem Darmbakterium „vereint" worden waren. So soll getestet werden, ob sie Antikörper gegen dieses Bakterium, E. coli, bilden. (Griffith, 1998, S. 65) [429] **Die ersten Bananensetzlinge mit Hepatitis-B-Antigen wachsen schon.** Sie werden in zwei Jahren tragen, so dass der Impfstoffgehalt getestet werden kann. **Experimentiert wird praktisch an allen Fruchtgemüsen**, die roh verzehrt werden können. [430] (Frankfurter Rundschau Nr. 153, S. 6)

„Dass durch all diese Studien versucht wird, billige – gerade für Entwicklungsländer finanzierbare – Impfstrategien zu entwickeln, ist schön und gut. Aber darüber sollte nicht vergessen werden, dass die Gentechnik möglicherweise auch große Risiken birgt. Noch kann niemand sagen, wie sicher auf Dauer erbgutveränderte Lebensmittel sind und ob mit diesen Eingriffen in die Natur nicht die Büchse der Pandora geöffnet wird. Es stellt sich daher die Frage, warum gerade bei Menschen in der Dritten Welt solche genetisch veränderten Lebensmittel angewandt werden sollen, aber bei uns weiter die gängigen Vakzinen. Ganz absurd wirkt vor dem Hintergrund solcher Bedenken der Versuch, Extrakte genveränderter Tabakpflanzen gegen Karies-Erreger zu erproben. Sicher, mangelnde Mundhygiene ist z.B. ein wesentlicher Faktor für das Entstehen von Mundhöhlenkrebs. Aber Karies ist kein gesundheitliches Problem, das nicht auch mit weniger kritischen Verfahren als mit Gentechnik in den Griff zu bekommen ist. Die bisherigen Karies-Behandlungsmöglichkeiten, so sollte man meinen, sind ausreichend. **Und tut's zur Prophylaxe nicht immer noch die gute alte Zahnbürste?"** [431] (Ney, R.; 1998)

Auf dem 4. Deutschen Kongress für Infektions- und Tropenmedizin, Symposium „Hepatitis A, B und C – Neues aus der Forschung zur Prophylaxe und

Therapie", Berlin, 14.03.1997 (Veranstalter: SmithKline Beecham) wurde der erste Kombinationsimpfstoff gegen Hepatitis A und B vorgestellt. Er vereinigt jedoch die möglichen Risiken eines auf Kulturen menschlicher Krebszellen hergestellten Produktes mit denen eines gentechnisch hergestellten Impfstoffs. Die Hepatitis-A-Komponente besteht aus inaktivierten Hepatitis-A-Viren und die Hepatitis-B-Komponente aus gentechnisch hergestelltem HBs-Antigen. **„Nebenwirkungen** traten nach der ersten Impfung bei 60 % der Impflinge auf, waren jedoch überwiegend lokaler Natur, mild und reversibel. 10 % der Probanden gaben Müdigkeit, 9 % Kopfschmerzen an." [432] (Münch. med. Wschr. 139 (1997) Nr.21, S. 54)

„Die STIKO empfiehlt, Arztbesuche von Kindern, Jugendlichen und Erwachsenen auch dazu zu nutzen, die Impfdokumentation zu überprüfen und ggf. den Impfschutz zu vervollständigen." „Setzen Sie deshalb den neu in die STIKO-Empfehlungen aufgenommenen Hinweis konsequent um, bei Arztbesuchen die Impfpässe ihrer Patienten zu überprüfen und evtl. fehlende Impfungen nachzuholen, bzw. aufzufrischen. Und beraten Sie Ihre Patienten ausführlich." [433] (KVH, Pharmako-Therapie, Mai 1997)

Gerade dieser Hinweis, „Beraten Sie Ihre Patienten ausführlich", muss jedem am Herzen liegen. Wie wäre es, über den Gebrauch von Kondomen zu beraten, die das Risiko, sich beim Verkehr an Hepatitis zu infizieren, nahezu völlig ausschließen?

Eine rechtswirksame Einwilligung in die Impfung ist, moralisch gesehen, nur dann gegeben, wenn ausführlich auch über evtl. Nebenwirkungen informiert wurde. Dies ist rechtlich umso zwingender, je weniger wahrscheinlich die direkte Gefährdung durch die zu vermeidende Erkrankung ist. **Das bedeutet** im Fall der Hepatitis B: Da in der Altersgruppe der 0 – 1-jährigen nach den Zahlen des Statistischen Bundesamtes 1995 nur 37 Erkrankungsfälle bei einer Bevölkerung von 81 Mio. Menschen gemeldet wurden, **dass die Aufklärung umfassend sein muss**, da die Impfung ein freiwilliger, ein Wahleingriff ist, und, gemessen an anderen möglichen Gefährdungen des Kleinkindes, die Erkrankung verhältnismäßig weniger wahrscheinlich ist.

Form und Umfang der Aufklärung, die Sie erhalten haben, als Sie Ihr Kind oder als Sie selbst gegen die Hepatitis B geimpft wurden, können Sie ermessen, wenn Sie Ihren Erkenntniszuwachs mit dem Inhalt des Artikels *Nebenwirkungen,*

S. 357

214

entnommen aus der **Fachinformation zum Hepatitis-B-Impfstoff Gen-H-B-Vax der Firma Chiron Behring aus der Gruppe Pasteur Mérieux MSD** vergleichen: „..

Selten werden beobachtet:

Allgemeinreaktionen wie Müdigkeit, Abgeschlagenheit, Krankheitsgefühl, Kopfschmerzen, Fieber, grippeähnliche Symptomatik, Schwindel, Muskel- und Gelenkschmerzen, niedriger Blutdruck, Ohnmacht.

Gastrointestinale Symptome wie Übelkeit, Erbrechen, Durchfall, Bauchschmerzen, Anstieg der Leberenzyme.

Allergoide bzw. allergische Reaktionen wie Hautausschlag, Nesselsucht, Angioödem, Erythema multiforme, Bronchospasmus, anaphylaktische Reaktionen bis hin zu Schocksymptomen, Serumkrankheit. ..

Sehr selten wurden innerhalb von einigen Wochen nach der Impfung folgende neurologische Symptome beobachtet: Periphere Nervenentzündung (Polyradikuloneuritis, Guillain-Barré-Syndrom, Fazialislähmung). Sehnerventzündung. Entzündung des Rückenmarks (Myelitis). Enzephalitis. Entmyelisierende Krankheiten des zentralen Nervensystems." [434] (Fachinformation Gen H-B-Vax, CHIRON-Behring, Pasteur Mérieux MSD, 9/96)

S. 192

⬆

In Neuseeland kam es **nach Einführung der Hepatitis B Impfung** zu einem **Ansteigen der Erkrankungszahlen des insulinpflichtigen Diabetes mellitus (IDDM) um 60%** in der Altersgruppe von 0-19 Jahren, von 11,2 auf 18,2 unter 100.000 Kindern. (Classen, D.C., Classen, J.B.: The timing of pediatric immunization and the risk of insulin-dependant diabetes mellitus. Infectious Diseases in Clinical Practice 1997; 6: 449-454).

Auch **in Deutschland nimmt** die **Erkrankungshäufigkeit des Diabetes bei Kindern unter 14 Jahren schnell zu,** von **1987 bis 1998 um 47%** (Neu et al, Montsschr. Kinderheilkd 2001; 149; 636-640; zit. Med. Tribune (35), 31. 8. 2001)

Was bedeuten *selten* und *sehr selten* bei der beabsichtigten, bzw. empfohlenen mehrmaligen Impfung von mehr als 800.000 Neugeborenen und ungezählten Kindern im Alter zwischen 11 und 15 Jahren?

Gibt es einen darüber hinaus Zusammenhang zwischen der Durchimpfungsrate und dem explosiven Ansteigen chronischer Erkrankun-

215

gen wie Neurodermitis und Asthma, wie Heuschnupfen und den Störungen, die allgemein als Störung der integrativen Fähigkeiten des Gehirns zusammengefasst werden können und deren Folgen?

Ist Impfen der wichtigste Schritt – notwendig?

Betrachten wir einen Auszug aus der Todesursachenstatistik erkennen wir, dass die ernährungs- und verhaltensbedingten Magen- und Darm- sowie die Erkrankungen des Herz und Kreislaufsystems eine große Rolle spielen.

Sollten wir nicht doch bei unserer eigenen und der Erziehung unserer Kinder beginnen, und den Konsum von Tabakwaren, Alkohol, Süßigkeiten, Fleisch- Wurst- und Milchprodukten neu orientieren? Gesündere Ernährung auch der Seele begünstigt Gesundheit und Stabilität.

Wie wäre es, wenn wir sie zur Achtung vor dem Wunder Ihres eigenen Lebens erziehen könnten und zu der Erkenntnis, welche Fähigkeiten in einem jeden angelegt sind.

Bereits 20 bis 30 Gramm Alkohol, täglich aufgenommen, erhöhen das Risiko für einen Enddarmkrebs um den Faktor 1.5 bis 3.5 und das Risiko, an einem Brustkrebs zu erkranken um den Faktor 1.4 bis 2.5. [435] (Ärzte Zeitung 26. 1. 1988; S. 1) **Ob es nicht erheblich wirksamer wäre, Alkohol höher zu besteuern, wenn daran gelegen ist, Menschenleben zu retten?**

Auf dem Symposium „Hepatitis A, B und C – Neues aus der Forschung zu Prophylaxe und Therapie", Berlin, am 14.03.1997, gesponsert von der Firma SmithKline Beecham, München, wurde angekündigt, dass ein Impfstoff gegen die Hepatitis C noch in diesem Jahr in die klinischen Prüfungen gehe. Darüber hinaus wurden neue Impfstoffe gegen Cholera, Dengue-Fieber, Gelbfieber, FSME, japanische Enzephalitis und Tollwut sowie gegen Helicobacter pylori, Herpes genitalis, Epstein-Barr-, Rota- sowie gegen Zytomegalie-Viruserkrankungen angekündigt. [436] (Münch. med. Wschr., 139 (1997) Nr. 26, S. 18)

Mit einer groß angelegten Pressekampagne wird für die Hepatitis-A- und –B-Impfungen bei Kindern und Jugendlichen geworben. Unter der Überschrift

„Impfpause bei Hepatitis-B-Impfung hat STIKO nie empfohlen oder gewollt" ist zu lesen: „Wenn eine Mutter ihren Säugling zur Hepatitis-B-Impfung vorstellt und gleichzeitig das ältere Geschwister mitbringt und impfen lassen will, dann könne es nicht angehen, dass dieses ältere Kind nicht geimpft werden dürfte," betonte der Berliner Pädiater (Prof. Dr. B. Stück[21]): **„Es gibt keinen ärztlich vertretbaren Grund, den Wunsch der Eltern, bzw. Sorgeberechtigten zur Impfung des Kindes gegen Hepatitis B abzulehnen."** [437] (Ärzte Zeitung, vom 13. März 1997, S. 22) „Einen „Arbeitskreis Impfen" will die Ärztekammer Niedersachsen ins Leben rufen, der sich um eine verstärkte Impfaufklärung der Bevölkerung und eine **verbesserte ärztliche Fortbildung** kümmern soll. [438] (Ärzte Zeitung, vom 9. April 1997, S. 5) Aufklärung der Bevölkerung und verbesserte ärztliche Fortbildung sind unbestritten wertvoll. **Aber wer definiert die Inhalte?**

Sterbefälle 1994   **Gestorbene gesamt: 884.661**

Todesursache	Zahl gesamt	Relative Häufigkeit in %	Absolute Häufigkeit in %
Bösartige Neubildungen	212.391		24,01
Davon Luftröhre, Bronchien, Lunge	**36.160**	**17,03**	**4,09**
Dickdarm	**21.427**	**10,09**	**2,42**
Magen	15.929	7,50	1,80
Nieren, Harnblase und Harnorgane	14.880	7,06	1,68
Lymphatisches und hämatopoetisches System	13.083	6,16	1,48
Gebärmutter, Eierstöcke und Anhänge	11.743	5,53	1,33
Prostata	11.719	5,52	1,32
Bauchspeicheldrüse	11.027	5,19	1,25
Leber, Gallenblase, Gallenwege	10.075	4,74	1,14
Mastdarm	8.899	4,19	1,06
Herz-Kreislauf-System	**430.542**		**48,47**
davon Myokardinfarkt	86.915	20,19	9,82
Kongenitale Anomalien	2.200		0,25
Chronische Erkrankungen der Leber + Zirrhose	19.864		2,25
Kraftfahrzeugunfälle	9.352		1,06
Unfälle durch Sturz	10.512		1,15
Selbstmord und Selbstbeschädigung	**12.718**		**1,44**

Statistisches Bundesamt, (Hrsg.): Statistisches Jahrbuch 1996 für die Bundesrepublik Deutschland, Stuttgart, 1996

---

[21] Ergänzung durch den Verfasser..

Masern, Mumps, Röteln (MMR)
Masern

Die Masern sind eine altbekannte Kinderkrankheit, die sich vor Ausbruch der typischen Hautveränderungen durch Schnupfen, Lichtscheu und ein empfindsames, zum Weinen geneigtes Gemüt erkennen lässt. Vom Viruskontakt bis zum Ausbruch der Erkrankung vergehen im Allgemeinen 10 – 14, im Mittel 11 Tage. **Das Durchmachen der Masern-Erkrankung führt zu einer lebenslangen Immunität.** Bevorzugt erkranken Kleinkinder. 1938 galt, dass bis zum 4. Lebensjahr 80 % aller Kinder die Masern absolviert und eine ausreichende Immunität erworben hatten. (Buchwald, 1994; S. 96) Masern gelten als sehr ansteckend, so dass von 100, dem Infekt ausgesetzten, empfänglichen Menschen, wahrscheinlich nur etwa einer nicht erkrankt. Als Spätfolge der Masern, bei 0,4 – 1,6 Erkrankungen pro 1 Mio. Einwohner kann es zur SSPE (subakuten sklerosierenden Panenzephalitis), einer schließlich tödlich verlaufenden entzündlichen Erkrankung des Gehirns kommen. [439] (Spiess, 1994, S. 200 ff.)

Auch in der Fachinformation, z.B. zum Masern-Mumps-Röteln-Impfstoff Triplovax von Pasteur-Merieux steht unter dem Absatz Nebenwirkungen, dass mit neurologischen Komplikationen bei einer von 1 Mio. Impfungen zu rechnen ist.

Masern können einhergehen mit einer deutlichen Beeinflussung der zellvermittelten Abwehr, was Mittelohr-, Lungen-, Blinddarm- und Gehirnentzündung zur Folge haben kann. Über die Aktivierung einer abgelaufenen Tuberkulose wurde berichtet. [440] (Simon, 1983, S. 705 ff.)

Kommt es darauf an, wen man fragt – Enzephalitis?

Immer wieder wird die Arbeit von Miller (1964) zitiert, der 1963 eine Umfrage zu neurologischen Komplikationen bei Masern angestellt hatte. Bei **etwa 4 von 1.000 Patienten waren neurologische Beschwerden irgendeiner Art im Zusammenhang mit der Masern-Erkrankung berichtet** worden. Bei etwa 1 von 1.000 Patienten wurden entweder Zeichen einer Enzephalitis oder eine veränderte Bewusstseinslage bzw. Verhaltensauffälligkeiten oder motorische Störungen beschrieben. [441] (Miller, 1964)

Das Ergebnis dieser Befragung aus den 60er Jahren wird immer noch zum Anlass genommen, die Angst vor der Masern-Erkrankung zu begründen, obwohl sich soziale, hygienische und Ernährungslage und damit die Stärke der Systeme zur Abwehr und Gesunderhaltung des Körpers grundlegend zum Positiven gewandelt haben. Jahr für Jahr hätten bei 500.000 Masern-Erkrankungen 500 Masern-Enzaphalitiden und 80 Masern-Todesfälle in der Bundesrepublik auftreten müssen. Das sind 10 Masern-Enzephalitiden pro 1 Mio. Einwohner; dies wurde aber nirgendwo dokumentiert. Man kann davon ausgehen, dass die weit überwiegende Zahl der Masern-Erkrankungen in häuslicher Pflege und zum großen Teil sogar ohne ärztliche Betreuung problemlos überstanden wird. Nur die Patienten mit Enzephalitis werden ausnahmslos klinischer Behandlung bedürfen. Würde man also die klinisch gesicherten Masern-Enzephalitiden aller Fachkliniken in Relation zur jährlichen Geburtenzahl etwa von 1960 zu 1966 (also vor den Masern-Impfungen) setzen, so hätte man bei der damaligen 100 %-igen Durchseuchung einen soliden und begründeten Anhalt für die wahre Häufigkeit der enzephalitischen Masern-Komplikation. Tatsächlich aber liegen allen Argumentationen für die Masern-Massenimpfung und die „Eradikations-Programme" höchst vage Schätzungen zugrunde, die durch fehlerhaftes, unkritisches Zitieren falsche Größenordnungen vortäuschen. [442] (Zimmermann, 1986) Der gleiche Autor zitiert Sabin (1981) [443], der **in Bezug auf die USA bei 400.000 gemeldeten Masern-Erkrankungen pro Jahr von 370 Masern-Enzephalitiden** pro Jahr berichtet, jedoch im selben Text betone, dass **nur etwa 10 % der Erkrankungsfälle gemeldet** würden. Das entspräche der jährlichen **Geburtenziffer in den USA von 4,3 Mio.** und ergäbe **bei einer 100 %-igen Durchseuchung, wie sie bei der Masern-Erkrankung zu erwarten ist, eine tatsächlich Enzephalitisrate von 370 : 4,3 Mio., d.h. von 1 : 11.600.** Diese Zahl scheint durchaus wohl begründet. Sie wird unfreiwillig unterstützt durch die Stellungnahme von Prof. Stickl (1986) [444], der schreibt: „von 1962 bis 1968 verstarben in der Bundesrepublik Deutschland 144 Kinder an Masern, davon 47 % durch Komplikationen des Respiratorstraktes und 23 % durch eine Masern-Enzephalitis." Nimmt man nämlich diese Zahlen und bezieht sie auf die Geburtenrate von 550.000 pro Jahr in der Bundesrepublik, so ergibt sich bei Zugrundelegung einer 10 %-igen Sterblichkeit an Enzephalitis bei 33 Enzephalitistoten eine Häufigkeit von 330 Masern-Enzephalitiden in den 7 von Prof. Stickl besprochenen Jahren zwischen 1962 bis 1968. Nach einem einfachen

⌐
S. 230

219

Dreisatz ergibt sich die Häufigkeit der **Masern-Enzephalitis dann näherungsweise mit 1 : 11.700.**

S. 228

Für die **Schweiz** gilt: „Schwerwiegende Komplikationen von Masern, Röteln und Mumps sind in unserem Lande sehr selten. Gefährlich sind die Masern-Enzephalitis und die Röteln-Embryopathie. **Die Häufigkeit der Enzephalitis wurde anfänglich von offizieller Seite um ein Zehnfaches zu hoch angegeben.** Das BAG nannte „70 Fälle" pro Jahr und hat diese Angabe 1989 korrigiert auf „mehrere Fälle" (man war mangels Meldepflicht auf Schätzungen angewiesen). Die Häufigkeit von masernbedingten Todesfällen wurde später mit 0,6 pro Jahr angegeben." (Albonico, 1/1994) [445]

Dies überblickend, ist eines der wichtigsten Argumente für die Masern-Impfung, die möglicherweise drohende Enzephalitis, in Frage gestellt. Das gilt umso mehr, als die Gefahren der Massenimpfung, Immunitätslücken, Spätmanifestation und höhere Komplikationsrate der Spätmanifestation auf der einen und die ausbleibende Prägung des Immunsystems nach dem Masernkontakt, das heißt **das Ausbleiben der positiven Veränderungen hinsichtlich der Abwehr chronischer und karzinomatöser Prozesse**, über das weiter unten noch gesprochen werden wird, auf der anderen Seite dann umso schwerer wiegen.

Bei insgesamt 174.725 Masern-Schutzimpfungen, die im Zeitraum zwischen 1970 und **1975 im Bezirk Dresden** durchgeführt worden sind, **wurden 7 Fälle mit zentralnervösen Komplikationen gemeldet.** 5 davon waren eindeutige Enzephalopathien. Daraus ergibt sich ein Verhältnis von 1 : 35.000 für den verimpften Stamm L16/SSW. [446] (Dietzsch, 1976).

In den Jahren **zwischen 1971 und 1977 wurden in Hamburg etwa 35.300 Dosen vom Stamm „Schwarz" verimpft. In 18 Fällen wurden zentralnervöse Komplikationen nach der Masern-Schutzimpfung beobachtet**, wobei in 14 Fällen ein kausaler Zusammenhang anzunehmen war. Das ergibt eine **Komplikationsrate von 1 Fall auf 2.500 Impfungen.** In 9 Fällen war es zu generalisierten tonisch-klonischen Krämpfen und in 2 Fällen zu tonisch-klonischen Krämpfen, die auf die oberen Extremitäten beschränkt waren, gekommen. In 2 Fällen kam es zu einer vorübergehenden Enzephalopathie bzw. Enzephalitis. Das entspricht einer Häufigkeit von 1 Enzephalopathie auf 1.756 Impfungen. [447]

(Allerdist, 1979) **Wenn wir nun in Betracht ziehen, dass die Kinder mehrfach gegen Masern geimpft werden, dürften sich hinsichtlich der zentralnervösen Komplikationen sowohl für die Wild-Masern als auch für die Impfung vergleichbare Verhältnisse ergeben.**

Nehmen wir die Labormedizin erneut zur Hilfe und untersuchen die Antikörper-Titer von Neugeborenen und Kindern bis zum 16. Lebensmonat ergibt sich folgendes: „**Im 1. Lebensmonat (N=25) waren 100 % seropositiv, wovon 21 Kinder gut positive Titer hatten. Dagegen waren im 6. Lebensmonat (N=50) 70 %, im 11.-12. Lebensmonat (N=50) 94 % und im 14.-16. Lebensmonat (N=55) 93 % seronegativ. ..** Wie aus der Studie von Pabst und Mitarbeitern hervorgeht, sind bei Kindern von Müttern mit natürlich erworbener Immunität (geboren vor 1958) (N=164) im 7. Monat noch etwa 35 % neutralisierende Antikörper nachweisbar. .. Bei > = 90 % der 7 Monate alten Kinder von Müttern mit inaktiver Plus-Lebendimpfung (N=60) oder nur Lebendimpfung (N=54) fanden sich keine Antikörper mehr. [448] (Enders, 1995), [449] (Pabst, et al.H1992)

Das aber heißt, dass zweierlei passiert: Durch das Impfen verlieren die Kinder den „Nestschutz" und die Chance auf lebenslange Immunität. Daraus folgen die **Verlagerung der Erkrankung bei nicht-geimpften Kindern von ehemals geimpften Müttern in eine frühere Lebensphase** und **bei geimpften Kindern die Möglichkeit der Spätmanifestation.** Seitens des biologischen Organismus Mensch ist beides mit einer erhöhten Komplikationsrate, d.h. mit der Möglichkeit von heftigeren und langwierigeren sowie von folgenreicheren Verläufen, auch hinsichtlich der Enzephalitis und ihrer Folgen verbunden.

„Noch unklar ist die Bedeutung der **Verunreinigung praktisch aller Masern- und Mumpsimpfstoffe** mit dem **Avian-leucosis- und dem Endogenous-Avian-Virus.** Diese Erreger können bei **Vögeln unter anderem Leukämie** hervorrufen (Tsang, S.X., et. al.: J Virol Juli 1999, 73(7): 5843-5851). .. Es existieren bisher auch keine weiteren Untersuchungen zu der beunruhigenden Feststellung russischer Forscher, dass der Masernimpfstoff, wenn er kurz nach anderen Lebend-impfungen verabreicht wird, **im Mäuseversuch zu Chromosomenveränderungen** führen kann (Cherkeziia et al, Vopr Virusol 1979 Sep-Oct (5): 547-550)." (Hirte, 2001, S.!88)

Es gibt spät erkennbare Folgen

Die Vakzine mit dem Edmonston-Zagreb-Stamm (Masern) schien sehr wirksam. Darum wurde sie **1989 von der Weltgesundheitsorganisation zur Verfügung in den Entwicklungsländern empfohlen**. Durch Lieferschwierigkeiten kam es zur Verzögerung der Massenimpfungen, wobei in Guinea-Bissau, Senegal und Haiti deutlich wurde, dass **die Kindersterblichkeit insgesamt um fast 20 % angestiegen** war, ohne dass besondere Verschiebungen in der Ursachenstatistik aufgefallen wären. Mädchen waren im Vergleich zu den Jungen vermehrt betroffen. Es muss besonders unterstrichen werden, dass **die Anhebung der Kinder-sterblichkeit nicht in direktem Zusammenhang mit der Impfung, sondern erst etwa 2 Jahre danach bzw. später wirksam wurde.** Zusammenhänge mit der Beeinflussung des Immunsystems, insbesondere der T-Helferzell-Antwort durch den Kontakt mit der Masern-Vaccine wurden und werden diskutiert. Der Autor schreibt: Wenn die Versuche nicht so angelegt worden wären, dass auch die Langzeitmortalität beobachtet wurde, hätte das Phänomen übersehen werden können, da die Dokumentation dieser Dinge in Entwicklungsländern gewöhnlich unvollständig bleibt. [450] (Hall, 1993)

Auch ein anderer Artikel, der die Ausbreitung der Masern bei 30 abgeschlossenen Stämmen in Neuguinea, Mikronesien und Australien sehr aufwendig untersucht, endet mit dem Hinweis: Die Empfänglichkeit isolierter Bevölkerungsgruppen für virale Infekte bedeutet ein Problem für die öffentliche Gesundheit, dem bald durch Impfprogramme mit lebenden Viren begegnet werden sollte. **Sie bieten eine wunderbare Gelegenheit, unsere Kenntnisse über das Verhalten und die klinische bzw. immunologische Antwort des menschlichen Organismus auf lebende Virusstämme zu studieren, ganz besonders in Bezug auf empfängliche Erwachsene und im Fall empfänglicher schwangerer Frauen.** [451] (Adels, 1963)

S. 121
S. 130
S. 144
S. 148
S: 158

Eine Studie, die im British Medical Journal erschienen ist, **stellt die gesamte Impfpolitik in Frage.** Peter Aaby untersuchte ebenfalls im afrikanischen Guinea-Bissau **zwischen 1990 und 1996 mehr als 15 000 Frauen und ihre neugeborenen Kinder** hinsichtlich der **Kindersterblichkeit** in den ersten 20 Lebensmonaten **und deren Zusammenhang mit den Impfprogrammen.** Die Tuberkulose- und die Masern-Impfung halbierten die Säuglingssterblichkeit, eventuell durch eine Verstärkung der TH-1-Antwort des Immunsystems. **Kinder, die gegen Diphtherie, Tetanus, Keuchhusten und Polio geimpft wurden, hatten im Vergleich zu ungeimpften Kindern eine doppelt so hohe Sterblichkeit.** (Kristensen, 2002, S. 273-282) **Möglicherweise bewirkt das** als Adjuvans den Impfstoffen beigegebene **Aluminiumhydroxid die entscheidende Immundrift in die falsche Richtung.** Es fördert die TH-2-Antwort und schwächt damit möglicherweise die zur Infektionsabwehr nötige TH-1-Antwort. (Langbein, K. et. al., 2002, S. 279)

„Die Behringwerke ließen im KZ Buchenwald Präparate gegen Fleckfieber, Gelbfieber, Ruhr und Gasbrand an Häftlingen erproben. Mehr als 1000 Insassen wurden dort .. missbraucht, mindestens 250 starben." Die Versuchsreihen wurden mit Impfstoffen des Heeresinstitutes, des Robert-Koch-Institutes und der Behringwerke durchgeführt. Einer der Versuchsleiter wurde 1951 Professor in Wien und 1954 Experte für Viruskrankheiten der Weltgesundheitsorganisation. Ein anderer wurde 1950 Honorarprofessor in Gießen. [452] (Courdes, 1997)

Die Namen der Betroffenen wurden hier bewusst ausgelassen, um das Aufkommen von Emotionen gegenüber der Familien der Genannten zu vermeiden.

Es kommt jedoch darauf an, dass wir uns bewusst werden und bleiben, dass der Versuch, zu Lasten unfreiwilliger Einzelner den eigenen Vorteil zu mehren, Geschichte hat und bis in die Gegenwart andauert. Sind auch heute die Länder der „Dritten Welt" unsere Großlabors?

Die Ausrottung von Masern, Mumps und Röteln, ein sicheres Geschäft?

Wie auch bei den Pocken hat die **Weltgesundheitsorganisation (WHO)** in den Lauf der Geschichte eingegriffen und **zum Ziel erklärt, Masern, Mumps und Röteln bis zum Jahr 2000 in Europa durch Impfen völlig zum Verschwinden** zu **bringen.** „Bei einem Impfalter von 2 – 3 Jahren müssten in England 96 % der Kinder geimpft werden, damit die Masern eliminiert werden könnten. In Amerika wurde berechnet, dass zur Masernausrottung 98,4 % der 12-monatigen Kinder (bei einer Impfwirksamkeit von 95 %) oder 96 % der 15-monatigen Kinder (bei einer Impfwirksamkeit von 98 %) geimpft werden müssen. Mumps kann nur ausgerottet werden, wenn 85 % der 2-jährigen Kinder geimpft würden. Für Röteln wird die Durchimpfungsrate der 2-jährigen Kinder, die zur Röteln-Ausrottung notwendig ist, mit 92 % für Amerika, für England und Wales mit 89 % und für verschiedene andere europäische Länder mit 93 und 95 % angegeben." [453] (Buchwald, 1994, S. 101)

Beteiligt ist auch die Firma Chiron-Behring GmbH, die im Mai 1997 in Berlin die große „Konsensus-Konferenz" veranstaltet hat, auf der über das Impfen und über Impfstrategien sowie über **Strategien zur Führung der öffentlichen Meinung im Sinne der Vereinheitlichung** beraten wurde. Nach Einschätzung von Prof. S. Dittmann, einem europäischen Vertreter der WHO in Kopenhagen, war das angestrebte Ziel, Masern, Mumps und Röteln aus Europa zu verbannen bis zum Jahre 2000 zu optimistisch. „Die erweiterte Zielsetzung strebt nun die Eliminierung der Masern bis zum Jahre 2010 an." [454] (Ärzte Zeitung, vom 18. Juni 1997, S. 9)

„Eindringlich appellierten Impfexperten in einem **Konsensus-Papier** an die Ärzteschaft, den Impfungen gegen Masern, Mumps und Röteln und insbesondere der Zweitimpfung mehr Gewicht beizumessen. Die Teilnehmer der Konsensus-Konferenz fordern daher die **Einführung obligatorischer Impfkurse in die ärztliche Ausbildung** sowie **regelmäßige, zertifizierte Fortbildungen** über die praktische **Durchführung von Impfungen und ihre Abrechnung**. ... Sämtliche Meinungsbildende im Gesundheitsschutz – z.B. **Hebammen, Krankenpflege-Personal, Erzieherinnen – sollen stärker an den Impfgedanken herangeführt werden**. ... Geimpft werden kann bei jedem Patientenkontakt oder bei Vorsorgeuntersuchungen. ... Als verantwortlich für das **Konsensus-Papier** zeichnen u.a. Vertreter der **WHO, des Robert-Koch-Institutes, der STIKO und des Berufsverbandes der Ärzte für Kinderheilkunde und Jugendmedizin**." [455] Ärzte Zeitung, vom 18. Juni 1997, S. 9)

Wie in einem Strategiepapier zur Bildung **politischer Meinungen** und Mehrheiten wird die **systematische „Meinungsbildung" geplant** und umgesetzt.

- Wer setzt hier die Inhalte der Ausbildung fest?
- Welches sind die Motive?
- Wer hat entschieden, welche Maßnahmen geeignet und gerechtfertigt sein sollen?

Immer wieder wird behauptet und unterstrichen, dass hohe Durchimpfungsraten eine Erkrankung zum Verschwinden brächten. Nicht erwähnt bleibt dabei unter anderem auch eine Erkenntnis der Bevölkerungsstatistik aus England und Wales, wo die Masern-Impfungen 1968 eingeführt wurden. Die folgende Tabelle zeigt den Rückgang der Masern-Sterblichkeit in England von 1934 bis 1968. „Vor den Impfungen gingen die Todesfälle von 3.541 in 1934 auf 115 in 1966 zurück. **Bei dieser Kurve erübrigt sich jeder Kommentar, außer, dass die Impfungen in Großbritannien erst 1968 begannen und dann wegen fehlender Effizienz und ungünstigen Nebenwirkungen wieder aufgegeben wurden.**" [456] (Delarue, 1995, S. 195)

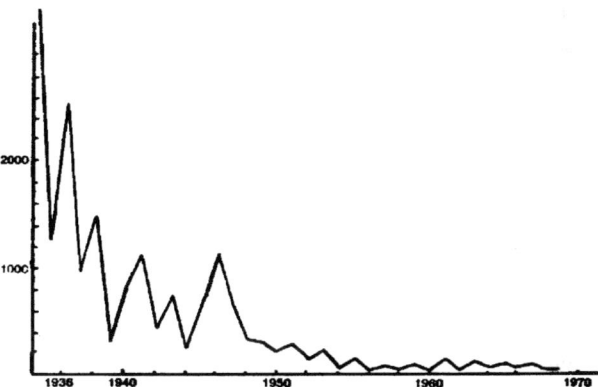

Abbildung 31: Masernsterblichkeit von 1934-1962 nach Registrar general's Reports.

Delarue, S.: Impfschutz, Irrtum oder Lüge, München, 1995, S. 195

Nachdem mehr als 100 Familien in England wegen tödlicher bzw. ernster Impffolgen nach der Masern-Mumps-Röteln-Impfung geklagt hatten, wobei in mehreren Fällen der Klage stattgegeben werden musste, zog 1992 das Gesundheitsministerium 3 Vakzinen aus dem Verkehr. Diese waren **Immravax,** hergestellt von Merieux UK, **Pluserix**, hergestellt von SmithKline Beecham und **MMR-II**, hergestellt von Merck Sharp and Dohme. [457] (Dyer, 1994, S. 759) – **Sollte uns das nicht auch sehr zu denken geben?!**

Im Sinne des Feindbildes, „Volksschädling", wer nicht impft, bedroht die Allgemeinheit, wirkt die Stellungnahme von Dr. E. Gerike, der Leiterin des Referenzzentrums für Masern, Mumps und Röteln am Robert-Koch-Institut, zitiert in dem Artikel „Masern sind keine harmlose Kinderkrankheit". Da steht zu lesen: „In Deutschland sind vermutlich nur 70 – 80 % der Vorschulkinder gegen Masern geimpft. ... Da Masern extrem ansteckend seien, müsse eine Durchimpfungsrate von 95 % angestrebt werden. In der Zeit ist es eher so, dass die Deutschen die Infektion in andere Länder, wie die USA, exportieren, die fast masernfrei sind." [458] (Ärzte Zeitung, 1. April 1997, S. 4)

Eine 15-jährige hatte auf einer Urlaubsfahrt nach Schweden einen Ausschlag bekommen und sich dort in einem Krankenhaus vorgestellt. Hier wurde der Verdacht auf einen Scharlach geäußert. Durch die Reisestrapazen verschlechterte sich der Zustand auf der Rückreise rapide. Das Mädchen starb. 1996 seien in Deutschland 10 Menschen an Masern gestorben. [459] (Ärzte Zeitung, 1. April 1997, S. 4)

Etwas neutraler wird der gleiche Vorfall unter der Überschrift „Verkannte Masern" wiedergegeben. „Das Geschehen zeigt, dass schwere Verläufe bei Masern möglich sind, und dass in Ländern mit effektiver Schutzimpfung – wie Schweden – häufig nicht mehr an Masern gedacht wird." [460] (Münch. Med. Wschr., 139 (1997), Nr. 23, S. 8)

Unter der Überschrift „Zu viele halten Masern für eine harmlose Kinderkrankheit" referiert der Kommentator die Erkenntnisse vom diesjährigen **Weltgesundheitstag**, der ebenfalls unter das Motto gestellt worden war „Alte und neue Infektionskrankheiten – die unterschätzte Gefahr." Auch er stand im Zeichen der Medienkampagne. „Und **so hat der Präsident der Bundesärztekammer, Dr. Carsten Vilmar, die Impfmüdigkeit der Deutschen völlig zurecht scharf kritisiert** und darauf hingewiesen, dass mittlerweile nur noch jedes zweite Kind einen ausreichenden Impfschutz habe." [461] (Geissel, 1997, S. 2) Im selben Artikel wird ein Angriff gegen die Naturheilverfahren, hier gegen die anthroposophischen Ärzte vorgetragen. „Ein Grund für die schlechte Impfmoral hierzulande ist, dass viele die Masern immer noch als harmlose Kinderkrankheit ansehen. Von anthroposophischen Ärzten wird zudem vorgebracht, dass eine Immunität nach durchgemachten Masern besonders wirksam einer erneuten Infektion vorbeuge. Auch würde bei Kindern durch Krankheiten mit Fieber oft die geistige Entwicklung beschleunigt. Masern hätten also nicht nur Risiken, sie würden sogar Chancen bieten. ... Es kommt durch die Impfung seltener zu Epidemien, ungeschützte Kinder infizieren sich oft nicht mehr im Kleinkindalter, sondern immer häufiger erst als

Jugendliche oder Erwachsene. Dann aber häufen sich die Komplikationen. Außerdem kennen viele jungen Kollegen ein Masern-Exanthem nur noch aus dem Lehrbuch. Dies hat bereits jetzt zu Fehldiagnosen und Therapiefehlern geführt. Der einzige Ausweg aus dem Dilemma sind höhere Impfraten. Hierzu ist mehr gesundheitliche **Aufklärung der Bevölkerung** notwendig." [462] (Geissel, 1997, S. 2) Stimmt das?

Ganz im Einklang damit wird in einem anderen Artikel „Zweimalige Impfung aller Kinder gegen MMR gefordert" erneut Öffentlichkeitsarbeit betrieben. Ob es sich allerdings um wirkliche **Aufklärung der Bevölkerung** handelt, über Krankheitsverläufe und Risiken auch der Impfung sowie um den fraglichen Nutzen, bleibt einmal mehr dahingestellt. **„Bei Durchimpfungsraten von derzeit 70 – 75 % für die MMR-Erstimpfung und nur 10 – 15 % für die Zweitimpfung** müssten Ärzte aller Fachrichtungen handeln, betonten die Impfexperten auf der vom Unternehmen **Chiron-Behring** unterstützten Konferenz. Zur Verbesserung der Situation forderte das Gremium **obligatorische Impfkurse** in der ärztlichen Ausbildung sowie **zertifizierte Fortbildungsmaßnahmen** in regelmäßigen Abständen als Voraussetzung für die praktische Umsetzung von Impfungen und deren Abrechenbarkeit. **Auch müsse der Impfgedanke in der Bevölkerung vor allem bei den Verantwortlichen im Gesundheitswesen wie bei Hebammen und Krankenpersonal sowie bei Erziehern stärker verankert werden.** Die Erarbeitung eines nationalen Programms zur MMR-Prävention, das die Verbesserung der epidemiologischen Surveillance sowie die Evaluierung und Modifikation der Impfstrategie ermögliche, sei darüber hinaus dringend erforderlich." [463] (Ärzte Zeitung, 5. Juni 1997)

Mit kritischem Blick und dem Zitat „Je weniger die Menschen die Masern noch aus eigener Anschauung kennen, umso stärker der Trend zur Verharmlosung" wird Prof. W. Raue abgebildet. Darüber hinaus heißt es in dem Artikel: „Sorge bereite vor allem die zunehmende Verschiebung der ehemals typischen Kinderkrankheiten in das Jugend- und Erwachsenenalter, betonte Prof. Dr. B. Schneeweis, Berlin. Lag in der Vorimpf-Ära der Erkrankungsgipfel im 5. Lebensjahr und war die Durchseuchung bis zum 10. Lebensjahr weitgehend abgeschlossen (d.h. fast alle hatten die Kinderkrankheiten bis zu dieser Zeit absolviert[22]), ist heute

---

[22] Ergänzung durch den Verfasser.

die Inzidenz bei Jugendlichen und Erwachsenen deutlich erhöht. Daten aus den USA haben gezeigt, dass 10 – 20 % aller Masern- und Mumps-Infektionen und etwa 1/3 aller Röteln-Erkrankungen Erwachsene betreffen. Bei der Masern-Epidemie 1996 in Deutschland waren über 30 % der Erkrankten mindestens 15 Jahre alt. **Mit steigendem Manifestationsalter wachse auch die Komplikationsrate und die Zahl der Todesfälle, gab der Pädiater zu bedenken. Die Häufigkeit der Masern-Enzephalitis ist von 1 : 14.500 Erkrankungen in den Jahren 1955 – 1965 auf 1 : 1.000 bis 1 : 2.000 gestiegen..**" [464] (Ärzte Zeitung, 18. Juni 1997, S. 9)

S. 219
S. 220
└↑

Aufruf zur Diskussion

Wieder und wieder wird die Gefahr einer ehemals als harmlos verstandenen Kinderkrankheit unterstrichen. Wieder und wieder wird der Segen von hohen Durchimpfungsraten um 95 % bis 98,4 % gepriesen und wieder und wieder wird das Risiko der Erkrankung im späten Jugend- und Erwachsenenalter betont.

Betrachten wir den Verlauf der Todesfälle an Masern, erkennen wir leicht die Ähnlichkeit mit dem des Verlaufes der meisten anderen Infektionserkrankungen. Etwa seit 1915 fiel die Todesrate nahezu kontinuierlich. Die Menschen bekamen bessere Lebensbedingungen, besseres Essen, frischeres Wasser. Seit 1935 war die Behandlung von sekundären Infektionen, wie der begleitenden Mittelohr- oder Lungenentzündung möglich. Bereits bevor die Schutzimpfung gebräuchlich wurde, war die Sterblichkeit gering.

So wie zuvor Prof. B. Schneeweis, Berlin, sagte, lag der Erkrankungsgipfel in der Vorimpfära im 5. Lebensjahr und die Durchseuchung mit Masern, Mumps und Röteln war bis zum 10. Lebensjahr weitgehend abgeschlossen, d.h. praktisch alle hatten die Erkrankung absolviert. Nehmen wir nun die Verläufe bei den übrigen Infektionskrankheiten, können wir feststellen, dass mit steigendem Wohlstand und sich stets bessernden sozialen und hygienischen Verhältnissen praktisch alle Krankheiten mit milderen Verläufen auftraten, dass die Erkrankungszahlen zurückgingen und die Komplikationen seltener wurden. Dies hat sicher seine Ursache in der wunderbaren Schöpfung selbst, die, sofern nicht mit genmanipulierten Materialien gestört oder gar selbst genmanipuliert ist, als Teil des kosmischen Schöpfungsmenschen mit allen Mechanismen ausgestattet ist, auf Veränderungen der Umgebung sinngerecht positiv, d.h. im Sinne einer Heilung, zu reagieren.

„Das Argument, gegen Masern wird geimpft, um die Hirnbeteiligung zu verhüten, ist nicht stichhaltig. Deshalb wird behauptet, nicht die Krankheit an sich, sondern die Nebenwirkungen seien der Grund für die Einführung der Impfung. Dabei wird folgendes vergessen: Die schwerste Gefahr dieser Impfung liegt auf epidemiologischem Gebiet. ... Tatsächlich verschob sich durch das Einsetzen der Masern-Impfung das Erkrankungsalter. Da in diesem Lebensabschnitt, wie bereits erwähnt, Komplikationen häufiger sind, muss auch mit einem verstärkten Auftreten der Hirnbeteiligung gerechnet werden. D.h., Hirnentzündungen, derentwegen die Impfkampagnen gestartet werden, werden mit zunehmender Impfdichte häufiger werden. Als Mittel gegen diese Entwicklung werden von den Impfärzten Wiederholungen der Massenimpfungen im Abstand von 10 Jahren gefordert – bei fast 1 Mio. Geburten pro Jahr und Kosten einer Masern-Mumps-Impfung von 54,70 DM ein gutes Geschäft!“ [465] (Buchwald, 1994, S. 99)

Betrachten wir nun die zwei im Folgenden abgebildeten Graphiken. Am Beispiel von Deutschland und England wird deutlich, dass der Rückgang der Erkrankungsschwere, d. h. die Zahl der Sterbefälle lange vor Einführung der Impfung überzeugend eingesetzt hatte.

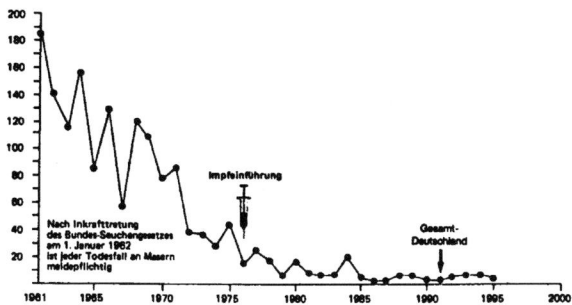

Abbildung 32: Sterbefälle an Masern

Buchwald, G.: Impfen, das Geschäft mit der Angst, Knaur, München, 1997, S. 133

229

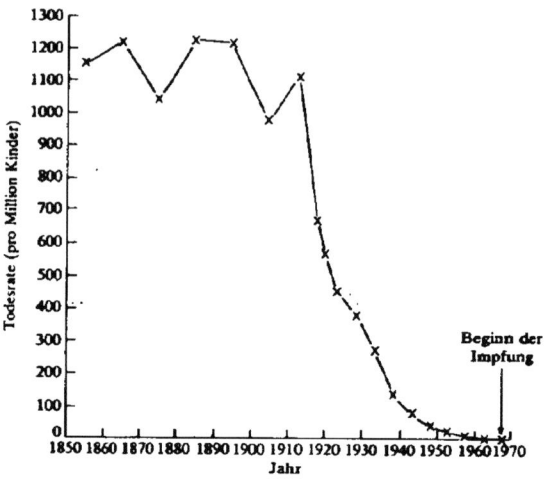

Abbildung 33: Masern: Todesraten bei Kindern unter 15: England und Wales

McKeown, Th.: Die Bedeutung der Medizin, Frankfurt, 1982, S. 151

„In der Zeit vor dem letzten Krieg erkrankte fast jedes Kind an Masern. Eltern legten Wert darauf, dass Kinder vor Schuleintritt die Masern gehabt hatten und schickten ihre Kinder, wenn die Erkrankung bis zum 6. Lebensjahr nicht durchgemacht war, zum Spielen zu masernkranken Kinder. Einmal, um den Schulausfall zu verhüten und zum anderen, weil bereits damals bekannt war, dass in diesem Alter die Masern komplikationsloser abliefen und man schon wusste, dass mit zunehmendem Alter die Masern gefährlicher wurden. [466] (Buchwald, 1994, S. 96)

An dieser Stelle sei Punkt 6: „Nebenwirkungen" der Fachinformation zum MMR-Impfstoff Triplovax von Pasteur-Merieux MSD zitiert, der die möglichen Folgen einer Masern-Mumps-Röteln-Impfung zusammenfasst:

Lokale Reaktionen wie Rötung und Schwellung treten nur selten auf. Gelegentlich können, meist in der zweiten Woche nach der Impfung, kurz andauerndes Fieber, Schweißausbrüche, Schüttelfrost, Abgeschlagenheit, Kreislaufreaktionen, Kopfschmerzen, Katarrhe und gastrointestinale Störungen vorkommen. Ein schwaches, masernähnliches Exanthem kann sich im gleichen Zeitraum ausbilden und ist gewöhnlich nicht generalisiert. In Einzelfällen ist Otitis media beobachtet worden. Eine mumpsähnliche Erkrankung mit verkürzter Inkubationszeit ist in seltenen Fällen nicht auszuschließen. In Einzelfällen wurde in zeitlichem Zusammenhang mit der Impfung das Auftreten einer Pankreatitis beobachtet. In Einzelfällen trat eine vorübergehende schmerzhafte Hodenschwellung auf. Ähnlich wie bei natürlichen Röteln, kann es auch 2 – 4 Wochen nach der Verabreichung von Röteln-Lebend-Impfstoff zu Arthralgien oder Arthritiden sowie Myalgien, Exanthemen und Lymphknotenschwellungen kommen. Die Häufigkeit von Gelenkaffektionen nimmt mit dem Alter der Impflinge zu. Arthritiden mit Gelenkergüssen sind äußerst selten. **In Einzelfällen sind Thrombozytopenien, Purpura, Erythema exsudative multiforme und allergische Reaktionen beobachtet worden, die jedoch nur ausnahmsweise eine Therapie erfordern. (...) In äußerst seltenen Fällen ist über anaphylaktische Reaktionen berichtet worden. Neurologische Komplikationen wie Fieberkrämpfe und flüchtige Gangunsicherheiten sind selten. In Einzelfällen sind Menigoenzephalitis (Häufigkeit 1: 1.000.000 Impfungen), Myelitis, Neuritis und aufsteigende Lähmungen bis hin zur Atemlähmung (Guillain-Barré-Syndrom) berichtet worden.“** [467] (Pasteur-Merieux MSD, MMR Triplovax, Fachinfo. 10/96)

Gibt es einen Zusammenhang zur Störung der integrativen Funktionen des Gehirns, der Störung, komplexe Zusammenhänge zu erfassen, zu verarbeiten und zu beantworten, die als Minor-Brain-Deficiency, MBD, bezeichnet wird, zwischen Legasthenie, Dyslexie, Dyskalkulie, Sprach- und Entwicklungsverzögerung, Störungen der audiovisuellen Integration und dem Impfen?

Der Zusammenhang zwischen hohen Durchimpfungsraten und dem stets zunehmenden Auftreten von Neurodermitis, Asthma und Allergien muss untersucht werden.

„Gegen das MMR-Massenimpfprogramm der WHO, das zu entsprechenden Kampagnen in den Mitgliedsstaaten führte, hat sich in der Schweiz eine Gruppe von Ärzten, die von Monat zu Monat größer wurde, vehement zur Wehr gesetzt. Sie weisen dabei auf fehlende Kenntnisse in der Frage der Langzeitwirkung dieser Impfungen hin. ... Wird bedacht, dass es nach anfänglichen Erfolgsmeldungen jetzt in den fast zu 100 % „durchgeimpften Gebieten" (Gambia, USA, die ehemalige DDR) große Masern-Ausbrüche gegeben hat, berechtigt dies, am Wert der Massenimpfung zu zweifeln." [468] (Buchwald, 1994, S. 100 ff.), [469] (Müller, M, 1994)

Selbst wenn 100 % einer Bevölkerung geimpft würden, wird es in 3 – 5 % zum Versagen der Impfung kommen. D.h. 3 – 5 % der Impflinge werden trotz Impfung keine Antikörper gegen Masern entwickeln. [470] (Spiess, 1994, S. 205)

Die Häufigkeit der Masern, z.B. in den USA, ist im Moment im Steigen begriffen. Da bei ca. 95 % der Impflinge nach der Impfung Antikörper nachgewiesen werden können, verwundert das sehr und stellt die Richtigkeit der Forderung der WHO nach Durchimpfungsraten von 96 % sehr in Frage:

1976 kam es **im Staat Ohio** zum Ausbruch einer Masern-Epidemie, bei der an 35 von 57 Schulen insgesamt 411 Kinder an Masern erkrankten; nahezu 2/3 der Patienten waren 10 Jahre und älter. Von 71 Kindern, bei denen der Impfstatus dokumentiert war, waren 37 (52,1 %) geimpft. [471] (Marks, et al., 1978, S. 955-960)

Zwischen dem 3. März und dem 18. April 1984 erkrankten **in Waltham, Massachusetts,** 27 Menschen an Masern. 24 der 27 waren Schüler einer High School im Alter zwischen 14 und 18 Jahren; 13 der Erkrankten waren männlich und 14 weiblich. Bei 23 (89 %) der Erkrankten war ein nach amerikanischem Recht vollständiger Impfschutz dokumentiert. **Die Erkrankung konnte sich auf der High School, die insgesamt 2.098 Schüler hatte, ausbreiten, obwohl ein allgemeiner Impfstatus von 98 % dokumentiert war.** Im ausgedehntesten Fall wurde die Infektion über 5 „Generationen" zwischen geimpften Schülern übertragen, d.h. **alle 5 Patienten in der Kette dieser Ansteckung, von denen einer die Infektion zum nächsten weitertrug, waren voll geimpft.** Der erste nicht geimpfte Fall trat in der 4. „Generation" auf, d.h. zuvor waren es 3 Personen, die die Infektion von einem zum nächsten weitertrugen. Die Übertragung von einem nicht geimpften auf einen anderen nicht geimpften ist nur in einem Fall aufgetreten. [472] (Nkowane, et al., 1987, S. 434-438) **Die Studie zeigt, dass sich auch in hoch durchgeimpften Gruppen ein Infekt ausbreiten kann. Sie zeigt** aber auch, wie das bereits aus den alten Tagen, als Seuchen noch „die Geißel der Menschheit" waren, bekannt ist, dass die Ausbreitung der Infektion schließlich zum Erliegen kommt. Dabei sind sicherlich verschiedene Faktoren, insbesondere aber die Aufmerksamkeit gegenüber der persönlichen Hygiene und Regelungen zur Isolation der Erkrankten von Bedeutung.

In Texas wurde die Masern-Impfung 1963 eingeführt. Das erste Schulimpfgesetz von 1971 schrieb vor, dass alle Kinder, die einen Kindergarten besuchen wollten, gegen Masern zu impfen waren. Im Frühling 1985 kam es innerhalb von 3 Monaten zu 157 Masern-Erkrankungen. 8 Tage nach Meldung des ersten Falles wurden von 1.806 Schülern Serumproben untersucht. bei 99 % war die Masern-Lebend-Impfung dokumentiert. [473] (Gustafson, et al., 1987, S. 771-774)

Im Oktober 1978 hatte das amerikanische Gesundheitsministerium öffentlich zum Ziel erklärt, die Masern bis zum 1. Oktober 1982 aus den Vereinigten Staaten zu eliminieren. Das Ziel wurde nicht erreicht. Auch in Montana gibt es die Impfpflicht für Masern, so dass alle Kinder am oder nach dem 1. Geburtstag entweder mit der Masern-Lebend-Vakzine geimpft werden oder einen ärztlichen Nachweis über durchgemachte Masern vorlegen müssen, sofern sie den Kindergarten oder die Schule besuchen wollen. Ausnahmen werden nur aus medizinischen Gründen oder aufgrund religiöser und persönlicher Überzeugung zugelassen. Es kam zu 137 Erkrankungen, die in Ketten bis zu 12 „Generationen" übertragen wurden. Allein 114 Fälle ereigneten sich im Schwarzfuß-Indianerreservat im Nordwesten von Montana. Allein davon gehörten 103 der Erkrankten der Browning-High School an, deren Schuldokumente eine Durchimpfungsrate von 98,7 % dokumentieren. Insgesamt dauerte dieser Masernausbruch trotz der sehr hohen Durchimpfungsrate 14 Wochen. [474] (Davis, et al., 1987, S. 438-449)

Zwischen dem 1. Januar und dem 1. September 1986 traten in Wisconsin 218 Masernfälle auf. Davon waren 182 (83,4 %) ordnungsgemäß geimpft. 13 (6 %) waren überhaupt nicht geimpft, 21 (10 %) waren nur einmal im 1. Lebensjahr geimpft. „Die erste Kranke war eine Schülerin von 15 Jahren, die zweimal, mit 12 Monaten und mit 8 Jahren geimpft worden war. **11 – 16 Tage nach dem klinischen Beginn ihrer Erkrankung zeigten 13 ihrer Klassenkameradinnen, alle geimpft, einen Ausbruch.** Die Epidemie breitete sich weiter aus und erfasste schließlich 30 Schulen." [475] (Admonson, et al., 1990)

1987 wurden in den Vereinigten Staaten 3.655 Masernfälle bei Kindern im Schulalter zwischen 5 und 19 Jahren gemeldet. 72 % dieser Kinder waren gemäß den Impfanweisungen des Gesundheitsdienstes geimpft, d.h. hatten ein Impfalter älter als 12 Monate. Untersuchungen ergaben, dass die Kinder, die zwischen dem 12. und 14. Lebensmonat geimpft wurden, ein vergleichsweise höheres Risiko hatten, an Masern zu erkranken als die, die später geimpft wurden. [476] (Hutchins, et al., 1990, S. 157-68)

Zwischen dem 15. Januar und dem 14. Juli 1987 kam es **in Albuquerque, New Mexico**, bei einer Bevölkerung von 350.000 Menschen und 88.486 Schülern zu 323 eindeutigen Masern-Erkrankungen. Insgesamt waren 25 Schulen betroffen. **„Schüler, die 10 Jahre oder länger vor dem Ausbruch der Epidemie geimpft worden waren, hatten im Vergleich mit den Schülern, die vor weniger als 10 Jahren geimpft worden waren, ein signifikant erhöhtes Risiko zu erkranken;** dies war unabhängig vom Alter bei der Erstimpfung. An 21 von 26 betroffenen Schulen waren Impfsprechstunden eingerichtet worden, in denen von insgesamt 16.150 Schülern 12.736 Schüler ihre Zweitimpfung erhielten. Die Kosten für diese Aktion beliefen sich auf 171.675 Dollar. **Eine statistische Bewertung der Impfaktion war nicht korrekt möglich, da kein einziger Erkrankungsfall gemeldet worden war, der einen nicht geimpften Schüler betroffen hätte.**[23] [477] (Hutchins, et al., 1990, S. 157-86.)

Zu Beginn 1988 kam es bei den Studenten eines Colleges **in Colorado**, bei denen ebenfalls über 98 % einen adäquaten Impfstatus dokumentieren konnten, zu 84 Masern-Erkrankungen. [478] (Hersch, et al., 1991, S. 360-64)

---

[23] Sinngemäße Übersetzung durch den Verfasser.

1986 war die Zahl der gemeldeten Masern-Erkrankungen **in Kanada** mit 15.136 siebenmal so hoch wie 1985. Die Betrachtung von 5.575 Fällen ergab, dass 60 % gut geimpfte Personen, 28 % nicht geimpfte und 12 % Personen mit unbekanntem Impfstatus betraf. [479] (Delarue, S. 193 ff.)

Betrachten wir nun **Zahlen, die für Ungarn gelten.** Ungeachtet intensiver staatlicher Impfprogramme seit 1969 kam es auch 1988/89 in Ungarn zu einem epidemischen Auftreten von Masern-Erkrankungen. Allein 1989 wurden fast 17.000 Erkrankungsfälle gemeldet. Für 12.890 (76 %) der Fälle war der Impfstatus bekannt. Es waren 8.006 (62 %) der Erkrankten geimpft.

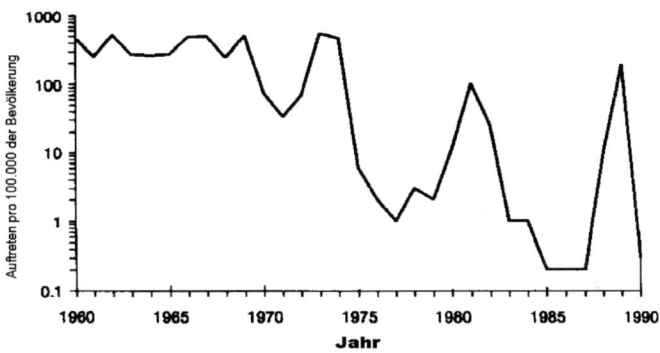

Abbildung 34: Anzahl der gemeldeten Masern-Erkrankungen pro Jahr in Ungarn 1960 - 1990

Agocs, M.M. et al.: 1988-1989 measles epidemic in Hungary: Assessment of Vaccine failure, in: International Journal of Epidemiology, 1992 (5); 21: 1007-13

Diese Grafik betrachtend, erkennt man einen ständigen Rückgang der Masern-Erkrankungen seit 1969, der von 3 Epidemien unterbrochen wurde. Hierzu wird im Folgenden noch einiges gesagt werden. Zuvor vergleichen Sie jedoch noch einmal die Grafik der Masern-Sterblichkeit in England, auf Seite 230, verbunden mit dem Hinweis, dass in Großbritannien die Impfungen erst 1968 aufgenommen und dann wegen fehlender Effizienz und ungünstigen Nebenwirkungen wieder aufgegeben wurden. Dass ein vergleichbarer Verlauf auch in Ungarn erwartet werden kann, liegt nahe. Der vergleichsweise verspätete Einsatz des Rückgangs der Erkrankungen dürfte sich bei näherer Betrachtung mit den unterschiedlichen wirtschaftlichen, sozialen und hygienischen Bedingungen, deren Angleichung auch heute noch im Gange sind, erklären lassen. Bei der Betrachtung der Grafik beachte man den logarithmischen Maßstab bei den Zahlen, die die Häufigkeit des Auftretens der Erkrankung angeben.

Die Impfungen wurden im Oktober 1969 aufgenommen und in sieben Kampagnen bis November 1974 durchgeführt. Geimpft wurden zwischen 92,7 und 95,8 % der Kinder im Alter zwischen 9 – 27 Monaten. Der Rückgang der Erkrankungsziffern kehrte sich Ende 1971 um. Die Massenimpfkampagne begleitend kam es zu einem erneuten Anstieg der Erkrankungszahlen, die im Verlauf des Jahres 1973 das Niveau vor dem Beginn der Impfungen erreicht hatten und nur langsam erneut abfielen. Als im Juli 1974 die Massenimpfungen unterbrochen und nur noch die 10 Monate alten Kinder im Rahmen der gewöhn-lichen Vorsorge geimpft wurden, ging die Zahl der Erkrankungen erneut zurück und erreichte 1977 ihren vorläufigen Tiefststand.

Ursprünglich wurde der Impfstoff in 5 oder 10 Dosen-Flaschen abgegeben, die jedoch nicht den Stabilitätsanforderungen der Weltgesundheitsorganisation entsprachen. Seit 1978 wurde der Impfstoff in einer neuen Form nämlich „eine Dosis pro Ampulle" abgegeben. Etwa zur gleichen Zeit, 1978, wurde das empfohlene Impfalter auf 14 Monate angehoben. In den folgenden Jahren, bis 1981, kam es zu einem erneuten schnellen Anstieg der Zahl derer, die an Masern erkrankt waren. Schließlich erschöpfte sich auch diese Epidemie, so dass ein erneuter Tiefststand der Erkrankungen 1985 zu verzeichnen war.

Von September 1988 bis Dezember 1989 wurden 17.938 Fälle gemeldet. Die meisten, 16.923 (94,3 %) traten 1989 auf. Eine Untersuchung über die Erkran-kungsverhältnisse in Oberschulen (Secondary School Study) ergab bei 906 untersuchten Schülern 86 (9,5 %) Erkrankungsfälle. 85,4 % der Schüler waren geimpft. Eine Untersuchung an 343 Schülern der Grundschulen (Primary School Study) ergab, dass, obwohl alle zumindest eine Impfung erhalten hatten, 32 Masernfälle (9,3 %) aufgetreten waren. Bei der Gruppe der Grundschüler hatten 1.162 Impfungen erhalten. Von diesen erkrankte einer an Masern.

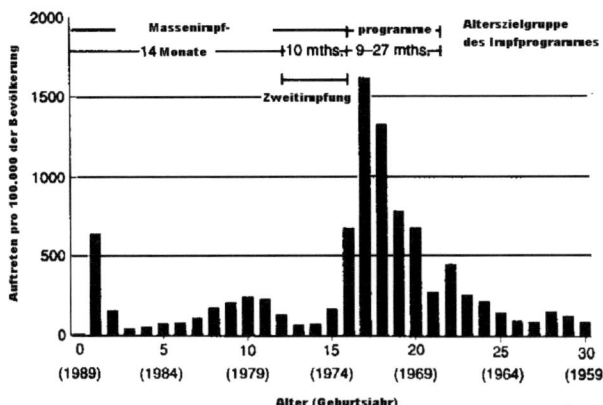

Abbildung 35: Auftreten von Masern-Erkrankungen, gegliedert nach Alter, Geburtsjahr und Impfprogramm. Masern-Epidemie, 1988/89

Agocs, M.M., et al.: The 1988-1989 measles epidemic in Hungary: Assessment of Vaccine failure, International Journal of Epidemiology, 1992 (5); 21: 1007-1013

Sehr eindeutig erkennt man, dass die Menschen, die in den ersten Jahren nach Aufnahme der Massenimpfungen geimpft worden waren, in der Epidemie 1989 dem höchsten Erkrankungsrisiko ausgesetzt waren. Jedenfalls ergab sich ein deutlich erhöhtes Krankheitsrisiko für die damals 16 – 20-jährigen, d.h. für die, die 16 – 20 Jahre vor der Epidemie geimpft worden waren. Etwas weniger, aber ebenfalls deutlich erhöht, war das Risiko für die, die 10 Jahre vor Ausbruch der Epidemie 1989 geimpft worden waren. [480] (Agocs, et al., 1992, S. 1007-1013) Gibt es da eine Parallele zur Beobachtung der Erkrankungshäufung bei denen, die 10 Jahre vor dem Ausbruch geimpft worden waren, 1987 in New Mexico?

Im Februar 1989 kam es **im Bezirk Houston, Texas**, bei einer volldurchgeimpften Schulpopulation von 4.200 Studenten zum Auftreten von 77 Masernerkrankungen. 5 der Patienten wurden klinisch behandelt. **Antikörper-studien führten zum Nachweis, dass ca. 45 % der Schülerschaft so niedrige Titer aufwiesen, dass eine Erkrankung ohne Ausschlag möglich war. Auch eine Wiederholungsimpfung änderte daran nichts. Dennoch kam die Epidemie zum Stillstand.** [481] (Matson, 1993)

237

Die Beobachtungen der Vergangenheit, bei denen in vermeintlich gut durchgeimpften Gruppen von Schulkindern die Erkrankung gehäuft auftrat, führten dazu, dass in den Vereinigten Staaten das Komitee für Impffragen Ende 1989 die allgemeine Empfehlung für die zweifache Impfung gegen Masern gesetzlich verankerte. [482] (Hutchins, et al., 1990, S. 157-68)

Dass auch diese Maßnahme das Ziel, die Masern aus den Vereinigten Staaten zu verdrängen und anstelle der natürlichen eine künstliche Erkrankung zu setzen, nicht erreicht hat, zeigt eine Statistik, die in der Los Angeles Times 1990 veröffentlicht wurde.

Staat	1988 Anzahl der Fälle	1989 Anzahl der Fälle	1990 Bisher gemeldete Fälle
Alaska	2	1	50
Arizona	4	180	150
California	835	3048	1868
Connecticut	14	229	40
Florida	170	323	189
Illinois	69	3081	590
Indiana	58	115	230
Iowa	2	13	21
Maine	7	3	50
Maryland	19	115	64
Michigan	31	359	318
Minnesota	11	70	151
Missouri	61	671	48
Nevada	0	0	18
New Mexico	0	31	54
New York	150	337	265
Ohio	109	2720	320
Oklahoma	8	110	132
Oregon	5	82	113
Pennsylvania	538	344	214
Texas	286	3315	2500
Washington	7	55	100
Wisconsin	4	880	420
Gesamt:	**2.390**	**4.676**	**7.905**

Tabelle 8: Staatlich gemeldete Masernfälle in USA

Los Angeles Times, vom 14. April 1990 in: Buchwald, G.: Impfen, das Geschäft mit der Angst, Lahnstein, 1994, S. 99

Wie zu erkennen ist, hat die Veränderung des Impfprotokolls zu einem deutlichen Anstieg der gemeldeten Fälle geführt. Bei den betreffenden Staaten waren es 1988 2.390, und 1989 bereits 4.676. Wenn Sie dieselbe Statistik noch einmal betrachten und dabei bedenken, dass die dritte Spalte überschrieben ist „Bisher gemeldete Fälle", d.h. dass die Zahl 7.905 nur die bis zum April 1990 gemeldeten Fälle bezeichnet, erscheint der Fehlschlag dieser veränderten Maßnahme offensichtlich.

In Deutschland gilt die STIKO-Empfehlung, die erste Masern-Impfung ab Beginn des 15. Lebensmonats und die Wiederholungsimpfung ab Beginn des 6. Lebensjahres durchzuführen.

Als es 1991 **in Fife, Schottland**, bei einer Durchimpfungsrate von 96 % zum Auftreten von 278 Masernfällen kam, wurde dennoch auch in Schottland überlegt, eine Wiederholungsimpfung für Masern-Mumps-Röteln einzuführen. [483] (Carter, 1993)

In Gambia galten die Masern, nachdem 1967 Durchimpfungsraten von 96 % der Bevölkerung erreicht waren, als ausgerottet. 1972 kehrten sie mit erhöhter Komplikations- und Sterblichkeitsrate wieder [484] (Williams, 1985 in Albonico, 1995)

Es gibt ihn, den Krankheitsgewinn

Nicht nur **auf der organischen Ebene** hat die Manipulation der Immunkompetenz und damit auch die Verlagerung des Erkrankungsalters ihre Folgen, sondern auch **auf der geistig-seelischen Ebene**. Wir müssen uns vergegenwärtigen, dass die Neugeborenen, Säuglinge und Kleinkinder gerade dabei sind, aus dem Geistigen auf die Erde herabzusteigen, zu **inkarnieren,** einen leiblichen Körper zu bilden, der ihnen als Werkzeug der Erfahrung und Entwicklung, die schließlich wieder zurück in das Geistige führen wird, dienen soll. „Die von der Wärmebildung des Fiebers begleiteten Kinderkrankheiten, bei denen auch Ausschläge vom Kopf zu den Gliedmaßen hin den Leib ergreifen, treten aufgrund inkarnationsbedingter Wesensveränderungen des Kindes auf, um den vorhandenen, nicht mehr angemessenen Leib umzubilden. Die Kinderkrankheiten lassen sich geradezu nach den vier Elementen gliedern. So weist der Scharlach mit seinem hochroten Ausschlag und der starken Fieberentwicklung auf seine Beziehung zum Feuerelement hin. Die Beteiligung des Luftelementes erleben wir z.B. im Keuchhusten oder in häufig auftretenden Racheninfekten. Bei den Masern scheint das wässrige Element mit Schnupfen, aufgequollenen Gesichtszügen und den Schleimabsonderungen der begleitenden Bronchitis vorwiegend beteiligt. Diese fieberhaften Kinderkrankheiten werden gefährlich und können zu Folgekrankheiten wie der Hirnhautentzündung führen, wenn das Fieber unterdrückt und nicht als Heilfaktor angesehen wird. Als letztes Element ist das erdige zu erwähnen, bei dessen Mangel es zu ungenügendem Festwerden u.a. der Knochen des Kopfes kommt (Rachitis)." [485] (Rohen, 1986, S. 9) Ausführlicheres darüber wird noch beschrieben.

Ein Einzelfallbericht aus England schildert die Erkrankung eines 6 Jahre alten Mädchens, das an einer schwere Psoriasis an Kopf, Stamm und Gliedern litt. Mit den herkömmlichen Methoden unter Verwendung von Teer und Kortikoiden sowie von UV-Licht und Dithranol konnte die Erkrankung nicht gebessert werden, bis sie an Masern erkrankte. Sobald die Erkrankung ausheilte, verschwand auch die Psoriasis. Ihre Haut wurde vollständig rein. [486] (Chakravarti, 1986)

Der formende Charakter der Kinderkrankheiten wird auch im Beispiel des nephrotischen Syndroms, bei dem die Ausscheidungsfunktion der Niere lebensbedrohlich gestört sein kann, erkennbar. **Bei Albonico (1/94) finden wir sechs Literaturstellen erwähnt, die belegen, dass die Masern beim kindlichen nephrotischen Syndrom zur Remission führen können.** [487] (Stewart, 1988); [488] (Fanconi/Wallgreen, 1954); [489] (Cecil+Loeb, 1952); [490] (Blumberg, 1947); [491] (Hutchins, 1947); [492] (Haas, 1965)

Er beschreibt auch, dass bis in die 60er Jahre am Universitäts-Kinderspital Basel die **künstliche Masern-Infektion zur Behandlung des nephrotischen Syndroms angewandt** wurden.

Daneben erwähnt er sechs weitere Literaturstellen, aus denen hervorgeht, dass im Erleben von **Kinderkrankheiten ein relativer Schutz vor dem Einsetzen**

einer Krebserkrankung besteht. [493] (Schmidt, 1910); [494] (Schmidt, 1948); [495] (Engel, 1934); [496] (Engel, 1935); [497] (Sinek, 1936); [498] (Schulz, 1969)

Darüber hinaus werden fünf weitere Arbeiten erwähnt, die eine umgekehrte Korrelation im Falle des Ovarialkarzinoms nachweisen: „**Englische und amerikanische Forscher fanden, dass erwachsene Frauen seltener am Ovarialkarzinom erkrankten, wenn sie in ihrer Kindheit, Mumps, aber auch Masern und Röteln durchgemacht hatten.** [499] (West, 1966); [500] (Wyner, 1969); [501] (Newhouse, 1977); [502] (McGowan, 1979); [503] (Pfleiderer, 1982)

Auch ein möglicher **Zusammenhang zwischen dem späten Auftreten einer Masern-, Röteln- oder Mumps-Erkrankung und dem Einsetzen einer Multiplen Sklerose im Erwachsenenalter** wird besprochen. [504] (Alvord, 1987); [505] (Kesselring, 1990)

Umgekehrt gibt es Hinweise darauf, dass ein kindlicher Diabetes durch die Mumps-Impfung ausgelöst werden kann. [506] (Helmke, 1986); [507] (Otten, 1984); [508] (Sinaniotis, 1975); in [509] Albonico (2/94).

Können Masern noch mehr nutzen?

Insbesondere in den Entwicklungsländern sind begleitende Infektionen, bzw. Mischinfektionen ein ständiges Problem. Eine schwedische Arbeit beschreibt Beobachtungen über **die Beziehung zwischen der Erkrankung an Influenza A, Masern und Keuchhusten**, die 1986 und 1987 in Tansania gemacht wurden. Es ergab sich, dass ungeachtet einer Masern-Impfkampagne in den vorangegangenen Jahren zwischen März und Mai 1987 die Masern in 67 Fällen bei Kindern festgestellt wurden, die zu den mobilen medizinischen Versorgungseinheiten gebracht wurden. Beim Vergleich der 3 Erkrankungen und ihrem Einfluss auf die Schwere des Verlaufs, wenn zugleich ein Malaria-Befall vorlag, ergab eine aufregende Entdeckung. **Unter den Kindern, bei denen mit dem Ausbruch der Masern zugleich ein Befall mit Malaria-Parasiten festgestellt worden war, fand sich die höchste Parasitendichte pro Mikroliter Blut bei den Proben derer, die zuvor geimpft worden waren.**

Insgesamt aber war die Parasitendichte bei den an Masern erkrankten Kindern signifikant niedriger als bei den Kindern, die zugleich an Influenza und

Malaria bzw. gleichzeitig an Keuchhusten und Malaria erkrankt waren. Die durchschnittlich höchste Parasitendichte fand sich bei den Kindern, die gleichzeitig an Keuchhusten und Malaria erkrankt waren. [510] (Rooth / Bjorkman, 1992, S. 675-681)

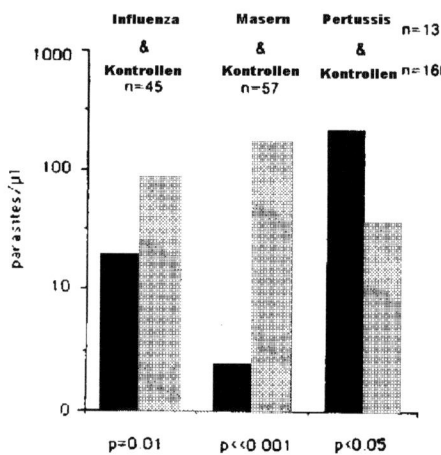

Abbildung 36: Mittlere Parasitendichte bei Gruppen von 0 – 9 Jahre alten Kindern mit Influenza, Masern und Keuchhusten, im Vergleich mit Kontrollgruppen.

Rooth, I.B., Bjorkman, A., The suppression of Plasmodium falciparum infections during concomitant measles or influenza but not during pertussis, in: AmJTropMedHyg, 47 (5) 1992, pp 675-681

Die Beobachtung, dass masernerkrankte Patienten ihre Reaktion auf Tuberkulin einbüßen, ist über 90 Jahre alt. Erst jetzt ist aufgefallen, dass das gleiche auch für den Infekt mit dem Epstein-Barr-Virus, mit dem Zytomegalie-Virus und mit dem AIDS-Virus gilt. Dieselbe Reaktionsweise ist auch für Kinder beschrieben worden, die mit einer abgeschwächten Masern-Lebend-Vakzine geimpft werden. Abgesehen vom Verlust der Fähigkeit zur verzögerten Immunreaktion, z.B. gegen Tuberkulin, kommt es zur generalisierten Aktivierung des Immunsystems. Dennoch vermehren sich die Lymphozyten dieser Patienten verhältnismäßig wenig und weisen eine verringerte Antwort gegenüber Mitogenen und Antigenen auf. [511] (Sacchini, 1996)

242

Mehr aufregende Entdeckungen

Mit Ausschlag durchgemachte Masern –
Schutz vor anderen Erkrankungen!

Bereits im Januar 1985 veröffentlichte „The Lancet" eine Arbeit von T. Ronne, Department of Epidemiology, State Serum Institute Kopenhagen, Dänemark, deren Titel übertragen lautet: **„Masern-Virusinfekt ohne Ausschlag in der Kindheit steht in Zusammenhang mit Erkrankungen im Erwachsenenalter".**

Nachdem zu Beginn der 80er Jahre immer deutlicher wurde, dass die subakute sklerosierende Panenzephalitis (SSPE), eine Slow-Virus-Infektion, die entzündliche Veränderungen im zentralen Nervensystem verursacht, vorwiegend Kinder im Schulalter und junge Erwachsene befällt und mit einer Erhöhung der Antikörper IgM- als auch der IgG-Fraktion gegen Masern einhergeht, ergab sich, dass die SSPE durch eine andauernde Infektion mit Masern-Virus hervorgerufen wird.

Auch die Rolle des Masernvirus bei der Verursachung der multiplen Sklerose ist Gegenstand intensiver Forschungen. Der Zusammenhang wird deutlicher, je später im Leben die Maserninfektion erworben wurde. Das scheint häufiger der Fall zu sein, wenn die Betroffenen an erster oder zweiter Stelle in der Geschwisterreihe stehen.

S. 320

Auch bei der Entstehung einer anderen systemischen Erkrankung, dem systemischen Lupus erythematodes (SLE), beim Paget's Disease, bei Erkrankungen der Talgdrüsen- und Haarfollikel, scheint das Masernvirus eine Rolle zu spielen.

Das führte zur Überlegung, die allgemeine Gesundheit von zwei Gruppen zu vergleichen. Betrachtet wurden **Menschen, die Masern in Verbindung mit einem Ausschlag gehabt haben** und **Menschen, die aufgrund ihrer Antikörper- situation wohl Masern gehabt haben müssen, bei denen aber kein Ausschlag auffiel und so die Erkrankung unerkannt verlief.** Die eigentlichen Zusammen- hänge in Verbindung mit dem Masernausschlag werden noch immer nicht ganz verstanden. Gewöhnlich werden in den ersten 24 bis 48 Stunden nach dem Auftreten des Ausschlages im Blut zirkulierende Antikörper gefunden.

Da **aber auch Kinder mit Antikörpermangelsyndrom** einen **Masern- ausschlag** entwickeln können, während **Kinder mit behinderter zellulärer**

243

Immunität zwar eine **Riesenzellpneumonie**, d.h. eine andere Masern-manifestation, **jedoch ohne Ausschlag** entwickeln, scheint es, dass der **Ausschlag im wesentlichen durch eine zellvermittelte Immunreaktion** ausgelöst wird. Ziel der Reaktion scheint es zu sein, die befallenen Zellen zu schädigen und zu eliminieren. Das Masernvirus verschwindet dabei aus den Zellen der Haut 3 – 4 Tage nach dem Beginn des Ausschlages, so dass es mit der Immun-fluoreszenztechnik dort nicht länger nachweisbar ist. **T. Ronne diskutierte die Annahme, dass es möglich scheint, dass bei Abwesenheit eines Masernausschlages das Virus der Elimination durch die zellbedingte Immunität entgeht, und dass daher verschiedene durch dasselbe Virus bedingte Erkrankungen möglich werden.** Das Ausbleiben des Ausschlages könnte jedoch genauso gut Ausdruck einer angeborenen Behinderung der zellbedingten Immunität sein, die ihrerseits mit verschiedenen Krankheiten im späteren Leben verknüpft sein kann.

Die Studie wurde unternommen, um die Frage zu klären, ob das Ausbleiben des Masernausschlages, das bei der Befragung als Verneinung hinsichtlich der Frage nach der Masernerkrankung auffällt, mit dem gehäuften Auftreten von anderen Erkrankungen im späteren Leben verbunden ist. Diese These kann nur dann stimmen, wenn man von einer praktisch vollständigen Durchseuchung der Bevölkerung bis zum Erwachsenenalter ausgeht. Für Dänemark galt zum Zeitpunkt der Studie, 1985, dass von der Altersgruppe der 15 – 17-jährigen nur etwa 1 % seronegativ bei der Untersuchung mittels ELISA-Technik auf Masern-Immonglobulin G reagierten. D.h., dass, wenn diese Altersgruppe erwachsen ist, sie zu 99 % einen Maserninfekt absolviert hat. Das gleiche dürfte auch für die jetzt erwachsene Bevölkerung gelten. Dabei müssen also all die, die bei der Befragung angeben, keine Masern gehabt zu haben, die Erkrankung ohne einen Ausschlag und ohne klinische Zeichen, die zur Identifikation der Erkrankung Masern geführt haben würden, absolviert haben.

In den staatlichen Schulen Dänemarks werden Aufzeichnungen zur Gesundheit der Schüler angelegt. **In Kopenhagen** war es möglich, diese Unterlagen bis 1941 zurückzuverfolgen. **In einem zweiten Ort**, der nahe Kopenhagen gelegen ist, **Gentofte**, waren diese Unterlagen bis 1947 zurückzuverfolgen. Anhand dieser Aufzeichnungen wurden zwei Gruppen gebildet.

Die erste bestand aus Personen, von denen man vor der serologischen Möglichkeit des Masernnachweises angenommen haben musste, dass sie keine Masern gehabt haben würden. Wir werden diese Gruppe im weiteren hier als die Gruppe mit der negativen Masern-Anamnese benennen. Bei der zweiten Gruppe, der Kontrollgruppe, waren die Angaben zur Masernerkrankung positiv. Diese Gruppen wurden in Bezug auf Alter und Geschlechterverhältnis vergleichbar ausgewählt. **Die endgültige Studiengruppe bestand aus 252 Patienten mit einer negativen Masern-Anamnese, davon 101 aus Gentofte und 151 aus Kopenhagen. Als Kontrolle dienten 230 Personen aus Gentofte mit einer positiven Masern-Anamnese.**

Als die Schulgesundheitsanamnesebögen verglichen wurden, ergab sich für beide Orte die gleiche kumulative Inzidenz der Masern mit 90 %, d.h. in beiden Orten waren es etwa 9 % der Menschen, die die Masern unbemerkt durchgemacht hatten. Um diese Annahme zu sichern, wurden 56 Blutuntersuchungen bei den Menschen aus Gentofte durchgeführt, die eine negative Masern-Anamnese angegeben hatten. Bei 53 von ihnen wurden spezifische IgG-Antikörper gegen Masern nachgewiesen. In 59 von 59 untersuchten Blutproben bei der Gruppe mit einer positiven Masern-Anamnese wurden ebenfalls spezifische IgG-Antikörper gegen Masern nachgewiesen. Gentofte ist im Umland Kopenhagens gelegen. Die Bevölkerung dort hat einen etwas höheren sozioökonomischen Standard als die Bevölkerung Kopenhagens. Es ergab sich, dass die Kinder in Kopenhagen im Vergleich zu denen aus Gentofte etwas jünger waren, als sie die Masern bekamen.

Alle Erkrankungen, die in den Fragebögen zur Selbstauskunft angegeben wurden, wurden klassifiziert und mit den angegebenen Ärzten bzw. behandelnden Krankenhäusern verifiziert.

Es ergab sich ein hoch signifikanter Zusammenhang zwischen einer negativen Masern-Anamnese und 4 Erkrankungsgruppen: **Erkrankungen des Immunsystems – immunoreaktive Erkrankungen, Erkrankungen der Haut- und –anhangsgebilde, degenerative Knorpel- und Knochenerkrankungen und Tumorerkrankungen**, wobei kein Zusammenhang zum Zervix-Karzinom aufgedeckt werden konnte. Bei der Auswertung zeigten sich keine Unterschiede der Ergebnisse von Kopenhagen und Gentofte. Diese 4 Erkrankungsgruppen wurden als „non measles associated disease" bezeichnet. **Von den 252 Menschen mit einer negativen Masern-Anamnese hatten 60 Personen (24 %) 73 „non**

measles associated"-Diagnosen. Diese Gruppe bestand aus 33 Frauen und 27 Männern. Bei den 230 Kontrollpersonen wurden nur 11 (5 %) „non measles associated"-Diagnosen nachgewiesen.

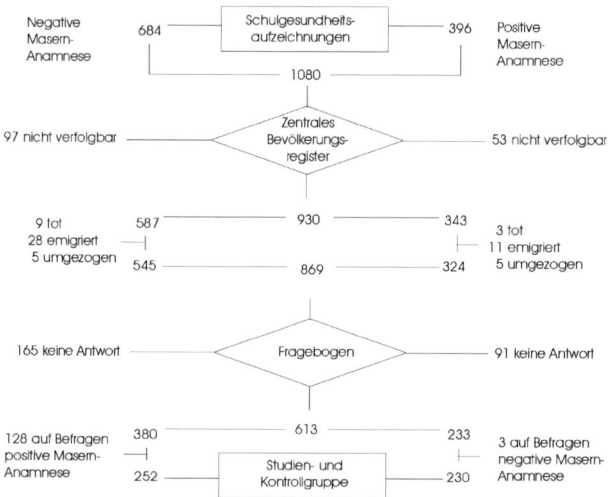

Abbildung 37: Studien- und Kontrollgruppen

Ronne, T.: Measles-virus-infection without rash in childhood is related to disease in adult life, in: The Lancet, Saturday, 5th January 1985, S. 1 – 5

Die Ergebnisse betrachtend, erscheint das Risiko einer „non-measles associated"-Erkrankung bei den Menschen mit einer negativen Masern-Anamnese im Vergleich zu den mit einer positiven Masern-Anamnese um etwa 20% erhöht.

Da diese Gruppe etwa 10 % der Bevölkerung ausmacht, bedeutet das am Ende eine kumulative Inzidenz für diese Erkrankungen von etwa 2 %.

Obwohl im Fragebogen nicht danach gefragt wurde, ergab sich bei 13 Personen mit einer negativen Masern-Anamnese, dass sie Immunserumglobulin zum Schutz vor einer Masernerkrankung erhalten hatten. 10 Personen waren aus

Gentofte und 3 aus Kopenhagen. Von dieser kleinen Gruppe erkrankten 3 an Chondromalazie und jeweils 1 an Lupus erythematodes und Morbus Scheuermann; 8 von ihnen hatten „non-measles associated"-Diagnosen.

Anzahl der Personen mit verschiedenen Erkrankungen in Bezug auf positive oder negative Masern-Anamnese					
	252 Personen (Kopenhagen und Gentofte) mit negativer Masern-Anamnese*		101 Personen (Gentofte) mit negativer Masern-Anamnese		230 Kontroll-personen (Gentofte) mit positiver Masern-Anamnese+
Diagnosen	No (%)	P++	No (%)	P++	No (%)
Immunreaktive Erkrankungen	19 (8)	0-005	9 (9)	0-008	5 (2)
Erkrankungen der Haut und Anhangsgebilde (incl. lichtinduzierte Ekzeme)	28 (11)	<0-001	11(11)	<0-001	4 (2)
Verschiedene Hauterkrankungen	7 (3)	. .	5 (5)	. .	11 (5)
Hauttumore	5 (2)	. .	2 (2)	. .	6 (3)
Zervix-Karzinom	8 (3)	. .	3 (3)	. .	1 (0)
Andere Tumore als Haut- und Zervix-Karzinom	15 (6)	<0-001	7 (7)	0-001	1 (0)
Degenerative Erkrankungen von Knochen und Knorpel	11 (4)	0-005	6 (6)	0-004	1 (0)
Erkrankungen aus dem atopischen Formenkreis	15 (6)	. .	9 (9)	. .	17 (8)
Andere Erkrankungen	21 (8)	. .	7 (7)	. .	14 (7)
Gesamtzahl der Diagnosen	129	. .	59	. .	60
Non-measles associated-Diagnosen	73	. .	33	. .	11
Gesamtzahl der Personen mit Diagnosen	105 (43)	<0-001	45 (45)	<0-001	58 (25)
Anzahl der Personen mit non-measles associated-Diagnosen	60 (24)	<0-001	25 (25)	<0-001	11 (5)

*   7 Verstorbene nicht eingeschlossen: 3 Selbstmorde; 1 angeborener Herzfehler; 3 Krebspatienten (Hoden, Uterus, Blastenzell-Leukämie)
+   3 Tote (alle Selbstmorde) nicht eingeschlossen
++   Fisher's exakter Test (einseitige P-Werte)

Ronne, T.: Measles-virus-infection without rash in childhood is related to disease in adult life, in: The Lancet, Saturday, 5th January 1985, S. 1 – 5

Im Folgenden sollen die einzelnen Erkrankungen, die als „non-measles associated disease" im einzelnen genannt wurden, aufgezählt werden:

Immunreaktive Erkrankungen: Bei 19 Patienten mit einer negativen Masern-Anamnese wurden folgende Diagnosen gestellt: 9 Arthritis; 4 Iridocyclitis (in einem Fall vermutlich mit ankylosierender Spondylitis); 1 Lupus erythematodes; 1 konstriktive Perikarditis; 1 Thyreoiditis; 1 Bindegewebserkrankung mit anhaltendem Fieber, Gelenkschmerzen, sowie Lungen- und vermutlich Herzbeteiligung; 1 Sarkoidose + Morbus Crohn; 1 Lungenerkrankung mit Atemnot und Beteiligung der Hiluslymphknoten.

Andere Diagnosen bei diesen 19 Patienten waren: 6 Erkrankungen der Haut- und –anhangsgebilde; 3 maligne Tumoren (Hygroma popliteale; sublinguale Zyste; gemischter Speicheldrüsentumor); 2 degenerative Erkrankungen von Knochen und Knorpel (Morbus Scheuermann, lumbal, Chondromalacia patellae); 1 Paralyse des Nervus peroneus; 1 Orchitis; 1 Epidinymitis; 1 Nephrolithiasis; 1 Splenomegalie.

Bei den 5 Patienten mit einer positiven Masern-Anamnese waren die Diagnosen: 1 definitive Multiple Sklerose (MS) und 1 vermutete MS; 1 Arthritis; 1 Morbus Crohn; 1 rheumatisches Fieber.

Hauterkrankungen: Bei den 28 Patienten dieser Gruppe mit einer negativen Masern-Anamnese fanden sich folgende Diagnosen: 18 seborrhoische Dermatitis mit oder lichtinduziertem Ekzem; 4 heftige Akne; 2 Rosacea; 2 perianale Abszesse (einmal mit Fistelbildung); 1 periorale Dermatitis (rosacea-ähnlich); 1 Lichen planus pilaris.

Andere Diagnosen in dieser Gruppe waren: 6 immunoreaktive Erkrankungen; 4 Alopezie; 3 generalisierte Follikulitis; 2 Pityriasis amiantacea; 2 anale Fisteln; 1 Stomatitis aphtosa; 1 Tibialisfibrom.

Bei den Patienten dieser Gruppe mit positiver Masern-Anamnese ergaben sich folgende Diagnosen: 3 seborrhoische Dermatitis; 1 Miliaria rubra.

Tumore: Bei den 15 Patienten aus dieser Gruppe mit einer negativen Masern-Anamnese waren folgende Tumore aufgetreten: Hodenseminom; adenomatoider Tumor des Nebenhodens; gemischter Tumor der Parotis; Epidermoid des Rückenmarkes; Tibialisfibrom; Osteoid Osteom des Femurs; Lipom des Samenstrangs; Tumor der Stimmbänder, gutartiger Brusttumor; Cholesteatom, sublinguale Zyste; Lippenzyste und popliteale Zyste, vaginale Zyste;

Hirnstammveränderungen, nachgewiesen durch Radioisotopenscan und begleitet von Störungen des zentralen Nervensystems.

Die einzige Tumordiagnose bei einem Patienten mit positiver Masern-Anamnese war: Exostose des Femur.

Bei den Patienten mit einer negativen Masern-Anamnese wurden 5 maligne Tumoren nachgewiesen. 3 waren an Karzinomerkrankungen gestorben (Blastenzell-Leukämie, Gebärmutterkarzinom, Hodenkarzinom). In diesen Fällen konnte eine Selbstauskunft nicht mehr eingeholt werden. Bei zwei weiteren Patienten ergab die kombinierte Selbstauskunft ein Hodenseminom und ein Basalzellkarzinom.

Unter den Patienten mit einer positiven Masern-Anamnese wurde nur ein Zervix-Karzinom angegeben.

Degenerative Erkrankungen von Knochen und Knorpel: Bei den 11 Patienten mit einer negativen Masern-Anamnese dieser Gruppe wurden folgende Diagnosen gestellt: 5 Morbus Scheuermann (1 mit Osteoarthritis der Hüfte, 1 mit Akrolyse); 3 Chondromalacia patellae; 1 in Begleitung von Iridozyklitis; 1 in Begleitung von Morbus Scheuermann; 1 Osteoarthritis des Kniegelenkes; 1 Akroylse; 1 Orthosklerose.

Die einzige Diagnose bei den Patienten

Weitere Erkrankungen: Bei den Patienten mit einer negativen Masern-Anamnese, die keine typische „non-measles associated"-Diagnose berichteten, wurden einige andere Erkrankungen nachgewiesen, die evtl. mit dem Phänomen des ausbleibenden Masernausschlags in Verbindung stehen können. Darunter waren: Nummuläres Ekzem; Lichen planus; palmoplantare Pustulose; Mundwinkel-rhagaden; idiopathisches Lymphödem; Insensitivität gegenüber androgenem Hormon, begleitet von möglichem Hypophysentumor; Lungenembolie (2).

Bevor man die Arbeitshypothese, dass das Masernvirus die „non-measles associated"- Erkrankungen bedingt oder mitbedingt akzeptieren kann, müssen verschiedene Fragen überlegt und untersucht werden. Als Mechanismen, die einzeln oder in Verbindung die Reaktion erklären könnten, kommen u. a. in Frage: eine späte Reaktivierung des Masernvirus im Sinne eines Slow-Virus-Disease, eine

Immunreaktion gegen die vom Masernvirus befallenen Zellen, d.h. gegen den Masernvirus-Zell-Komplex, Suppression von immunkompetenten Zellen, verursacht durch eine persistierende Masernvirus-Infektion und masernvirus-induzierte Veränderungen im Gencode der befallenen Zellen.

Bei einer akuten Masernerkrankung wird das Virus auf dem Blutweg durch den ganzen Körper verteilt und befällt viele Organe mit einer besonderen Bevorzugung der lymphatischen Gewebe und weißen Blutkörperchen. **Dass das Masernvirus eine dauernde Infektion einzelner Gewebe bewirken kann, ist im Zusammenhang mit der SSPE nachgewiesen, wobei im lymphatischen Gewebe des Gehirns Jahrzehnte nach dem Erstinfekt Masernviren gefunden wurden**. Die Möglichkeit der dauernden Infektion von T- und B-Lymphoblasten ist nachgewiesen. Das genetische Gedächtnis im Zellkern, die nukleare DNA, kann Genanteile des Masernvirus integrieren. T-Zellen haben Oberflächenrezeptoren für das Masernvirus. Auf der Oberfläche der vom Masernvirus infizierten Zellen werden zwei Glukoproteine des Virus ausgebildet. Wenn diese Zellen mit spezifischen Antikörpern in Kontakt kommen, werden die viralen Antigene von der Zelloberfläche entfernt, wobei der fortgesetzte Kontakt von infizierten Zellen mit spezifischen Antikörpern zur Ausprägung von Zellfamilien führt, die das Virus-Antigen nicht länger auf der Oberfläche, sondern im Inneren ausbilden. Diese Zellen sind dann gegen den Angriff des Immunsystems geschützt.

Der Autor dieser Studie belegt eindrucksvoll und mit sehr viel Aufwand die Möglichkeit, **dass eine durchgemachte Masernerkrankung vor dem Auftreten verschiedener anderer Erkrankungen schützen könnte**. Er legt dar, dass ein Merkmal der durchgemachten Masernerkrankung nicht allein die Erhöhung der spezifischen IgG-Masern-Antikörper, sondern zugleich auch das Auftreten des typischen Masernausschlages ist. Andere, noch nicht erkannte Vorgänge, sind beteiligt.

Dennoch kommt der Autor überraschend zu dem Schluss, dass die Masernerkrankung durch Massenimpfaktionen kontrolliert werden könnte und dadurch die Häufigkeit der „non-measles associated"- Erkrankungen verringert werden dürfte. [512] (Ronne, 1985, S. 1 –5)

Masern und Morbus Crohn

Morbus Crohn oder die Enteritis regionalis, d.h. die umschriebene Entzündung der Darmwand befällt pro Jahr 2 – 4 von 100.000 Einwohnern bei einer Häufigkeit von **20 – 40 Fällen pro 100.000 Einwohnern**. Die Entzündung kann sämtliche Schichten der Darmwand vom Mund-Rachen-Bereich bis zum Dickdarm betreffen, in Schüben verlaufen, tiefe Geschwüre oder langgestreckte Fissuren und sogar wanddurchdringende Abszesse mit der Folge entzündlicher Tumoren und Fisteln verursachen. Leibschmerzen und teils blutige Durchfälle sind häufige Beschwerden. Unter Zuhilfenahme der Elektronenmikroskopie ist es gelungen, **in den Endothelzellen der Granulome, die bei der Crohn'schen Entzündung auftreten, das Masern-Virus** nachzuweisen. [513] (Wakefield, 1995)

Genaueres können wir der Arbeit von Ekbom (1996) [514] entnehmen. Von 25.000 Entbindungen am Universitätskrankenhaus Uppsala zwischen 1940 und 1949 wurden die Unterlagen nach Fällen durchgesehen, in denen **die Mutter während der Schwangerschaft eine Masern-Infektion** durchgemacht hatte. 4 solcher Fälle wurden entdeckt und die damals Neugeborenen ausfindig gemacht. 3 von ihnen hatten sich mittlerweile bauchchirurgischen Eingriffen bei der Diagnose eines Morbus Crohn unterziehen müssen. **Das vierte Kind von damals hatte eine Masern-Erkrankung durchgemacht und keine Crohn-spezifischen Beschwerden entwickelt.** Von den 3 Betroffenen wurden Proben entnommen und es gelang, das **Masern-Virus-Antigen in den Crohn-spezifischen Granulomen** nachzuweisen. Die Ergebnisse weisen darauf hin, dass eine Masern-Erkrankung der Mutter während der Schwangerschaft als Risikofaktor für die Entwicklung einer Crohn'schen Erkrankung im späteren Leben zu werten ist. **Die Prävalenz des Masern-Virus im Gewebe wird dann zu einer möglicherweise wichtigen Neuigkeit, wenn wir den Rückgang der Masern, die mit einem Ausschlag einhergehen und die zunehmende Verbreitung der Masern-Impfung in Verbindung setzen mit dem Anstieg der entzündlichen Darmerkrankungen im Sinne eines Morbus Crohn.**

In einer Studie hat der Autor sich bemüht, die Inzidenz des Morbus Crohn während der letzten 50 Jahre in Süd-Wales, Derby und Nordost-Schottland in Bezug zu setzen zum Rückgang der Erkrankung mit Wild-Masern. Der Zeitpunkt zu dem die Masern-Vakzine zum breiten Einsatz kam, wurde berücksichtigt. Die Daten unterstützen einen direkten Zusammenhang zwischen der Impfung und dem vermehrten Auftreten einer Crohn'schen Erkrankung zunächst nicht. Es scheint, dass die Zunahme an entzündlichen Darmerkrankungen etwa 20 Jahre vor der Einführung der Masern-Impfung eingesetzt hat. [515] (Hermon-Taylor, 1995) Der Rückgang der Masernsterblichkeit ging der Einführung der Masernimpfung, wie gezeigt, ebenfalls lange voraus. Das heißt jedoch, dass die zunehmende Zahl der Crohnpatienten sich aus der Zahl derer rekrutiert, die die Masern mit oder ohne Ausschlag überlebt haben.

Dies unterstützt die Aussage einer sehr großen Studie des United Kingdom Medical Research Council, die 1964 begonnen wurde. 9.577 Kinder erhielten die Masern-Impfung mit dem Schwarz-Stamm, der vom Enders-Edmonston-B-Stamm abgeleitet ist. 10.625 Kinder erhielten eine Impfung mit einer inaktivierten Vakzine, gefolgt von der Lebend-Vakzine und 16.328 Kinder blieben ungeimpft. Die Langzeitstudie wurde bis 1994 weitergeführt. Im Mai 1994 antworteten 3.545 Mitglieder der Gruppe, die die Lebend-Vakzine erhalten hatte, auf einen Fragebogen zu Magen-Darm-Erkrankungen. **Es wurden 14 Fälle von Morbus Crohn, 14 Fälle von ulzerativer Kolitis und 2 Fälle von Zöliakie angegeben. In 44 Fällen lautete die Diagnose Magengeschwür.** Im Vergleich mit den 11.407 Antworten der ungeimpften Kontrollgruppe ergaben sich folgende relative Risiken für die Impfgruppe: **Das Risiko, nach der Impfung einen Morbus Crohn zu entwickeln, war 3,01- und das für eine ulzerative Kolitis 2,53-mal so hoch.** Die Zöliakie sowie das Magengeschwür waren bei beiden Gruppen gleich häufig vertreten. Diese sehr ausführliche Studie legt den Gedanken nahe, dass der Kontakt mit dem Masern-Virus sowohl für die spätere Entwicklung eines Morbus Crohn als auch für die spätere Entwicklung einer Colitis ulcerosa Bedeutung hat. [516] (Thompson, April 1995)

Gegen diese Studie wurden viele Einwände vorgebracht. Farrington (1995) [517]

Es bleibt jedoch der eindeutige Nachweis persistierender Masernviren in crohnspezifischen Granulomen, so dass folgende Hypothese formuliert werden kann: **Bei genetisch empfindlichen Personen kann eine persistierende Infektion mit Masernviren in Verbindung mit anderen Faktoren das Auftreten eines Morbus Crohn begünstigen.** Schützt die Masern-Impfung vor der Crohn'schen Erkrankung? Ein Schutz ist wenig wahrscheinlich, da bekannt ist, dass einige britische Kinder, die mit der Masern-Lebendvakzine geimpft wurden, einen M. Crohn entwickelt haben. [518] (Thompson, Mai 1995)

Wenn nun die Beobachtung vieler Eltern stimmte, dass das Durchmachen einer Erkrankung wie z. B. der Masern zum Absolvieren einzelner Entwicklungsschritte im Leben des betroffenen Kindes beitrage und wenn, wie in der oben besprochenen Arbeit, die Menschen, die die Masern mit einem Ausschlag als Kinderkrankheit ganz natürlich durchgemacht haben, im Erwachsenenleben tatsächlich gesünder wären, wenn durch die unvollständige Immunität infolge einer Masern-Impfung das Auftreten der Erkrankung im späteren Jugend- oder Erwachsenenalter in Verbindung mit einer deutlich erhöhten Komplikationsrate bedingt wäre, muss dies alles zu einer Neubewertung der gegenwärtigen Impfstrategie führen. Auch aus dem Licht dieser Beobachtungen ist es dringend notwendig, die Möglichkeit der Anlage und Induktion chronischer Erkrankungen durch z.B. auch diese Impfung zu untersuchen.

Mumps, Ziegenpeter – Parotitis epidemica

Die Verbreitung der Mumpserkrankung erstreckt sich auf den gesamten Erdball. **Übertragen** wird das Virus, das für die Erkrankung verantwortlich ist, **durch Tröpfcheninfektion von Mensch zu Mensch, bzw. durch Schmierinfektion.** Eintrittsort ist die Schleimhaut im Nasen-Rachen-Raum. Eine Häufung der Erkrankungsfälle findet man in den Herbst-, Winter- und Frühjahrs-Monaten. **Wie bei anderen Infektionskrankheiten finden sich auch bei der Mumps alle zwei bis drei Jahren epidemische Häufungen.** Die Durchseuchung ist ähnlich wie bei Masern und Röteln. Bis zum 6. Lebensjahr haben 3 von 10 Kindern die Erkrankung bereits absolviert, wobei sie in zwei Fällen unbemerkt geblieben ist. **Bis zum 15. Lebensjahr kommt es zu einer natürlichen Durchseuchung von etwa 90 %.** Davon verlaufen **mindestens 50 – 60 % unbemerkt.** Bei Jungen wird die Erkrankung etwa doppelt so häufig als bei Mädchen erkannt. In etwa 7 % der Fälle beginnt der Infekt mit einem Fieberkrampf.

Erstes Symptom ist meist die linksseitige Schwellung der Ohrspeicheldrüse, der in 76 – 80 % auch die andere Seite folgt. Bei 7 – 8 % der Patienten wird eine Pankreatitis beobachtet. Häufigste Begleitsymptome sind Erbrechen (31,5 %), Bauchschmerzen (18,4 %) und Kopfschmerzen (14,3 %). In etwa 10 % der Fälle wird eine Meningoenzephalitis beobachtet. Mit **Dauerschäden ist bei ZNS-Beteiligung in 5 %** zu rechnen. Häufigster Dauerschaden ist der meist einseitige Hörverlust. Das Risiko einer **Hodenentzündung** beträgt **1,8 % vor der Pubertät und 27 % nach der Pubertät.** [519] (Spiess, 1994, S. 222 ff.) Die unkomplizierte Mumps heilt innerhalb von 2 – 3 Wochen. **Die Mumps-Enzephalomeningitis hat eine bessere Prognose als die bei Masern. Sie heilt im allgemeinen innerhalb von 6 Wochen aus.** Als Folgezustand der Orchitis kann sich eine Hodenatrophie mit Fibrose entwickeln. Oophoritis, Mastitis, Thyreoiditis und Hepatitis sind seltene Manifestationen der Mumps-Erkrankung. [520] (Hornbostel, et al., 1991, S. 13.203 ff.)

Die **wichtigstete Infektionsquelle ist der Mensch, aber auch Hunde und Katzen** sind empfänglich für Mumps. Die Ansteckungsfähigkeit des infizierten Menschen setzt 2 – 6 Tage vor Krankheitsbeginn ein und hält 1 – 3 Wochen lang an. [521] (Vogin, et al.,1979, S. 890 ff.)

In dem Artikel **„Komplikationen „nach" Mumps-Schutzimpfungen in der Bundesrepublik Deutschland"** berichtet Prof. W. Ehrengut über mehrere Zwischenfälle im Zusammenhang mit der Mumps-Vakzine bzw. mit Mehrfach-Impfstoffen, die einen Mumps-Vakzine-Anteil enthalten. Bis zum Erscheinen des Artikels 1989 waren seit der Lizenzierung des Impfstoffes in der Bundesrepublik 34 Fälle gemeldet. In wenigstens zwei der aufgeführten Fälle konnte eine **seröse Meningitis** in zeitlicher Verknüpfung mit der Impfung nachgewiesen werden. In beiden Fällen ließ sich das Mumps-Virus aus dem Liquor, der das Gehirn umgebenden Flüssigkeit, isolieren. In beiden Fällen kam es glücklicherweise zu einer folgenlosen Heilung. **Bei drei der genannten Fälle wurde aufgrund höchstrichterlicher Entscheidung der Zusammenhang zwischen der Impfung und einer nach der Impfung aufgetretenen jugendlichen Diabetes-Erkrankung anerkannt.**

Im gleichen Artikel wird berichtet, dass in Kanada drei Fälle von Hirnhautentzündung nach der Masern-Mumps-Röteln-Schutzimpfung mit „Trivirix", nachgewiesen mit Virus-Isolierung, aufgetreten seien. Im Gegensatz zur Enzephalitis nach der Pocken-Schutzimpfung müsse nach der Mumps-Schutzimpfung eine Inkubationszeit von mehr als 21 Tagen für möglich gehalten werden. [522] (Ocklitz, 1976, S. 145 in: Ehrengut / Zastrow, 1989, S. 398-402)

In England sind in der Zeit zwischen 1988, als der Masern-Mumps-Röteln-Keuchhusten-Impfstoff eingeführt wurde und September 1994 wenigstens 8 Kinder innerhalb weniger Tage oder Monate nach der Impfung verstorben. In einem der Fälle wurde entschieden, dass ein eindeutiger Zusammenhang mit der Impfung bestünde. Den Eltern wurden 20.000 Pfund Entschädigung gewährt. 1992 musste das britische Gesundheitsministerium 3 Impfstoffe, Immravax, hergestellt von Merieux UK und Pluserix, hergestellt von SmithKline Beecham und MMR-II, hergestellt von Merck Sharp & Dohme, wegen gehäufter Nebenwirkungen aus dem Handel nehmen. [523] (Dyer, 1994, S. 759)

Auch in Deutschland wurden im September 1992 2 Impfstoffe gegen Mumps vom Markt genommen. „Es handelt sich dabei um die Impfstoffe Rimparix und Pluserix, die von der Firma SmithKline Beecham hergestellt wurden. Beide ent-hielten den lebenden, aber abgeschwächten Mumps-Virus-Stamm „URABE-Am 9". Es hatte sich herausgestellt, dass dieser bis zu 20mal häufiger Hirnhautreizungen hervorrufen kann als bisher angenommen wurde. [524] (Buchwald, 1994, S. 102)

Im April 1993 nahm das japanische Gesundheitsministerium den im Lande produzierten Masern-Mumps-Röteln-Impfstoff vom Markt. Während für die aseptische Meningitis ursprünglich angegeben worden war, dass 1 Fall auf 100- bzw. 200.000 Impfungen aufträte, hatten die Berichte über unerwünschte Wirkungen stark zugenommen. Für die OMRC-Variante des Impfstoffes wurde 1 Fall auf 18.686 Impfungen und für die MHW-Variante des Impfstoffes 1 Fall auf 1.212, bzw. 1 Fall auf 1.813 Impfungen angegeben. Der vom Gesundheits-ministerium schließlich veröffentlichte Report sprach von 1 Fall auf 1.044 Impfun-gen. Teil der Impfseren war als Mumps-Vakzine der Urabe-Stamm. [525] (Yawata, 1994)

Auch in der Schweiz führte das gehäufte Auftreten von Impfmeningitiden 1992 zum Rückruf der Impfstoffe mit dem URABE-Stamm. [526] (Albonico, 1995)

Anders als die bisherigen Zahlen, die die Häufigkeit neurologischer Komplikationen als selten und die Häufigkeit der Menigoenzephalitis als 1 : 1.000.000 angeben, ergab **eine Studie in England, dass Risiko einer aseptischen Meningitis als Begleitreaktion auf die Masern-Mumps-Röteln-Impfung mit 1 : 11.000.** Bis zum 35. Tag nach der Impfung kam es zum Nachweis der impfbedingten aseptischen Meningitis. **Eine besonders hohe Erkrankungsrate von 1 : 4.000 Impfungen wurde im Bezirk Nottingham nachgewiesen.** Da alle Fälle der aseptischen Meningitis eine Impfung mit dem **„Urabe"-Impfvirus** erhalten hatten, und konkurrierend noch eine Substanz mit dem Stamm „Jeryl Lynn" zur Verfügung stand, wurde im Anschluss an diese Studie beschlossen, die Vakzinen, die den **„Urabe-Impfvirus"** enthielten, nicht länger zu verwenden. Dies ist auch darum interessant, da der Marktanteil der **„Jeryl Lynn-Vakzine"** vor dieser Aktion nur 14 % war. [527] (Miller, et al., 1993, S. 979-82)

In den Vereinigten Staaten wurde die Mumps-Impfung 1967 eingeführt. Bis 1985 war die Erkrankungshäufigkeit stark zurückgegangen. In diesem Jahr wurden noch ca. 2.000 Fälle gemeldet. Bereits 1986 wurden trotz fortgesetzter Impfmaßnahmen 7.790 Fälle gezählt. Für 1987 wurden mehr als 12.200 Fälle erwartet. **In der US Army** war die Rate der **Mumps-Erkrankungen von 3.85 pro 100.000 Soldaten 1980** auf **1,28 im Jahr 1985** gefallen. Doch auch hier schnellten die Zahlen in die Höhe, so dass **1986 6,65 von 100.000** Soldaten an Mumps erkrankten. Man unternahm eine **Kosten/Nutzen-Analyse**, wobei angenommen wurde, alle Rekruten würden geimpft. Wenn man die Kosten für das Impfprogramm mit den durch die Erkrankung möglicherweise entstehenden Kosten verglich, ergab sich ein **Faktor von 4,7 zu Ungunsten des Impfprogramms**, sofern man eine **Effektivität der Impfung** von 85 % annahm. Die Literaturangaben zu diesem Punkt schwanken **zwischen 75 und 91 %.** Das bedeutet, dass ein solches Programm erst dann kostengünstig würde, wenn die Häufigkeit des Auftretens der Erkrankung 15,0 pro 100.000 Soldaten erreichte. [528] (Arday, et al., 1989, S. 471-474)

Von den **7.790 Mumps-Erkrankungsfällen**, die **1986 in den Vereinigten Staaten gemeldet** wurden, entfielen allein **1.437 auf den Staat Tennessee.** Obwohl die Impfgesetzgebung die Masern-Mumps-Röteln-Impfung zum damaligen

Zeitpunkt nicht zur Voraussetzung für den Schulbesuch machte, wird die **Durchimpfungsrate mit der seit 1971 verwendeten MMR-Vakzine mit 95 % angegeben**. Dieses lesend überrascht es sehr, dass **zwischen August 1986 und Januar 1987 1.060 Erkrankungsfälle von den Schulen gemeldet** wurden. Als Schlüssel zum Verständnis dürfte der Hinweis dienen: „**No attempt was made to verify all school-based reports to asure that the case definition was met**" - Es wurden keinerlei Anstrengungen unternommen, um zu klären, ob alle von den Schulen gemeldeten Fälle tatsächlich als Mumps-Erkrankungen anzusprechen waren.[24]Es galt zu beweisen, dass der Gesamtaufwand hinsichtlich Arztbesuche, Krankenhausaufenthalte, medikamentöse Verschreibungen und Arbeitsausfall bei den Eltern, in Rechnung gesetzt zu den vergleichsweise geringen Kosten der Impfung unverhältnismäßig hoch sei. So wurde dann „bewiesen", dass er dem 14,4-fachen der Impfkosten „entspräche", sofern die kombinierte MMR-Vakzine Verwendung fände. Dann schließt der Artikel mit der Empfehlung, Kinder und junge Erwachsene, die keine Mumps-Erkrankung angeben könnten, mit der Mumps-Lebend-Vakzine zu impfen und die Impfpflicht gesetzlich zu verankern. [529] (Wharton, et al., 1988, S. 1253-60) - Statistik wie sie nicht sein soll.

Mit ganzseitigen Anzeigen wird in großen Zeitungen für die Masern-Mumps-Röteln-Impfung geworben, ohne dass auf die möglichen Nebenwirkungen aufmerksam gemacht würde. Eine Ampulle des Impfstoffes kostete im Sommer 1997, 71,99 DM. Bei der vollständigen Durchimpfung des gesamten Geburtenjahrgangs und der Zweitimpfung des Jahrganges, der ca. 5 Jahre zuvor geimpft wurde, ergeben sich über 115 Mio. DM Umsatz pro Jahr für die Impfstoffproduzenten allein in Deutschland.

Mittlerweile sind insgesamt 19 Fälle beschrieben, in denen Diabetes in zeitlicher Folge nach einer Mumps-Impfung aufgetreten ist. Bis auf die bereits erwähnten drei Fälle sind die übrigen **umstritten**. Es bleibt zu fragen, ob die abgeschwächten Impfviren nicht ebenso Reizzustände und entzündliche Veränderungen oder zumindest aber funktionelle Störungen an den Organen hervorzurufen vermögen, die auch bei der Mumps-Erkrankung vom Virus befallen

---

[24] Sinngemäße Übersetzung durch den Verfasser.

werden können. Es bleibt also auf das Genaueste zu überlegen, ob das Risiko durch die Impfung den fraglichen Nutzen aufwiegen kann.

Röteln

Die Erkrankung mit Röteln ist eine meist leicht verlaufende, akute fieberhafte Erkrankung, die durch einen feinfleckigen Ausschlag und Lymphknotenschwellungen gekennzeichnet ist. Sie wird durch **Tröpfcheninfektion direkt von Mensch zu Mensch** übertragen. Unbemerkt verlaufende Erkrankungen sind häufig. Seltene Komplikationen sind die Gehirnentzündung, **Enzephalitis** und eine Entzündung der Nervenwurzeln, **Polyradikulitis**. In einigen Fällen wird auch über **Entzündungen der großen und kleinen Gelenke mit Schwellung und Schmerz** sowie über **thrombozytopenische Purpura** berichtet. [530] (Simon, 1983, S. 707 ff.)

„Viele Kinder machen Röteln als harmlose Unpässlichkeit ohne Hautmanifestation durch. Dafür verfügen **in unserem Land 90 % der Frauen**, wenn sie ins gebärfähige Alter kommen, über einen natürlichen **Schutz durch natürliche Infektion**. Deshalb äußerte schon vor 15 Jahren Prof. Thomsson, Direktor des Hygiene-Instituts in Göttingen, seine Bedenken gegen die Röteln-Massenimpfungen. Er empfahl, die restlichen 10 % durch Testmethoden herauszusuchen und nur diese zu impfen. Thomsson fragt: **Warum Massenimpfungen, wenn wir wissen, dass 90 % der Mädchen einen „Impfschutz" überhaupt nicht benötigen**, da sie die Röteln – sichtbar oder unsichtbar – bereits mitgemacht haben. Er erinnert an das Risiko der Impfung mit einem Impfstoff, der auf mit Röteln-Virus infizierten Kaninchennieren gezüchtet wird." [531] (Buchwald, 1994, S. 106)

Ganz wesentlich ist, sich zu vergegenwärtigen, dass die durch normalen Infekt erworbene Immunität gegen Röteln gewöhnlich ein Leben lang anhält. Die Zweiterkrankungsrate wird mit 2 – 5% angegeben. Auch für **Frankreich** gilt, dass **90 – 93 % der 20-jährigen Frauen Antikörper gegen Röteln** aufweisen, obwohl sie nicht geimpft worden waren. [532] (Delarue, 1995, S. 50/51)

Das Risiko einer angeborenen Röteln-Schädigung nach Infektion der Schwangeren hängt vor allem vom Zeitpunkt der Infektion ab. Im allgemeinen kann man sagen, dass **das Risiko um so größer ist, je früher während der Schwangerschaft die Infektion** erfolgte. „Infektionen im **ersten Schwangerschaftsmonat führten bei 50 – 60 % zu Organschäden** beim Kind, im **zweiten Schwangerschaftsmonat bei etwa 25 %**, im **dritten bei etwa 15 %** und im **vierten Monat bei 7-10 %**. Diese Häufigkeit von Organschäden erhöht sich durch die erst im späteren Leben nachweisbaren Schäden, z.B. Hörschäden." [533] (Spiess, 1994, S. 210 ff.)

Entsprechend den Impfempfehlungen der Ständigen Impfkommission am Robert-Koch-Institut, Berlin, (STIKO) sollen **alle Kinder** und Kleinkinder, also auch die Jungen, ab dem zweiten Lebensjahr mit einem MMR-Kombinationsimpfstoff geimpft werden. Eine Wiederholungsimpfung aller Kinder mit MMR-Impfstoff wird ab dem 6. Lebensjahr empfohlen. Durch diese Wiederholungsimpfung sollen Impflücken geschlossen und Impfversager ausgeglichen werden.

1992 schrieb Prof. G. Huber: „**Die Immunisierung durch Krankheit ist sicherer, belastungsfähiger und länger anhaltend als durch die Impfung.**" [534] (Huber, 1992, S. 1337 in: Buchwald, 1994, S. 107) Gerade hier liegt das vermutlich größte Problem bei der Röteln-Impfung. Die amerikanische Virologin Dorothy Horstman fand **bei Geimpften eine Rate von 50 – 100 % an Zweiterkrankungen.** [535] (Buchwald, 1994, S. 104)

Indem die durch Impfung erworbene Immunität mit der Zeit abfällt oder von vornherein unvollständig war, wird das Risiko, zum Zeitpunkt einer Schwangerschaft nicht geschützt zu sein, nach einer im Kleinkindalter begonnenen Erstimpfung größer. Bevor man wusste, dass deshalb eine Zweitimpfung notwendig sein würde „**trat in den USA die Röteln-Epidemie des Winters 1963 auf 1964 auf, die 20 Mio. junger Frauen erkranken ließ und 30.000 Missbildungen bei Geburten zur Folge hatte.**" [536] (Delarue, 1995, S. 197) – Eine ungeheuer teure Erkenntnis über Sinn und möglichen Nutzen einer Impfmaßnahme.

„Die Röteln sind hochinfektiös. Für jedes Mädchen besteht die Hoffnung, sich irgendwann anzustecken und eine echte Röteln-Erkrankung durchzumachen. Da diese ein Kind körperlich kaum beeinträchtigt, sollten an Röteln erkrankte Kinder nicht zu Hause behalten werden. Sie sollten in die Schule und auf die Straße geschickt werden, damit möglichst viele Kinder sich mit echten Röteln anstecken können und dadurch einen verlässlichen Schutz erhalten. In der Literatur sind mehrfach Fälle beschrieben worden, dass Mütter, die gegen Röteln geimpft waren, doch ein Kind mit der gefürchteten Röteln-Embryopathie zur Welt gebracht haben" [537] (Buchwald, 1994, S. 105)

1990 und 1991 waren **in der Bundesrepublik Deutschland keine Fälle von Röteln-Embryopathie** gemeldet. Dennoch wurde die **Impfempfehlung der STIKO** für Mädchen 1991 dahingehend geändert, dass **die Impfung nun für alle Kinder** empfohlen wurde – also **auch für Jungen!** [538] (Buchwald, 1994, S. 104) Im anschließenden Jahr 1992 wurden daraufhin 7 Fälle von Röteln-Embryopathie gemeldet; 1993 und 1994 jeweils 1 und 1995 2.

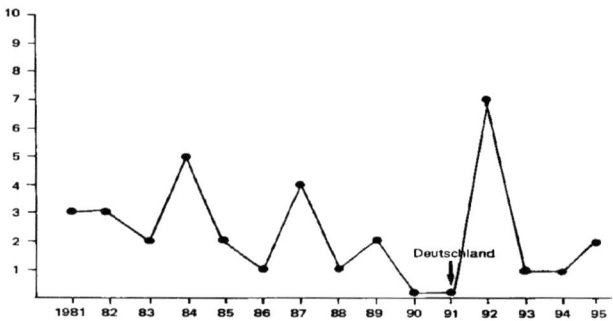

Abbildung 38: Röteln-Embryopathie
Quelle: Statistisches Bundesamt, Fachserie 12, Reihe 2, Meldepflichtige Krankheiten

nach Buchwald, G.: Impfen, das Geschäft mit der Angst, Lahnstein, 1994, S. 105, ergänzt um die Angaben für 1993, 1994 und 1995.

Gegen die allgemeine Impfempfehlung spricht die Tatsache, dass im Verbund mit der Impfung nicht allein Fieber, Ausschläge und Lymphknotenschwellungen, sondern auch **Gelenkbeschwerden** berichtet werden. In bezug auf diese ist bei Verwendung des auf Entenembryonen gezüchteten attenuierten Virusstammes HPV-77 gefunden worden, **dass die Häufigkeit des Auftretens, die bei Frauen im Alter zwischen 25 und 33 Jahren 50 % erreicht, mit dem relativen Zeitpunkt der Impfung im Menstruationszyklus im Zusammenhang** steht. Diese ist **umso geringer, je eher zu Beginn des Zyklus** geimpft wird und steigt 5 Tage vor bzw. 5 Tage nach Einsetzen der Periode deutlich an. [539] (Swartz, et al., 1971, S. 246-51)

Eine andere Arbeit vergleicht die Häufigkeit von Gelenkkomplikationen bei drei verschiedenen Impfstoffzubereitungen: HPV-77, DE-5 (Entenembryo), HPV-77, DK-12 (Hundenieren) und GMK-4 (RK-53 (cendehill). Betrachtet wurden 6.471 Impfungen mit der Hundenieren-Vakzine, bei denen 14,4 % der geimpften Kinder Gelenkbeschwerden entwickelten. Bei 9.624 mit der Entenembryonen-Vakzine geimpften Kindern entwickelten 5,4 % Gelenkbeschwerden. Bei 3.441 mit der cendehill-Vakzine geimpften Kindern entwickelten 5,1 % der Kinder Gelenkbeschwerden. Diese dauerten bei einzelnen Kindern bis zu 3 Monaten oder länger. Insbesondere waren **Heftigkeit und Dauer der Beschwerden bei der Verwendung der Hundenieren-Vakzine deutlich höher** als bei den beiden anderen Impfstoffen. [540] (Barnes, et al., 1972, S. 59-66) Die Ergebnisse einer Untersuchung des Institute of Medicine (IOM), die infolge des Impfschadens-Entschädigungsgesetzes, das 1986 in den Vereinigten Staaten verabschiedet wurde, durchgeführt werden musste, zeigen einen Zusammenhang der Röteln-Impfung mit Auftreten einer akuten Arthritis als möglich auf. [541] (Howson / Fineberg, JAMA, 1992)

Dieses und mögliche Spätfolgen des Impfens müssen in die Überlegungen mit einbezogen werden, wenn die Frage einer Impfung der Mädchen mit negativem Antikörpertiter entschieden werden soll, sobald sie ins gebärfähige Alter kommen.

Das Hyper-IgD-Syndrom

Im zeitlichen Zusammenhang mit der DPT- oder MMR-Impfung wird neuerdings ein weiteres charakteristisches Krankheitsbild, das häufig im ersten Lebensjahr auftritt, beschrieben. Auffallend sind Phasen von hohem Fieber, die 3 – 7 Tage dauern und alle 2 – 4 Wochen auftreten. Begleitend finden sich oft vergrößerte Lymphknoten am Hals und ein Ausschlag oder etwa Erbrechen. Charakteristisch sind konstant erhöhte Serumantikörperspiegel der Klasse IgD. Ein 8 Jahre alter Junge war seit dem 3. Lebensmonat wiederkehrend wegen unklarer Fieberschübe 14 mal stationär aufgenommen worden, bevor die Diagnose „Hyper-

IgD-Syndrom" gestellt wurde. Schwere und Häufigkeit der Krankheitsepisoden scheinen mit dem Alter abzunehmen. [542] (Ärzte Zeitung, 25.03.97, S. 1)

Tuberkulose

Jahrhunderte lang war die Tuberkulose als heimtückische, nach langem Siechtum zum Tode führende Erkrankung, als eine der Geißeln der Menschheit gefürchtet worden. „Seit der Antike bekannt und als „weiße Pest" im Mittelalter und bis zum Beginn dieses Jahrhunderts in Europa weit verbreitet, war die Tuberkulose für bis zu einem Drittel aller Todesfälle verantwortlich." [543] (Hornbostel, et al., 1991, S. 13.92 ff.)

Auch heute noch ist die Tuberkulose eine meldepflichtige Erkrankung. Als Erreger wurde **1862 von Robert Koch** ein Bakterium **entdeckt**, das schließlich **Mycobacterium tuberculosis** benannt wurde. In der späteren Zeit wurden weitere Mycobakterien entdeckt. „Die Erkrankung ist weltweit verbreitet, ihre Häufigkeit differiert jedoch in verschiedenen Ländern. Bei uns zeigen sowohl der Bestand an Erkrankungen als auch Neuerkrankungen in den letzten Jahren eine rückläufige Tendenz, wobei jedoch die Gastarbeiter häufiger erkranken. **Die Primärinfektion** (d.h. der erste Kontakt mit dem Bakterium und dessen zunächst deutliche begrenzte Vermehrung)[25] **kann prinzipiell in jedem Lebensalter** stattfinden. Sie hat sich gegenüber früheren Jahren vom Kindesalter in die Altersgruppen der Adoleszenten und der jungen Erwachsenen verschoben. ... Klinisch manifeste Erkrankungen haben somit einen Häufigkeitsgipfel bei älteren Personen, wobei Männer häufiger erkranken als Frauen. Etwa 85 % aller Tuberkulose-Erkrankungen manifestieren sich als Lungentuberkulose. Hauptinfektionsquelle sind Patienten mit offener Lungentuberkulose ... , wobei die Erreger über direkte Tröpfcheninfektion, aber auch durch kontaminierten Staub in der Umgebung von Tuberkulosekranken, auf empfängliche Personen übertragen werden. **Erstinfektionen des Intestinaltraktes durch Mycobacterium bovis über infizierte Milch sind bei uns nach Sanierung des Viehbestandes unbedeutend.**" [544] (Kühn / Schirrmeister, 1982, S. 128 ff.)

---

[25] Ergänzung durch den Verfasser.

Die Mycobakterien verursachen eine zellvermittelte Hypersensitivität und eine charakteristische Granulombildung.

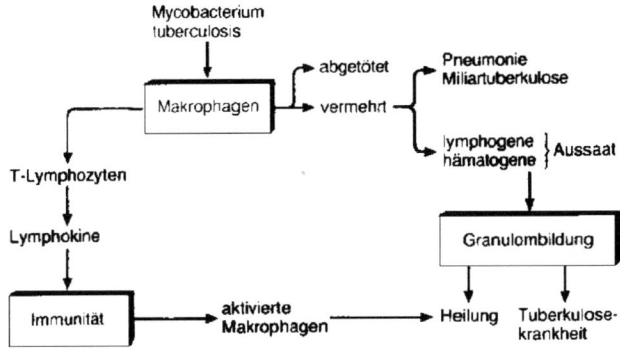

Abbildung 39: Pathogenese und Immunologie der Tuberkuloseinfektion

Hornbostel, H., Kaufman, W., Siegenthaler, W.: Innere Medizin in Praxis und Klinik in 4 Bänden, Stuttgart-New York, 1991, Band 3, S. 13.94

In über 90 % der Fälle erfolgt eine Abheilung mit Entwicklung von kleinen Verkalkungen (Residualherden). Nur bei einen kleinen Zahl der Infizierten kommt es innerhalb von Wochen zum Krankheitsausbruch (Primärtuberkulose, Miliartuberkulose). Meist bleiben die Mycobakterien längere Zeit ruhend und vermehren sich **erst nach Jahren bei Abschwächung der Immunabwehr** wieder, was dann – **als endogenes Rezidiv** – zur **Tuberkulosekrankheit** führt (postprimäre Lungentuberkulose, Organtuberkulose). [545] (Hornbostel, et al., 1991, S. 13.93) Auch in einem anderen großen Lehrbuch der Inneren Medizin ist zu lesen: **„90 – 95 % aller Infektionen verlaufen klinisch inapparent (d.h. werden vom Betroffenen nicht bemerkt)**[26]**.“** [546] (Claasen, et al., 1994, S. 1247)

„Ob sich nun eine Tuberkulose weiterentwickelt, hängt zu einem hohen Maß vom sozialen Standard des Einzelwesens sowie der gesamten Bevölkerung ab. Sicher spielt auch das Alter des Betroffenen eine Rolle und die Stärke der Infektion,

---

[26] Ergänzung durch den Verfasser.

ob er lange Zeit oder nur kurzfristig nur wenige Tuberkelbazillen sowohl über die Atmungsorgane als auch über die Bauchorgane aufnimmt, oder ob es sich um massive Infektionen handelt. **Entscheidend ist der Immunstatus des Infizierten. Je besser die körperliche und seelische Verfassung des Einzelwesens ist, umso besser kann ein solcher Mensch mit den Gefahren einer Tuberkulose-Infektion fertig werden.** Über die Tuberkulose besitzen wir die am weitesten zurückreichenden Zahlen. Die Kurve über die **Sterblichkeit** an Tuberkulose in Deutschland von 1750 bis 1950 besagt, dass **im Jahr 1750 von 10.000 Menschen, die jährlich verstarben, 71 an einer Tuberkulose** starben. **Diese Zahl ging** – wie die Kurve zeigt – **kontinuierlich zurück und sank bis 1955 auf 5 Tuber-kulosefälle** ab. Die Kurve stammt von Prof. Weise vom Bundesgesundheitsamt in Berlin, und **dieser** vermerkt, dass die Entdeckung des Erregers der Tuberkulose im Jahr 1875, die Einrichtung und die Durchsetzung der **Heilstättenbehandlung**, die Einführung der **BCG-Impfung** und die breite **Anwendung der heute üblichen medikamentösen Behandlung – auf das Seuchengeschehen ohne jeden Einfluss geblieben** sind. Das heißt, selbst wenn **nichts** gegen die Tuberkulose getan worden wäre, hätten wir heute die gleiche günstige Seuchensituation." [547] (Buchwald, 1994, S. 49 ff.)

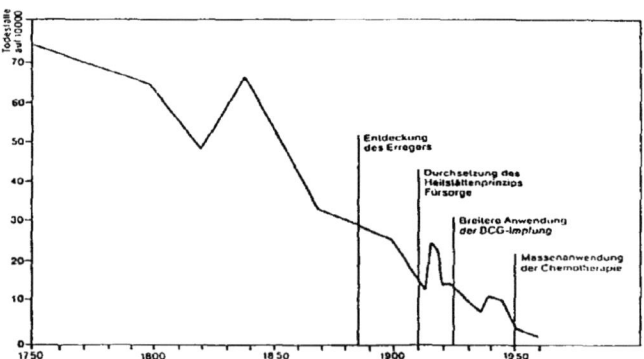

Abbildung 40: Sterblichkeitskurve der Tuberkulose in Deutschland von 1750 bis 1950
Quelle: Weise, H.-J.: Epidemiologie der Infektionskrankheiten in der Bundesrepublik. Die gelben Hefte 1 (1984) 5

Buchwald, G.: Impfen, das Geschäft mit der Angst, Lahnstein, 1994, S. 50

Österreich und Wien

Im Jahr 1900 starben in Wien 1.800 Kinder an einer Tuberkulose. Diese Zahl ging mit dem Wandel der sozialen Lage stetig zurück und erreichte beinahe den Nullpunkt. „**Als es 1950 noch 2 Todesfälle in ganz Wien gab, setzten die BCG-Impfungen ein.** Da nun im darauf folgenden Jahr – wie zu erwarten war – die Kurve den Nullpunkt erreichte, löste dies die Behauptung aus, das sei die Folge der BCG-Impfung." [548] (Buchwald, 1994, S. 72)

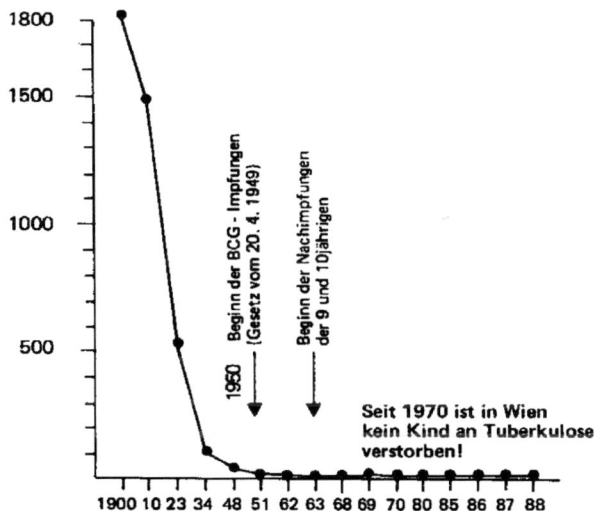

Abbildung 41: Todesfälle an Tuberkulose in Wien. Kinder von 0 – 10 Jahren
Quelle: Junker, E.: BCG-Impfung aus heutiger Sicht. Mitt. der österr. San.
Verw. 91, S. 305 (1990)

Buchwald, G.: Impfen, das Geschäft mit der Angst, Lahnstein, 1994, S. 72

Der Vergleich zeigt, dass der Verlauf der Sterblichkeitskurve in Wien dem in Österreich ähnlich ist.

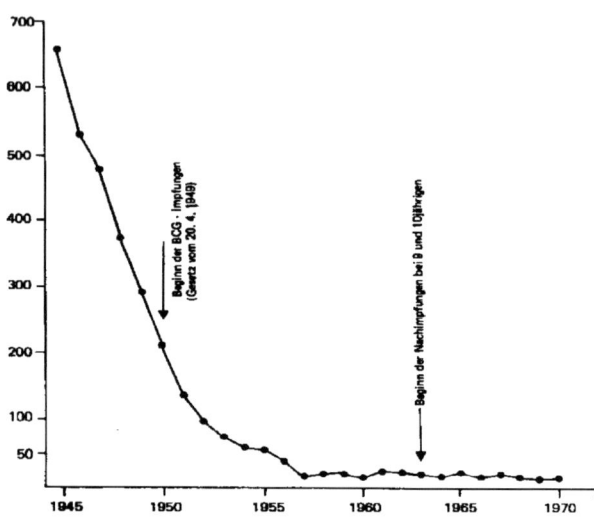

**Abbildung 42: Tuberkulosesterblichkeit in Österreich; Kinder von 0 – 14 Jahren 1945 – 1970
Quelle: Junker, E.: BCG-Impfung. – Kritische Auseinandersetzung mit den
Gegebenheiten von heute. Mitt. der österr. San. Verw. 74, S. 3 (1973)**

Buchwald, G.: Impfen, das Geschäft mit der Angst, Lahnstein, 1994, S. 65

Auch wenn wir den Rückgang der Erkrankung in anderen europäischen
Ländern vergleichen, erblicken wir das gleiche Phänomen wie bei den übrigen
Infektionserkrankungen der damaligen Zeit:

Großbritannien

Von **1851 – 1939** hatte sich in Großbritannien **die Zahl der an Tuberkulose
verstorbenen Menschen um 75 % verringert**. Zwischen 1949 und 1960 waren
234.785 Impfungen mit BCG-Impfe durchgeführt worden. Betrachten sie den
Rückgang der Tuberkulosesterblichkeit in der nachstehenden Grafik. Lässt sich ein
positiver Effekt der Impfung erkennen?

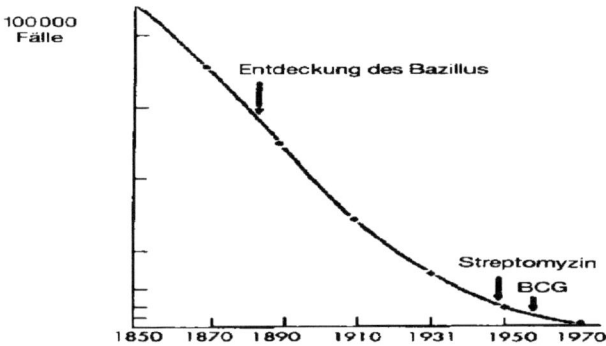

Abbildung 43: Rückgang der Tuberkulose in Großbritannien.
(Méd. et Hyg. Nr. 1219, 6. Dezember 1976).

Delarue, S.: Impfschutz, Irrtum oder Lüge, München, 2.Aufl., 1995, S. 153

Dänemark

Von **1921 bis 1937** hatte sich **die Zahl der an Tuberkulose Verstorbenen ohne Anwendung der BCG-Impfung** bereits **halbiert.** Dieser Rückgang wurde durch die in jeder Hinsicht katastrophalen Zustände während des Krieges aufgehalten. Ab 1946 setze sich der Rückgang fort.

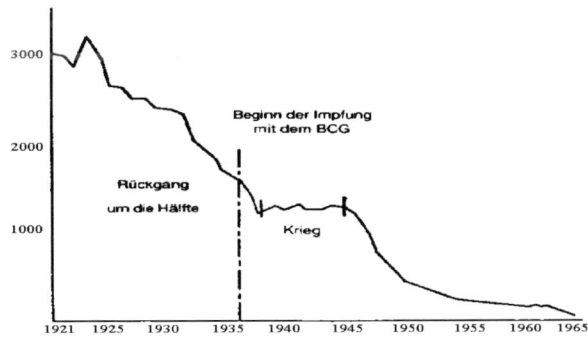

Abbildung 44: Rückgang der Tuberkulose in Dänemark (Todesfälle)

Delarue, S.: Impfschutz, Irrtum oder Lüge, München, 2.Aufl., 1995, S. 150

267

Norwegen

Auch in Norwegen hatte sich von **1896 bis 1930,** also ebenfalls vor Anwendung der BCG-Impfung, **die Zahl der Tuberkulose verstorbenen Menschen etwa halbiert.** „Am 12. Dezember 1947 wurde die BCG-Pflichtimpfung eingeführt. Warum? „Um die durch die Impfung erzielten, aber noch nicht ausreichenden Ergebnisse zu intensivieren." Genauso argumentierte man in Frankreich in Bezug auf die Poliomyelitis wie auf die Tuberkulose. So wird es möglich, schließlich zu behaupten, dass die Krankheiten dank der Impfung verschwunden sind!" [549] (Delarue, 1995, S. 151)

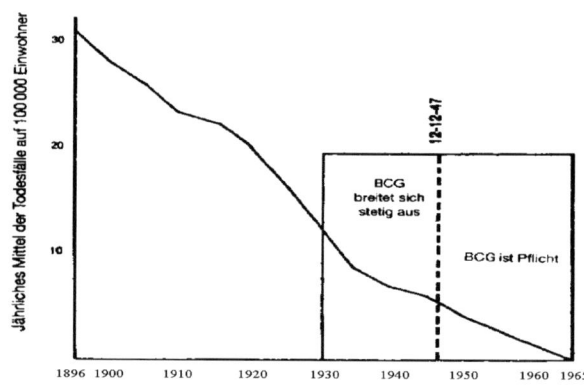

Abbildung 45: Rückgang der Tuberkulose in Norwegen

Delarue, S.: Impfschutz, Irrtum oder Lüge, München, 2.Aufl., 1995, S. 151

Österreich und Frankreich

Legen wir die Grafiken, die die Sterbefälle an Tuberkulose in beiden Ländern wiedergeben, nebeneinander, erkennen wir wieder den durch die Kriegswirren unterbrochenen zweigipfligen Verlauf, der in beiden Fällen bereits lange vor Einsetzen der BCG-Impfungen oder gar der Impfpflicht **eindeutig dem Rückgang der Seuchenkrankheiten in Europa parallel** verläuft.

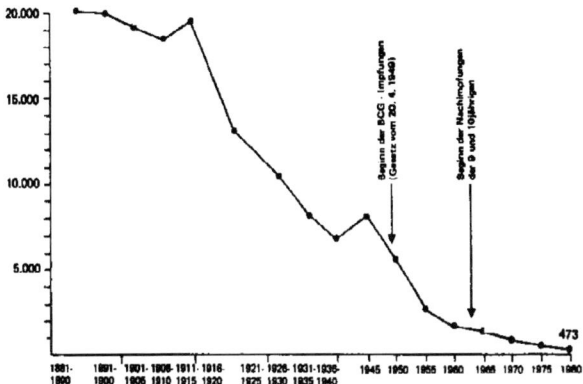

Abbildung 46: Tuberkulosesterbefälle in Österreich von 1890 – 1980
Quelle: Junker, E.: Stellenwert der Tuberkulose als Volkskrankheit. Wien med.
Wschr. 128, S. 573 (1978)

Buchwald, G.: Impfen, das Geschäft mit der Angst, Lahnstein, 1994, S. 62

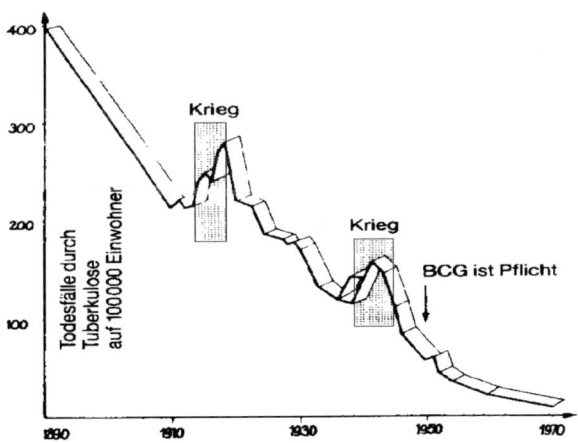

Abbildung 47: Entwicklung der Tuberkulosesterblichkeit in Frankreich (Zahlen des Institut
National de la Santé und des INSERM).

Delarue, S.: Impfschutz, Irrtum oder Lüge, München, 2.Aufl., 1995, S. 159

New York und Niederlande

„In New York erfolgte zwischen **1924 und 1944** und den BCG ein **Rückgang der Tuberkulosesterblichkeit um fast 95 %**. Merken wir noch an, dass in den Niederlanden 1946 die Tuberkulosesterblichkeit eine der höchsten in Westeuropa war. In 1954 war sie die niedrigste und das ohne den BCG: **Die Regierung hatte energische Maßnahmen gegen den Alkoholismus ergriffen. Überhaupt zeigt sich in allen Ländern mit gehobenem Lebensstandard seit einem Jahrhundert ein spektakulärer Rückgang der Tuberkulosesterblichkeit – ohne den Einsatz des BCG.**" [550] (Delarue, 1995, S. 152)

Tuberkulosesterblichkeit in Europa

Nach den Angaben der WHO in ihrem Technischen Bericht Nr. 198 von 1959 gibt die Weltgesundheitsorganisation an, dass **die BCG-Impfung in folgenden Ländern Pflich**t war: **Bulgarien, Frankreich, Norwegen, Polen, Portugal, Tschechoslowakei und Jugoslawien**. Wenn wir die nebenstehende Grafik betrachten, die die Zahlen der an Tuberkulose Verstorbenen in den europäischen Ländern für 1970, 1971 und 1972 wiedergibt, finden wir in diesen Ländern die höchste Sterblichkeitsquote. Ob das für Norwegen wegen seiner vergleichsweise geringeren Bevölkerungsdichte anders ist, bliebe zu untersuchen. Auffallend ist aber, dass **die Niederlande, in denen die BCG-Impfung nie systematisch zur Anwendung kam, die niedrigste Sterblichkeit an Tuberkulose in Europa aufweisen**. [551] (Delarue, 1995, S. 157)

Komplikationen und Nutzen

Die BCG-Impfung führt zur Bildung eines Primärkomplexes, d.h. einer lokalen Tuberkulose, die das Immunsystem befähigen soll in Zukunft, beim Kontakt mit der Erkrankung, kompetenter zu reagieren. **In 0,5 – 3 % der Fälle entstehen an der Impfstelle nach Rötung und Schwellung Hauteiterungen, die oft erst nach Monaten ausheilen.** Lymphknotenentzündungen und flächige Hautentzündungen sind beschrieben. Skrofuloderma, Lupus vulgaris, Erythema nodosum, Iritis und

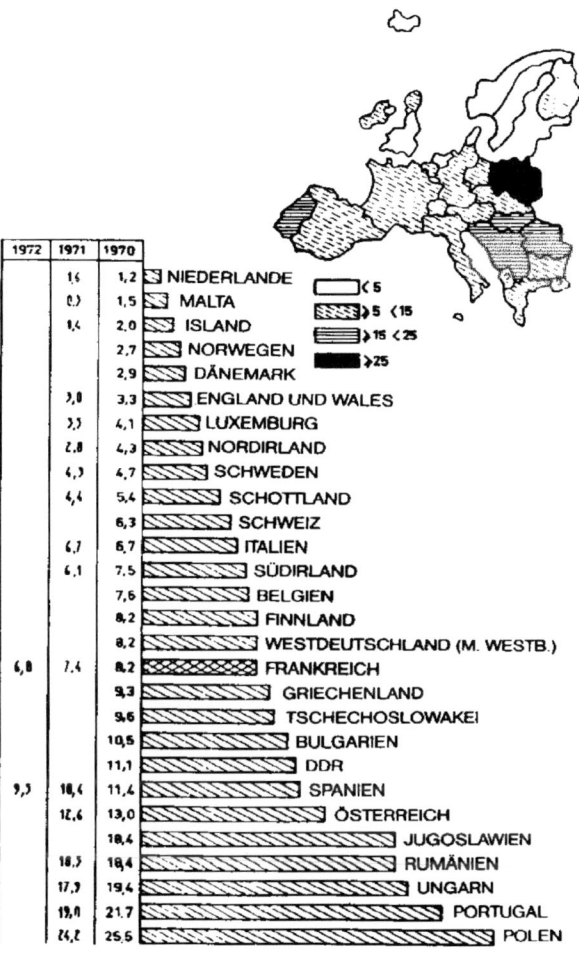

1972	1971	1970		
	1,6	1,2	NIEDERLANDE	⟨5
	0,9	1,5	MALTA	⟩5 ⟨15
	1,6	2,0	ISLAND	⟩15 ⟨25
		2,7	NORWEGEN	⟩25
		2,9	DÄNEMARK	
	3,0	3,3	ENGLAND UND WALES	
	3,5	4,1	LUXEMBURG	
	2,8	4,3	NORDIRLAND	
	4,3	4,7	SCHWEDEN	
	4,4	5,4	SCHOTTLAND	
		6,3	SCHWEIZ	
	6,7	6,7	ITALIEN	
	6,1	7,5	SÜDIRLAND	
		7,6	BELGIEN	
		8,2	FINNLAND	
		8,2	WESTDEUTSCHLAND (M. WESTB.)	
6,8	7,4	8,2	FRANKREICH	
		9,3	GRIECHENLAND	
		9,6	TSCHECHOSLOWAKEI	
		10,5	BULGARIEN	
		11,1	DDR	
9,3	10,4	11,4	SPANIEN	
		12,6	ÖSTERREICH	
		18,4	JUGOSLAWIEN	
	18,5	18,4	RUMÄNIEN	
	17,3	19,4	UNGARN	
	19,0	21,7	PORTUGAL	
	24,2	25,5	POLEN	

Abbildung 48: Tuberkulosesterblichkeit für alle Krankheitstypen in den europäischen Ländern, 1970. Zahlen auf 100.000 Einwohner, Personen jeden Alters. Für Belgien und Portugal stammen die Angaben aus 1969.

Delarue, S.: Impfschutz, Irrtum oder Lüge, München, 2.Aufl., 1995, S. 156

Konjunktivitis phlyctainulosa sind beobachtet worden. **Auf 1.000 Impfungen findet sich eine eitrige Entzündung der örtlichen Lymphknoten.** Eine Entzündung des

Warzenfortsatzes am Kopf sowie Knochenmarksentzündungen sind wiederholt aufgetreten. **„Die BCG-Osteomylitis ist bei exakter Kontrolle bei 1 : 3.000 bis 1 : 100.000 Impfungen beobachtet worden."** [552] (Spiess, 1994, S. 139)

Infolge eines generalisierten Impfinfektes kann es zur Beteiligung der Lunge und der im Brustraum gelegenen Lymphknoten kommen. Hirn-, Venen- und Sinusthrombose sowie tuberkulöse Hirnhautentzündung nach BCG-Impfung wurden mitgeteilt.

Tödliche Komplikationen sind seit 1951 in 54 Fällen, davon bei 35 BCG-Impflingen mit generalisiertem BCG-Infekt, **beschrieben worden.** Die Zeit zwischen der Impfung und dem Eintreten des Todes betrug zwischen 2 ½ bis 8 Monaten. [553] (Spiess, 1994, S. 140)

Veterinärmedizinische Erkenntnisse im Experiment am Menschen?

„Wäre die Effizienz des BCG wirklich anerkannt, so hätte man ihn in der Veterinärmedizin nicht abgesetzt. *Die internationale Viehseuchenbehörde verurteilte ihn im Mai 1948 mit folgenden Worten: „Keine Methode und kein Impfverfahren gegen die Tuberkulose, das auf den bisher bekannten Grundlagen beruht, darf im Kampf um die Ausrottung der Tuberkulose zugelassen werden."* **Wie sollte es möglich sein, dass der BCG, ein vom Rind stammender Bazillus, von dem man weiß, dass er schon im Kampf gegen die Rindertuberkulose versagt hat, erfolgreich im Kampf gegen die Tuberkulose des Menschen sein könnte."** [554] (Delarue, 1995, S. 153)

Wie wir gesehen haben, bedarf es der Zeit, diese Erkenntnis in der Humanmedizin umzusetzen. Nachdem sich jedoch die Verdachtsmomente immer weiter erhärteten, gewann man den **indischen Rat für medizinische Forschung, in Zusammenarbeit mit der WHO und den Diensten des amerikanischen National Center for Disease Control** für **ein großes Experiment.**

Von 1968 bis 1979 wurden in 209 indischen Dörfern und einer Stadt in der Umgebung von Madras in Südindien 260.000 Personen beobachtet und davon **115.000 Menschen, die im Augenblick der Impfung einen negativen Tuberkulosebefund aufwiesen.** Sie wurden teils mit einem aus französischen und dänischen Bazillenstämmen bestehenden BCG-Präparat und teils mit einem Placebo (Ampullen mit Salzwasser) geimpft. „Die Ampullen wurden in jeweils 3 Schachteln verpackt: eine Ampulle mit 0,1 mg BCG, eine andere mit 0,01 mg und eine Ampulle mit dem Placebo. Jede Ampulle trug einen Code, und um jede Subjektivität bei der Interpretation der Ergebnisse auszuschließen, wurden die Codes bei der WHO in Genf und in Neu Delhi hinterlegt. Die Qualität der Impfstoffe war von Kontrolllabors von internationalem Ruf kontrolliert worden. All diese Voraussetzungen gaben der Untersuchung eine Genauigkeit, die bisher ohne Beispiel war.

Die Untersuchung kam zu dem Ergebnis, dass die Impfung mit dem BCG nicht den geringsten Schutz gewährt. " [555] (Delarue, 1995, S. 155)

Versuchslabor Dritte Welt?

Dies alles nun gelesen habend ist es doch sehr erstaunlich, im Impfkompendium von Spiess zu lesen: „Die allgemeine BCG-Schutzimpfung der Neugeborenen ist mit Ländern mit einem Infektionsrisiko im Kindesalter unter 0,1%, wie in der Bundesrepublik, nicht mehr indiziert. Deshalb ist sie aus dem Impfkalender für Kinder und Jugendliche der STIKO gestrichen worden und nur noch bei erhöhter Tuberkuloseexposition zu erwägen. ...

„**In Entwicklungsländern mit hoher Tuberkuloseinzidenz ist die BCG-Impfung von der WHO weiterhin empfohlen, obwohl deren Wirksamkeit gerade hier nicht gesichert werden konnte.**" [556] (Spiess, 1994, S. 140 ff.)

Kurz und bündig

„**Für den einzigen in Deutschland erhältlichen BCG-Impfstoff (Stamm Kopenhagen 1331) gibt es eine Placebo-kontrollierte Wirksamkeitsstudie. In dieser wurde eindrucksvoll die Unwirksamkeit des BCG-Stammes belegt** (Tuberculosis prevention trial; Bul. WHO 57 [1979], 819). Es ist völlig unklar, welches Ziel mit einem unwirksamen Impfstoff erreicht werden kann – daher macht es auch keinen Sinn, diesen Impfstamm anzuwenden. ... **Mir scheint es wichtiger, differential-diagnostisch an die Tuberkulose zu denken, als sich durch eine**

Impfung in falsche Sicherheit zu wiegen: An der Kinderklinik der **Universität Mainz waren alle 4 dissiminierten kindlichen Tuberkulosefälle des Jahres 1991 bei BCG-geimpften Kindern aufgetreten,**", so schreibt Prof. Dr. H.-J. Schmitt von der Universitätskinderklinik Kiel 1996 in der Deutschen Medizinischen Wochenschrift. [557] (Schmitt, H.-J. 1996)

Schulmedizin – Erfahrungsheilkunde

Die BCG-Impfung wird nicht mehr offiziell empfohlen

„In Anbetracht ... der nicht sicher belegbaren Wirksamkeit der BCG-Impfung und der **nicht seltenen schwerwiegenden unerwünschten Arzneimittelwirkungen des BCG-Impfstoffs kann es die STIKO nicht mehr vertreten, diese Impfung zu empfehlen:**" [558] (Robert-Koch-Institut, Epidemiologisches Bulletin, 15/98 vom 17.04.98, S. 112)

Am Max-Planck-Institut für Infektionsbiologie in Berlin werden von Prof. S. Kaufmann Versuche mit genmanipulierten BCG-Stämmen durchgeführt. [559] (Ärzte Zeitung Nr. 137, S. 11)

FSME: Was ist gefährlicher – Zeckenbiss oder Impfung? Denken sie auch an Borreliose!

Beim Biss einer Zecke oder gar bei ca. 10 % der Stiche von saugenden Insekten können FSME-Erkrankungen übertragen werden. **Eine von 20.000 Zecken ist Virusträger des FSME-Virus.** Selbst **in Endemiegebieten**, d.h. in natürlichen Räumen mit großer oder größter Häufung beträgt die **Durchseuchung selten mehr als 0,1 – 1 %.**

Häufig verläuft der Infekt unerkannt mit unklaren Allgemeinsymptomen wie Fieber, Kopf- und Gliederschmerzen. **Etwa 1 Woche nach dem Abklingen der ersten Symptome** kommt es **bei etwa 10 % der Infizierten zu einer zweiten Krankheitsphase** mit teils schweren, hochfieberhaften Verläufen und

Gehirnbeteiligung. Mit 60 % am häufigsten ist die **Hirnhautentzündung.** Bei etwa 30 % der Betroffenen kann es zu mehr oder weniger umfassender Entzündung des Gehirns kommen, teils mit Bewusstseinstrübung und allgemeinen oder umschriebenen Lähmungen, insbesondere der Oberschenkel, des Beckengürtels oder der Schulter-Arm-Region. Auch die Inervation des Gesichtes kann befallen sein. [560] (Spiess, 1994, S. 267 ff.)

Gelegentlich wird die Erkrankung nur an einer Gesichtsnervenlähmung erkannt. **Etwa 99 % der Fälle mit ZNS-Beteiligung gelangen zur Ausheilung.** Meistens ist die Prognose günstig. Innerhalb von wenigen Monaten bilden sich dann die Lähmungen und Sensibilitätsstörungen zurück. Mit einer Letalität ist bei 1:100 Erkrankungen zu rechnen. [561] (Spiess, 1994, S. 270)

Unter	20 000	Zecken
ist	1	Zecke infiziert
Nach dem Biß einer infizierten Zecke		
ereignet sich in	60–70%	nichts,
in	20–30%	treten „grippale Symptome" auf, („subklinischer Verlauf")
in ca.	10%	kommt es zu einer Beteiligung des ZNS. (Meningitis und Enzephalitis)
Unter diesen 10%		
kommt es in	90–95%	zu einer Ausheilung,
in	3–10%	bleiben Restsymptome zurück,
	1– 2%	verlaufen tödlich

Tabelle 9:   Die „Zeckengefahr" in Endemiegebieten
Quelle: Gold, R., Wietholter, H., Rihs, I., Löwer, J., Kappos, L.: Frühsommer-Meningoenzephalitis-Impfung. In: Dtsch. med. Wschr. 117, S. 112-116 (1992)

Buchwald, G.: Impfen, das Geschäft mit der Angst, Lahnstein, 1994, S. 119

Die KVH (Kassenärztliche Vereinigung Hessen) veröffentlichte am 1. November 1992 folgende Information: „FSME-Endemiegebiete liegen in Deutschland überwiegend im Süd-Schwarzwald und in Bayern. **Das Risiko, bleibende Schädigung durch Erkrankung an FSME nach Zeckenbiss liegt in Endemiegebieten bei 1 : 78.000**. Das Risiko nach Impfung zu erkranken, vor allem an neurologischen Störungen unterschiedlichen Schweregrades, liegt bei 1 : 32.000. **Somit ist die FSME-Impfung doppelt so gefährlich wie der Biss einer infizierten Zecke.** Die **medizinische Bedeutung der nach Zeckenbiss etwa 500 bis 1.000 mal häufiger als FSME vorkommenden Borreliose wird meist verkannt. Einer von 50 Stichen eines infizierten Tieres führt zu Borreliose.** Die FSME-Impfung beugt der Borreliose nicht vor. **Wenn Sie gegen FSME impfen, dann nur gegen Unterschrift nach erfolgter Aufklärung.**" [562] (Schmitt, 1992, S. 37)

In zwei klinischen Studien mit jeweils mehr als 10.000 Versuchspersonen hat sich eine Schutzwirkung der Vakzine gegen die Lyme-Borreliose von 49 bis 92 % darstellen lassen. [563] (Ärzte Zeitung Nr. 137, S. 1) – positiv getestet?

Am 9. Oktober 1997 schrieb die Firma Chiron Behring einen Rundbrief mit dem Inhalt: **Erhöhte Melderate zur allergischen/pseudoallergischen Reaktionen** der Abfüllcharge **019011** von **Encepur K. .. Rücknahme der Produktionscharge 019 mit den Abfüllchargen 019011 und 019021.**

Am 15. September 1997 schrieb die Firma Chiron Behring einen Rundbrief mit den Inhalt: **Erhöhte Melderate zu Nebenwirkungen der Abfüllcharge 020031** von **Encepur K. .. Rücknahme der Produktionscharge 020 mit den Abfüllchargen 020011, 020021 und 020031.**

Am 6. 4. 1998 folgte ein Schreiben u. a. mit folgendem Inhalt: **Encepur K: Verzicht auf Zulassung**; **Encepur**: Änderung der Gegenanzeigen. ... „Wir haben nachgewiesen, dass es im Laufe der Impfserie zur Bildung von spezifischen IgE gegen Gelatine kommen kann. **Da wir Hinweise dafür haben, dass dies bei Kindern im Vergleich zu Erwachsenen häufiger auftritt, haben wir beschlossen, Encepur K nicht mehr in den Markt zu bringen.**"

Im Jahr 2002 wurde erneut ein Impfstoff Encepur K auf den Markt gebracht.

Der Impfstoff **TicoVac** der **Firma Baxter war erst im Februar 2000 auf den Markt** gebracht worden. **Bereits im März** wurde mittels eines Rundbriefes über **Impfreaktionen mit Fieber und/oder grippaler Symptomatik vor allem bei Kindern** berichtet und eine Halbierung der Impfdosis empfohlen. **Am 27. 6. 2000** schrieb die Firma Baxter erneut einen Rundbrief: .. **auch bei halber Dosis Fieberkrämpfe nach Erstimpfung.. TicoVac darf ab sofort Kindern bis zum vollendeten 36. Lebensmonat nicht mehr verabreicht werden. Am 26. 3. 2001** teilte die Firma **Baxter** In einem Rundbrief die Entscheidung mit, „**auf die Zulassung von TicoVac mit Wirkung vom 16. 3. 2001 zu verzichten und alle im Verkehr befindlichen Chargen zurückzurufen,**" da seine Anwendung „angesichts des blanden Verlaufes der FSME-Erkrankung bei Kindern wegen der erhöhten Raktogenität medizinisch nicht vertretbar ist."

Ist nicht alle Medizin Erfahrungsheilkunde? Wer profitiert – die Industrie, die Volksgesundheit, der Einzelne?

Wie, wenn es sich als Fehleinschätzung bewiese, was mit Hilfe der Medien zunehmend verbreitet wird!

„Seehofer: Statt Impfzwang Impfen belohnen" ... „Bundesgesundheitsminister Seehofer (CSU) denkt über Maßnahmen gegen die zunehmende Impfmüdigkeit nach. Einen Impfzwang wie in der früheren DDR werde es aber auf keinen Fall geben, ... Seehofer verfolge vielmehr die Strategie, **richtiges Verhalten** zu belohnen. Denkbar sei die Einführung eines Bonus-Systems für Impfvorsorge. ... Denkbar sei ein Modell.. ... Massenimpfungen in den Schulen. Die Kassen sollen dabei den Impfstoff bezahlen, der bei Großabnahme billiger sei. Die Gesundheitsämter sollen das medizinische Personal für die Impfaktion stellen." [564] (Frankfurter Allg. Sonntagszeitung 29. 3. 1998 (13)R, S.1)

Was ist richtiges Verhalten? Wer wird das nach welchen Gesichtspunkten bewerten?

Die passive Impfung, FSME-Prophylaxe nach dem Zeckenstich

In vielen Artikeln wird empfohlen, sogleich nach dem Bemerken des Zeckenstiches und nach Entfernung der Zecke sich eine **FSME-Immunglobulin** verabreichen zu lassen, dessen Wirksamkeit noch bis zum 3. oder 4. Tag erwiesen sei. Diese Eiweiße werden **aus menschlichem Blut hergestellt** und **sollen frei von anderen infektiösen Erregern sein.** Entfernen lassen sich jedoch nur die Erreger, die bereits bekannt sind bzw. solche Erreger, die auf die bisher angewendeten Verfahren reagieren, so dass ein gewisses Restrisiko denkbar ist. Die Schutzrate bei der Gabe nach einem Zeckenbiss wird mit 60 % angegeben. „Das heißt in einem verseuchten Gebiet ist bei etwa 1.000 nicht immunisierten

Personen mit einem FSME zu rechnen, wogegen die mit FSME-Immunglobulin geschützten nur eine Erkrankungshäufigkeit von ca. 1 : 2.500 aufweisen. ... Nach dem vierten Tag ist keine Schutzwirkung der passiven Immunisierung gegen FSME mehr zu erwarten." [565] (Spiess, 1994, S. 270)

Über die möglichen Nebenwirkungen bei der aktiven Impfung lesen wir bei Spiess: „Nebenwirkungen werden als lokale Entzündung im Bereich der Injektionsstelle mit Reaktion der regionalen Lymphknoten angegeben. ... **Allgemeinreaktionen treten in der Regel nur nach der ersten Impfung auf und wurden von den bisher verwendeten Vakzine-Chargen unterschiedlich häufig hervorgerufen.** Sie bestehen in Fieber-, Kopf-, Kreuz- u. Gliederschmerzen, Abgeschlagenheit, gelegentlich auch Übelkeit. Kinder sollen davon öfters betroffen sein als Erwachsene. **Neuritiden und Neuralgien können in seltenen Fällen durch FSME-Impfung auftreten"** [566] (Spiess, 1994, S. 271)

Zusammenfassend sei noch einmal gesagt: durch einen Zeckenstich können mehrere Erkrankungen übertragen werden. **Die Frühsommer-Meningo-Enze-phalitis** (FSME) ist eine Viruserkrankung. **Die Borreliose** ist eine bakterielle Erkrankung. **Die Impfung gegen die FSME schützt nicht vor einer Borreliose-Erkrankung.** Durch Zeckenbiss wird sehr viel häufiger eine Borreliose hervorgerufen als eine FSME-Erkrankung. Bei jedem zweifelhaften Gesundheitszustand sollte, wenn ein Zeckenbiss vorangegangen ist, eine Blutuntersuchung unternommen werden, um über das mögliche Vorliegen einer oder beider dieser Krankheiten Klarheit zu schaffen. Dann, und ggf. nach einer Kontrolluntersuchung, kann über eine evtl. antibiotische Therapie sinnvoll entschieden werden. Weitere Kontrollen zur Dokumentation des Therapieerfolges erscheinen angeraten.

Im Arznei-Telegramm, erschienen im Juli 1993, war unter der Überschrift „Alpenländer: welche Gefahren birgt die FSME-Impfung (FSME-Immun u.a.)?" unter anderem folgendes zu lesen: „Unserem Netzwerk der gegenseitigen Information gingen innerhalb von 6 Jahren 115 Berichte über Zwischenfälle in Verbindung mit FSME-Impfstoffen zu. Überwiegend handelt es sich um ZNS-Störungen, darunter Kopfschmerzen (30 %), zerebrale Krampfanfälle (12 %), Asthenie (10 %), Parästhesien (8 %), Paresen (7 %), Enzaphalitis (6 %), Meningismus (4 %), Meningitis (3 %) sowie Depression, Myelitis, Polyneuritis, Reflexabschwächung, Verwirrtheitszustand, u.a. Im Bereich der Sinnesorgane werden Doppeltsehen und

Schwindel (je 4 %), Sehstörungen und Augenmuskellähmung (je 3 %) sowie Taubheit, Störung des Geruchsinns und Lichtscheu beschrieben. 34 % der gemeldeten Zwischenfälle gehen mit Fieber einher, 11 % mit Übelkeit und Erbrechen, 7 % mit Glieder- und 5 % mit Nackenschmerzen. Ein Allgemein-mediziner aus dem Stuttgarter Raum **findet bei mehreren Patienten trotz dreifacher Grundimmunisierung keine für den Impfschutz ausreichenden Titer**. Die Kontrolluntersuchung in einem anderen Labor bestätigt die fehlende Immunisierung (Bericht 4882), - Red." [567] (Arznei-Telegram 7 / 1993 in: Buchwald, 1994, S. 204-05)

Zur Grippe-Schutzimpfung

S. 291

Ebenso, wie sich bei der **Hib-Impfung** das **Missverständnis** hält und unterhalten wird, **es handele sich um eine Impfung „gegen die Hirn-hautentzündung"**, so hält sich und wird unterhalten bei der **Grippe-Impfung** das **Missverständnis, es handele sich um eine Impfung „gegen den grippalen Infekt"**. Im Jahr 2001 wurden fast 15 Millionen Grippeimpfungen verabreicht. 1995 waren es nur 6,9 Millionen Impfungen. (Ärzte Zeitung, 23. 4. 2002, S. 4)

Mehr als 200 unterschiedliche Erreger können die Ursache akuter Erkrankungen sein, die im allgemeinen als Tröpfcheninfektionen über die Atemwege im Organismus beginnen. „Im Vordergrund stehen jedoch nur wenige Gruppen von Viren und Bakterien: **Influenza-, RS-, Parainfluenza-, Adeno- und Rhinoviren sowie Haemophilus influenzae, Pneumokokken, Staphylokokken, Klebsiellen, M. katharrhalis, Chlamydien (Ornithose) und Mycoplasma pneumoniae.**" [568] (Spiess, 1994, S. 241)

Die Zahl der Sterbefälle an **Influenza**-Grippe betrug 1999 nach Angaben des Statistischen Bundesamtes in Deutschland 364. (Fachserie 12, Reihe2, 2000)

Gemeinsam haben die akuten Erkrankungen der Atemwege neben dem Auftreten von Schnupfen häufig eine Reizung der Mandeln und des Rachens, der Luftröhre und der Bronchien bis hin zur Lungenentzündung. Oft sind auch das Mittelohr und die Bindehäute mit befallen. Das Krankheitsgefühl mit Fieber-, Muskel- und Stirnkopfschmerzen ist unterschiedlich stark ausgeprägt.

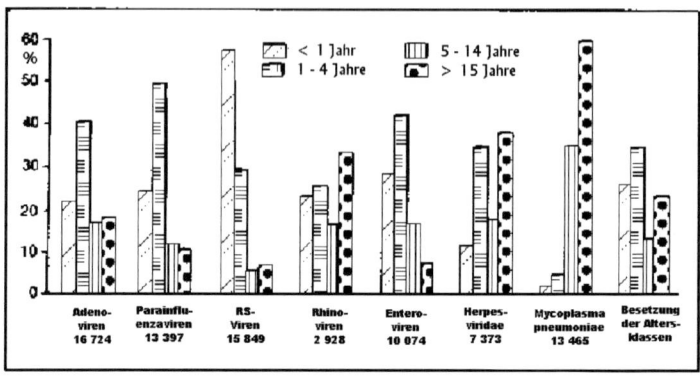

Abbildung 49: Verteilung der Virusinfektionen des Respirationstraktes (außer Influenza) in verschiedenen Altersklassen, WHO 1967-1976. Herpesviridae umfassen Infektionen mit HSV, Varizellen-Zoster-Virus, Zytomegalievirus, Epstein-Barr-Virus (aus Wiegend, R.: Virusdiagnostik bei Atemwegsinfektionen mit Ausnahme von Influenza. In: Spiess, H.: Virusdiagnostik. Deutsches Grünes Kreuz, Marburg 1979)

Nach Spiess, H.: Impfkompendium, Stuttgart, 1994, S. 242

Man kann etwa 80 verschiedene Pneumokokken-Familien, die zum Stamm der Streptokokken zählen, unterscheiden. Sie können, durch Tröpfcheninfektion übertragen, allerlei unterschiedliche Infekte, vorwiegend der Atemwege, hervorrufen. Je nach Erregertyp wird die Sterblichkeitsrate bei Infizierten mit 6–48 % angegeben. Pneumokokken können sowohl Lungenentzündung als auch Mittelohrentzündung oder Hirnhautentzündung bewirken. „Der Nachweis von Pneumokokken in Kulturen des Nasen-Rachen-Raumes ist hingegen kein Beweis, dass Pneumokokken für eine Otitis media, Sinusitis oder Pneumonie ursächlich sind, da Pneumokokken oft auch bei nicht erkrankten Personen isoliert werden können." [569] (Spiess, H., 1994, S. 334) 80 % der schwer verlaufenden Pneumokokken-Infektionen ereignen sich vor dem vollendeten 2. Lebensjahr, wobei in dieser Altersklasse, nach Spiess, die Meningitis die häufigste Pneumokokken-Erkrankungsform sei, während jenseits des 40. Lebensjahres die Pneumonien vorherrschten. In der Zeit von 1992 bis 1997 wurden in Berlin und den neuen Bundesländern 2.750 bakterielle Hirnhautentzündungen gemeldet. 566 (ca. 21 %) waren durch Pneumokokken und 86 (ca. 3 %) waren durch Haemophilus influenzae verursacht. 1.250 der gemeldeten Meningitiden (ca. 45 %) waren durch Meningokokken verursacht. Von den bezeichneten Patienten starben bei der Pneumokokken-Meningitis 23 %, bei der Haemophilus-Meningitis 6 % und bei der Meningokokken-Meningitis 7 %. [570] (Ärzte Zeitung Nr. 62, 1998, S.4) Aus der oben erwähnten Statistik geht nicht hervor, wie viele der erkrankten Patienten Kinder und wie viele erwachsen waren. **Alkoholiker zeigen eine erhöhte Erkrankungsbereitschaft.** In Deutschland haben wir „ca. 100.000 (!) Zigarettentote, ca. 40.- 50.000 Alkoholtote (sehr vorsichtig geschätzt) und >nur< 2.000 Drogentote.. . (Kolitzus, 1997, S.36)

Nachdenklich stimmt das Zitat von Prof. Burkard Stück aus Berlin: „Mit einer konsequenten Pneumokokken-Impfung könnten hierzulande mehr Todesfälle verhindert werden als mit jeder anderen Impfung." [571] (Ärzte Zeitung Nr. 137, 1998, S. 11)

Auf dem Markt ist Pneumovax 23, ein Impfstoff, der Antigen der 23 häufigsten Pneumokokken-Stämme enthält und mit Phenol konserviert ist. Unter Punkt 6 der Produktinformation lesen wir unter der Überschrift „Nebenwirkungen" neben anderem: „In seltenen Fällen wurde über früh- und spätallergische Reaktionen, z.B. Anaphylaxie, Urtikaria, Exanthem, Immunkomplex-Erkrankungen, berichtet. In Einzelfällen wurde über Erkrankungen des zentralen oder peripheren Nervensystems, einschließlich Parästhesien und aufsteigende Lähmungen bis hin zur Atemlähmung (z.B. Guillain-Barré-Syndrom), berichtet."

Gegenwärtig sind **47 verschiedene Adeno-Virus-Typen** bekannt, die beim Menschen Krankheiten hervorrufen können. Sie werden in **5 Untergruppen (A – E)** eingeteilt. Auch die bei Säugetieren vorkommenden Stämme besitzen das gleiche gruppenspezifische Antigen. Die **Übertragung erfolgt durch Schmier- und Tröpfcheninfektion.** Insbesondere für die Adeno-Viren der Subgruppe C ist eine hohe Neigung zur Persistenz in lymphatischen Geweben bekannt, wobei sie dann phasenweise über den Darm ausgeschieden werden. Hieraus folgt dann die ständige Zirkulation dieser Erreger in Kindergärten und Heimstätten. Die Erkrankung mit Adeno-Viren, deren Typen 4 und 7 gehäuft bei Rekruten beobachtet werden, kann als **akuter Infekt der Atemwege bis hin zur Lungenentzündung** evtl. mit Beteiligung der Rachenschleimhäute und des Auges **bzw. als akute Durchfallserkrankung** verlaufen. Adeno-Viren sind auch oft die Erreger der „Keratokonjunktivitis", der ansteckenden Bindehautentzündung, sowie der mesenterialen Lymphadenitis oder einer blutigen Blasenentzündung. „**Zur Prophylaxe der Adeno-Virusinfektionen kommen derzeit ausschließlich unspezifische Hygienemaßnahmen, wie z.B. Absonderung, Desinfektion usw., in Betracht.** ... Eine Ausbreitung von Adeno-Virusinfektionen über Schwimmbäder wird durch Chlorierung des Badewasser begegnet. ... **In Deutschland ist derzeit kein Adeno-Virus-Impfstoff zugelassen.**" [572] (Spiess, 1994, S. 243 ff.)

Von den **Parainfluenzaviren** sind **4 Subtypen** bekannt. Die Erkrankungen werden durch Tröpfcheninfektionen bzw. durch Übertragung von Mensch zu Mensch weitergegeben. Bereits im Kindesalter wird eine weitgehende Durchseuchung gesehen. Wiederholte Reinfektionen, die häufig leicht verlaufen, sind bis in das Erwachsenenalter die Regel. Auch diese Viren können Krankheitsbilder unterschiedlicher Schwere hervorrufen. „**Zuverlässige Verfahren zur Bekämpfung dieser Infektionen gibt es nicht.** ... Es gibt bis jetzt **keine zur Anwendung beim Menschen zugelassenen Impfstoffe gegen die Infektionen durch Parainfluenzaviren.** [573] (Spiess, 1994, S. 245)

Auch **RS-Viren** werden in **zwei Subtypen** unterschieden. Wieder sind Tröpfcheninfektion bzw. der direkte Kontakt von Mensch zu Mensch die Wege der Krankheitsübertragung. Mehrmalige Reinfektionen sind möglich, wobei bereits im Kindesalter eine weitgehende Durchseuchung stattfindet. **Etwa 25 – 30 % aller akuten Atemwegserkrankungen im Säuglings- und Kleinkindesalter werden von diesen Viren verursacht.** Während im Säuglingsalter teils schwere Verläufe beobachtet werden, können diese Viren bei Jugendlichen und Erwachsenen nur relativ selten Erkrankungen bewirken. Im hohen Lebensalter nimmt die Häufigkeit der Atemwegserkrankungen, die durch diesen Virus begründet wird, wieder zu. „**Zugelassene Impfstoffe stehen nicht zur Verfügung.** ... **Die Anwendung Formalin-inaktivierter führte bei nachfolgender RS-Virusinfektion häufig zu einem schwerer verlaufenden Krankheitsbild als bei Ungeimpften – trotz Bildung neutralisierender Antikörper.**" [574] (Spiess, 1994; S. 246)

In der Gruppe der **Rhinoviren** werden **mehr als 100 Serotypen** unterschieden. Sie kommen nur beim Menschen vor. **Tröpfcheninfektion, Schmierinfektion und Übertragung von Mensch zu Mensch** bestimmen die

Ausbreitung. Die Viren, die weltweit verbreitet sind, befallen alle Altersgruppen. Es kommt zu Schnupfen mit Niesen und Reizung des oberen Respirationstraktes. Die **typenspezifische Immunität** ist wahrscheinlich nur **kurzdauernd** und mit nachweisbaren Antikörpern im Nasensekret und auch im Blut korreliert. „**Impfstoffe zur Verhütung von Rhino-Virusinfektionen stehen nicht zur Verfügung** und werden, wegen der großen Zahl unterschiedlicher Serotypen, auch in absehbarer Zeit nicht verfügbar sein." [575] (Spiess, 1994, S. 247 ff.)

Die Gruppe der **Enteroviren** wird in **3 Familien** aufgeteilt, die zusammen mehr als 70 verschiedene Viren enthalten. Alle 3 Gruppen können die Ursache von **Atemwegserkrankungen** sein. Genauso können jedoch auch Viren aller 3 Familien **Veränderungen am zentralen Nervensystem**, eine nicht-bakterielle **Hirnhautentzündung und Gehirnentzündung** sowie eine **Rückenmarksentzündung** hervorrufen. Während die Enteroviren früher nach **ECHO-Viren, Coxsackie-Viren und Polio-Viren** unterschieden wurden, wurden **seit 1969 die neu entdeckten Enteroviren einfach mit Nummern bezeichnet**, weil man festgestellt hatte, dass ECHO-Viren und Coxsackie-Viren viele biologische Charakteristika gemeinsam haben. Über die Polio ist an anderer Stelle ausführlich geschrieben, so dass ich hier nur auf den Artikel verweisen möchte.

Die **Coxsackie-Viren** werden in die **Gruppe A und B** unterteilt. Die Viren der **Gruppe A** verursachen die **Herpangina**, die Viren der **Gruppe B** können die **Bornholm'sche Erkrankung, Myokarditis und Hepatitis** auslösen. Alle Coxsackie-Viren können **Sommergrippe, Meningitis und Enzephalitis** verursachen. „Die Coxsackie-Viren sind weltweit endemisch verbreitet. Gelegentlich wurden eng begrenzte Epidemien beschrieben. Im ganzen sind Coxsackie-Virusinfektionen wahrscheinlich häufiger als sie diagnostiziert werden. Die Durchseuchung ist nach Antikörperuntersuchungen in der Bevölkerung stark verbreitet. **Sehr viele Infektionen verlaufen subklinisch.**" [576] (Hornbostel, et al., 1991, S. 13.233 ff.)

Die **Gruppe A** umfasst **24 Serotypen**, die **Gruppe B 6 Serotypen**. Insbesondere von der **Gruppe B** ist bekannt, dass sie das **Nervensystem** insbesondere bei Tieren befallen kann. Beim Menschen handelt es sich „in der Regel um gutartige, selbst limitierte Erkrankungen. Die **Myokarditis** kann auch schwer verlaufen, zu Reizleitungsstörungen führen und in einen chronischen oder schubweisen, bösartigen Verlauf übergehen. Vereinzelt wurden tödlich verlaufende **Meningo-Enzephalitiden nach Coxsackie-B-Virusinfektion** beobachtet. ... Weitere seltene Organkomplikationen sind **Pankreatitis und Orchitis**. Das **Coxsackie-Virus B** wird auch in der Etiologie des **Diabetes mellitus juvenilis** diskutiert. ... Eine spezifische Behandlung gibt es nicht. Wichtig ist genügend lange Bettruhe, besonders wenn eine Myokarditis vorliegt." [577] (Hornbostel, et al., 1991, S. 13.239)

Bei der **Bornholm-Krankheit**, die seit über 200 Jahren als epidemische Sommerkrankheit bekannt ist (Myalgia epidemica, epidemische Pleurodynie, Teufelsgriff), kann wegen der heftigen Schmerzen manchmal die Gabe von Schmerzmitteln notwendig sein. Bei Vorliegen einer **Herpangina** wird flüssige Kost verabreicht. **In Deutschland ist kein Impfstoff gegen Coxsackie-Viruser-krankungen auf dem Markt.**

Die ersten **ECHO-Viren** wurden 1951 isoliert. **34 Typen** werden serologisch unterschieden. Viren aller Typen können im Stuhl nachgewiesen werden. Die **ECHO- (Enteric-cytopathogenic-human-orphan)Viren** verursachen vorwiegend in den Sommermonaten (Juli-September) **Atemwegsinfekte**, manchmal **Hirnhautentzündungen, Meningo-Enzephalitis** und **Exantheme**. Bereits im Kindesalter findet man eine hohe Durchseuchung. Viele Infektionen verlaufen unbemerkt, als leichte **Atemwegsinfekte** oder unter dem Bild einer **Sommergrippe.** „Eine stärkere Beteiligung der oberen Luftwege mit **Halsschmerzen, Kopf- und Gliederschmerzen, gelegentlich auch Schnupfen, bei mäßigem Fieber** wurde vor allem für die Typen ECHO 4, 7, 11, 19, 20 und 28 beschrieben. Weiterhin wurden **Bläschenbildungen in der Mundhöhle** beobachtet. ... In der Regel handelt es sich um gutartige selbstlimitierende Erkrankungen." [578] (Hornbostel, et al., 1991, S. 13.240)

Zur Gruppe der **Herpesviren** gehören das **Varizella-Zoster-Virus**, das **Herpes-simplex-Virus**, das **Zytomegalie-Virus** und das **Epstein-Barr-Virus**.

Das **Varizella-Zoster-Virus** ist der Erreger der als harmlos geltenden **Windpocken-Erkrankung**. Sie wird als Tröpfcheninfektion übertragen. Ende des 2. Lebensjahrzehnts beträgt die Durchseuchung etwa 90%. In seltenen Ausnahmen kann es zur Beteiligung des Kleinhirnes kommen, die meist folgenlos abklingt. Auch eine Enzephalitis, dann mit weniger günstiger Prognose, ist möglich. Gelegentlich kommt es begleitend zu Lungen- oder Mittelohrentzündung oder es werden andere Organe beteiligt. Eine Erkrankung der Mutter zwischen der 8. und 21. Schwangerschaftswoche und 2 – 4 Tage vor der Geburt kann das Kind gefährden. **Werden die Windpocken dagegen nach der Geburt durch äußeren Kontakt erworben, ergibt sich keine besondere Gefährdung des Neugeborenen.** (Spiess, 1994; S. 275) Obwohl die Erkrankung im Allgemeinen harmlos ist, war das Virus lange Zeit Gegenstand der Impfstoffforschung. Der Impfstoff wurde für abwehrgeschwächte Patienten entwickelt, und zwar **für Kinder mit Leukämie in kompletter klinischer Remission.** Das Impfvirus geht auf ein Wildvirus zurück, das 1970 aus Bläscheninhalt **von einem 3-jährigen Jungen namens Oka** angezüchtet wurde (Takahashi, 1986). Die Abschwächung des Isolats wurde durch mehrere Zellkulturpassagen mit einem Artenwechsel von **humanen, embryonalen Lungenfibroblasten** auf **Meerschweinchenfibroblasten** erreicht.

    Auch das Virus des seit 1985 in der BRD zugelassenen Impfstoffs (Varizella-RIT der Firma SmithKline Beecham) bleibt latent im Körper. Es kann reaktiviert werden und einen Herpes-Zoster verursachen. [579] (Spiess, 1994, S. 277 ff.)

    Seit 1997 wird durch entsprechende Artikel die Bevölkerung für die Windpockenimpfung, eine Ampulle des Impfstoffes Varilrix der Firma SmithKline Beecham kostete 1997 120,35 DM, sensibilisiert. Unter der Überschrift „Windpocken bahnen Superinfektion mit A-Streptokokken den Weg" ist zu lesen: „In Deutschland seien im vergangenen Jahr 122 Kinder gemeldet worden, die im Verlauf einer Windpocken-Infektion schwer erkrankt sind." [580] (Ärzte Zeitung Nr. 100, S. 10) Mit der Empfehlung zum großzügigen Einsatz der Windpockenimpfung bis hin zur Routineimpfung wird in einem anderen Artikel auch Professor Kreth, Würzburg, zitiert. [581] (Tippmann 1998)

    Nach Empfehlungen der amerikanischen Gesundheitsbehörden sollen Kinder zwischen 12 und 18 Monaten sowie die noch nicht an Windpocken erkrankten Kinder unter 13 Jahren geimpft werden. Durchimpfungsraten von 97% seien anzustreben. Bei Impfraten um die 70% drohe die Verschiebung des Erkrankungsalters ins frühe oder spätere Erwachsenenalter. [582] (Münch. med. Wschr. 139 (1997) 48: S. 8)

Zu unterstreichen ist in diesem Zusammenhang, dass das Windpocken-Wildvirus und auch das **Impfvirus Jahre bis Jahrzehnte bzw. den Rest des Lebens**, nach dem Erstinfekt, unbemerkt **im Organismus verweilen** können. Infolge einer Reaktivierung können dann eventuell heftige Erkrankungen ausgelöst werden. Die bekannteste ist die **Gürtelrose**. Auch andere entzündliche Vorgänge, **Meningitis oder Meningo-Enzephalitis** sind beschrieben. [583] (Hornbostel, et al., 1991, S. 13.190 ff.) In bezug auf die Erkrankung der Atemwege spielt dieses Virus nur insofern eine Rolle, dass die Windpockenerkrankung mit Beteiligung der Atemwege und der Lungen bis hin zur Lungenentzündung verlaufen kann.

Das **Herpes-simplex-Virus** ist überall verbreitet. Die Durchseuchung beim **Typ I**, das durch **Tröpfcheninfektion** übertragen wird, ist meist mit der Kindheit abgeschlossen. **Auch dieses Virus verbleibt dann im Körper** und kann in Zeiten geschwächter Immunabwehr die typischen bläschenartigen Ausschläge bewirken. **Typ II wird durch Geschlechtsverkehr übertragen** und verursacht **Herpes-genitalis oder Herpes-analis**. Die Typ-I-Infektion, gehört zu den häufigsten Virusinfektion mit fast allgemeiner Durchseuchung. Die Typ-II-Infektion hat in den letzten Jahren zugenommen. Man rechnet mit einer Durchseuchung von 15 – 30 %. **Fast alle Menschen haben nach dem 2. Lebensjahr Antikörper gegen den Herpes-simplex-Virus-I**. Die Wahrscheinlichkeit einer **Herpes-simplex-Virus-II-Infektion** scheint in direkter Beziehung zur Häufigkeit sexueller Kontakte mit verschiedenen Partnern zu stehen. „Die Prävalenz von Antikörpern bei Erwachsenen **variiert von annähernd 3 % bei Nonnen bis 70 % bei Prostituierten**." [584] (Hornbostel, et al., 1991, S. 13.192)

99 % der Fälle einer Herpes-simplex-Virus I-Infektion verlaufen unbemerkt. Bei **1 % der Infizierten** entsteht eine **akute fieberhafte Erkrankung**, die sowohl mit einer **Entzündung der Mund- und Rachenschleimhäute** als auch mit einer **Entzündung der Genitalschleimhäute** oder **der Bindehaut des Auges** sowie mit einem **allgemeinen Hautausschlag** bis hin zur **Entzündung der Hirnhaut und des Gehirns** verlaufen kann.

In bezug auf das **Herpes-simplex-Virus II**, bei dem **die Erstinfektion auch völlig symptomfrei verlaufen** kann, besteht eine hohe **Wahrscheinlichkeit des Zusammenhangs im Sinne der Auslösung des Muttermundskarzinoms**. Bei etwa **10 – 18 % der Patienten kommt es zu Hautveränderungen außerhalb des**

Genitalbereiches. Eine Übertragung der Erkrankung kann in einigen Fällen auch im beschwerdefreien Intervall erfolgen. An einer Impfung gegen Herpes-Viren wird gearbeitet. Auch die Einführung dieser Vakzine wird bereits durch Zeitungsartikel vorbereitet.

Wie auch das Varizella-zoster- und das Herpes-Virus können die **Zytomegalie-Viren im Organismus verweilen. Bei Resistenzminderung oder in der Schwangerschaft ist eine Reaktivierung möglich.** Die Übertragung der Erkrankung erfolgt **durch engen körperlichen Kontakt oder über Sekrete bzw. durch Blutprodukte und Organtransplantate.** Bei jungen Erwachsenen spielt die **sexuelle Übertragung** eine wichtige Rolle. „Die **Durchseuchung** mit dem Zytomegalie-Virus **entspricht ungefähr der bei Toxoplasmose.** Um das **14. Lebensjahr** besitzen etwa **30 %,** um das **20. bis 30.** ca. **50 %** und **nach dem 40. Lebensjahr ca. 60 % aller untersuchten Personen Antikörper.** In **sozioökonomisch schlecht gestellten Bevölkerungsgruppen** ist der Anteil von Antikörperträgern noch höher und erreicht vielfach dort **100 % aller Jugendlichen, ebenso bei Homosexuellen.** ... Bei Neugeborenen fürchtet man vor allem nach Erstinfektion der Schwangeren mit Zytomegalie-Virus eine generalisierte Erkrankung. ... **Die Mehrzahl infizierter Neugeborener kommt ohne klinische Erscheinungen zur Welt**; jedoch kommen Spätmanifestationen vor. Außerdem können **auch asymptomatische Kinder den Erreger vor allem im Urin über Monate bis Jahre ausscheiden. Bei Erwachsenen** verläuft die **Infektion mit dem Virus meist inapparent.** Es kommen aber auch symptomatische akute Infektionen vor, die an einen **„grippalen Infekt"** erinnern: **Ungeklärtes Fieber, Myalgien und Arthralgien,** sowie unterschiedliche Organmanifestationen kennzeichnen diesen Verlauf." [585] (Hornbostel, et al., 1991, S. 13.195 ff.) Eine **Impfung** gegen Zytomegalieerkrankungen ist bisher **nicht auf dem Markt.**

Der vierte Vertreter aus der Gruppe der Herpes viridae ist das **Epstein-Barr-Virus,** der Erreger der **infektiösen Mononukleose (Pfeiffer's sches Drüsenfieber, kissing disease).** Es bewirkt eine akute Infektion, die mit **Fieber, Lymphknoten-, Leber-, Milzschwellung, Halsschmerz, charakteristischen Blutbildveränderungen und Antikörperanstiegen** einhergehen kann. **Dasselbe Virus ist in Afrika** für das **Burkitt-Lymphom** und **in Ost-Asien** das **nasopharyngeale**

Karzinom verantwortlich. Die EBV-Infektion ist immer in der Gemeinschaft. Etwa **85% der Erwachsenen besitzen Antikörper gegen das Virus**. EBV wird vom Oropharynx bei nahezu 15 % der erwachsenen seropositiven Bevölkerung zu jedem gegebenen Zeitpunkt ausgeschieden. Es wird im allgemeinen durch **Tröpfcheninfektion bei engem Kontakt** (Küssen) verbreitet. In seltenen Fällen kann das Virus **z.B. durch Bluttransfusionen übertragen werden**.

Das **akute Krankheitsstadium**, das zunächst mit **Angina** anderer Ursache verwechselt werden kann, kann bis 3 Wochen dauern. Die Mandeln sind oft stark geschwollen und mit zusammenfließenden gelblichen Belägen versehen. In 14 % der Fälle kommt es zu einem **scharlachähnlichen Ausschlag**, der gewöhnlich **nicht juckt**. Manchmal kommt es zur Beteiligung von Leber, Milz und Herz. Eine **Blinddarmentzündung** kann durch die Mitbeteiligung der lymphatischen Gewebe des Darmes auftreten. **Neurologische Komplikationen treten bei weniger als 1%** der Patienten mit infektiöser Mononukleose auf. Trotz der möglichen Ernsthaftigkeit der ZNS-Komplikationen erfolgt **eine vollständige Erholung in 85%** der Fälle. Zwischen der Schwere des Krankheitsverlaufs, der Grundkrankheit und der Häufigkeit von Komplikationen im Bereich des Zentralnervensystems besteht keine erkennbare Abhängigkeit. Bettruhe bis mindestens 3 Tage über die Entfieberung hinaus ist deshalb angeraten. [586] (Hornbostel, et al., 1991, S. 13.232 ff.)

Im Allgemeinen kommt es zu einer folgenfreien Ausheilung, wobei sich die Zeit zur **Genesung gewöhnlich über 3 Wochen** hinzieht. Langsam fortschreitende Verläufe mit über Monate anhaltender Leistungsminderung sind beschrieben. Eine **Impfung** gegen Epstein-Barr-Viruserkrankungen **ist zur Zeit nicht auf dem Markt**.

Im Zusammenhang mit den EBV-Erkrankungen sei nochmals unterstrichen, dass dasselbe Virus, das hier vorwiegend eine Infektion des Rachens hervorruft, in den tropischen Teilen Afrikas die Ursache eines Lymphoms, und in Ost-Asien Ursache für das nasopharyngeale Karzinom sein kann.. Veränderungen auf der chromosomalen Ebene scheinen dabei eine Rolle zu spielen. Ob also die Übertragung der allgemeinen Impftheorien von einem auf ein anderes Gebiet ohne Risiken zulässig ist, bleibt gewissenhaft zu prüfen. Darüber hinaus - was, wenn hierzulande gentechnisch hergestellte Impfstoffe und genmanipulierte Produkte als Kofaktoren z.B. bei der Krebsentstehung zusammenkämen?

Mykoplasma pneumoniae ist ein zellwandloses Bakterium. Es kommt **nur beim Menschen** vor und ist weltweit verbreitet. Da die Erregerübertragung vorwiegend durch **Tröpfcheninfektion bzw. bei engem Kontakt** erfolgt, breitet sich die Erkrankung vorwiegend in Familien, Heimstätten, Schulen und militärischen Einrichtungen aus. **Größere epidemische Häufungen**, wie sie von fast allen Infektionserkrankungen bekannt sind, treten **in Abständen von 3 – 4 Jahren** auf. Bei den meisten Fällen bleibt die Erkrankung auf die oberen Atemwege beschränkt. **2 – 10 % der Patienten erleben eine Lungenentzündung**, die insbesondere dadurch auffällt, dass bei der körperlichen Untersuchung die Befunde gering, bei der Röntgenuntersuchung jedoch massiv ausgebildet sind, eine sogenannte „atypische Pneumonie".

Etwa 3 Wochen nach Kontakt mit dem Erreger kann die Erkrankung allmählich mit **Fieber, Abgeschlagenheit, Kopfschmerzen, Ohrenschmerzen** und vor allem **mit einem trockenen, hartnäckigen Husten** beginnen. Unbehandelt kann das Fieber 2 Tage bis 2 Wochen anhalten. Todesfälle sind selten. Eine **Beteiligung des Rachens ist häufig. Bei Kleinkindern verläuft die Erkrankung milder als bei Jugendlichen.** In einzelnen Fällen kommt es zur Beteiligung von anderen Organen, **Gehirn, Herzmuskel und Herzbeutel, Haut, Gefäßen und Gelenken.** Die Infektion hinterlässt nur einen kurzdauernden Schutz vor dem nächsten Infekt mit dem gleichen Erreger. [587]   (Hornbostel, et al., 1991, S. 13.145 ff.)

Die Infizierten sind oft über mehrere Wochen hin ansteckend. In einigen Fällen kann sich ein **beschwerdefreies Trägertum über mehrere Monate** erstrecken. Zur Verhütung der Infektionsausbreitung ist die Absonderung des Patienten von Bedeutung. Eine **Schutzimpfung** gegen Mykoplasma pneumoniae ist gegenwärtig **nicht auf dem Markt**. [588] (Spiess, 1994, S. 248 ff.)

Bei Einweisungen wegen Lungenentzündung am Zentrum der Inneren Medizin in Frankfurt, wurden Mykoplasmen bei 18 % der Patienten nachgewiesen. Ihr Anteil kann bei Epidemien bis zu 70 % betragen. Frauen erkranken gleich häufig wie Männer. Bevorzugt erkranken Kinder und jüngere Erwachsene bis zum Alter von 20 Jahren mit einem Erkrankungsgipfel im 10. Lebensjahr.

Als **Influenza, Virusgrippe**, wird eine hoch ansteckende, akut fieberhafte Infektionskrankheit bezeichnet, deren Erreger sich **in 3 Gruppen, das Influenza-**

Virus A, B und C unterteilen lassen. Die Virentypen A und B lösen in Abständen von 2 – 3 bis 4 –6 Jahren Epidemien aus. Erkrankungen mit Influenza C-Virus sind nur sporadisch beschrieben. Auch diese Erkrankung wird durch **Tröpfcheninfektion** übertragen, wobei die Patienten jedoch nur **wenige Tage vor Beginn der Beschwerden bis zu einer Woche danach ansteckend** sind. Empfänglich sind alle Altersgruppen. Besonders häufig erkranken Kinder im Schulalter. Das gehäufte Auftreten der Erkrankung ist im Winter und Frühling. „In Abhängigkeit vom Immunstatus und der Bevölkerungsdichte können **bei Epidemien bzw. Pandemien zwischen 10 bis 50 % und mehr der Bevölkerung** erkranken, **bei einem weiteren Anteil verläuft die Infektion asymptomatisch. ...**

Bei dem größten Teil der Infizierten verläuft die Erkrankung subklinisch als **leichte Grippe mit Halsschmerzen.** In **typischen Fällen** setzt die Krankheit akut mit **hohen Temperaturen und Frösteln** ein. Der Patient fühlt sich **schwerkrank** und klagt über unterschiedlich stark ausgeprägte **Myalgien** (Muskelschmerzen[27]) sowie charakteristische **Stirnkopfschmerzen,** die v.a. **in den Augenhöhlen** empfunden werden. Bald gesellen sich Symptome von Seiten des Respirationstraktes hinzu mit **Trockenheit im Hals, verstopfter Nase, Heiserkeit, trockenem Husten** sowie einem als pathognomonisch anzusehenden **Wundgefühl hinter dem Sternum** (Tracheitis). Das **Sputum ist spärlich, zäh und selten blutig.** ... In der Regel kommt es bei unkomplizierter Grippe nach 2 – 4 Tagen zur Entfieberung, wobei die Symptome einer Tracheobronchitis jedoch noch einige Tage weiter bestehen. Die **Rekonvaleszenz** ist im allgemeinen sehr verzögert, wobei **Schlappheit, Hypotonie und starkes Schwitzen** bestehen. ... **Sporadisch auftretende Influenza-Infektionen** sind **meist nicht von grippeähnlichen Erkrankungen durch andere Erreger, wie Adeno-Viren, respiratory syncytial (RS)-virus, ECHO-, Coxsackie- und Parainfluenza-Viren sowie Mykoplasma pneumoniae abzugrenzen.** Dies betrifft vor allem leicht verlaufende Krankheitsfälle." [589] (Kühn / Schirrmeister, 1982, S. 50 ff.)

Es ist bedeutsam, dass **nicht ein Grippeerreger**, sondern **ständig 3 Influenza-Viren** zirkulieren und Epidemien hervorrufen: H1, N1-, H3N2- und B-Stämme. [590] (Spiess, 1994, S. 237 ff.) Sie verursachen gemischte Epidemien ohne dass die Möglichkeit existiert, **vorherzusagen, welches Virus den**

---

[27] Ergänzung durch den Verfasser.

Charakter einer künftigen Epidemie bestimmen wird. Zu beachten ist, dass die **Impfung nur gegen die Influenzaviren wirksam** ist, **deren Antigene im Impfstoff enthalten sind.** [591] (Kühn / Schirrmeister, 1982, S. 52)

Der Impfstoff Begrivac 96/97 der Firma Behring enthielt neben gereinigten Influenzavirus-Antigenen als Spaltimpfstoff unter anderem noch **Formaldehyd** und das **quecksilberhaltige Natriumtimerfonat.** Unter der Rubrik 6. der Fachinformation können wir zum Thema Nebenwirkungen noch folgendes finden: „Selten kann es zu Neuralgien und Parästhesien kommen. In Einzelfällen wurde über **entzündliche Erkrankungen des zentralen oder peripheren Nervensystems einschließlich aufsteigender Lähmungen bis hin zur Atemlähmung (z. B. Guillain-Barré-Syndrom)** und über **vorübergehende Thrombozytopenien** mit vereinzelten Blutungen oder Hämatomen berichtet. **Nach heutigem Kenntnisstand kann nicht sicher ausgeschlossen werden, dass es bei Vorliegen einer Autoimmunerkrankung (z. B. Multiple Sklerose) oder bei einer entsprechenden genetischen Disposition in seltenen Fällen nach Impfung zu einem Schub der Erkrankung kommen kann.**" [592] (Behring, Fachinfo Begrivac 96/97)

Im gleichen Sinne schreibt Prof. Kalden zu einer Anfrage zum Zusammenhang zwischen Polymyalgia rheumatica und Grippe-Impfung, dass sowohl das **Neuauftreten als auch die Aktivierung von Vaskulitiden in zeitlichem Zusammenhang mit Influenza-Schutzimpfungen** beschrieben wurde. Allgemein sei es hinsichtlich der Autoimmunerkrankungen bekannt, dass es bei einer Infektion und auch im Rahmen einer aktiven Impfung zu einer Verschlechterung der Krankheit kommen kann. [593] (Kalden, 1992, S. 1259-60)

S. 279

„Nach einer Repräsentativumfrage bei Bürgern der Bundesrepublik Deutschland und West-Berlin im Juli 1978 verweigerten fast 45 % grippegeimpfte Bürger die erneute Impfung mit der Begründung und Bemerkung, dass sie nach der vorangegangenen Impfung trotzdem an „Grippe" erkrankt seien (Begrivac, Reklame der Behring-Werke, August 1979 12 610/16 [75]). Bei der Häufigkeit der Grippe-Erkrankungen werden sich bei Impfaktionen immer Bürger in der Inkubationsphase einer Grippe-Erkrankung befinden. Diese erkranken nach einer Impfung besonders schwer, sie sind hoch infektiös und sorgen für die weitere Ausbreitung der Erkrankung. Es ist dies der gleiche Mechanismus, wie wir ihn auch bei anderen Impfungen kennen. Die körpereigene Abwehr ist mit der durch die Impfung hervorgerufenen Infektionskrankheit vollauf beschäftigt. Wenn es nun fatalerweise zur Infektion mit einigen der bei uns so häufigen etwa 300 verschiedenen Grippeerregern kommt, und die Krankheit – wie üblich – harmlos verlaufen würde, so können sich jetzt diese Erreger hemmungslos ausbreiten und eine besonders schwere „Grippe" hervorrufen. Dass nur „fast jeder zweite grippegeimpfte Bürger" an der Grippe erkrankt, liegt daran, dass die übrigen von einer Infektion verschont blieben, denn das hängt ja vom Zufall ab. Setzt man alle Menschen gleichmäßig einem Infektionsrisiko aus, würden fast alle grippegeimpften Bürger – die in Wirklichkeit gegen die Influenza geimpft wurden und nicht gegen die Grippe – an dem erkranken, was die Bevölkerung unter „Grippe" versteht. Ungeimpfte blieben wegen intakter Abwehr im allgemeinen gesund." [594] (Buchwald, 1994, S. 117)

„Der Influenza-Spalt-Impfstoff Begrivac (Chiron Behring GmbH & Co.) **ist nun** bei gleicher Wirksamkeit **in konservierungsmittelfreier Form im Handel**. Das Unternehmen folgte damit den **Empfehlungen der EMEA (European Agency for Evaluation of Medicinal Products) und FDA (Food and Drug Administration), auf quecksilberhaltige Konservierungsmittel zu verzichten".** (MMW-Fortschr.Med.; Nr.42/1999; S. 64) Es handelt sich um Begrivac 1999/2000.

Merkwürdiges aus der Veterinärmedizin zur Maul- und Klauenseuche

Als es im März **1981 in England**, in Jersey und auf der Isle of Wight zum Ausbruch der **Maul- und Klauenseuche** kam, ergaben molekulargenetische Studien die **Identität des für den Ausbruch verantwortlichen Virus mit dem Virus des Serotypen 0, Lausanne 1965 (Schweiz), der zur Herstellung von kommerziellen Impfstoffen gegen die Maul- und Klauenseuche** verwendet wird. **Dasselbe Virus** war auch bei Ausbrüchen der Seuche **in der Normandie und in der Bretagne** nachgewiesen worden. In England war es seit 1974 das erste Wiederauftreten der Erkrankung bei Tieren. Vergleichende Untersuchungen haben ergeben, dass es für den Wildvirus sehr unwahrscheinlich ist, in derselben genetischen Form 16 Jahre zu existieren. Genauere Forschungen haben erwiesen, dass die 4 Ausbrüche alle von Viren desselben Stammes, Lausanne 1965, hervorgerufen wurden. Schlussfolgernd kam man zu der Ansicht, dass die Seuche entweder durch das Entweichen der Viren von einem Labor oder durch viruskontaminierte Impfstoffe bzw. Impfstoffe, bei denen die Viren inkomplett inaktiviert worden waren, wieder in die Herden eingeführt wurde. Durch meteorologische Studien konnte aufgezeigt werden, dass die atmosphärischen Bedingungen mit der Theorie einer Übertragung durch Luftströmungen von Frankreich nach England vereinbar waren. Genetisch unterschiedliche Viren desselben Serotyps, 0, waren für Ausbrüche in Indien 1979, Thailand 1980 und Österreich 1981 verantwortlich. [595] (King, et al., 1981, S. 479-80)

MKS-Ausbrüche in Ländern <u>ohne</u> jährliche Flächenimpfung

	Letzter Ausbruch	66	67	68	69	70	71	72	73	74	75	76	77	78	79	80	81	82	83	84	85	86	87	88
Dänemark																								
Finnland	1960																							
Großbritannien										3						3								
Irland	1941																							
Österreich																								
Polen																								
Norwegen	1952																							
Schweden	1966																							
Bulgarien																								
Griechenland																								
Rumänien																								
Ungarn																								
Jugoslawien																								

MKS-Ausbrüche in Ländern <u>mit</u> jährlicher Flächenimpfung

	Impfung seit	66	67	68	69	70	71	72	73	74	75	76	77	78	79	80	81	82	83	84	85	86	87	88
Belgien	1962																							
BR Deutschland	1967																							
CSSR																								
DDR																								
Frankreich	1962																							
Italien	1968																							
Niederlande	1953																							
Portugal	1980												4											
Schweiz	1966																							
Spanien																								

Abbildung 50: Jahre mit Ausbrüchen der Maul- und Klauenseuche (dunkle Kästchen) in europäischen Ländern 1966-1988.
oben: **ohne** jährliche Flächenimpfungen
unten: **mit** jährlichen Flächenimpfungen

1) Impfung entlang der Grenze gegen die Türkei.
2) Impfung entlang der Ostgrenze.
3) Ausbruch auf Kanalinseln, eingeschleppt aus Frankreich. Die englische Hauptinsel blieb seuchenfrei.
4) Portugal impfte von 1972 bis 1979 nicht.

Buchwald, G.: Impfungen bei Tieren, in: Delarue, S.: Impfschutz, Irrtum oder Lüge, München, 2.Aufl., 1995, S. 253-62

Jahrzehntelang bestand in Deutschland **für alle Rinder**, die älter als 4 Monate waren, die **Impfpflicht gegen die Maul- und Klauenseuche**. Kosten: jährlich ca. 40 Mio. DM. Die oben gezeigte Abbildung erweist, dass es in den Ländern mit Zwangsimpfungen erheblich öfter zu Ausbrüchen der Seuche kam als in den Ländern ohne gesetzlich vorgeschriebene Impfungen. „Während alle Länder **ohne** Zwangsimpfungen seit 1985 seuchenfrei sind, hat es in Ländern mit Impfpflicht Ausbrüche an Maul- und Klauenseuche gegeben. 1986 in Spanien, 1985, 1986, 1987 und 1988 in Italien, 1987 und 1988 in der Bundesrepublik Deutschland." [596] (Buchwald in: Delarue, 1995, S. 254)

Da am 1. Januar 1994 der gemeinsame europäische Markt Wirklichkeit werden sollte, mussten im Vorfeld auf vielen Gebieten Absprachen und Einigungen erzielt werden. Auch in der Veterinärmedizin war es notwendig, Angleichungs-maßnahmen zu treffen. **1988** hatte ein Wissenschaftsgremium eine Empfehlung der EG-Kommission des Inhalts erarbeitet, **im gesamten Bereich der europäischen Gemeinschaft das Impfen gegen die Maul- und Klauenseuche** zu **verbieten**. Diese Empfehlung musste nun von den zukünftigen Mitgliedsstaaten beraten und verabschiedet werden. „In einer Anhörung vor dem Bundestagsausschuss für Ernährung, Landwirtschaft und Forsten, der die Empfehlung der EG-Kommission beraten musste, **vertrat der Präsident der Forschungsanstalt für Virus-krankheiten der Tiere in Tübingen, Prof. Dr. Wittmann, die Meinung, „... dass in der Abwägung mehr dafür spreche, die Impfpflicht beizubehalten."** Daraufhin richtete ein inzwischen pensionierter Wissenschaftler der Bundesforschungsanstalt gleichlautende Schreiben an die Vorsitzenden sowie an die Mitglieder des Bundestagsausschusses, in denen er in 7 Punkten die Argumente **gegen** das Impfen aufzählte und auf seine Nutzlosigkeit und Schädlichkeit hinwies." [597] (Buchwald, 1994, S. 126-27)

Punkt 1 lautete: „Die Impfung hat sich in den vergangenen 20 Jahren nicht bewährt! Die seit 1970 erfolgten rund 100 Primär- und Folgeausbrüche beweisen: Wo immer der Krankheitserreger freigesetzt wurde (zuletzt 1987/88 im Wellcome-Impfstoffwerk Reg. Bez. Hannover) traf er auf empfängliche Tiere, die erkrankten.

Punkt 2: Die Impfungen waren schädlich! Von den seit 1970 registrierten 30 Primärinfektionen waren nachweislich 22 auf die Herstellung und Anwendung von Impfstoff zurückzuführen, bei 3 weiteren ist es wahrscheinlich, aber nicht mehr nachweisbar. ...

Punkt 4 lautete: Die impfenden Länder, Bundesrepublik Deutschland und Italien sind die letzten in Europa, in denen die Seuche offen auftrat. **Die impfenden Länder verhindern daher nicht, wie oft behauptet wurde, die Ausbreitung der Seuche, sondern waren stets der Ausgangspunkt der Seuche und daher die eigentliche Gefahr für alle seuchenfreien Länder.**

Punkt 7 lautete: Die in den nicht-impfenden Ländern, Dänemark (1982 – 1983) und den Kanalinseln von Großbritannien (1974 und 1981) erfolgten Ausbrüche waren nachweislich Einschleppungen oder Übertragungen aus benachbarten impfenden Ländern. Sie wären nicht erfolgt, wenn dort nicht geimpft worden wäre.

Der Schlusssatz dieses Schreibens lautete so: „Es ist mir bekannt, dass dem Ausschuss in der vorliegenden Angelegenheit bei der Anhörung von Prof. Dr. Wittmann am 24. Februar 1988 andere Informationen gegeben worden sind, die weitere Impfungen notwendig erscheinen ließen. Dies ist verständlich, wenn man bedenkt, dass der Befragte an MKS-Impfstoffpatenten der Firma Bayer beteiligt ist und daraus erhebliche finanzielle Vorteile genoss.". ... **Der Bundestagsausschuss stimmte der EG-Empfehlung zu, d.h. auch in Deutschland darf spätestens ab 1992 nicht mehr gegen MKS geimpft werden.** ... Selbst die Einfuhr von geimpften Tieren und Tierprodukten aus impfenden Ländern ist jetzt bei uns verboten. Die entsprechenden Einfuhrkontrollen wurden erheblich verschärft." [598] (Buchwald, in: Delarue, 1995, S. 255-56)

Formaldehyd

Die **Inaktivierung von Viren und bakteriellen Giften mittels Formaldehyd** war **die bisher am meisten angewendete Methode** bei der Impfstoffherstellung. Jedoch seit 1930 war bekannt, dass diese Methode durchaus gefährlich versagen konnte. Es ließ sich nachweisen, dass z.B. **Impfstoffe** gegen die Maul- und Klauenseuche, die auf diese Art und Weise hergestellt wurden, eine **Restinfektiosität** besitzen konnten. Obwohl im Zusammenhang mit den Ausbrüchen der MKS in Frankreich und den anderen Staaten Westeuropas wiederholt nachgewiesen werden konnte, dass sie durch inkomplette Virusinaktivierung bei Benutzung des Formaldehydverfahrens verursacht waren, wurde und wird diese Substanz zum selben Zweck immer noch verwandt. Aufwendige Verfahren konnten, durch die Analyse von 27 Virentypen, die für die Seuchenausbrüche in Europa in den letzten 20 Jahren verantwortlich waren, zeigen, dass die meisten der europäischen Ausbrüche seit 1965 „hausgemacht" waren und nicht von außereuropäischen Ländern eingeschleppt wurden. „Viele von ihnen wurden wahrscheinlich durch Impfstoffe verursacht, insbesondere wenn formalininaktivierte Substanzen benutzt wurden. **Um die Maul- und Klauenseuche aus Europa zu verbannen, musste das erste Bemühen darin bestehen, formalininaktivierte Impfstoffe zu vermeiden.**" [599] (Brown, 1993, S. 103-07)[28]

Auch im Zusammenhang mit der **venezolanischen Pferdeenzephalitis**, die zwischen 1969 und 1972 für Texas ein Problem war, konnte gezeigt werden, dass der Erreger mit dem identisch war, der 1943 in Trinidad isoliert und später allgemeinhin zur Produktion von formaldehydinaktivierten Impfstoffen Verwendung fand. Es ergaben sich eindeutige Hinweise auf den **Zusammenhang zwischen den Ausbrüchen und der Verwendung von Impfstoffen mit inkomplett inaktivierten Viren**. [600] (Brown, 1993, S.103-07)

Auch in der Humanmedizin finden viele formaldehydbehandelte Impfstoffe Verwendung. Heutzutage dürfte das größere Problem jedoch darin bestehen, dass die Substanz in zunehmendem Maße als möglicherweise krebserregend eingestuft wird. **Inwieweit z.B. die auffallend zunehmenden Zahlen an kindlichen Tumoren durch die Verwendung von Formaldehyd in mehreren Impfstoffen, die zur Verwendung an Neugeborenen und Kleinkindern bestimmt sind, verursacht werden, ist dringlich zu klären.**

Den Regelungen für die Maul- und Klauenseuche entsprechend wurden auch die **Bestimmungen über die Verhütung der Schweinepest** vereinheitlicht. „Auch gegen die Schweinepest wurde bisher geimpft. Zunächst mit einem Lebend-Impfstoff, der bewirkte, dass geimpfte Sauen sehr häufig sogenannte Mickerlinge zur Welt brachten. (Also **Schädigung der nächsten Generation durch Impfungen!**) Dann wurde auch ein Tot-Impfstoff versucht, der nur in den

---

[28] Sinngemäße Übersetzung durch den Verfasser.

Prospekten der Impfstoffhersteller tatsächlich wirksam war. Nachdem auch in den geimpften Beständen die Seuche erneut auftrat, hat schließlich die EG-Kommission die neue Verordnung durchgesetzt." [601] (Buchwald, 1994, S. 129)

Zu den Maßnahmen zur Eindämmung der Schweinepest gehörte das generelle „Impfverbot gegen Schweinepest". „In der „Verordnung zur Änderung der Schweinepest-Verordnung und sonstiger tierseuchenrechtlicher Vorschriften vom 21. Oktober 1993 (BGBlIS.1078)" heißt es im „Unterabschnitt 1. Allgemeine Schutzmaßregeln, § 2: (1) Impfungen gegen die Schweinepest oder gegen die afrikanische Schweinepest sowie Heilversuche an solchen kranken und solchen verdächtigen Schweinen sind verboten." ... Das Impfverbot ist jetzt 1/4 Jahr in Kraft. Inzwischen hat die Ausbruchshäufigkeit bereits drastisch abgenommen. Damit wurde die Voraussetzung geschaffen, dass die Schweinepestseuche aus Europa verschwindet." [602] (Buchwald, 1994, S. 129)

Zur Tollwut

Zur Tollwut, einer **unter anderem durch Biss übertragenen Viruser-krankung**, deren Hauptinfektionsquelle in Europa der wild lebende Fuchs sowie Hund und Katze sind, ist bei Buchwald zu lesen: „**Nicht jeder Biss oder jede Verletzung (z.B. durch ein tollwütiges Tier) führt beim Menschen zur Erkrankung.** Wird ein Mensch durch ein sicher tollwütiges Tier **in den Unterschenkel oder in den Unterarm gebissen**, so liegt das **Risiko, daran zu erkranken, zwischen 15 und 20 %.** Im eingetrockneten Speichel hält sich das **Tollwut-Virus** relativ lange. Es **verliert seine Vermehrungsfähigkeit** jedoch in **Feuchtigkeit**, besonders bei Lagerung **in Wärme** (im Sommer verendende und verwesende Tiere) und es wird **durch chemische und bakterienbedingte Prozesse durch Fermentfreisetzung und Verwesung** bei toten Tieren inaktiviert. ... **Bisse** durch ein tollwütiges Tier in gutdurchblutete Regionen, wie z.B. in den Hals- oder Gesichtsbereich, den Daumen oder den Daumenballen, haben ein Erkrankungsrisiko von 40 – 60 %. In Deutschland starben **von 1950 – 1982**, also in 32 Jahren, **39 Menschen** an Tollwut. Kein einziger erkrankte durch die bloße Berührung eines tollwütigen Tieres oder durch Berührung virushaltigen Materials, wie z.B. Speichel oder Blut. 1983 wurden über 80.000 Tollwut-Impfungen durchgeführt. Seit 1978 besteht der **Impfstoff** aus inaktivierten, aus Zellen menschlichen Ursprungs (HDC) gezüchteten Tollwut-Viren." [603] (Buchwald, 1994, S. 124)

1998 kostete 1 Ampulle des Tollwut-Impfstoffes Rabivac, hergestellt aus inaktivierten, aus Zellen menschlichen Ursprungs (diploide Zellen = Krebszellen), sogenannten **HDC-Zellen**, gezüchteten Tollwut-Viren 131,98 DM; er wird von den Behring-Werken vertrieben. Die Fachinformation berichtet über die möglichen Nebenwirkungen. In Einzelfällen wurde das Auftreten entzündlicher und demyelinisierender neurologischer Erkrankungen, z.B. Parästhesien, aufsteigende Lähmungen bis hin zu Atemlähmung (Guillain-Barré-Syndrom) oder Optikusneuritis gesehen. Ebenfalls von den Behring-Werken wird ein Impfstoff, der auf **Hühnerfibroblasten** gezüchtet wurde, angeboten. Unter der Rubrik Nebenwirkungen erscheinen in der Fachinformation im wesentlichen die gleichen Hinweise wie bei Rabivac.

In den Niederlanden ist seit 35 Jahren erstmals wieder ein Patient an Tollwut gestorben. Er war in Marokko von einem Hund gebissen worden. Obwohl er die ersten vier der sechs empfohlenen Impfungen mit einem HDC-Impfstoff erhalten hatte, entwickelte sich die Erkrankung. Wiegt ein erhoffter, möglicher Nutzen einer Impfung evtl. Gefahren auf? Der Artikel, der den Fall beschreibt, macht darauf aufmerksam, dass Tollwut-Immunglobuline nicht verabreicht wurden. [604] (Ärzte Zeitung Nr. 101, S. 1)

Von **1970 bis 1999** gemeldete **Erkrankungen an Tollwut 42** und **Tod 9**! In den Jahren 1997 bis 2000 kein Fall. (Stat. B.Amt, VIII A Gesundheitswesen, Internat. Klass. D. Krankh., 9. Rev.) In der Zeit von **1997 bis 2000** betrug die Zahl tollwutkranker Tiere **457**. Im Jahr **2001** waren es **51 Tiere** in 24 Gemeinden.[29]

Wider die Natur?

Schon bald nach „Entdeckung des Verfahrens" reichten die Kapazitäten zur Gewinnung des Impfeiters nicht aus, so dass man dazu überging, Waisenkinder zu impfen und aus deren Pockenblasen weiteren „Impfstoff" zu erzeugen. Da durch diese Vorgehen jedoch unter anderem auch häufig die Syphilis übertragen wurde,

---

[29] Bundesministerium für Verbraucherschutz, Ernährung und Landwirtschaft, Trendbericht

und immer mehr Menschen sich, wenn auch zögerlich der Erkenntnis öffneten, dass Waisenkinder keine Menschen 2. Klasse sind, entschied man sich schließlich zur Herstellung der Vakzine auf der Basis von Kälberblut. „Die Kälber wurden rasiert, in die Bauchhaut wurden Hunderte von Schnitten gesetzt, und in diese Schnittwunden wurden die Impflymphen eingebracht. Es entstanden großflächige Eiterungen. Diese wurden abgeschabt und daraus wurde die Pockenlymphe hergestellt. Die Tiere wurden getötet. ... Die Kälber wurden in Ställen festgeschnallt, damit sie sich nicht hinlegen konnten. Die ganze Prozedur war bis zu ihrer Tötung für die Tiere eine qualvolle Angelegenheit." [605] (Buchwald, 1994, S. 24/25)

Bei den Untersuchungen zur Herstellung der **Polio-Lebendvakzine** wurde unter anderem mit **Mäusen, Meerschweinchen, Kaninchen, Katzen, Hunden und Affen** gearbeitet. Als den amerikanischen Forschern Anders und Weller die Züchtung des **Poliovirus auf Affennieren** gelang, wofür sie den **Nobelpreis** erhielten, führte dies dazu, dass in Indien ungezählte Rhesusaffen gefangen und nach Amerika transportiert wurden, wobei ca. 10 % der Affen auf dem Transport starben. „Die Jagd nach den Affen nahm solche Ausmaße an, dass die indische Regierung 1955 die Ausfuhr von Rhesusaffen verbot. Von da an beziehen die amerikanischen Impfstoffproduzenten ihre Affen aus Hinterindien." [606] (Buchwald, 1994, S. 90)

Nachdem die Organe vieler Tierarten häufig von für dieselben Tierarten ungefährlichen Viren befallen sind, begann man nach anderen Methoden zu suchen. Man entdeckte, dass einige der **Viren auf bebrüteten Hühnereiern**, also auf Hühnerembryonen, züchtbar waren. "Die **Grippe-Impfung** saniert daher nicht nur die „Gesundheit" der Impfstoffhersteller, sondern auch diejenige der Zulieferanten, z.B. der Eierindustrie. Bei der Grippe-Impfung kann man rechnen: pro Spritze 1 Ei." [607] (Buchwald, 1994, S. 117)

Auch bei der Herstellung des **Masern-Impfstoffes** sowie bei der Herstellung der Tollwut-Vakzine wird mit **Hühnerembryonen, bzw. Hühnerzellkulturen** gearbeitet. Da diese Impfstoffe u.a. zum Teil Hühnereiweiß-Antigene enthalten und somit bei Menschen mit einer entsprechenden Allergie u.a. Reaktionen bis hin zum Schock auslösen können, suchte man weiter nach wieder anderen Herstellungsverfahren bei der Produktion der Vakzine.

Um dem Problem allergischer Reaktionen aus dem Wege zu gehen, hat man sich bemüht, Zellkulturen zu finden, deren Wachstumseigenschaften den

Forderungen großtechnischer Verwendbarkeit genügen. Die Lösung fand sich in krebsig entarteten Zellen. Die Kulturen werden als Zelllinien bzw. Zellreihen bezeichnet. „HeLa" und „HDC" sind die Namen dieser Kulturen. **„Dabei handelt es sich um Krebszellen, die aber nicht als solche bezeichnet werden. Bei dem Namen „HeLa" handelt es sich um die Anfangsbuchstaben des Namens jener Frau, von der diese Krebszellen abstammen. Es wird auch von „Zellreihen" oder „Zell-Linien" gesprochen, immer, um zu verheimlichen, dass es sich um Krebszellen handelt. Die pharmazeutische Industrie hat keine Bedenken und glaubt, keinen Zusammenhang zwischen dieser Tatsache und dem Krebsanstieg bei Kindern zu sehen."** [608] (Buchwald, 1994, S. 26)

Impfung	Zur Impfstoffgewinnung benutzte Tierart
Pocken	Kälber (Haut), Schafe (Haut), Kaninchen (Auge)
Wundstarrkrampf	Pferde
Tollwut	Hunde, Schafe, Affen, Kaninchen, Hamster, Ratten, Mäuse, Hühnereier, Enteneier
Tuberkulose (BCG)	Kühe (Euter), Wühlmäuse
Kinderlähmung (Polio)	Affen (Nieren und Hoden)
Röteln	Kaninchen (Nieren)
Masern	Hunde, Meerschweinchen (Nieren), japanische Wachteleier, Hühnerembryonen
Keuchhusten	Mäuse
Grippe	Hühnerembryonen

Tabelle 10: **Quelle: Dittmann, S.: Atypische Verläufe nach Schutzimpfungen. Johann Ambrosius Barth, Leipzig 1981**

Buchwald, G.: Impfen, das Geschäft mit der Angst, Lahnstein, 1994, S. 25

Risiken durch die Anwendung von herkömmlich und genetisch hergestellten Impfstoffen?

Nachdem Prof. G. Enderlein in seinem umfassenden Werk „Bakterien-Zyklogenie" u.a. dargestellt hatte, dass **Keime derselben Art aufgrund unterschiedlicher Kulturbedingung völlig unterschiedliche Charaktere**

300

ausbilden können, so dass im einen Fall eine schwere Erkrankung und im anderen Fall ein beschwerdefreies Trägertum entstehen kann, wurde mit den Möglichkeiten der Molekulargenetik die Tür zu neuen Räumen geöffnet. Durch den Vergleich der Erbsubstanz zwischen krankheitserregenden Polio-Virusstämmen und der abgeschwächten Lebend-Impfvirus-Variante ist inzwischen bekannt, „dass nur eine einzige Punktmutation (Zytidin statt Uridin an Position 472 des Genoms des Sabin Typ III-Impfstammes) für den Verlust der Neurovirulenz verantwortlich ist, und dass eine Rückmutation an dieser Stelle sehr leicht erfolgen kann. Dies wurde in der Tat bei einem geimpften Kind nachgewiesen, welches wenige Tage nach der Impfung neurovirulente Polioviren im Stuhl ausschied." [609] (Schwick, 1991, S. 136-40)

Im Jahr 1989 wurden von der WHO für ganz Europa nur noch 112 Fälle von vermuteter oder bestätigter Kinderlähmung registriert. Die betroffenen Länder waren: Belgien, Bulgarien, Frankreich, Rumänien, Türkei und die UdSSR. [610] (WHO-Letter in: Schwick, 1991, S. 138)

Die Möglichkeit der Mutation von Impfviren in eine gefährliche Wildvariante nach der Verimpfung am Menschen wird immer wieder besprochen und darum die gleichzeitige Impfung der Umgebung im Falle der Kinderlähmung allgemein mit empfohlen.

Laut Beale (1992) hatten die Cutter-Laboratories **1955** eine Polio-Vakzine in den Handel gebracht, deren Verwendung **260 Polio-Erkrankungen**, von denen 10 tödlich verliefen, nach sich zog. Bei 94 Fällen konnte die Verbindung mit dem Impfstoff aufgezeigt werden. Als Ursache wurde eine **inkomplette Inaktivierung des Virus durch Formalin** verantwortlich gemacht. Infolge dieses Unfalles kam es zu weitreichenden Veränderungen bei der Impfstoffproduktion. Für die Zukunft wurden andere Filterverfahren vorgeschrieben, die Testperiode zum Nachweis möglicher nicht inaktivierter Viren im Impfstoff wurde verlängert und den Herstellern wurde zur Auflage gemacht, genauestens Buch zu führen über die Sicherheitsmaßnahmen bei der Produktion. Als wichtigste Forderung, eine unbeabsichtigte Kontamination des Impfstoffs mit noch lebenden Viren zu vermeiden, war, die Produktionsstätten zur Herstellung der Viren und Toxine von den Firmenanteilen zu trennen, in denen die inaktivierten Impfstoffe verarbeitet wurden.

„Diese Lektion war bereits vorher bei der Herstellung von Diphtherie-Impfstoffen gelernt worden, die mit Diphtherie-Toxin verunreinigt wurden. Unglücklicherweise war diese Erkenntnis für einige Zeit in Vergessenheit geraten." [611] (Beale, 1992, S. 469-74)

Ein besonders schwieriges Problem ist die **Reinhaltung der Impfstoffe**, da dieselben ja in lebenden Systemen „hergestellt" werden. Wie bereits an anderer Stelle erwähnt, war es **im Juli 1942,** 1 Jahr nachdem die US Army ihre Soldaten gegen Gelbfieber geimpft hatte, zu **28.585 Fällen von Gelbsucht** gekommen, bei denen 62 Menschen verstorben waren. **Der Impfstoff war mit menschlichem Serum zur Stabilisierung versehen worden, wobei die Verseuchung mit dem Hepatitis-B-Virus am wahrscheinlichsten ist.** Dieses Problem wurde gelöst, indem menschliches Serum als Stabilisator für die Gelbfieber-Vakzine verboten wurde.

Obwohl heutzutage das Wissen um die Erreger der Hepatitis und vieler andere durch Blut übertragbare Erkrankungen sehr angewachsen ist, bleiben dennoch Quellen zur Kontamination der Impfstoffe.
Man muss sich nur vergegenwärtigen, dass die Seren, die benutzt werden, um die Säugetierzellkulturen, die zur Impfstoffproduktion verwandt werden, zu ernähren, größtenteils aus Rinderblut hergestellt werden. Die Kontrolle dieser Seren ist ein Versuch, das Risiko zu reduzieren. Auch können diese Seren z.B. mit Gammastrahlen behandelt werden, ohne ihren Wert als Nährmedium für die meisten Zellen zu behindern. Dennoch bleibt das größte Problem darin bestehen, dass grundsätzlich nicht auszuschließen ist, dass z. B. die Überträger der BSE, der bovinen spongiformen Enzephalophathie, über das Rinderblut in die Impfkulturen gelangen. [612] (Beale, 1992, S. 472) **Ob dieses Risiko tatsächlich vernachlässigt werden darf, wird die Zukunft erweisen.**

Eine andere **Quelle der Virusverunreinigung** von Impfstoffen liegt **in der Natur des Herstellungsprozesses** selbst. **Die Zellkulturen, in denen die Viren gezüchtet werden, stammen aus lebenden Organismen und können selbst virusbefallen sein.** „Das meisterwähnte Beispiel sind die Myriaden von Erregern, die in Affennierenzellkulturen nachgewiesen wurden, die zur Herstellung der

302

Poliovirus-Vakzine Benutzung finden. Das Agens, das am meisten ernst zu nehmen ist, ist das Turmorvirus SV-40. **Es ist zweifelsfrei, dass vielen Kindern dieses Virus bei der Polio-Impfung durch Injektion oder auch bei der Schluckimpfung verabreicht wurde.** Wenn bisher kein Desaster als Folge dieser Tatsache ermittelt wurde, so ist das doch nicht der Erfolg von großer Vorsicht, sondern vielmehr ein großes Glück. Sobald das Virus erkannt war, wurden Vorsichtsmaßnahmen ergriffen, es aus dem Produktionsprozess auszuschließen. **Auch Retroviren sind in den Affennierenzellen nachgewiesen worden und es ist wahrscheinlich, dass sie auch in den Vakzinen, die zur Schluckimpfung vorgesehen sind, vorhanden sind.** Ein möglicher Zusammenhang zur Ausbreitung von AIDS wird diskutiert. Es gibt jedoch keine Beweise seitens der serologischen Untersuchungen, die diese Annahme unterstützen." [613] (Beale, 1992, S. 472) Trotz intensiver Bemühungen kam es 1960 in West-Berlin erneut zu einem größeren Unfall, nachdem 25 Polio-Erkrankungen im Anschluss an Massenimpfaktionen gegen die Polio gemeldet wurden. Die Cox-Lederle-Impfstämme waren zum selben Zeitpunkt entwickelt worden wie die Sabin-Impfstämme, aber sie mussten wegen zu vieler Zwischenfälle vom Markt genommen werden. [614] (Beale, 1992, S. 473)

Für die **Gelbfieber-Vakzine** mit dem Dakar-Stamm und mit dem 17 T-Stamm waren bei Verwendung in Brazzaville 1944 an 102.000 Personen 102 Fälle von Enzephalitis mit 17 Todesfällen aufgefallen. Das führte zur Untersuchung verschiedener Vakzinen, wobei die **Häufigkeit der Meningo-Enzephalitis mit bis zu 16,5 pro 1.000 Impfungen** ermittelt wurde. Der neue Impfstoff soll in 0,6 pro 1.000 Impffällen eine Meningo-Enzephalitis bewirken. [615] (Beale, 1992, S. 470)

Im Jahr 2001 sind nach Mitteilung der STIKO 7 Patienten nach der Gelbfieberimpfung erkrankt; 6 von ihnen starben. (Ärzte Zeitung ,13. 11. 2001, S.4)

Bei vielen **Viren wird infolge der Vermehrung durch Ei- oder Zellkulturen ein Zunehmen der Gefährlichkeit** beschrieben. Die diesem Vorgang zugrundeliegenden genetischen Veränderungen werden bisher nur zum Teil verstanden.

Eine weitere Gefahr besteht in der Möglichkeit, dass die Zellkulturen **während der Verarbeitung im Labor mit anderen krankmachenden Agenzien verunreinigt** werden könnten.

Auch für die Pocken-Impfung war bekannt, dass die Fähigkeit, eine Enzaphalomyelitis hervorzurufen, mit dem verwendeten Impfstamm verbunden war. Nachdem die Impfung heute weltweit unterlassen wird, scheint das kein Problem mehr zu sein – oder? Lesen sie weiter. ...

Carrier

Tatsache ist, dass die **Pockenviren**, da sie **fremde Gene aufnehmen** und **auf ihrer Oberfläche ausdrücken** können, schon lange als sogenannten „**Carrier**" untersucht werden. [616] (Beale, 1992, S. 473), [617] (Kimman, 1992, S. 112)

„Carrier-Impfstoffe" enthalten abgeschwächte Mikroorganismen, deren genetischer Code dahingehend verändert wurde, dass fremdes genetisches Material mit eingebracht ist. Das soll dahin führen, dass die „Carrier" gleichsam als Träger fremden Materials dienen, dessen Eigenschaften sie auf ihrer Oberfläche ausdrücken. Im weitesten Sinne sind sie dann vergleichbar mit Schwindelpackungen. Man versucht auf diese Art und Weise, das Immunsystem zu stimulieren, auf die „einen Feind" anzeigenden, antigenen Eigenschaften eines in Wahrheit harmlosen Erregers zu reagieren. Ursache dieses Forschens ist die Erkenntnis, dass der ideale Impfstoff bisher nicht produziert werden konnte. Viele Impfstoffe sind entweder zu gering in ihrer Effektivität oder haben evtl. heftige, unerwünschte Nebeneffekte. [618] (Kimman, 1992, S. 111)

Grundsätzlich kann gesagt werden, **dass Tot-Impfstoffe weniger wirksam sind als Lebend-Impfstoffe**. Daher müssen sie öfter verabreicht werden und enthalten im allgemeinen sogenannte Adjuvantien, **arzneiliche Hilfsstoffe**, die gleichsam „den Ärger" im Immunsystem steigern, so dass es gleichsam zur Reaktion gezwungen wird. Die Wirksamkeit von Lebend-Impfstoffen hängt im allgemeinen von der Anzahl der verabreichten Mikroorganismen ab. Diese müssen in großen Zahlen gezüchtet werden, wobei die Gefahr der Mutation und der Kontamination mit anderen Viren oder Gensequenzen besteht.

Der Prozess der Abschwächung dieser für die Lebend-Impfstoffe hergestellten Viren ist bisher immer experimentell erarbeitet worden. Man verwendet die mehrfache Passage durch Säugetierzellkulturen, über bebrütete Eier, oder die Kultur auf eigentlich für den betreffenden Organismus unnatürlichem

Gewebe, evtl. in Verbindung mit nicht optimalen Temperaturen oder in der Gegenwart von zellteilungsstörenden Substanzen. In den meisten Fällen wird die Abschwächung als der Verlust von Genmaterial verstanden. Häufig jedoch ist die Abschwächung mit einem Verlust der das Immunsystem reizenden Wirkung verbunden. Ein ganz junges Verfahren zur Abschwächung ist die Manipulation der Erbsubstanz der Organismen. Doch auch diese **Manipulationen unterliegen der Möglichkeit erneuter Mutation**, wobei schließlich extremste Veränderungen der Wirtsspezifität, auch was die befallenen Organe betrifft, und damit auch der Gefährlichkeit, auftreten können.

Bisher wurden schon mit vielen Erregern solcherlei Versuche unternommen. Dazu zählen u.a. die **Herpes-, Adeno-, Polio-Viren, Saccharomyces cerevisiae, Salmonella typhimurium und andere Salmonellen-Stämme, E. coli, Bacillus subtilis, Shigella- und Yersinia-Stämme, BCG und andere Mykobakterien.** Man experimentiert sogar daran, mehr als ein fremdes Merkmal auf einem „Carrier" unterzubringen.

<u>**Der bisher am meisten studierte „Carrier" ist das Pocken-Virus.**</u> Genetische Anteile **des Hepatitis-B-, des Influenza-, des Herpes simplex-, des Tollwut- und des Maul- und Klauenseuche-Virus wurden schon in diesem „Carrier" eingebracht**. Auch an immunologische Tumorbekämpfung durch Ausprägung der Tumor-Antigene auf der Oberfläche von Vektoren wird experimentell erprobt.

Das heißt also nicht nur, dass in den Labors der Pharmakonzerne, die mit der Impfstoffherstellung experimentieren, noch mit Pockenviren gearbeitet wird, die theoretisch an sich schon als eine Gefahr gelten können, sondern, dass darüber hinaus damit experimentiert wird, diese Viren genetisch zu manipulieren, was mit ungeahnten Gefahren einhergeht.

Mit den sogenannten „Carrier-Vakzinen" konnte man bisher **noch keine Langzeiterfahrungen** sammeln. Grundsätzlich sind die drei folgenden Risiken zu überlegen:

Durch die Aufnahme von fremdem genetischen Material in die Wirtszelle kann es zu Veränderungen der Wirtsspezifität und damit zur Veränderung der Gefährlichkeit kommen. So kann z.B. das harmlose Darmbakterium E. coli, wenn es mit dem Yersinea-Gen für Invasin geklont wird, in menschliche Epitelzellen eindringen. [619] (Kimman, 1992, S. 114)

Aus diesem Licht heraus erscheint es bedenklich, wenn in Belgien mit einem veränderten Pockenvirus-Stamm (Kopenhagen-Stamm), auf dem das tollwutspezifische Glykoprotein G dargestellt wurde, ein großer Feldversuch unternommen wurde. [620] (Kimman, 1992, S. 112) Die Freude über die Ausbildung von Tollwut-Pocken-Antigen, das in den Mandeln, der Wangenschleimhaut und dem weichen Gaumen von Füchsen daraufhin nachgewiesen wurde, muss nachdenklich stimmen, wenn wir uns vergegenwärtigen, dass die komplexen Vorgänge bisher nur unvollständig verstanden sind und durch Mutation der Viren eine Veränderung des Wirtsspektrums sowie eine Veränderung der Gefährlichkeit denkbar ist.

Ein weiteres Problem bei der Arbeit mit lebenden Impfstoffen besteht in der Gefahr, dass die jetzt manipulierten, ehemals „Wildviren" **latente Infektionen** verursachen können; d.h. dass sie möglicherweise, dem Zugriff des Immunsystems entzogen, innerhalb des Organismus für lange Zeit verweilen, bis sie eine Erkrankung auslösen. **Wie lange dieser symptomenfreie Zustand andauert und was schließlich die Auslösung der Erkrankung bewirkt, ist noch unverstanden**. Die mutierten, verwandelten, abgeschwächten Viren, können wieder in die gefährliche Form rückverwandelt werden. Dies ist insbesondere bei dem Polio-Impfstamm Sabin Typ II und III bekannt. Für den Typen Sabin-I wurde diese Rückmutation noch nicht beschrieben.

Rückmutation wird umso wahrscheinlicher, wenn verwandte Wildtypen die gleiche Zelle befallen haben und ein Austausch des genetischen Materials zustande kommt. Lebende Impfstoffe können dieselbe autoimmune oder allergische Antwort auslösen, die auch bei Verwendung des Tot-Impfstoffes oder neu auftretender natürlicher Erkrankung auftreten könnten. Eine Verstärkung der Immunreaktion und damit ein gefährlicherer Erkrankungsverlauf als bei der bloßen Infektion mit dem Wildvirus ist insbesondere dann denkbar, wenn in einen im Ablauf begriffenen Prozess hineingeimpft wird. Das heißt, wenn zu einem Zeitpunkt geimpft wird, da eine andere Erkrankung das Immunsystem bereits beschäftigt. Da solche Zusammenhänge zweifelsfrei beschrieben sind, muss eine beabsichtigte Impfung insbesondere dann auf ihren realen Wert hinterfragt werden, wenn der Impfling zum

Zeitpunkt der Maßnahme nicht kerngesund ist. Das Risiko von unerwünschten, unkalkulierbaren Folgen erscheint bedenklich.

Das zweite grundsätzliche Risiko bei der Verwendung von „Carriern" besteht im **Austausch von genetischen Informationen mit anderen Impf- oder Wildviren.** Grundlage eines solchen genetischen Austausches ist die gleichzeitige Infektion einer Zelle mit zwei verschiedenen Mikroorganismen. Die **Häufigkeit der Rekombination** zweier Virenstämme ist schwer zu untersuchen. Sie ist **abhängig von der Virusfamilie, dem Vermehrungsmechanismus, der Länge homologer Sequenzen, dem Auftreten von andauernden oder stillen Infektionen und dem Infektionsmechanismus selbst.**

Ein Gentransfer ist durch Transformation, d.h. durch Aufnahme extrazellulär gelegenen genetischen Materials, durch Transduktion, d.h. durch Einbringen genetischen Materials mit Hilfe eines Bakteriophagen als Vektor und durch Konjugation, d.h. durch Austausch genetischen Materials mittels Zell-zu-Zell Kontaktes denkbar. Der wahrscheinlichste Mechanismus zum Genaustausch dürfte die Konjugation sein. [621] (Kimman, 1992, S.115) Der genetische Austausch zwischen Bakterien wird durch Umgebungsfaktoren, u.a. auch durch die Gegenwart anderer Bakterien beeinflusst.

Das dritte große Risiko bei der Arbeit mit **Carrier-Vakzinen** ist die Gefahr, dass dieselben **in die Freiheit entweichen** und bei ihrer genetischen Instabilität große Probleme verursachen könnten. Deshalb ist die bevorzugte Verabreichungsform die Injektion. Weitere Einflussgrößen sind die Höhe der Dosis und der Immunstatus der geimpften Person. Während das Vakzinia-Virus gegenwärtig in Europa nur in den Labors existiert, besteht bei der großen Wirtsvielfalt die **Gefahr der Übertragung von der zu impfen beabsichtigten Gruppe auf andere Rassen, die das Risiko der Rekombination mit anderen Pockenviren verstärkt.** [622] (Kimman, 1992, S.115)

Übertragen auf die Humanmedizin würde das bedeuten, dass **durch genetische Manipulation das Befallsmuster einer natürlichen Erkrankung völlig unerwartet verändert** auftreten könnte. Da einer solchen künstlichen Änderung keine evolutionäre Entwicklung vorausgegangen wäre, ist die Möglichkeit heftigster Erkrankungsverläufe zu berücksichtigen.

Während also auf der einen Seite ungeheure geistige Kapazitäten damit befasst werden, den Mechanismus der Evolution zu manipulieren, kurz, in die Schöpfung einzugreifen, stellt sich auf der anderen Seite die Frage, ob bei geeigneter Anwendung hygienischer Maßnahmen und bei entsprechender Schulung in bewusstseins- und persönlichkeitsentwickelnden Verfahren der Zustand der Gesellschaft im allgemeinen als auch der Zustand des menschlichen Individuums im besonderen nicht viel wunderbarer gefördert werden könnte.

Das Risiko katastrophaler Spätschäden steigt umso mehr, je länger und je früher in der menschlichen Entwicklung im Kleinkindesalter unter anderem quecksilberhaltige Substanzen wie Thiomersal geplant zur Anwendung kommen. Deren Potenz, genetische Schäden zu bewirken, ist aus Vergiftungsfällen bekannt und muss somit auch für die vermeintlich kleinsten Mengen im Falle der Verwendung bei Neugeborenen und Kleinkindern für möglich gehalten werden.

Entwicklung der Impfstoffe

1771	Einführung der Variolation in England
1796	Edward Jenner (1749-1828): Pocken
1885	Loius Pasteur (1822-1895): Tollwut
1892	Haffkine: Cholera
1898	Wright: Typhus
1913	Behring: Diphtherie (Diphtherietoxin-Antitoxin)
1921	Calmette u. Guerin: Tuberkulose
1923	Ramon u. Glenny: Diphtherietoxoidimpfstoff
1923	Madsen: Keuchhusten
1927	Ramon u. Zoellner: Tetanustoxoidimpfstoff
1937	Theiler: Gelbfieberimpfstoff (17 D)
1937	Erste Influenzaimpfstoffe
1949	Enders, Robins u. Weller: Züchtung von Polyomyelitisviren in Gewebekulturen
1954	Salk: Totimpfstoff gegen Polio, gezüchtet auf Affennieren
1957	Koprowski: Erste orale Massenimpfung gegen Polio in Belgisch Kongo (heute Zaire) mit auf Affennierengewebe gezüchtetem Impfstoff
1957	Sabin: Massenimpfungen in der Sowjet-Union mit lebenden Erregern
1960	Enders: Masernimpfstoff
1963	Weller: Rötelnimpfstoff
1963	In Deutschland: Impfung gegen Polio mit Sabin-Impfstoff gegen Polio Typ I
1964	In Deutschland: Impfung gegen Polio mit Sabin-Impfstoff gegen Polio Typ II u. III
1968	In Deutschland: Impfung gegen Polio mit Sabin-Impfstoff gegen Polio Typ I, II u. II (Dreifachimpfstoff)
1968	Impfstoff gegen Meningokokkenmeningitis der Erreger des Typs C

1971	Impfstoff gegen Meningokokkenmeningitis der Erreger des Typs A
1973	Kunz: Impfstoff gegen FSME (Zecken-Impfung)
1976	Der erste hitzestabile Masern-Impfstoff
1976	Erste Anwendung des Hepatitis-B-Impfstoffes
1984	Impfstoff gegen Windpocken
1986	Erster gentechnologisch hergestellter Hepatitis-B-Impfstoff
1991	HIB-Impfung
1991	Windpockenimpfung
1992	Impfung gegen Hepatitis A

Tabelle 11:   **Entwicklung der Impfstoffe**

Buchwald, G.: Impfen, das Geschäft mit der Angst, Lahnstein, 1994, S. 135-136

Heuschnupfen – Impfen und Homöopathie

Als Petov zu Anfang dieses Jahrhunderts ein Buch über den Heuschnupfen schreiben wollte, ergab sich, dass unter etwa 6.000 Kranken der Charité in Berlin in den Jahren 1926 – 1930 in den Monaten Mai, Juni und Juli kein einziger Heufieberfall nachgewiesen werden konnte. Ein anderer Autor dieser Zeit, Sticker, berichtete dasselbe aus den Polikliniken von Gießen und Köln. So müssen wir nun als gegeben akzeptieren, dass diese Erkrankung zu Beginn dieses Jahrhunderts noch höchst selten war. [623] (Buchwald, 1994, S. 214 ff.)

Im Jahr 1796 entdeckte der englische Landarzt Edward Jenner das Impfverfahren, das später unter dem Namen Vakzination weltweit bekannt wurde. Es ist dasselbe Jahr, in dem Samuel Hahnemann seine Beschreibung der Homöopathie veröffentlichte. Als das Datum der ersten Publikation über die Vakzination gilt das Jahr 1798. Dieses Ereignis gilt als der Anfang der klinischen Immunologie. In den Schriften Hahnemanns, finden wir keine Bemerkungen über den Heuschnupfen. Er beschreibt allerdings Nahrungs- und Arzneimittelüberempfindlichkeiten, deren außergewöhnlich heftige Verläufe er mit dem Begriff Idiosynkrasie bezeichnet. [624] (Hahnemann, 1921, §117)

In seinem Buch über das Heufieber schreibt H. Petov, Dozent für Innere Medizin an der Charité Berlin, 1930: „**Es hat nach alledem den Anschein, als ob das Heufieber gegen Ende des 18. Jahrhunderts in Europa zuerst aufgetreten sei und allmählich häufiger wurde.**" [625] (Braun, 1995, S. 60ff.)

Die Erstbeschreibung des Heuschnupfens geht auf das Jahr 1819 zurück und wurde von J. Bostock 1819 in London veröffentlicht. Dies geschah **8 Jahre**

nachdem Jenner die Mehrfach-Impfung mit Kuhpocken empfohlen hatte, da er erkennen musste, dass die einmalige Impfung nicht zum sicheren Schutz vor der Erkrankung ausreicht.

1873 berichtete ebenfalls ein englischer Arzt, Charles Harrison Blackley, über seine Forschungen mit verdünnten Pollenaufschwemmungen. „Sein einwandfreier Nachweis, dass Gräserpollen die Ursache des Heufiebers sind, wurde jahrelang nicht anerkannt, weil er Homöopath war." [626] (Buchwald, 1994, S. 214)

Die ersten Berichte über den Heuschnupfen stammen aus England. Wenn wir bei Petov lesen, dass das Heufieber am häufigsten im zweiten Lebensjahrzehnt beginnt, dann müssen wir uns daran erinnern, dass die damals übliche Zweitimpfung im 12. Lebensjahr durchgeführt wurde. Wenn wir uns vergegenwärtigen, dass die Intensität des Pollenfluges mit dem Ausklang des 19. und dem Beginn des 20. Jahrhunderts keine großen Unterschiede erfahren haben wird, müssen wir uns fragen, welche äußeren Bedingungen für das seuchenhafte Auftreten dieser inneren Empfindlichkeit des Organismus, der allergischen Reaktionsweise, die heute u.a. auch Neurodermitis und Asthma nach sich gezogen hat, zugrunde liegt.

Es gilt, die Häufigkeit des Auftretens der Erkrankung sowie ihre geographische Verbreitung zu betrachten. „Sticker konnte 1907 zeigen, dass der **Heuschnupfen in der Landbevölkerung auffallend selten vorkam, hingegen vielmehr unter der Stadtbevölkerung** und hier besonders in den privilegierten Bevölkerungsschichten. **Das heißt, die Krankheit verbreitete sich dort, wo geimpft wurde und nicht dort, wo die meisten Pollen flogen.** Dabei lässt sich das bevorzugte Erstauftreten der Krankheit nach der Revakzination im 2. Lebensjahrzehnt statistisch belegen. In den 60er Jahren verlagerte sich übrigens der Zeitpunkt des Erstauftretens in das Kindesalter. **Dieses epidemiologische Phänomen korreliert mit der Entwicklung der Mehrfachimpfung in den ersten beiden Lebensjahren.** Heute erkranken schon Kleinkinder an Heuschnupfen. [627] (Buchwald, 1994, S. 215)

Betrachten wir noch einmal die Entwicklung des zeitlichen Auftretens der **Heuschnupfenerkrankung**, so erkennen wir den Zusammenhang mit den veränderten Gepflogenheiten im Umgang mit der Pockenimpfung. Nach einer **Statistik von Mohr aus dem Jahre 1905**, zitiert bei Braun, lag der Zeitpunkt des **Krankheitsbeginnes** bei 520 betrachteten Heuschnupfenkranken meist im **2. und**

3. **Lebensjahrzehnt.** Zu Beginn dieses Jahrhunderts **impfte man im allgemeinen nur gegen Pocken.** Nach dem damals geltenden **Impfgesetz** war die **Zweitimpfung für das 12. Lebensjahr vorgeschrieben.** So ergibt sich die **zeitliche Übereinstimmung des gehäuften Krankheitsauftretens zum Zeitpunkt der Zweit- und Drittimpfung.**

Das sozioökonomische Gefälle von der städtischen zur ländlichen Bevölkerung war bereits damals zu erkennen. Das gleiche Gefälle ließ sich auch bei der Betrachtung der Stadtbewohner wiederfinden. Auch hier gab es den **Unterschied der privilegierten Schichten zu den Arbeitern.** Diejenigen, **die es sich leisten konnten, waren „besser durchgeimpft".**

Um die Jahrhundertwende wurden Soldaten einer Drittimpfung unterzogen. Das erklärt die damals auffällige, unterschiedliche Geschlechterverteilung der Betroffenen, wobei **Männer ungefähr doppelt so häufig erkrankt** gefunden wurden wie Frauen.

Die „Indizienkette" wäre geschlossen, wenn es gelänge, auch noch nachzuweisen, dass die **Pollinose in Japan mit einer Verspätung in Erscheinung getreten** ist. Dies hat folgende Bewandtnis: Die Jenner'sche Kuhpockenimpfung wurde in den ersten Jahren des 19. Jahrhunderts in die Welt exportiert. **Am 1. Dezember 1803 segelte Dr. Balmis mit 22 Kindern an Bord von Teneriffa aus nach Lateinamerika und überimpfte während der Reise die Kuhpocken von Kind zu Kind. In Mexiko nahm er 26 neue Kinder an Bord, um mit ihnen den Impfstoff zu den Philippinen und nach China zu bringen. Nur die japanischen Häfen blieben Dr. Balmis und seinem Impfstoff verschlossen. Auf diese Weise kam die Kuhpocken-Impfung erst 1825 durch Franz Siebold, also mit einem 1/4 Jahrhundert Verspätung nach Japan."** [628] (Braun, 1995, S.60ff.)

S. 107 ⬆

Wer immer unter den Leserinnen und Lesern sich berufen fühlt, dieser Frage, wann der Heuschnupfen zuerst in Japan beschrieben wurde, nachzugehen, sei dazu ermuntert.

Über Allergien

Nach einer Untersuchung des EMNID-Institutes an 6.000 Bundesbürgern ergab sich, dass **zur Zeit fast jeder vierte Mensch in diesem Lande an einer allergischen Erkrankung leidet**. 41 % dieser Patienten leiden an Heuschnupfen. Nahezu jeder dritte von ihnen wird später ein Bronchialasthma entwickeln. [629] (Ärzte-Zeitung, Nr. 152, 28.08.97, S. 10)

In einer großen epidemiologischen Studie ISAAC (International study of asthma and allergies in childhood) wurden weltweit in 155 Zentren 463 801 Kinder im Alter von 13 und 14 Jahren hinsichtlich der Häufigkeit von Asthma und Allergien untersucht. Es fanden sich mehr als 20-fache Unterschiede in der Häufigkeit der Erkrankungen. Prof. U. Keil, Universität Münster, fasst die Ergebnisse dahingehend zusammen, dass Asthma und Allergien bei Kindern dort besonders häufig sind, wo der Lebensstandard hoch ist. In den Zentren mit starker Luftverschmutzung durch Staub und Schwefeldioxid waren Asthma und Allergien selten. So fanden sich die niedrigsten Asthma-Raten in Äthiopien und Indien mit je 1,9 % sowie in Indonesien mit 2,1 %. In Großbritannien, Neuseeland und Australien, die die Asthma-Statistik anführen, gaben 25 – 40 % der befragten Kinder an, dass sie im vergangenen Jahr asthmaähnliche Symptome gehabt hatten. Ähnliche Ergebnisse wurden auch in Bezug auf Heuschnupfen und Neurodermitis ermittelt. Nach Prof. Keil könnend die Unterschiede so interpretiert werden, „dass Infektionen in den ersten Lebensmonaten gegen Asthma und Allergien schützen." [630] (Ärzte Zeitung Nr. 93, 1998, S. 1), [631] (Ärzte Zeitung Nr. 114, 1998, S. 1, 10 und 11)

Zu einem ähnlichen Ergebnis gelangt auch Prof. D. Nolte, der auf dem 39. Kongress der Deutschen Gesellschaft für Pneumonologie in Leipzig eine Studie vorstellte, in der die überlebenden Kinder einer Masern-Epidemie, bei der 1979 im westafrikanischen Land Guinea-Bissau 25 % der Kinder unter 3 Jahren gestorben sind, hinsichtlich ihrer Reaktion auf Allergene im Hauttest mit damals nicht erkrankten Kindern verglichen wurden. Dabei zeigten nur 12,8 % der Masern-Überlebenden eine positive Reaktion, verglichen mit 25,6 % der nicht erkrankten. 632 [Ärzte Zeitung Nr. 69, 1998, S. 10] „Man sollte Kinder ruhig mal im Dreck spielen lassen. Denn frühzeitige Kontakte mit Infektionserregern schützen Kinder offenbar vor der Entwicklung von Allergien", so wird Prof. Nolte an anderer Stelle zitiert. 633 [Ärzte Zeitung Nr. 114, 1998]

Nach Angaben des Deutschen Allergie- und Asthma-Bundes sind viele Kinder von **Neurodermitis** betroffen. **Rund 15 % der Kinder unter 10 Jahren leiden unter dem atopischen Ekzem,** dessen äußeres Kennzeichen der starke Juckreiz ist. **Häufig** ist diese, oft chronisch verlaufende Hautkrankheit, mit einer **Unverträglichkeit gegenüber Milch und Milchprodukten,** was oft auch sogenannte **hypoallergene Nahrungszubereitungen** und gelegentlich auch **Sojaersatzstoffe** betrifft, verbunden. Etwa **jedes 5. Kind wird wegen einer Allergie von einem Kinderarzt behandelt.** Neben der möglichen Rolle der Massenimpfungen und Impfstoffzusätze spielen **Vererbung, ungesunde Ernährung und die „ständige Überreizung mit einer Substanz" als Auslöser für eine Allergie** eine wichtige Rolle.

Bei mehr als der Hälfte der allergiekranken Kinder hat mindestens ein Elternteil ebenfalls eine Allergie. Geht man noch eine Generation weiter zurück, haben **35 % der Kinder mindestens eine allergiekranke Großmutter** oder einen allergiekranken Großvater. Um Allergien vorzubeugen, empfiehlt es sich, einen Säugling während der ersten 6 Monate nach Möglichkeit zu stillen. (Emnid-Umfrage 1997)

„Ob ein Kind eine Allergie entwickelt, hängt ganz entscheidend von der **genetischen Prädisposition** ab: Sind **beide Eltern gesund,** so beträgt das **Allergierisiko des Kindes nur 10 %.** Hat **ein Elternteil eine Allergie,** liegt das **Risiko des Kindes bei 30 %,** sind **beide Eltern Atopiker und haben die gleiche Allergie,** beträgt es sogar **80 %.** Außerdem können auch die Allergen-Belastungen des Kindes beim Heranwachsen und die Ernährung zur Entstehung von Allergien beitragen. ... Schon in den ersten Lebensmonaten kann eine atopische Dermatitis auftreten, oft begleitet von einer Nahrungsmittelallergie. Nach Daten der ETAC-Studie sind 32 % der 1-jährigen Kinder mit atopischer Dermatitis bereits gegen Kuhmilch-Antigene sensibilisiert, gegen Antigene in Eiern sind es sogar 45 %. Eine atopische Dermatitis und Nahrungsmittelallergien klingen beim Heranwachsen der Kinder häufig wieder ab, dagegen treten ab dem 3. Lebensjahr Allergien der Atemwege wie Heuschnupfen und Asthma in den Vordergrund. [634] (Ärzte-Zeitung, 152, 28.08.97, S. 10)

Nach der Lektüre dieser Studie ist das sprunghafte Anwachsen der Erkrankungen des atopischen Formenkreises nicht länger verwunderlich. Minimale genetische Veränderungen, die, auch unter Berücksichtigung der multifaktoriellen Genese, sich schließlich in der Entstehung allergischer Erkrankungen ausdrücken können, werden an die Kinder weiter gegeben. Die Kinder aber sind wenigstens im gleichen Maße den krankmachenden Umständen ausgesetzt. Sollten gar die Impfungen mit ihren arzneilichen Hilfsstoffen und dem ins frühe Säuglingsalter vorverlegten Impfalter unter die krankmachenden Wirkungen gezählt werden müssen, sind bei den heutigen Impfempfehlungen die biologischen Systeme unserer Kleinkinder erheblich größeren Gefährdungen ausgesetzt. Zur genetischen Belastung addiert sich das biochemisch statistische Risiko. Zu diesem Gesamtrisiko addiert sich das Angstpotential der Eltern und des Umfeldes. Das alles führt vermehrt zu erschreckenden Verläufen, wodurch sich schließlich dieser Teufelskreis zum Selbstläufer entwickelt und so lange verstärkt, bis genügend Menschen eine Form des Bewusstseins entwickelt haben, das es ihnen erlaubt, gesund zu bleiben.

Wie wir also unschwer sehen können, ist das Problem der explosiven **Zunahme von Erkrankungen aus dem atopischen Formenkreis durch ein Wachstum auch der relativen Erkrankungszahlen von Generation zu Generation** gekennzeichnet. – Durchaus ein sicheres Geschäft mit Wachstumsraten, wie sie sonst nicht erreicht werden. Weiteres in den Kapiteln „Goldrausch?" und „Goldrausch – die Sache mit dem Geld".

Sollte das tatsächlich mit der zunehmenden Sensibilisierung gegenüber artfremdem Eiweiß in größtem Stil durch vermehrte Impfungen und Mehrfach-Impfungen im frühen Kindesalter bedingt sein? Sollte es wirklich wahr sein, dass Impfungen kein Immuntraining, sondern die Ursache für ein durcheinander gebrachtes Immunsystem sind, das dann auf äußere Reize nicht mehr geregelt, sondern jetzt a l l e r g i s c h, d.h. anders reagiert?

Ist der „Kampf gegen die Epidemien", wie ihn die WHO seit Jahren weltweit als Motor betreibt, unter Umständen verantwortlich für das Emporschnellen der Zahlen chronischer Erkrankungen?

Im Rausch der Gefühle

Zunehmend finden wir in der Gesellschaft Parallelen zu den Elementen des soziopathischen postenzephalitischen Syndroms: **Ich-Schwäche, Minderwertigkeitsgefühle, Egoismus, Neigung zur Gewalt, Ungeduld, Narzissmus, Größenwahn, Entfremdung, ungezielte Aggression, der Suche nach Sensation und Erregung, Unfähigkeit zu tragfähigen Beziehungen, diffuse Angst, Depression, Alkoholismus und Drogenmissbrauch.**

Eine Erhebung über die seelische Gesundheit der Amerikaner aus dem Jahre 1984 ergab, dass Soziopathie und andere seelische Erkrankungen wie Angst, Depression, Schizophrenie, Alkohol- und Drogenmissbrauch weit häufiger bei den ab 1940 Geborenen vorkommen als bei den vor 1940 Geborenen. Kinderimpfungen können die verschiedensten Arten von geistiger Störungen verursachen. Diese reichen von einem leichten Sinken des IQ bis zu völliger Idiotie. Impffolgen können sich als Dyslexie und als andere Lese- und Lernschwierigkeiten äußern. „Eine bundesweite Studie aus dem Jahre 1988 ergab, dass mathematische Fähigkeiten bei amerikanischen Jugendlichen praktisch verschwunden sind. Fast die Hälfte der 17-jährigen ist nicht imstande, Rechenaufgaben zu lösen, die normalerweise in den ersten Klassen der Highschool gestellt werden. 1/3 der 11.-Klässer versteht nicht einmal richtig, was der Lehrer sagt. 27 % der 13-jährigen stehen hilflos vor Rechenaufgaben, die in der Grundschule behandelt werden. ... Eine Erhebung, die das Zensus-Büro 1986 durchführte, ergab, dass 9 % der Erwachsenen zwischen 20 und 40 Jahren (also der zwischen 1946 und 1966 Geborenen), deren Muttersprache englisch ist, Analphabeten sind. .. Das Büro stellte auch fest, **dass 40 % der amerikanischen Erwachsenen keine Landkarte lesen können**, während **80 % nicht imstande sind, das richtige Trinkgeld in einem Lokal auszurechnen oder einen Busfahrplan zu verstehen. ...**

Der steigende Output der Gesellschaft an neurologisch Geschädigten hat einen bemerkenswerten Anstieg der Gewaltverbrechen zur Folge gehabt. ... Voraus ging ihm ein Anstieg der Gewalt unter Kindern und Jugendlichen. Das wird gut durch zwei Erhebungen unter männlichen Jungendlichen in Philadelphia belegt. ... Eine stammte aus dem Jahr 1945 mit 10.000 Jungen, die zweite aus dem Jahr

1958 mit 13.000 Jungen aus dem selben Milieu. ... Unerklärlich war, dass in der Gruppe von 1958 die Tendenz zur Gewalt weit größer war. Einer der Autoren nannte diese „Eskalation des Gewaltverbrechens" „ein besorgniserregendes gesellschaftliches Symptom". **Die Autoren dieser Arbeit konnten freilich nicht erkennen, dass zwischen dem 1945er und dem 1958er Jahrgang Unterschiede im Hinblick auf die Krankenvorgeschichte bestanden. Sie dachten nicht daran, dass die zweite Gruppe in großem Umfang gegen Diphtherie, Keuchhusten, Tetanus, Poliomyelitis und Windpocken geimpft worden war, während die erste höchstens Injektionen gegen Windpocken bekommen hatte.**

Die Impfprogramme nahmen 1965 einen mächtigen Aufschwung, als der Immunization Assistance Act (die Impfgesetze) vom Kongress verabschiedet wurde. In den darauf folgenden Jahren erweiterten mehr und mehr Bundesstaaten ihre **Impfprogramme** und machten sie **obligatorisch. 4 oder 5 Jahren später sahen sich die Ärzte mit einer ganz neuen Art neurologisch geschädigter 4- oder 5-jähriger konfrontiert.** ... **„Psychische Störungen des Nervensystems" nahmen um 80 % zu. Persönlichkeits- und nicht-psychotische geistige Störungen (einschließlich Verhaltensstörungen, Drogenmissbrauch und Hyperaktivität) gar um 300 % und Augen- und Ohrenkrankheiten, besonders Otitis media, um 120 %.** Bekannt gewordene Fälle von Hörverlust beider Ohren nahmen um 129 % zu. Der Anstieg war praktisch derselbe bei Beziehern hoher und niedriger Einkommen, so dass Armut als wesentlicher Faktor ausscheidet. Umgekehrt blieben Zustände, die keinen Zusammenhang mit Impfschäden aufweisen – Verletzungen, urogenitale Krankheiten, Kreislaufkrankheiten, infektiöse oder parasitäre Krankheiten und Deformationen – während dieser Zeit konstant oder nahmen sogar ab." [635] (Coulter, 1995, S. 250 ff.)

Ob wir daraus nicht doch etwas lernen könnten? Würde es nicht lohnend sein, sich intensivst für eine Untersuchung der Zusammenhänge einzusetzen, unabhängig von marktwirtschaftlichen Erwägungen?

Hahnemann, Vithoulkas und die Impfung - bis heute[30]

An drei Stellen nimmt Hahnemann in dem anfangs bereits zitierten **„Organon der Heilkunst"** bezug auf die Pockenschutzimpfung.

Zuerst im § 36, in dem er unterstreicht, dass der **Mensch, der an einer Erkrankung leidet, eine höhere Chance hat, einer zweiten Erkrankung zu entgehen**, d.h., dass es eine Hierarchie in der Erkrankung geben dürfte, in der Form, dass wenn die alte Erkrankung stärker wäre, so die neue den Körper nicht befallen könne. *Ein schon an einer schweren chronischen Krankheit Leidender wird von einer Herbstruhr oder einer anderen mäßigen Seuche nicht angesteckt. ... Rachitis lässt, nach Jenner, die* **Schutzpockenimpfung** *nicht haften. Geschwürig Lungensüchtige werden von nicht allzu heftigen endemischen Fiebern angesteckt, nach von Hildebrandt.*

§ 37: Und so bleibt auch bei einer gewöhnlichen ärztlichen Kur ein altes chronisches Übel ungeheilt und wie es war, wenn es nach gemeiner Kur-Art allöopathisch, das ist mit Arzneien, die an sich keinen der Krankheit ähnlichen Befindenszustand im gesunden Menschen erzeugen können, gelind behandelt wird, selbst wenn die Kur jahrelang dauerte.[31] Dies sieht man in der Praxis täglich und es bedarf keiner bestätigenden Beispiele.

§ 38: II. **Oder die neue unähnliche Krankheit ist stärker. Hier wird die, woran der Kranke bisher litt, als die schwächere von der stärkeren hinzutretenden Krankheit solange aufgeschoben und suspendiert, bis die neue wieder verflossen oder geheilt ist, dann kommt die alte ungeheilt wieder hervor.** ...

Wenn die Masern und **Menschenpocken** *zugleich herrschen und beide dasselbe Kind angesteckt haben, so werden gewöhnlich die ausgebrochenen Masern von den etwas stärker hervorbrechenden* **Menschenpocken** *in ihrem Verlaufe aufgehalten, den sie nicht eher wieder fortsetzen, bis die Kindblattern abgeheilt sind; - doch wurden nicht selten auch die nach der Einimpfung ausgebrochenen* **Menschenpocken** *von den indes hervorkommenden Masern 4 Tage lang suspendiert, wie Manget bemerkte, nach deren Abschuppung die* **Pocken** *dann ihren Lauf bis zu Ende fortsetzten. Auch wenn der Impfstich von*

---

[30] Bis einschließlich des Kapitels „J. T. Kent" enthalten in meinem Buch „Skizzen zur Homöopathie"
[31] Fußnote Hahnemann: Wird es aber mit heftigen allöopathischen Mitteln behandelt, so werden an seiner Stelle andersartige Übel gebildet, die noch beschwerlicher und lebensgefährlicher sind.

Menschenpocken schon 6 Tage gehaftet hatte, und die Masern nun ausbrechen, stand die Impf-Entzündung still, und die **Pocken** brachen nicht eher aus, bis die Masern ihren 7-tägigen Verlauf vollendet hatten. ...

Und so suspendieren sich alle, einander unähnlichen Krankheiten, die stärkere die schwächere (wo sie sich nicht, wie bei akuten selten geschieht, komplizieren), heilen einander aber nie. [636] (Hahnemann, 1921, S. 86-90)

Im § 46 sagt er: *Es würden sich sehr viele Beispiele von Krankheiten anführen lassen, die im Laufe der Natur durch Krankheiten von ähnlichen Symptomen homöopathisch geheilt wurden, ... Unter ihnen ragt die, wegen der großen Zahl ihrer heftigen Symptome so berüchtigten **Menschenpocken**-Krankheit hervor, welche schon zahlreiche Übel mit ähnlichen Symptomen aufgehoben und geheilt hat. ...*

*Die zu Kuhpocken kommende **Menschenpocken**-Krankheit hebt wie bekannt ebenso wohl ihrer größeren Stärke, als auch ihrer großen Ähnlichkeit wegen, erstere sogleich gänzlich (homöopathisch) auf und lässt sie nicht zur Vollendung kommen; doch wird . ... wiederum, durch die ihrer Reife schon nahe gekommene Kuhpocke, ihrer großen Ähnlichkeit wegen, die darauf ausbrechende Menschenpocke (homöopathisch) wenigstens um vieles gemindert und gutartiger, wie Mühry und viele andere bezeugen. Dies scheint der Grund des so wohltätigen merkwürdigen Ereignisses zu sein, dass, seit der allgemeinen Verbreitung der Jenner'schen Kuhpockenimpfung, die **Menschenpocken** nie wieder unter uns so epidemisch, noch so bösartig erscheinen, wie vor 40 – 50 Jahren, wo eine davon ergriffene Stadt, wenigstens die Hälfte und auf die 3/4 ihrer Kinder durch den jämmerlichsten Pesttod verlor.[32]*

*Die eingeimpfte Kuhpocke, deren Lymphe außer **Schutzpockenstoff** auch noch den Zunder zu einem allgemeinen Hautausschlage anderer Natur enthält, welche aus selten größeren, eiternden, gewöhnlich kleinen, trockenen, auf roten Flecken sitzenden, spitzigen Blütchen (Pimpels) besteht; oft mit untermischten, roten, runden Hautflecken, nicht selten von dem heftigsten Jucken begleitet, welcher Ausschlag bei nicht wenigen Kindern auch wirklich mehrere Tage vor, öfter jedoch nach dem roten Hofe der Kuhpocke erscheint und, mit Hinterlassung kleiner,*

---

[32] Fußnote Hahnemanns

roter, harter Hautflecken, in ein paar Tagen vergeht; - **die geimpfte Kuhpocke, sage ich, heilt durch Ähnlichkeit dieses Nebenmiasms ähnliche oft sehr alte und beschwerliche Hautausschläge der Kinder**, nachdem die Kuhpockenimpfung bei ihnen gehaftet hat, homöopathisch vollkommen und dauerhaft, wie eine Menge Beobachter bezeugen. Die Kuhpocken, deren eigentümliches Symptom es ist, Armgeschwulste zu verursachen, heilten nach ihrem Ausbruche, einen geschwollen, halb gelähmten Arm. ...

In Fieber und in Hustenbeschaffenheit haben die Masern viel Ähnlichkeit mit dem Keuchhusten und deshalb sah Bosquillon, dass bei einer Epidemie, wo beide herrschten, viele Kinder, welche die Masern bereits überstanden hatten, vom Keuchhusten frei blieben. Sie würden alle und auch in der Folge, vom Keuchhusten frei und durch die Masern unansteckbar geworden sein, wenn der Keuchhusten nicht eine, den Masern nur zum Teil ähnliche Krankheit wäre, das ist, wenn er auch einen ähnlichen Hautausschlag, wie die letzteren bei sich führte. So aber konnten die Masern nur viele, und nur in der gegenwärtigen Epidemie von Keuchhusten frei erhalten. **Wenn aber die Masern eine, im Ausschlage, ihrem Hauptsymptom ähnliche Krankheit vor sich haben, können sie dieselbe ohne Widerrede aufheben und homöopathisch heilen.** So ward eine langwierige Flechte durch den Ausbruch der Masern, sogleich gänzlich und dauerhaft (homöopathisch) geheilt, wie Kortum beobachtete.

Ein äußerst brennender, 6-jähriger frieselartiger Ausschlag im Gesichte, am Hals und an den Armen, von jedem Wetterwechsel erneuert, ward von hinzukommenden Masern zu einer aufgeschwollenen Haut-Fläche; nach dem Verlauf der Masern war das Friesel geheilt und kam nicht wieder.

§ 47: Unmöglich kann es für den Arzt eine deutlichere und überzeugendere Belehrung, als diese geben, welche Art von künstlicher Krankheitspotenz (Arznei) er zu wählen habe, um nach dem Vorgange der Natur, gewiss, schnell und dauerhaft zu heilen.

§ 48: Im Laufe der Natur kann, wie wir aus allen diesen Beispielen ersehen, ebenso wenig als mittels Arztes Kunst, ein vorhandenes Leiden und Übelsein von einer unähnlichen, auch noch so starken Krankheits-Potenz aufgehoben und geheilt werden, wohl aber bloß von einer an Symptomen ähnlichen, etwas stärkeren; nach ewigen, unwiderruflichen, bisher jedoch verkannten Natur-Gesetzen. [637] (Hahnemann, 1921, S. 97-101)

In Hahnemanns Organon sind die beschriebenen „Nebenwirkungen" der einzelnen Erkrankungen untereinander durch Quellenverweise genau belegt. Wir können sehen, dass seine Einstellungen auf dem beruhten, was er den Veröffentlichungen und eigenen Erfahrungen entnehmen konnte. Dennoch überrascht es, dass er nichts von den in einzelnen Fällen durch die **Pocken-Impfung** hervorgebrachten Erkrankungen erwähnt. Der Segen, den er der Pocken-Impfung zuschreibt, ist gewiss auch durch die deutlich verbesserte Ernährungssituation in Europa und insbesondere in Deutschland bedingt. Seit 1770 hatte Friedrich der Große den allgemeinen Anbau der Kartoffel zunächst gegen starken Widerstand vorangetrieben, dass der Hunger nicht länger die Menschen schwächen sollte.

Bei **Georgos Vithoulkas,** dem wohl bedeutendsten Homöopathen der Moderne, der im Dezember 1996 den Alternativen Nobelpreis verliehen bekam, finden wir in den Vorträgen des Seminars in Esalen, Kalifornien, 1980, folgende Sichtweise. „Man wird die Syphilis kein zweites Mal bei ein und demselben Patienten sehen können, - jedenfalls sehr selten! Das würde nämlich bedeuten, dass sie geheilt war, - dann kann es ein zweites Mal zu einer Primärinfektion kommen. Aber wenn sie kein zweites Mal auftritt, obwohl der Patient dem krankmachenden Einfluss ausgesetzt ist, dann bedeutet das, dass er konstitutionell krank ist. Er befindet sich im Zweitstadium (im chronischem Stadium) der Krankheit, - weshalb er kein zweites Mal am Erststadium erkranken kann. Das gleiche geschieht bei einer Impfung. Die Kinder sind von dem Zeitpunkt an vor dem Erststadium, vor der akuten Krankheit, geschützt. ...

S. 243
⌐

Ich habe mich sehr damit beschäftigt, die wirkliche **Ursachen der MS** zu ergründen. ... Nehmen Sie nur **Israel**. Diese Menschen stammen in erster Linie aus europäischen Ländern und aus Amerika. **Sie sind alle geimpft worden. In Israel erkranken daran 9 von 100.000 Einwohnern.** Im **Irak,** der sehr nahe bei Israel liegt, liegt die **Anzahl bei 0. In Südafrika sind 11 von 100.000 Menschen, - europäischer Abstammung** – betroffen. **Bei den Schwarzen liegt die Zahl bei 0** – die sind nicht geimpft. Es ist so simpel, aber dennoch sieht man es nicht. Gehen Sie in **die arabischen Länder, wo keine besonderen Gesundheitsmaßnahmen getroffen werden, da gibt es ebenfalls keine MS.** Wenn Sie dann noch die verschiedenen Untersuchungen nehmen, sehen Sie sofort, dass **neurologische**

Störungen auftreten, **nachdem geimpft worden ist**. Zwischenfrage eines Kursteilnehmers: Neuerdings heißt es, dass die MS von unterdrückten Masern herrühre. Vithoulkas: Ja, aber sie kommen nicht darauf, dass sie durch die Masernimpfe mehr und mehr MS-Fälle hervorbringen. Zwischenfrage: Die WHO hat nun mit den Pockenimpfungen aufgehört. Vithoulkas: Es ist nicht nur die Pockenimpfung. Die Salk-Impfung – all diese Impfungen lösen eine immunologische Reaktion im Körper aus, die mehr oder weniger spezifisch ist. **Gerade die Impfungen verursachen Schäden im Nervensystem.** Sie werden in der Zukunft sehr viel mehr MS-Fälle sehen." [638] (Vithoulkas, 1988, S. 361)

Im Anschluss berichtet er von den Beobachtungen bei extremen Grippeepidemien in Spanien 1929/30, bei denen Millionen Menschen starben. Auffälligerweise blieben Alte und Kranke verschont, ebenso geisteskranke Patienten. Er unterstreicht nochmals: „Die gesunden Menschen starben. Alte Menschen mit Krebs und Tuberkulose wurden verschont." [639] (Vithoulkas, 1988, S. 364) Er leitet daraus ab, dass man, um überhaupt erkranken zu können, wenigstens ein gewisses Gesundheitsniveau haben müsse. Wenn **der Organismus infolge einer Erkrankung bereits zu sehr gelähmt** sei, könne eine **Zweiterkrankung nicht stattfinden.** Hier erkennen wir die bereits bei Hahnemann geschilderte Beobachtung, wonach die stärkere Erkrankung das Auftreten der schwächeren solange suspendiert, bis sie selbst abgeschlossen ist. Vithoulkas folgert dann, dass bei zunehmender Gesundung die Wahrscheinlichkeit zu erkranken zunächst wieder zunehme, da das Immunsystem wieder reaktionsfähig werde.

Die Gruppe von Menschen, die beim Impfen mit Nebenwirkungen reagieren würden, seien diejenigen, die aufgrund ihrer starken Prädisposition im Falle einer Epidemie der höchsten Gefährdung ausgesetzt seien. Diejenigen, die erzählten, dass sie **nach der Impfung Kopfschmerzen bekamen oder Asthma, Nebenwirkungen vielerlei Art**, würden für den Rest ihres Lebens Schwierigkeiten damit haben. Der chronische Erkrankungszustand sei gleichsam eingepflanzt und wirke sich im Leben dieser Patienten aus. **Weniger gefährdet** seien diejenigen, die nach einer Impfung **mit kurzem heftigen Fieber für** 1 – 2 Tage reagierten. Diese seien auch diejenigen, die im Falle der Epidemie stark genug wären, die Erkrankung überhaupt auszudrücken, d.h. zu erkranken. **Gar nicht merkbar**

erkranken würden entweder die mit einer exzellenten Gesundheit oder die, die aufgrund ihrer chronischen Vorerkrankung zu schwach wären zu reagieren.

Sehr revolutionär und durchaus nicht unproblematisch erscheint die Antwort auf die Frage, warum es keine Pocken mehr gäbe: „Wegen der hygienischen Verhältnisse, in denen wir leben und weil wir zu krank sind, um sie zu bekommen. In New York würde z.B. kaum jemand krank werden. Wir sind einfach zu krank dafür, das „schützt" uns. Angenommen wir ließen uns alle impfen. Wir würden keine Reaktion auf die Impfe zeigen, - wir sind zu krank. Man würde sagen, dass die Impfe nicht anschlug. Es wären nur einige wenige, die eine Reaktion auf die Impfe zeigen würden." [640] (Vithoulkas, 1988, S. 363)

Wie wir sehen unterliegen den Ansichten der Homöopathie vom Beginn bis zur Moderne die unterschiedlichsten Erwägungen. Es obliegt daher uns allen, eigene Beweggründe ins Auge zu fassen und eigene Auffassungen zu bilden. Dazu beizutragen ist Zweck dieses Buches. Es wäre völlig missverstanden zu behaupten, dass hier vom Impfen abgeraten wird. Statt dessen werden hier allerlei Erfahrungen und Gedanken referiert, die dazu beitragen können, einen Ausgleich zur täglich erlebten Argumentation zu erfahren, damit eine ausgewogene Meinungsbildung möglich wird.

Ganz und gar unbeachtet bleibt im allgemeinen der homöopathische Aspekt hinsichtlich der arzneilichen Hilfsstoffe, die, wenn sie auch nur in kleinen Mengen, so doch aber wiederholt und den empfindlichsten, empfänglichsten Organismen unserer Kinder verabreicht werden, im Sinne homöopathisch verabreichter Mittel wirksam werden können. Wenn schon die wiederholte Verabreichung von Fremdeiweiß unter Umgehung der gewöhnlichen Eintrittspforte in den Organismus, das ist der Magen-Darm-Trakt, solche, vielerlei gefährdende Folgen haben kann, so werden diese Gefahren durch die unbemerkte Zugabe teils höchst wirksamer Substanzen, wie dem auch auf genetischer Ebene wirksamen und dadurch hochgiftigen quecksilberhaltigen **Thiomersal**, dem sehr wahrscheinlich krebsfördernden **Formaldehyd** und dem im Zusammenhang mit der Alzheimer'schen Erkrankung ins Gespräch gekommenen **Aluminium** erheblich gesteigert. **Die Erfahrungen homöopathisch arbeitender Ärzte zeigen, im täglichen Umgang mit Kleinstmengen, ja sogar mit Gestaltäquivalenten,** eindeutig, dass selbst Spuren von Substanz intensivste Wirkung entfalten können. Jeder von uns weiß, dass sogar ein Wort, völlig Substanzfrei, nach physikalisch-chemischem Begreifen im entscheidenden Moment stärker sein kann, als eine ganze Armee.

Sogar die schulmedizinischen Beobachtungen lassen das zweifelsfrei erkennen. Denken Sie nur an die vielen **Allergiker.** Sie **beweisen, dass in vielen Fällen schon allein die Berührung mit einer Substanz teils schlimmste Folgen nach sich ziehen kann. Sollte die innere Berührung, nach der Injektion eines Impfstoffes, mit den ihm beigegebenen Substanzen, anderen Gesetzen folgen?**

Die **Gefahr**, die durch die **Manipulation der körperlichen Integrität unserer Kinder**, den meisten Eltern unbewusst, entsteht, die **Gefahr organischer und allgemeiner körperlicher Fehlfunktionen** sowie die Gefahr, die aus kleinsten Störungen in der Organisation **des Gehirns** entsteht, die zur Behinderung der komplexen, integrativen Funktionen mit der Folge der Gefährdung und dem möglichen Verfall der intellektuellen Fähigkeiten, insbesondere unserer heranwachsenden Kinder, aber auch der Erwachsenen führen können, muss zur Neubewertung aller mit dem Impfen zusammenhängenden Fragen führen.

Insbesondere muss **vor jeder Impfung eine intensive, vollständige körperliche Untersuchung und umfassende Anamnese durchgeführt werden. Sodann ist** eine, auch die evtl. Risiken mit einschließende Aufklärung unerlässlich, so dass alle in die Lage versetzt sind, eventuelle durch das Impfen hervorgerufene Störungen sogleich zu bemerken und angemessen zu reagieren. Nur dann kann größerer Schaden vermieden werden.

J. T. Kent

Zeitlich, zwischen dem Begründer der Homöopathie, Samuel Hahnemann, und seinem wohl prominentesten Vertreter in der Moderne, Georgos Vithoulkas, hat **J. T. Kent** ein bedeutendes Kapitel in der Homöopathie geschrieben. Lassen Sie uns sehen, was er **1901** in der Zeitschrift „The homöopathic recorder" veröffentlicht hat. „Ich habe das Für und Wider der Impfung untersucht. Nach jahrelangen Beobachtungen und genauer Erwägung der Sachlage bin ich nun zu dem Schluss gekommen, **dass die Beweise, die eine Impfung befürworten, doch äußerst zweifelhaft sind.** Hingegen hat die **Impfung** einen ungeheuren Beitrag dazu geleistet, **die Menschheit und die Individuen zu schädigen.** Sie hat viele Menschen krank gemacht, schwere Geschwüre hervorgerufen und hat, daran zweifle ich nicht, viele konstitutionelle Beschwerden verschleiert. **Wenn ich alles in Erwägung ziehe, sehe ich keine Basis, auf der ich mich für eine Impfung aussprechen kann.** Seit vielen Jahren habe ich jegliches Impfen verweigert. Möchte sich der Patient unbedingt impfen lassen, muss er eben woanders hingehen; ich übernehme die Verantwortung nicht. Ich habe eine Reihe von Arzneien prophylaktisch, solange die Krankheit vorherrschte, angewandt und besitze einige Beweise, die das Verhüten der Krankheit durch das angezeigte Arzneimittel bekunden." [641] (Kent, 1901, übersetzt durch Gypser, 1995, S. 77)

Ernährung und Hygiene

Mensch und Maschine

Eine exzellente Einschätzung der historischen Verläufe hat der britische Sozialmediziner Thomas **T. H. McKeown**, der 1945 bis 1977 Professor für Sozialmedizin an der Universität Birmingham war, in seinem Buch „Die Bedeutung der Medizin" veröffentlicht. Seit 1926 war die von den meisten Sozialhistorikern anerkannte Interpretation, das **Bevölkerungswachstum** sei durch ein **Sinken der Sterblichkeitsrate infolge des medizinischen Fortschritts** bedingt, gültig. McKweon kommt hingegen zu der Hinsicht, dass **eher ein Abfallen der Sterblichkeit** durch sozioökonomischen Fortschritt die Erklärung für das Bevölkerungswachstum sein dürfte **als ein Anstieg der Fruchtbarkeit**.

Ausgehend von der Erfahrung der begrenzten Wirksamkeit medizinischer Maßnahmen betrachtet er deren Einfluss im Laufe der Geschichte. Schon in der klassischen Tradition der Medizin symbolisierten sich unterschiedliche Auffassungen in den Mythen von Hygiea und Äskulap.

Für die Verehrer von Hygiea war die natürliche Ordnung der Dinge eine positive Eigenschaft. Die wichtigste Aufgabe der Medizin aus dieser Perspektive war, **die natürlichen Gesetze, die einem Menschen einen gesunden Geist in einem gesunden Körper sichern, zu entdecken und zu lehren**.

Die **Anhänger von Äskulap hingegen forderten, die Kunst Krankheiten zu behandeln und dadurch Gesundheit wieder herzustellen**, ins Zentrum der Bemühungen zu setzen.

Nachdem **Galilei** aufgezeigt hatte, dass mit Hilfe naturwissenschaftlicher Methoden die physikalische Welt mechanisch zu interpretieren sei, hatte **Descartes** dasselbe Prinzip auf die belebte Materie ausgedehnt. Von nun an wurde der Mensch auf den Körper reduziert. **Der Körper wurde als Maschine aufgefasst, die den physikalischen Gesetzen völlig unterliege.** Wenn die gesamten Struktur erst einmal verstanden würde, **könne** dieselbe **auseinandergenommen und wieder zusammengesetzt werden**.

Die landläufigen Redewendungen „da ist wohl eine Schraube locker" oder „die hat ja wohl ein Rad ab" zeigen die stete Aktualität dieser Sichtweise. **Auch das Bemühen der Genforschung lässt die Einsicht, dass weit komplexere, als nur die mechanischen Zusammenhänge wirksam sind, außer acht.** Nach meiner Auffassung ist gerade dieses ein Hauptproblem der Gegenwart, dass sowohl in Forschung und Lehre als auch in den Medien bewusst die Auffassung, der Körper sei eine Maschine und könne bei ausreichend spezialisiertem Verständnis entsprechend manipuliert werden, wesentliche Zusammenhänge des Lebens nicht einbezieht. Es ist wie bei dem Versuch, Musik zu begreifen und zu lehren, indem man z.B. eine Geige in ihre kleinsten Bestandteile zerlegt und deren Wirkungen untereinander studiert oder den Inhalt eines Briefes zu erfassen, indem wir Form und Druckerschwärze der Buchstaben und die Zusammensetzung des Papiers untersuchten.

In die Frühzeit der Entwicklung des Menschen zurückschauend überlegt McKeown die verschiedenen Mechanismen, nach denen die natürlichen Populationen überleben. **Die Gesundheit der Lebensgemeinschaft und der einzelnen wird durch das Verhältnis von Fruchtbarkeit und Sterblichkeit mitbestimmt. Die natürlichen Ressourcen der Umwelt und die natürliche Auslese führen zu einem Gleichgewicht der Zahl derer, die geboren werden und derer, die überleben können.** Es kommt zu einer dichteabhängigen Sterblichkeit, die sehr durch die verfügbare Nahrung bestimmt wird. Sind die Nahrungsvorräte sehr viel größer, wird die Bevölkerungsgröße durch äußere Bedrohung wie Raubtiere, parasitäre Insekten und Krankheiten eingeschränkt. „Bis zum 18. Jahrhundert ähnelte die Situation des Menschen der der Tiere in natürlicher Umgebung. Die Zahl der Geburten überstieg die der Überlebenden beträchtlich, und die Bevölkerungsgröße war durch eine dichteabhängige Sterblichkeit beschränkt. ... **Die hohe Sterblichkeitsrate lässt sich auf Hunger, Krankheit und Tötung in ihren vielfältigen Formen zurückführen**. ... Die große Mehrheit der lebend Geborenen sind gesund in dem Sinn, dass sie der Umgebung, in der sie leben, angepasst sind." [642] (McKeown, 1982, S. 30)

Die Größe der Population wurde als im weitesten Sinne durch Umweltbedingungen und durch Erkrankungen bestimmt, die McKeown in drei Klassen unterteilt: Ungewöhnliche Erkrankungen mit **Einzelgendefekten**, Krankheiten mit **Chromosomenfehlern** und **verbreitete Krankheiten**, deren genetische Grundlagen im Dunkeln liegen. **Die Erkrankungen mit Chromosomenfehlern sind bei Lebendgeburten verhältnismäßig selten, da sich die große Mehrheit der Fälle bereits vorher durch Fehlgeburt eliminiert**. **Einzelgendefekte**, entweder dominant oder rezessiv vererbt oder als Folge von Kreuzungen und spontanen Mutationen, spielen ebenfalls keine sehr große Rolle, da sich die Häufigkeit **durch natürliche Auslese vermindert**.

„Die genetische Bedingtheit einiger Störungen, die in der späten Lebensphase auftreten, anzunehmen ist einfacher, als zu spezifizieren, bei welchen dies der Fall ist. Vor nicht allzu langer Zeit wurde die Mehrzahl der degenerativen Krankheiten en bloc als angeboren oder konstitutionell bedingt bezeichnet. Tatsächlich untersuchte Medawar in seiner Antrittsvorlesung am University College („Ein ungelöstes Problem in der Biologie") die Möglichkeit, **dass viele ernste Krankheiten genetisch bestimmt sind und deshalb in der späten Lebensphase auftauchen, weil sie von der natürlichen Selektion überhaupt nicht oder nur wenig beeinträchtigt sind**. Inzwischen ist jedoch klar, dass Lungenkrebs, chronische Bronchitis und einige Arten von Herzkrankheiten weitgehend von der Umwelt bestimmt sind und es ist wahrscheinlich, dass dies auch für andere Krankheiten, einschließlich der meisten Krebskrankheiten, gilt." [643] (McKeown, 1982, S. 41)

Da die Fruchtbarkeit im weitesten Sinne gleich geblieben sei und auch die **Sterblichkeit vor der Geburt** sich im Vergleichszeitraum 1838 – 54 und 1970 bei Schätzungen von **230 pro 1.000 empfangenen Kindern** in unveränderter Höhe bewegen, müssen die wesentlichen Einflüsse, die zum Bevölkerungswachstum geführt haben, nach der Geburt stattgefunden haben.

Die frühesten **Aufzeichnungen über die Bevölkerungsentwicklung** existieren in Schweden (1751) und Frankreich (1800). Sie zeigen, dass **seit Beginn des 19. Jahrhunderts die Sterblichkeit rückläufig** ist. So lag im Jahre 1700 die Lebenserwartung für Frauen zwischen 30 und 40 Jahren. Sie hat sich bis zum Jahre 1970 auf 72 Jahre für Männer und 77 Jahre für Frauen erhöht. [644] (McKeown, 1982, S. 57) Dass der Rückgang der Sterblichkeit vermutlich bereits in der ersten Hälfte des 18. Jahrhunderts eingesetzt hatte, also bevor die Aufzeichnungen es zu belegen vermögen, lässt sich am Bevölkerungswachstum, das in vielen Ländern vor 1800 deutlich wurde, ableiten.

Das folgende Schaubild zeigt die Sterblichkeitsrate von Männern und Frauen, standardisiert auf die Bevölkerung von England und Wales zwischen 1841 und 1971.

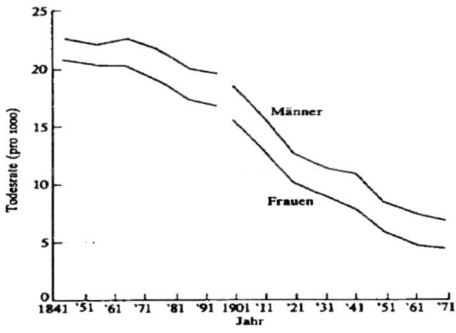

Abbildung 51: Schaubild: Todesraten (standardisiert auf die Bevölkerung von 1901): England und Wales

Im gesamten Zeitraum war die **Sterblichkeit für Männer beträchtlich höher als die der Frauen.**

Bei den folgenden Überlegungen werden **Krankheiten, die vermutlich bakteriell übertragen werden**, von solchen unterschieden, bei denen **andere**

Ursachen zu vermuten sind. Die Betrachtung der Zahlen ergibt, dass **ca. 86 % der gesamten Verminderung der Sterblichkeit seit Beginn des 18. Jahrhunderts** bis heute auf den **Rückgang der infektionsbedingten Sterblichkeit** zurückgeführt werden kann.

	1848-54	1971	Prozentsatz der gesamten Ver-minderung, der auf die jeweilige Krankheit zurückzuführen ist
Tuberkulose (der Atmungsorgane)	2901	13	17,5
Bronchitis, Lungen-entzündung, Grippe	2239	603	9,9
Keuchhusten	423	1	2,6
Masern	342	0	2,1
Scharlach und Diphtherie	1016	0	6,2
Pocken	263	0	1,6
Infektionen des Ohrs, des Rachens und des Kehlkopfs	75	2	0,4
Gesamtzahl	7259	619	40,3

Tabelle 12:   **Standardisierte Todesraten (pro Million) durch Krankheiten, die durch die Luft übertragen werden: England und Wales**

McKeown, Th.: Die Bedeutung der Medizin, Surkamp-Verlag, Frankfurt, 1982, S. 63

	Prozentsatz der Verminderung
Krankheiten, die auf Mikroorganismen zurückgehen	
1. Krankheiten, die durch die Luft übertragen werden	40
2. Krankheiten, die durch das Wasser und die Ernährung übertragen werden	21
3. Andere Krankheiten	13
Gesamtzahl	74
Krankheiten, die nicht auf Mikroorganismen zurückgehen	26
Alle Krankheiten	100

Tabelle 13:   **Verminderung der Sterblichkeit, 1848-54 bis 1971: England und Wales**

McKeown, Th.: Die Bedeutung der Medizin, Surkamp-Verlag, Frankfurt, 1982, S. 62

Aufregend an dieser Zusammenstellung ist die Erkenntnis, dass die **Tuberkulose der Atmungsorgane die Sterblichkeit durch Pocken um etwa das 10-fache übersteigt**. Auch die Betrachtung der Erkrankungen, die nicht auf Mikroorganismen zurückgeführt werden können, ergibt einen Rückgang der Sterblichkeit um etwa 25 % im Vergleichszeitraum 1848 – 54 bis 1971. Die genauere Untersuchung ergibt eine Zunahme der Herzkreislauf-Erkrankungen, der Krebserkrankungen und der angeborenen Schäden um 6,5, 5,2 und 0,6 %. Bei der Betrachtung der Ursachen dieser Entwicklung empfiehlt es sich, bei der Infektionserkrankung die eine Gruppe derer die über **Wasser und Nahrung** von der zweiten Gruppe derer, die **durch die Luft** übertragen werden, zu unterscheiden. **Erst als die Wasserversorgung und Abwasserbeseitigung sowie die Hygiene verbessert wurden, kam es zum deutlichen Absinken der Sterblichkeit.** Ratten, Läuse und Stechmücken als Krankheitsüberträger von Pest, Fleckfieber und Malaria waren dabei relativ unwichtig. Seit 1679 ist die Pest auf den Britischen Inseln fast völlig verschwunden.

Bei den **nicht infektiösen Todesursachen** sind zwei besonders zu bemerken: **Kindesmord und Verhungern**. „Langer gelangte in seinem Überblick über die Geschichte des Kindesmordes zu der Schlussfolgerung, dass dieser im Altertum wie in der Moderne in beträchtlichem Maße praktiziert wurde. **Im 18. und 19. Jahrhundert „entzogen sich die Armen, die kaum in der Lage waren, die Familie, die sie bereits hatten, zu ernähren, der Verantwortung, indem sie sich des weiteren Familienzuwachses entledigten."** Viele zeitgenössische Schriftsteller kamen zu dem selben Schluss; darunter Disraeli, der glaubte, dass **Kindesmord in „England kaum weniger verbreitet war als an den Ufern des Ganges"**. Lange zitierte auch Ryan, der die medizinisch-rechtlichen Aspekte des Kindesmords-Problems prüfte: „Er könne die Tatsache nicht ignorieren, dass das Verbrechen Kindesmord wie auch die kriminelle Abtreibung weit verbreitet sind, sogar zunehmend." Obwohl die Häufigkeit des Kindesmordes nicht geschätzt werden kann, besteht kein offensichtlicher Grund, anderer Meinung als Langer zu sein, der angibt, dass Kindesmord bis zum letzten Viertel des 19. Jahrhunderts verbreitet war, als er durch strenge Verfügungen, durch wachsendes öffentliches Interesse an der Pflege von Mutter und Kind und schließlich wohl am wirkungsvollsten durch die Verbreitung der Empfängnisverhütung allmählich zurückging." [645] (McKeown, 1982, S. 74)

Wann die Häufigkeit der **Kindestötung** zurückging, lässt sich schwer bestimmen. „Wahrscheinlich trat sie ab dem Zeitpunkt weniger häufig auf, als die Zunahme der **Findelhäuser** es der Mutter ermöglichte, ihr unerwünschtes Kind loszuwerden, ohne es töten zu müssen. Diese Entwicklung wird durch die Erfahrung eines **Findelhauses in St. Petersburg** gut illustriert: Mitte der 30er Jahre des vorigen Jahrhunderts hatte es 25.000 Kinder in seinen Verzeichnissen und nahm **jährlich 5.000 Neuzugänge** auf. Da dort keine Fragen gestellt wurden und der Ort attraktiv war, wurden fast die Hälfte aller Neugeborenen von ihren Eltern dort zurückgelassen. Ein Dutzend Ärzte und 600 Ammen pflegten dort die Kinder in den ersten 6 Lebenswochen. Danach wurden sie zu bäuerlichen Ammen aufs Land gegeben. ...

In England ergriff das Parlament 1756 Maßnahmen zur Einrichtung für Asylen für ausgesetzte oder verlassene Kinder in allen Grafschaften und Verwaltungsbezirken des Königreiches; und in Frankreich verfügte Napoleon 1811, dass es in jedem Department Findelhäuser geben sollte. Doch lag die Nachfrage weit über den Unterbringungskapazitäten der Häuser und der Kindesmord nahm nicht vor dem letzten Viertel des 19. Jahrhunderts ab; in Westeuropa verschwand er erst im 20. Jahrhundert gänzlich. Sein Rückzug vollzog sich etwa im selben Zeitraum, in dem auch die Geburtenrate absank, und mögen auch viele andere Entwicklungen zu diesem Rückzug beigetragen haben (z.B. verbesserte Lebensbedingungen sowie Wohlfahrtsdienste für Mutter und Kind) so war der Haupteinfluss zweifellos die Zunahme empfängnisverhütender Praktiken, die die Zahl unerwünschter Geburten herabsetzten.“ [646] (McKeown, 1982, S. 106 ff.)

Bei der Betrachtung der sozialen Bedingungen können vier Phasen unterschieden werden:

Die nomadische Phase, in der die Menschen ihre Ernährung durch Jagen, Fischen und Sammeln sicherten, und in der die Nahrungsmittelreserven die Stammesgröße regulierten. Dazu beigetragen hat auch der Zusammenhang zwischen gewichtsbezogener Körpergröße und Auftreten eines regelmäßigen weiblichen Zyklus, so dass die Fruchtbarkeit bei Nahrungsmangel verhältnismäßig niedrig war.

In der zweiten, der **landwirtschaftlichen Phase**, kam es zur Steigerung der Nahrungsvorräte mit einem Rückgang der Sterblichkeit und einem Anwachsen der Bevölkerungsdichte. Dies hatte zur Folge, dass jetzt durch den vermehrten Kontakt Infektionserkrankungen als Todesursache Bedeutung erlangten. Durchfallserkrankungen wie Cholera und Ruhr wurden zur Bedrohung. Erst in der zweiten Hälfte des 19. Jahrhunderts wurde die Qualität der Milch durch Pasteurisierung und Flaschenabfüllung sehr verbessert. Dies hat sehr zum Rückgang der Säuglingssterblichkeit beigetragen. [647] (McKeown, 1982, S. 93)

In der dritten, **der Übergangsphase**, seit dem Anfang des 18. Jahrhunderts bis heute veränderte sich die Lebensform von einer landwirtschaftlich orientierten zu einer industriellen. **„Der erste und wichtigste Grund für den Rückgang von Infektionskrankheiten war eine Verbesserung der Ernährung**. Dies ist auf landwirtschaftliche Fortschritte zurückzuführen, die sich seit etwa dem Ende des 17. Jahrhunderts in der westlichen Welt verbreiteten. Obwohl dieser Punkt unser Thema nur am Rande berührt, ist es interessant zu wissen, dass dieser **Fortschritt ursprünglich eher auf die Einführung neuer Feldfrüchte wie Kartoffeln und Mais und wirkungsvolle Anwendung traditioneller Methoden, wie verbesserte Bodennutzung, Düngung, Winterfütterung und Dreifelder-Wirtschaft usw., zurückgeht, als auf mechanische oder chemische Methoden, die mit der Industrialisierung aufkamen**.

Die **industrielle Revolution** schuf sich am Anfang ihre Arbeitskräfte nicht selbst, da ihr der **Rückgang der Sterblichkeit und das Bevölkerungswachstum** vorausgingen. Nach den **ernährungsbedingten Einflüssen** an zweiter Stelle stehen die **hygienischen Verbesserungen**, die sich seit der zweiten Hälfte des 19. Jahrhunderts zunehmend durchsetzten. ... Seit etwa 1900 wurden diese Maßnahmen durch **Nahrungsmittelhygiene,** die am entscheidendsten die Milchqualität beeinflusste, umfassend erweitert. Vorher war es nicht möglich, Milch vor Mikroorganismen zu schützen, und **das schnelle Abfallen der Todesfälle durch Magen-Darm-Katarrh, das wesentlich zum Rückgang der Säuglingssterblichkeit beitrug, ging auf die Einführung der Sterilisation, der Flaschenabfüllung und des sicheren Transports von Milch zurück. ...**

Darüber hinaus hat die Einschränkung der Reproduktion wahrscheinlich eine direkte Auswirkung auf die Sterblichkeit, denn wenn Kindesmord die von mir unterstellte Bedeutung hatte, so ging die völlige Beseitigung dieser wesentlichen

Todesursache auf die Vermeidung unerwünschter Schwangerschaften zurück. Tatsächlich scheint es, wie bereits bemerkt, ziemlich wahrscheinlich, dass diese Verhaltsveränderung den größten Beitrag zum Rückgang nicht infektiöser Todesursachen leistete." [648] (McKeown, 1982, S. 114-117)

In der vierten, der **industriellen Phase**, kommt es nun zu dem Phänomen, „dass wir **die Verbesserung der Gesundheit** nicht dem verdanken, was geschieht, wenn wir krank sind, sondern der Tatsache, dass wir **nicht oft krank werden. Außerdem bleiben wir nicht deshalb gesund, weil uns spezifische Maßnahmen, wie Impfungen und Schutzimpfung zur Verfügung stehen, sondern weil wir einen höheren Ernährungsstandard haben und in einer gesünderen Umwelt leben.** Auch verhalten wir uns in mindestens einer wesentlichen Beziehung, nämlich der Reproduktion, verantwortungsvoller." [649] (McKeown, 1982, S. 120)

Die Befreiung von vielen mit Armut und Hunger verbundenen Problemen führte zum Auftreten von neuen Gefahren durch Fehlernährung und Fehlverhalten.

Afrika	43
Amerika	65
Asien (außer der Sowjetunion)	55
Europa (außer der Sowjetunion)	71
Ozeanien	68
Sowjetunion	70

Tabelle 14: **Lebenserwartung bei der Geburt in Jahren in verschiedenen Kontinenten. World Health Statistics Annual, 1 (1972), S. 787, WHO, Genf.**

McKeown, Th.: Die Bedeutung der Medizin, Surkamp-Verlag, Frankfurt, 1982, S. 125

Vergleichen wir die **Lebenserwartung von Neugeborenen** in verschiedenen Regionen der Erde, ergibt sich ein **Zusammenhang mit dem jeweiligen Entwicklungsstand und Reichtum** der Länder. Die Untersuchung der Todesursachen zeigt sowohl bei infektiösen und parasitären Erkrankungen, aber auch bei Erkrankungen der Atemorgane, bei bösartigen Tumoren und Erkrankungen des Nervensystems und der Sinnesorgane sowie der Erkrankungen des Verdauungssystems und des Urogenitalsystems, bei Unfällen, Vergiftungen und Gewalt, Schichtunterschiede, wobei **die Sterblichkeit von der wohlhabendsten zur ärmsten Schicht ansteigt.** „Obwohl noch immer 2/3 der Weltbevölkerung unterernährt sind, gibt es erstmals in der Geschichte Länder, in denen die Möglichkeit, sich zu überessen, nicht nur auf eine kleine Minderheit beschränkt ist. **In England und Wales sind die Männer jüngeren und mittleren Alters jetzt im Durchschnitt etwa 14 Pfund (ca. 6,3 kg) schwerer als jene, die in den 30er Jahren dieses Jahrhunderts im selben Alter und gleichgroß waren.**

Die amerikanischen Männer sind noch schwerer. Die Statistiken der Lebensversicherungen bieten beeindruckende Beweise für die Auswirkungen der Fettleibigkeit. Männer mit mehr als 25 % Übergewicht haben eine zweimal so hohe Sterblichkeit wie jene, die im 5 %-Bereich liegen.

Die Unterschiede gehen auf eine Zunahme der Todesfälle aus mehreren Ursachen zurück. Vor allem sind dies **ischämische Herzerkrankungen, Diabetes, zerebrovaskuläre Erkrankungen, chronische Nierenentzündung und Unfälle.** Es ist auch gezeigt worden, dass die Sterblichkeit durch Herz-Kreislauf-Erkrankungen mit körperlicher Inaktivität wächst." [650] (McKeown, 1982, S. 128)

Ein Blick in die Vergangenheit
Krankheiten des Wohlstandes

Die Betrachtung des Wohlstandsgefälles auf der Erde wirkt epidemiologisch wie ein Blick in die Vergangenheit. „**Weltweit gesehen könnte man sagen, dass sich die Haupteinflüsse auf Gesundheit nicht verändert haben.** In vielen asiatischen, afrikanischen und lateinamerikanischen Ländern herrschen noch immer **Infektionskrankheiten** vor. Unterernährung bleibt der ernsthafteste Krankheitsgrund, **die hygienischen Bedingungen sind gewöhnlich primitiv** und das Bevölkerungswachstum wird nicht wirkungsvoll kontrolliert. Selbst bei den entwickelten Ländern sind die Bedingungen nicht einheitlich gut, da es in den Gesundheitstabellen zwischen einzelnen Ländern und Bevölkerungsgruppen innerhalb desselben Landes beträchtliche Unterschiede gibt.

Dann bleibt weltweit gesehen die Reihenfolge der Haupteinflüsse auf Gesundheit nach ihrer Wichtigkeit wahrscheinlich dieselbe wie in der Vergangenheit, nämlich **ernährungsbedingte, umweltbedingte, verhaltensbedingte und behandlungsbedingte.** ...

Kann auch die relative Bedeutung von verhaltensbedingten und anderen Einflüssen nicht genau bestimmt werden, so ist es doch möglich, **die negativen Auswirkungen eines Einzeleinflusses,** nämlich **des Rauchens** einzuschätzen. Tabelle 15 zeigt für Raucher (25 Zigaretten pro Tag und darüber) und Nichtraucher verschiedenen Alters die Steigerung der Lebenserwartung, die zwischen 1838 – 54 und 1970 stattfand. Ab dem 25. Lebensjahr war die Steigerung bei Rauchern etwa halb so groß oder weniger als bei Nichtrauchern. **Dieses Ergebnis kann so ausgelegt werden, dass im vergangenen Jahrhundert die Verbesserung der Lebenserwartung erwachsener Männer, bezogen auf alle Todesursachen, allein durch das Rauchen um etwa die Hälfte reduziert wurde.**

Die Tatsache, dass eine so große Verminderung auf eine einzige Gewohnheit zurückgeht, weist darauf hin, dass **in fortgeschrittenen Ländern verhaltens-bedingte Einflüsse jetzt wichtiger sind als andere,** und da Verhaltensänderungen für eine Wohlstandsgesellschaft charakteristisch sind, erscheint der Schluss zulässig, dass jetzt mit dem Wohlstand zusammenhängende Krankheiten vorherrschen.

Die **Rangfolge wichtiger Einflüsse** auf die Volksgesundheit hat sich soweit geändert, dass **persönlichem Verhalten** heute eine relativ größere Bedeutung zukommt als **Nahrungsmangel und Umweltgefahren.**

Alter	Nichtraucher	Raucher von 25 + ZPT (Zigaretten pro Tag)
0	31,9	26,0
25	13,2	7,0
35	10,3	4,1
45	7,4	2,1
55	4,6	0,6
65	2,3	0,3

Tabelle 15: Steigerung der Lebenserwartung bei Männern im Zeitraum von 1838-54 bis 1970 (Basiert auf dem Sterblichkeitsvorkommen bei (a) britischen Ärzten, Rauchern und Nichtrauchern, und (b) Schätzungen zur Lebenserwartung von Männern in England und Wales 1838-54 und 1970)

McKeown, Th.: Die Bedeutung der Medizin, Surkamp-Verlag, Frankfurt, 1982, S. 134

Verstärkt werden diese Gefahren noch durch andere Veränderungen des persönlichen Verhaltens, die erst seit vergleichsweise kurzer Zeit stattgefunden haben: Da ist der zunehmende **Gebrauch verfeinerter Nahrungsmittel**, der Wandel zu vorwiegend **sitzender Lebensweise**, der nicht zuletzt auf die Einführung motorisierter Transportmittel, wie insbesondere des Autos, zurückzuführen ist, das **Zigarettenrauchen, der zunehmende Alkoholkonsum** und insbesondere in der neueren Zeit die erschreckende Zunahme des **Drogenkonsums**.

Ein weiterer Faktor ist die zunehmende Erhöhung der Durchimpfungsrate mit ihrem Risikopotential, das insbesondere in den erst spät auftretenden chronischen, die Persönlichkeit beeinflussenden Folgen liegt. Es muss Gegenstand weiterer, dringlicher Untersuchungen sein.

„Schließlich liegt eine interessante Untersuchung vor, in der der Versuch gemacht wird, persönliches Verhalten mit dem körperlichen Zustand allgemeiner in Zusammenhang zu bringen. Bellock und Breslow beurteilen die Auswirkungen, die die Einhaltung von 7 Regeln auf die Gesundheit hat. Diese Regeln hätten Montaingne als einen Fürsprecher der Selbstdisziplin und Mäßigung sicher erfreut: **(a) Rauche keine Zigaretten, (b) Schlafe 7 Stunden, (c) Frühstücke, (d) Halte dein Gewicht niedrig, (e) Trinke mäßig, (f) Bewege dich täglich, (g) Esse nicht zwischen den Mahlzeiten.** ... Es wurde angegeben, dass bei den über 75-jährigen, die all diese Regeln einhielten, die Gesundheit genauso gut war, wie bei den 35-44jährigen, die weniger als drei einhielten. Die Lebenserwartung 45-jähriger war bei denen, die 6 oder 7 dieser Regeln einhielten, 11 Jahre größer als die derjenigen, die weniger als 4 befolgten." [651] (McKeown, 1982, S. 130)

„Erstens wird behauptet, dass das Individuum die Freiheit haben muss, zu entscheiden, ob es rauchen möchte. Doch ist diese Freiheit gar nicht gegeben. Bei einer Droge, die Abhängigkeit erzeugt, besteht nur im Anfang Wahlfreiheit. Somit wird die Entscheidung, ob jemand raucht oder nicht, nicht von mündigen Erwachsenen getroffen, sondern von unmündigen Kindern. **Daher ist die Frage, die sich der Gesellschaft stellt, nicht, ob den Erwachsenen das Rauchen verboten werden sollte, sondern, ob es hingenommen werden kann, dass**

Kinder in einem Alter zur Abhängigkeit überredet werden, in dem sie über die damit verbundenen Risiken weder viel wissen, noch sich besondere Gedanken machen.

Dieselbe Logik sollte auf andere Aspekte des persönlichen Verhaltens, von denen bekannt ist, dass sie für die Gesundheit wesentlich sind, angewandt werden. Es wird nicht empfohlen, von uns zu fordern, dass wir uns bewegen, den Verbrauch von Alkohol, Zucker und Milchprodukten einschränkten und selbstverordnete Medikamente und einige vom Arzt verschriebene meiden sollen, so gut diese Maßnahmen auch zweifellos für unsere Gesundheit wären." [652] (McKeown, 1982, S. 175)

Zu den Krankheiten, die im Gefolge des Wohlstands auftreten und durch Änderung der Lebensweise verhindert werden können, gehören also all die, die auf Rauchen, Drogen und Alkoholkonsum sowie auf übermäßige und unvernünftige Nahrungsmittelaufnahme zurückzuführen sind. Für die Gegenwart bin ich mit McKeown einig, wenn er schreibt: **„Nach meiner persönlichen Ansicht ist die Bewältigung von Lungenkrebs, Herz-Kreislauf-Erkrankungen, chronischer Bronchitis und peripheren Gefäßerkrankungen eher durch die Aufgabe des Rauchens als durch medizinische Behandlung möglich."** [653] (McKeown, 1982, S. 230)

Ob das Impfen und alle möglicherweise damit verbundenen Gesundheits- und Verhaltensstörungen auch in diese Aufzählung gehört, werden spätere Generationen eindeutig beantworten können.

Faszination Krankheit

Bisher jedenfalls ist es unbestreitbar, dass das Geschäft mit der Angst phantastisch boomt. „Ein fröhlicher Extrovertierter kann durch eine geringfügige, unkluge Eingebung zum melancholischem Hypochonder gemacht werden, und eine ganze Gemeinde kann sich in Krankheit vertiefen, wenn auf deren Vorboten übergroßes Gewicht gelegt wird. Diese Entwicklung ist in den Vereinigten Staaten und Kanada bereits offensichtlich. Dort beutet das **Fernsehen** die

Gesundheitsbesessenheit aus, um **Produkte von zweifelhaftem Wert anzupreisen** und jede Zeitung enthält Artikel, die zu einer morbiden Krankheitsfaszination beitragen. Solche Artikel haben verschiedene Ursprünge: Geschichten, die auf menschliche Anteilnahme abzielen („wie tapfer dieser oder jener mit seinen Behinderungen fertig geworden ist"); Bitten um finanzielle Unterstützung der Forschung („Helfen Sie, Krebs, Multiple Sklerose, Rheumatismus, usw. zu heilen"); und Appelle an die Gesunden, Krankheit früh zu entdecken, die von Reihenuntersuchungsenthusiasten unterstützt werden. Solche Maßnahmen sind gut gemeint, doch wird ihr Nutzen teuer erkauft, wenn sie zu einem allgemeinen **Vertrauensverlust gegenüber der persönlichen Gesundheit führen**. ... Als Beispiel wollen wir die von weiten Kreisen unterstützte Forderung betrachten, zur Erkennung von Bluthochdruck **Reihenuntersuchungen** einzuführen. Es scheint nachgewiesen zu sein, dass die Behandlung von Bluthochdruck Todesfälle durch Schlaganfälle und Herzinsuffizienz, nicht aber bei Herz-Kreislauf-Erkrankungen zu verhindern oder, was wahrscheinlicher ist, zu verzögern vermag. Doch sollten wir, bevor wir uns dazu entschließen, diese Beobachtung als Anlass zur Blutdruck-Reihenuntersuchung der gesamten Bevölkerung zu nehmen, uns der damit verbundenen Schwierigkeiten bewusst sein. Werden Menschen durch Reihenuntersuchungen als hypertonisch identifiziert, so führt dies bei einigen aufgrund der Messungsunzuverlässigkeit zu **Fehldiagnosen**. Bei den richtig diagnostizierten werden einige **der verordneten Behandlung nicht Folge leisten**, bei einigen, die der Behandlung **Folge leisten**, wird eine Blutdruckkontrolle **nicht erreicht**, und einige werden **unnötigerweise behandelt**, da es Menschen gibt, deren hoher Blutdruck offensichtlich **vereinbar ist mit einem Leben von normaler Länge und Qualität**. Die vielleicht ernsteste Erwägung ist jedoch, dass die Lebensqualität vieler Menschen schwer belastet ist, wenn ihnen mitgeteilt wird, dass sie eine lebensbedrohliche Krankheit haben, die ihnen bisher nicht bewusst war. (Eine Untersuchung in der Industrie hat gezeigt, dass sich die Abwesenheitsraten bei Arbeitern fast verdoppeln, wenn diese erfahren, dass sie erhöhten Blutdruck haben.) **Folglich gibt es bei Reihenuntersuchungen eine viel größere Anzahl von Menschen, die einen beträchtlichen Preis durch Angst und schädlichen Nebenwirkungen von Medikamenten zahlen, als solche, denen sie nutzen**." [654] (McKeown, 1982, S. 178-79)

Solange die typische Aufgabe eines Arztes in der Diagnose und der Therapie von Erkrankungen gesehen wird, solange also das Denken von der Maschine Mensch, die im Erkrankungsfall einfach der Reparatur bedarf, Ausbildung und Lehre beherrschen, so lange nicht die Grundlagen seelischer und körperlicher Gesundheit, insbesondere die nicht mechanistischen, psychosomatischen ins Zentrum der Betrachtung gerückt werden, werden die wohlstandsbedingten Erkrankungen zunehmen.

„Verbesserungen im Gesundheitszustand werden durch das wachsende Wissen erklärt, und das neue Wissen wird im wesentlichen der medizinischen Forschung zugute gehalten. Diese Interpretation der Vergangenheit bestimmt die Hoffnungen auf die Zukunft. Was die Naturwissenschaft anscheinend in der Vergangenheit erreicht hat, gibt dazu Anlass, auch in der Zukunft auf sie zu vertrauen. Gestern gingen die Infektionskrankheiten zurück, morgen werden Krebs und psychische Krankheiten unter Kontrolle gebracht sein. ... Werden diese Ansichten in Frage gestellt, so folgt darauf in der Regel eine scharfe Reaktion. Burnett behauptet in seinem Buch „Geenes, dreams and realities", dass **„der Beitrag der Laborforschung faktisch am Ende ist"** und **„die moderne Grundlagenforschung in der Medizin kaum eine direkte Bedeutung für die Verhinderung von Krankheit oder die Verbesserung der medizinischen Versorgung habe."** [655] (Sir MacFarlane, Burnett, Genes, dreams and realities, in: McKeown, 1982, S. 213-14)

Es rächt sich der schnelle Griff zum Antibiotikum

Statt auf die **Kraft einer ausgeglichenen Persönlichkeit,** auf **Ernährung** und **Hygiene** zu setzen, haben wir uns, abgelenkt, weg vom **Miteinander,** auf die Ideologie des **Krieges gegen Krankheitserreger** eingelassen, im **Kampf,** den **Präventivschlag** mit der Impfung führend oder bei der vermeintlichen Niederlage der Abwehr, zum Antibiotikum greifend.

Während die einen noch veröffentlichen, dass auch ohne Antibiotika 60 % der Kinder mit akuter Mittelohrentzündung nach einem Tag schmerzfrei sind und lediglich 14 % der Patienten länger als 2 Tage unter Schmerzen zu leiden hätten

338

[656] (Del Mar, 1997), greifen in Australien 99 % der anderen bei der Behandlung auf Antibiotika zurück; in den Niederlanden wird die Otitis media der Kinder in etwa einem Drittel der Fälle mit Antibiotika behandelt. [657] (Ärzte Zeitung Nr. 110, S. 1)

Dann gibt es andere, die überlegen, ob z.B. die Impfung gegen Haemophilus-Influenza B, die Problematik wurde bereits weiter oben besprochen, am Ende zur Ausweitung des Bakterium und zur drastischen Erhöhung der HNO-Infekte bei Kindern beiträgt. Am Ende sind es dann Milliardensummen, die für die „Polypenoperation" und für das Einsetzen von Paukenröhrchen aufgewendet werden. Man könnte z.B. auch an die antibiotische Wirkung von Kapuzinerkresse oder Geranienextrakt denken, die den Körper bei seiner Abwehr zu unterstützen vermögen.

Viele Krankheitserreger wandelten sich zu Keimen, gegen die bereits im Reagenzglas kein bekanntes Mittel mehr hilft. **Vergleichsweise harmlose Erreger, wie z.B. Enterokokken aber auch Tuberkelbakterien, Pneumokokken und Staphylokokken werden zunehmend unempfindlicher gegenüber einer antibiotischen Behandlung.** „Was die Mediziner jetzt alarmiert, ist der drohende Durchbruch des gefährlichen Eiterbakteriums Staphylococcus aureus, das Abszesse, Lungenentzündungen und Erkrankungen der Herzinnenwände auslöst. Seit Jahren steigt der Anteil unter diesen Erregern, denen nur noch Vankomycin den Garaus machen kann, ein seit 1958 klinisch eingesetztes, hochwirksames Antibiotikum. ... Die gefährlichsten Übertragungsorte sind jedoch Krankenhäuser. **Allein in Deutschland stecken sich nach Aussage des Robert-Koch-Instituts jährlich 1 Mio. Patienten im Klinikbett an**. Knapp 150.000 Kranke infizieren sich mit Staphylococcus aureus." [658] (Zeppelin, 1997)

In den vergangenen Monaten gab es Meldungen aus Japan und den USA, dass vankomycinresistente Staphylococcus aureus-Stämme aufgetreten sind.

Im Unterschied zur Zeit vor der Entdeckung des Penicillins haben wir heute im allgemeinen sehr viel bessere sozioökonomische Bedingungen und damit eine viel größere Standfestigkeit im Kontakt mit Krankheitserregern. Der Hunger ist besiegt oder zumindest bei vernünftiger Lebensweise besiegbar. Darüber hinaus sind uns eine Vielzahl an Wegen offen, unser Selbstbild und damit unsere Ich-eigene Infektabwehr zu stärken. Tun wir das nicht, könnten wirklich ernste Probleme auftauchen.

Jan Rosenberg von der kalifornischen Gesundheitsbehörde warnt vor antibiotikaresistenten Enterokokken, die zunächst nur in Europa aufgetreten waren. „Diesen Bakterien gelang in nur 4 Jahren der Einzug in die Krankenhäuser der amerikanischen Westküste. Der Anteil der gegen Vankomycin resistenten Keime stieg in der Umgebung um San Francisco seit 1993 von 3 auf 95 %. ... **Wie gedankenlos mit diesem hochwirksamen Mittel umgegangen wurde, zeigt besonders die Praxis in der Tiermast, wo noch heute tonnenweise Antibiotika als Wachstumsförderer verfüttert werden.** Auch hier haben Experten vor dem Auftreten neuer resistenter Bakterien-Stämme in den Ställen gewarnt, die dann auf den Menschen übertragen werden könnten. Lange blieben die Warnungen ungehört. **Bis zum vergangenen Jahr bekamen deutsche Rinder sogar noch Vankomycin in den Trog.**" [659] (Zeppelin, 1997)

In einer Studie an der Universität Georgia führten **Amalgamfüllungen** zu einer **erhöhten Resistenz von Mund- und Darmbakterien** nicht nur gegenüber Quecksilber, sondern auch **gegenüber Antibiotika**. Viele dieser resistenten Bakterien zeigten gleichzeitig eine **Resistenz gegenüber zwei oder mehr Substanzen**, obwohl diese vorher keine Verwendung gefunden hatten. [660] (Summers et al. 1993)

Richtige Kost – der wirksamste Impfstoff?

Über die Bedeutung der **Unterernährung** als einem **wesentlichen Faktor bei der Infektionsgefährdung** besteht **kein Zweifel,** obwohl sie nicht bei jeder Krankheit gleich wirkt (z.B. ist ihr Einfluss bei Diarrhö, Masern und Tuberkulose beträchtlich, während sie bei Keuchhusten weniger ins Gewicht fällt. [661] (Morley, in: McKeown, 1982, S. 97)

Darüber hinaus haben Infektionskrankheiten auf den Ernährungszustand eine unvorteilhafte Auswirkung. So bildet die Wechselwirkung zwischen Krankheit und Unterernährung einen Teufelskreis, der für Armut und Unterentwicklung charakteristisch ist. Besonders gefährdet sind die Kinder im Säuglingsalter, bevor sie ihre eigenen natürlichen Abwehrmechanismen entwickelt haben. Die Weltgesundheitsorganisation ist zu dem Schluss gekommen, dass „**die Hälfte bis**

3/4 aller statistisch erfassten Todesfälle bei Säuglingen und Kleinkindern auf das Zusammentreffen von Unterernährung und Infektion zurückzuführen sind." [662] (WHO, in: McKeown, 1982, S. 97)

Häufiger ist die chronische Unterernährung ohne spezifische Merkmale. So erklärt es sich, dass sie in früheren Jahrhunderten unerkannt blieb. **Es wird geschätzt, dass in einigen Ländern 2/3 der Bevölkerung unter dieser weniger offenen Form der Mangelerkrankung leiden.** Eine Infektion ist dann oft der entscheidende Einfluss, der zum Tode führt. ... **Ein geschwächter Organismus ist gegen die Angriffe eindringender Mikroorganismen weit weniger resistent**. Gewöhnliche Krankheiten, wie Masern oder Durchfall, bei guternährten Kindern harmlose und kurzlebige Krankheiten, sind bei chronisch unterernährten gewöhnlich ernst, oft sogar tödlich. [663] (Bihar, in: McKeown, 1982, S. 266). ... Derselbe Bericht führt eine Untersuchung der Kindersterblichkeit in **Lateinamerika** an, die zu dem Ergebnis kam, dass „wenn **Unterernährung** in den offiziellen Statistiken nicht als Haupttodesursache angegeben wurde, sie doch mit **50 – 80 % der Todesfälle** zusammenhinge." [664] (Bihar, in: McKeown, 1982, S. 266) Der Bericht der Weltgesundheitsorganisation weise darauf hin, dass wir, während wir uns auf spezifische Maßnahmen wie Impfung und Verbesserung der Umweltbedingungen konzentrierten, dem dominierenden Stellenwert des Ernährungszustandes nicht genügend Beachtung geschenkt haben. „Gegenwärtig", so wird dort geschlossen, „ist eine **richtige Kost der wirksamste** >Impfstoff< gegen die meisten Durchfallinfektionen, Infektionen der Atmungsorgane und andere verbreitete Infektionen." [665] (McKeown, 1982, S. 96-98)

Es muss sehr zu denken geben, wenn bereits 1979 Thomas McKeown in seiner Einleitung zu dem Schluss kommt: „**Medizinische Forschung** und medizinische Dienste sind fehlgeleitet; was die Gesellschaft für das Gesundheitswesen ausgibt, stellt eine entsprechende **Fehlinvestition** dar, da bei der Mittelverteilung **von falschen Annahmen über die Grundlagen menschlicher Gesundheit ausgegangen** wird. Man betrachtet den Körper als Maschine, die vor allem durch direkte Eingriffe in ihre internen Vorgänge vor Krankheit und ihren Folgen geschützt werden könne. Diese Betrachtungsweise führte dazu, dass **Umwelteinflüssen und persönlichem Verhalten** – den wichtigsten gesundheits-relevanten Faktoren – **mit Gleichgültigkeit begegnet** wurde." Wird es noch lange brauchen, bis diese Erkenntnis in aller Öffentlichkeit, fair, losgelöst von wirtschaftlichen Interessen und Interessenverbänden, diskutiert wird?

Impfstrategien

In Frankreich spricht man von **„Education sanitaire"** (Gesundheitserziehung) und in den Ländern der Dritten Welt von **„sozialem Marketing"**. „Alle Möglichkeiten der **Psychologie und** der ideologischen **Manipulation**, auf bewusster oder unbewusster Ebene, werden eingesetzt, um die **Bevölkerung** davon zu **überzeugen**, dass es in ihrem und im Interesse der Gemeinschaft liegt, sich impfen zu lassen. Die **Impfung ist eine soziale Pflicht**, und alle, die so dreist sind, **Zurückhaltung zu üben oder, noch schlimmer, Widerstand zu leisten,** sind **gefährliche Asoziale."** [666] (Delarue, 1995, S. 216) Über die Erfahrung in ihrem Land schreibt Simone Delarue weiter: „Kann man Menschen so beeinflussen, dass sie freiwillig ihre Ideen, ihre Entscheidungen und ihr Verhalten ändern?... Für eine solche Politik braucht man ein System zur Kontrolle der Bevölkerung und der Ärzteschaft, das durch ein sorgfältig geplantes Computerprogramm in vielen großen Städten aufgebaut wird: Es heißt „System Pasteur". ... Diese Kontrolle läuft auf ein repressives System hinaus. Verbot des Besuchs von Kinderkrippen, Schulen oder Universitäten, der Ausübung bestimmter Berufe, schwere Strafen, einschließlich Gefängnis im Fall der Rückfälligkeit, zur Ordnung gerufene Ärzte, die im Verdacht der Komplizenschaft stehen. Dieses ganze Kontrollnetz funktioniert hierarchisch und in Abhängigkeit vom Gesundheitsminister." [667] (Delarue, 1995, S. 217-18)

Über die Vorgänge im Zusammenhang mit der Hepatitis-B-Impfung und ihre Einführung als Pflichtimpfung in den USA und in Italien, wurde an entsprechender Stelle schon geschrieben, ebenso über Folgen des Impfens.

In gleicher Weise eindrucksvoll, findet die Schilderung über die Umsetzung des Impfprogrammes, das die Regierung für ihre Bürger im Gazastreifen beschlossen hatte, ihre Parallelen in wahrscheinlich allen Industrienationen. „Der Polio-Impfkampagne von 1974 folgten zwei weitere, eine 1976 und eine 1978. Ihr **Erfolg wurde nur möglich** durch eine **massive Einbeziehung der Gesamtheit.** Beide Seiten, **formelle und informelle Oberhäupter der Bevölkerung, die**

342

Presse, das Fernsehen und das Radio, alle wurden mobilisiert, die Kampagne zu fördern. Auch das reguläre Impfprogramm profitierte und profitiert noch von der aktiven Einbeziehung der Bevölkerung. Die Oberhäupter der Bevölkerung, sowohl die religiösen als auch die weltlichen, unterstützen die Erziehungsprogramme und spielten auf diese Art und Weise eine aktive Rolle bei der Umsetzung des Impfprogrammes. **Jeden Freitag z.B. spricht der Imam** in der Moschee zu Tausenden von Menschen. Er **beschreibt die Gefahren** der Erkrankungen und verbindet Anweisungen zur gesunden Lebensführung mit essentiellen Glaubenssätzen des Korans. **Auch die Schulen** beteiligen sich am Programm zur Gesundheitserziehung und spielen damit eine wesentliche Rolle, die Kinder zu den grundlegenden Impfungen zu bringen. Die **Lehrer sind über die Wichtigkeit** der Impfungen **informiert** und **übermitteln diese Botschaft** mittels der Schulkinder in die Bevölkerung. Die Lehrer **erhalten eine Liste der Kinder, die bisher nicht zu den grundlegenden Impfungen gebracht wurden**. Sie **sprechen die Kinder an, dass sie zu ihren Eltern gehen sollen**, auf dass sie zu den Impfungen gebracht werden. Das gilt **auch, wenn das nicht geimpfte Kind z.B. ein Bruder ist, eine Cousine oder ein Nachbar**. Eine Reihe von Gesetzen zur **Impfpflicht** wurde beraten, beschlossen und verkündet. Eine Familie, die **nicht freiwillig** auf das Impfprogramm reagiert, erhält eine **Einladung** zur MCH-Klinik. Wenn darauf keine Reaktion erfolgt, wird ein **Hausbesuch** durchgeführt. Wieder, wenn es darauf nicht zur Beantwortung kommt, wird den Eltern noch ein **warnendes Schreiben** geschickt. Schließlich, wenn alle diese Maßnahmen fehlschlagen und das Kind nicht geimpft wird, kommt **das Gesetz** zur Anwendung, das die **Zahlung eines Bußgeldes** verlangt. In den Fällen, wo alles andere fehlgeschlagen ist, hat sich dieses als **ein exzellentes Mittel** bewährt. Für den Vater, der, weil er vor Gericht erscheinen muss, um das Bußgeld zu zahlen, **einen Arbeitstag** verliert und **der Lächerlichkeit preisgegeben** ist, ist es ein hinreichendes Motiv, **jeden Widerstand innerhalb der Familie** zu **beseitigen**. Die Menschen sahen, dass alle Autoritäten, die religiösen sowie die weltlichen, das Programm begrüßten, und **wenn also eine Frau ihr Kind nicht impfen lassen wollte, so musste sie fühlen, dass sie eine Sünde begangen hatte (ein wirklich biblisches System).**"[33] [668] (Lasch, et al., 1986, S. 137-43)

---

[33] Sinngemäße Übersetzung durch den Verfasser.

Eine seltsame Pflicht

Sehr viele Mütter, die mir in der täglichen Praxis begegnen, wissen nicht, dass es **in Deutschland zur Zeit keine Pflichtimpfungen** gibt. Ganz entsprechend dem israelischen Modell sind sie „gut informiert", von den ärztlichen Kollegen und Kolleginnen, dem Apotheker, den Medien, von Angehörigen, Freunden und Verwandten. Auf die Frage nach den **Impfungen** erhalte ich oft zur Antwort: „**Nur die notwendigen**". Doch welche sind notwendig? – und sind sie wirklich notwendig? Über mögliche Nebenwirkungen wird nur in den wenigsten Fällen unterrichtet. Auch über den Gehalt von **Quecksilber, Aluminiumhydroxid, Formaldehyd** und **Phenolabkömmlingen** in den betreffenden Impfstoffen und über deren möglicherweise chronisch krankmachende Fähigkeit wird nicht gesprochen. Akute Impfreaktionen werden häufig bagatellisiert, ohne dass darauf hingewiesen wird, dass sie eine chronische Schädigung ankündigen können. **Dieses halte ich deswegen für besonders problematisch, da ich annehme, dass viele Eltern, wenn sie um die Möglichkeit der erhöhten Wahrscheinlichkeit für Impffolgen bei einer Wiederholungsimpfung wüssten, dann auf diese Impfung verzichten würden.** Es ist wahr: Nicht jeder erleidet einen Impfschaden. Nicht jeder Impfschaden erreicht das Ausmaß einer Katastrophe. Andererseits ist, wie Th. McKeown gezeigt hat, für einen gut ernährten, gesunden Organismus, die Wahrscheinlichkeit an einem Infekt sehr schwer zu erkranken, verhältnismäßig gering, und nur die wenigsten werden den Tod erleiden oder bleibende Schäden davontragen. In beiden Fällen ist es für die Betroffenen und ihre Angehörigen eine Katastrophe.

Impfnutzen, Impfrisiko, Erkrankungsrisiko – wo ist die ausgewogene, öffentliche Diskussion?

In den Mitteilungen der Kassenärztlichen Vereinigung war zu lesen: „**Die STIKO empfiehlt, Arztbesuche von Kindern, Jugendlichen und Erwachsenen auch dazu zu nutzen, die Impfdokumentation zu überprüfen und ggf. den Impfschutz zu vervollständigen.**" [669] (KVH. Pharmako-Therapie Nr. 18, Mai 1997) Ausdrücklich wird empfohlen, wann immer es geht, Kombinationsimpfstoffe zu verwenden. Sollte festgestellt werden, dass Impfungen nachgeholt werden können, könne von den vorgeschlagenen Impfterminen abgewichen werden. Unter der großen Überschrift „Weitere aktuelle Impfinformationen" wird folgender Artikel abgedruckt: „Die Deutsche Apothekerzeitung (DAZ) vom 6. März 1997 kommentiert: „Typisch für Deutschland und nur hierzulande anzutreffen: **Über vermeintliche Impfschäden wird heiß diskutiert, über die Gefahren durch Infektionen wird nicht gesprochen.** ... **Setzen sie deshalb den in die STIKO-Empfehlungen aufgenommenen Hinweis konsequent um**, bei Arztbesuchen die Impfpässe ihrer **Patienten zu** überprüfen und evtl. fehlende Impfungen nachzuholen, bzw. aufzufrischen. Und beraten Sie Ihre Patienten ausführlich." [670] (Naumann, 1997, S. 29-31)

In der abschließenden Aufforderung „**Und beraten Sie Ihre Patienten ausführlich**", wurde etwas wesentliches, rechtsverbindliches, zum Schutz der Kinder und der impfenden Ärzte und Ärztinnen gesagt. Doch wie oft geschieht es? Wie oft suchen mich Mütter mit ihren Kindern auf, teils ratlos, hilflos, wutentbrannt, weil ihre Kinder, sogar ohne die vorherige Nachfrage, ob der Impfung zugestimmt würde, und ohne ein vorheriges entsprechendes Gespräch, geimpft wurden.

Können Impfungen eine Bevölkerung überhaupt **schützen**? Sind Aufwand und Risiko **angemessen,** wenn bei den Kinderkrankheiten in einer natürlichen, ansonsten gesunden und wohlständig ernährten Gemeinschaft „Durchseuchungs-raten" zustande kommen würden, die die gegenwärtige Durchimpfungsrate und damit den fraglich suffizienten Impfschutz zum Teil deutlich übertreffen könnten? **Die durch Krankheit erworbene Immunität besteht in den meisten Fällen ein Leben lang.** Die **impfbedingte Immunität verfällt**, so dass sich, wie in vielen Fällen beobachtet, das Erkrankungsalter bei den „Kinderkrankheiten" in die für den Verlauf dieser Erkrankungen gefährlichere Erwachsenenperiode verschiebt.

Anstatt eindringlich zu gesunder Lebensführung aufzurufen, Alkohol, Rauchwaren und Kaffee mit Steuern so zu belasten, dass sie unattraktiv würden und zur Entwicklung der zwischenmenschlichen Atmosphäre beizutragen, werden weit größere Summen investiert, das Impfen zu propagieren. Anstatt für das Vervollständigen des Impfprogramms mit einem

Bonus zu winken, könnte man für gesundheitsgefährdende Verhaltensweisen Beitragserhöhungen überlegen.

Mit ganzseitigen Anzeigen, wird z.B. auch für die Masern-Mumps-Röteln-Impfung geworben. Doch – benötigen Jungen wirklich eine Röteln-Impfung und ist für Mädchen die Mumps-Impfung wirklich essentiell? Wo ist der Hinweis auf mögliche Impfschäden?

Unter der Überschrift: „**Durchimpfungsgrade und Impfverhalten bei Kindern** in West- und Ost-Deutschland im Jahr 1994" veröffentlichte das Robert-Koch-Institut ein **Strategiepapier**. Die Erkenntnisse über die z.B. in Bezug auf die Masern in den USA wiederholt gemachte Erfahrung, dass hohe Durchimpfungsraten nicht notwendigerweise einen effizienten Schutz bedeuten, ignorierend, wird der Artikel eingeleitet: „Impfungen gehören individualmedizinisch und epidemiologisch zu den unbestritten wirksamen Maßnahmen der primären Prävention. Zum breiten, bevölkerungswirksamen Schutz vor impfpräventablen Erkrankungen sind **Durchimpfungsraten von ca. 90 %** erforderlich... Zur Realisierung derartiger Durchimpfungsraten muss im Rahmen eines „freiwilligen Impfsystems" eine kontinuierliche gesundheitliche **Aufklärung der Bevölkerung** und anhaltende Motivation zum Impfen erfolgen. Zusätzlich müssen wesentliche **Hemmschwellen**, die (regelgerechte) Impfungen sowohl auf Seiten der Bevölkerung als auch bei niedergelassenen Ärzten (und anderen impfdurchführenden Institutionen) erschweren oder behindern, **beseitigt werden**." [671] (Kirschner / Koch, 1995, S. 10-16)

Ziel der Studie war die Ermittlung von Durchimpfungsraten bei Kindern bis zu 6 Jahren und eine Erhebung über das allgemeine Wissen und die Einstellung von Erziehungsberechtigten und Kinderärzten zum Impfen. Befragt wurde eine Stichprobe von niedergelassenen Pädiatern und einer Bevölkerungsstichprobe von 1.513 Müttern mit insgesamt 2.082 Kindern bis zu 6 Jahren. Der Anteil nicht vorgelegter Impfbücher betrug lediglich 7 %. Es ergab sich, dass **die Impfungen** für die Gesunderhaltung der Kinder häufig **als von geringem Wert eingeschätzt** werden. Die **Skepsis** gegenüber einzelnen Impfungen erwies sich als recht hoch. **Das Durchmachen der Kinderkrankheiten wird häufig für besser erachtet als**

346

eine Impfung. Nebenwirkungen und Langzeitschäden von Impfungen werden eher befürchtet als Komplikationen der als harmlos eingestuften „Kinderkrankheiten".

Was wäre, wenn alle diese Menschen recht haben, da sich ihre spontanen Empfindungen mit den Ergebnissen u.a. auch der Arbeit von McKeown in England, S. Delarue in Frankreich, H. Coulter in den USA und G. Buchwald aus Deutschland zum Teil decken?

Die Kampagne zur (Um-) Erziehung, für „gesundheitliche Aufklärung" und zur Erzielung einer „anhaltenden Motivation" zum Impfen muss weitergehen? „Wesentliche Hemmschwellen" müssen beseitigt werden? Da die Grundimmunisierung bei fast allen Kindern begonnen wird, die nötigen Folgeimpfungen aber nur unzureichend wahrgenommen werden, unabhängig ob die Kinder von Kinderarzt oder Hausarzt betreut werden, sucht man nach dem Mittel, das postulierte Ziel zu erreichen.

Da die Kinderärzte vor allem organisatorische Probleme für den unvollständigen Impfschutz verantwortlich machen, verlangen die Autoren des o.g. Artikels „die Erarbeitung **und schnelle Umsetzung einer konzertierten Strategie** zur Verbesserung der Durchimpfungsraten. Es erinnert sehr an die Zustände, wie sie aus dem Gazastreifen geschildert wurden, wenn am Schluss des Artikels sowohl für die Bevölkerung als auch für die niedergelassenen **Ärzte ein breites, gezieltes und koordiniertes Interventionsprogramm** „Impfen" gefordert wird, bei dem „Wissen- und Einstellungsdimensionen bei der Bevölkerung (und auch bei Ärzten) durch massenmediale und personalkommunikative Maßnahmen" „positiv" verändert werden sollen. Ärzte, als wesentliche Informationsträger, **bedürften** „**gezielter Aufklärung**". Auch die Rechtsgrundlagen seien zu „optimieren" und schließlich sei auch die epidemiologische Lage dringend zu verbessern. Unter dem Hinweis, dass bei Kindern und noch viel weniger bei Erwachsenen, von einer befriedigenden Impfsituation nicht auszugehen sei, **wird ein vermeintlich dringender Handlungsbedarf** betont. Dieser wird mit dem Verweis auf die epidemiologische Entwicklung bei Infektionskrankheiten in Osteuropa bzw. Russland unterstrichen, wobei unbeachtet bleibt, dass in diesem großen Land sowohl die Ernährungs- als auch die psychosoziale Situation sowie das weit verbreitete Problem des Alkoholismus, die Erkrankungshäufigkeit sehr begünstigen. Vielmehr wird die schnelle Umsetzung einer „konzertierten Präventionsstragie" gefordert. [672] (Kirschner / Koch, 1995, S. 10-12)

Dieser Studie folgten weitere, mit dem Ziel, einen möglicherweise **institutionalisierten Impfzwang** auf seine verschiedenen Aspekte hin zu untersuchen.

Eine Untersuchung des Deutschen Grünen Kreuzes im Auftrag des Robert-Koch-Institutes mit dem Ziel der Bestandsaufnahme, der im Bereich der Impfprävention zuständigen und tätigen Institutionen, kommt zur Erkenntnis, „dass die individuelle Impfbereitschaft generell zwar sehr groß, **die aktuell erreichten, jedoch zu niedrigen Durchimpfungsraten**, aber **insgesamt keinen wirksamen Schutz der Bevölkerung** vor impfpräventablen Infektionskrankheiten **bieten."** [673] (Reiter, 1996, S. 74 ff.) Weiter heißt es, andere Erkenntnisse übergehend, dort: „Impfungen sind immer noch der effektivste und kostengünstigste Schutz vor zahlreichen Infektionskrankheiten. Um die internationale Zielsetzung, Masern und Polio, bis zum Jahre 2000 durch Schutzimpfungen auszurotten, auch in der Bundesrepublik zu erreichen und die Durchimpfungsraten für andere impfpräventable Krankheiten zu steigern, ist **ein langfristiges, für verschiedene Zielgruppen konzipiertes Interventionsprogramm mit unterschiedlichen Kommunikationsstrategien** notwendig." **Hauptzielgruppen** für ein solches Interventionsprogramm sind die impfenden **Ärzte und bestimmte Gruppen aus der Allgemeinbevölkerung, auch Multiplikatoren, wie Erzieher, Lehrer, Hebammen, Medienvertreter, Reiseveranstalter und andere**. Für die Konzeption eines solchen Programms ist die Einbindung und Kooperation von in der Impfprävention relevanten und zuständigen Trägern und möglichen **Multiplikatoren** erforderlich.

„In den Medien und Fachzeitschriften wurde in den letzten 12 Monaten das Wiederauftreten von als besiegt geglaubten Infektionskrankheiten und die Bedeutung von Impfungen verstärkt thematisiert. ... Alle bisherigen Maßnahmen wurden jedoch nur punktuell durchgeführt. ... Insgesamt fehlt eine Bestandsaufnahme über die in der Impfprävention tätigen Organisationen und ihre Maßnahmen, eine Einschätzung über die Effektivität der Maßnahmen und eine bundesweite Strategie, Koordination und Abstimmung geplanter Interventionen in diesem Bereich. ...

Als Zielvorstellungen wurden hauptsächlich genannt:

1. Die Verbesserung des Informationsstandes für Ärzte und medizinisches Fachpersonal,
2. Die **Erhöhung der Durchimpfungsraten** und der Impfmotivation der allgemeinen Bevölkerung,
3. Der Impfschutz für das Betriebspersonal,
4. Die Verbesserung des Informationsstandes der allgemeinen Bevölkerung sowie
5. Die Beratung und der Impfschutz für Reisende.[34]
   [674] (Reiter, 1996, S. 75)

Im selben Artikel heißt es unter der Überschrift „Vorschläge zur Steigerung der Durchimpfungsraten" u.a.:

- Berücksichtigung von Multiplikatoren (**Erzieher, Hebammen, Praxispersonal, Sozialarbeiter, Lehrer, etc.**)
- Stärkeres Engagement der Ärzte, d.h. aktives Anbieten von Impfungen.
- Verstärkte **Presse- und Öffentlichkeitsarbeit.**
- Stärkerer **Einsatz der Medien (professionelle Werbekampagnen, Fragestunden im Radio, Fernsehspots, Artikel in Lokalpresse, etc.**).
- Bevölkerungsgerechte Impftermine für Berufstätige.
- Frühzeitige Information bei Säuglingsimpfungen (bereits während der Schwangerschaft). **Pflichtimpfungen bei Aufnahme in Gemeinschaftseinrichtungen.**
- Verbesserung der **Impferfassung** durch Meldungen der Ärzte.
- Einführung des Impf-Recall-Systems durch niedergelassene Ärzte.
- Verstärkte Impfungen durch ÖGD in Gemeinschaftseinrichtungen, unter Kostenbeteiligung der gesetzlichen Krankenkassen.

Die Autorin des oben erwähnten Artikels versäumt nicht hervorzuheben, dass „auch für **restriktive Maßnahmen gegenüber impfunwilligen Eltern und Ärzten**" [675] (Reiter, 1996, S. 77) Vorschläge vorliegen.

Unter der Überschrift „Planungsvorbereitende und evaluatorische Forschung", im Unterkapitel „Studie zum Stand des Impfschutzes bei Klein- und

---

[34] Anmerkung des Verfassers: Information und Motivation haben jeweils ein ganz spezifisches Ziel. Ziel dieses Buches ist es, Sie zu ermuntern, sich ein eigenes Bild über die möglichen

Vorschulkindern", erschienen im Info A-96 des Robert-Koch-Institutes, heißt es: „Grundsätzlich muss durch eine Fortbildung und Motivierung der behandelnden Ärzte erreicht werden, dass jeder Kontakt eines Kindes (und natürlich auch eines Erwachsenen) mit betreuenden oder behandelnden Ärzten zur Überprüfung und ggf. zur Aktualisierung des Impfschutzes genutzt wird."

Im Zusammenhang mit der Masern-Mumps-Röteln-Impfung fordert Prof. B. Schneeweis unter der Überschrift „Impfungen sind auch künftig unverzichtbar!" :

- Impfbereitschaft aller Ärzte
  „Keine Konsultation ohne Impfpass"
  Impfausbildung – Impffortbildung
- Überzeugungsbereitschaft aller Ratgeber
  „Impfung schützt"
  Apotheker, Hebammen, Schwestern,
  Erzieher, Lehrer, Sozialarbeiter u.a.
- Impfakzeptanz der Bevölkerung
  „Impfung nützt"
  Kinder, Jugendliche, Erwachsene
  Seriöse Informationen durch Medien"

„Grundlage und Ziel all dieser Impfkampagnen ist es, breite Bevölkerungskreise davon zu überzeugen, dass Impfungen etwas Gutes sind, ... Hierbei geht es nicht allein um den Schutz des Impflings selbst, sondern auch um die Verantwortung vor der Gemeinschaft. Denn wenn ein Mensch sich nicht impfen lässt, läuft er nicht nur Gefahr, selbst zu erkranken, sondern fungiert auch als Krankheitsüberträger und bedroht dadurch seine Umgebung." [676] (Schneeweis, 1997)

Sind Impfungen unbestritten etwas Gutes? Sind solche Äußerungen Schritte auf dem Wege, Andersdenkende zu ächten, auf dem Weg zum moralischen Impfzwang?

Impfrisiken und den angegebenen Impfnutzen zu machen. Fragen Sie nach der

Die Gefährdung des Mitmenschen durch Krankheitsüberträger wird in den Vordergrund gestellt. Das Bild des sozialen Schädlings, des Sündenbocks, wird wieder einmal eingerichtet. Dass jedoch auch Impfungen die Immunität der erwachsenen Bevölkerung schwächen und damit auch ehemals geimpfte Menschen zu Krankheitsüberträgern werden können, bleibt hier unerwähnt. z.B. ergab eine Studie des Institutes für medizinische Virologie der Universität Frankfurt/M. in Bezug auf Masern, Mumps und Röteln im Zeitraum von 1990 bis 1997, dass die mittleren Antikörpertiter in den Untersuchungsjahrgängen ab 1994 insgesamt niedriger lagen. Dies wird als eine Folge der Verdrängung der Wild- durch Impfviren diskutiert, „denn die immunogene Wirkung der Impfviren ist nicht so nachhaltig. Dies spiegelt sich auch in der ab 1994 geringeren Seroprävalenz diaplazentar übertragener Antikörper im Säuglingsalter wider; die niedrigeren Titer zum Zeitpunkt der Geburt werden rascher eliminiert." [677] (Der Kassenarzt (21) Mai 98, Deutsches Ärzte-Magazin).

Das Robert-Koch-Institut, das sich als nationale Leiteinrichtung für Infektionsprävention und –bekämpfung auffasst, schreibt: „Das Erreichens des Zieles der WHO, wonach in Europa bis zum Jahr 2000 keine einheimischen Erkrankungsfälle von Poliomyelitis, Diphtherie, Tetanus neonatorum, Masern, Mumps und Röteln mehr vorkommen sollten, ist – bis auf die Poliomyelitis – zum Termin nicht mehr möglich. ... Das Impfen sollte durch materiellen Anreiz, günstigere Abrechnungsmodalitäten und Impfstoffkostenregelungen gefördert werden, ... Die Impfprogramme müssen durch eine adäquate Öffentlichkeitsarbeit begleitet werden, „Agenda-Setting" in den Medien ist notwendig." [678] (Robert-Koch-Institut, Epidemiologisches Bulletin, 28/98 vom 17.07.98).

Die Kollegen des Berufsverbandes der Allgemeinärzte Deutschlands (BDA) veröffentlichen in ihrem **Konsensus-Papier**: ... Jede sinnvolle Möglichkeit zur Impfung muss daher genutzt werden. Dem trägt auch die Aufforderung von Minister Seehofer Rechnung, dass alle Ärzte bei jeder Gelegenheit den Impfstatus überprüfen und ggf. impfen sollten. ... (und), dass der Hausarzt eine „Pflicht zur Impfung" hat, wenn er dem Anspruch genügen will, seine Patienten entsprechend

---

Fachinformation, und lesen Sie diese durch. Wenn Fragen auftauchen, besprechen Sie diese.

dem aktuellen Stand der medizinischen Wissenschaft zu betreuen. ... [679] (Der Hausarzt; 10/98, S. 33-37).

Auf dem Kolloquium zum Thema „Schutzimpfungen in Deutschland – medizinisch notwendig, politisch akzeptiert?" forderten Vertreter des Robert-Koch-Institutes, Berlin, die zur Tagung eingeladen hatten, „mehr Macht für die Ständige Impfkommission (STIKO). ... und eine obligatorische Hausarztbindung. ... Die lebensbegleitende hausärztliche Betreuung ermöglicht dann eine ständige Überprüfung und ggf. Ergänzung des Impfstatus." Auf der gleichen Veranstaltung forderte Prof. Burkard Schneeweis aus Berlin, dass Impfungen nicht mehr wie andere medizinische Eingriffe als Körperverletzung gelten sollten. Bei Impfschadensprozessen sei zwischen einer Sorgfaltspflichtverletzung und „dem nicht vermeidbaren biologischen Risiko nach einwandfrei ausgeführter Impfung" zu unterscheiden. **„Schneeweis hält es außerdem für sinnvoll, Impfungen vom Fürsorgerecht der Eltern auszunehmen, damit sie den Kindern nicht vorenthalten werden können."** [680] (Bach, B., 1998, S. 2)

„Nicht vermeidbares biologisches Risiko" – sind Impfungen notwendig, geeignet und zumutbar? Wie verhält es sich mit dem Fürsorgerecht und der Fürsorgepflicht der Eltern, Kinder z.B. vor Schadstoffen wie **Quecksilber, Formaldehyd** und **aluminium- bzw. phenolhaltigen Verbindungen** zu schützen?

Nach meiner Auffassung werden wir nicht etwa krank, weil wir uns anstecken, sondern stecken uns an, weil wir krank geworden sind.

Gekauft?

Ist es nicht merkwürdig, dass den impfenden Ärzten die Maßnahme erheblich besser bezahlt wird, als das Gespräch über deren mögliche Risiken? Was sagt uns das bei jährlich mehr als 6 Millionen Impfungen?

„In Medical Tribune, Nr. 49 vom Freitag, den 14. März 1987, heißt es: „Süßmuth beschimpft impfmüde Ärzte. Wer nicht impft, verzichtet auf 10.000 DM pro Jahr." Nach diesem Artikel haben die Ärzte-Funktionäre Dr. F. H. Mader, Bundesgeschäftsführer und Dr. E. Brüggemann, Bundesvorsitzender des Fachverbandes Deutscher Allgemeinärzte, empfohlen: **„Impfen Sie, was das Zeug hält.**" Das heißt doch nichts anderes, als dass jeder deutsche Allgemeinarzt allein durch Impfungen (damals) jährlich 10.000 DM verdienen konnte." [681] (Buchwald, 1994, S. 187)

S. 366

Auch heute wird dafür gesorgt, dass das Impfen ein gutes Geschäft bleibt. Wird z.B. im Falle einer frischen Verletzung eine Tetanus- oder Tollwut-Impfung fällig, so ist diese Leistung nicht gesondert berechnungsfähig. **"Wird aber dabei der Impfstatus überprüft und festgestellt, dass etwa die Impfung für Polio und Diphtherie aufgefrischt werden sollte, so ist diese Impfung gesondert berechnungsfähig."** [682] (Schlüter, P., 1998, S. 14)

„Ab **1. 5. 2002** können präventive Impfleistungen nicht mehr über die KV Hessen abgerechnet werden!" (KV Hessen, Rundbrief, 29. 4. 2002) Das Angebot der KV Hessen schien zu niedrig. **Der Bundesverband der Kinder- und Jugendärzte weist darauf hin, das für das Impfen von Kindern unter 4 Jahren 39,18 € privat zu berechnen sind.** Am 14. 5. 2002 einigte man sich **mit den RVO-und Ersatzkassen** auf die Erstattung von **19.50 € für eine Sechsfachimpfung** ab dem 1. 7. 2002. Für **ein Gespräch** zwischen Arzt und Patient, das im Durchschnitt nicht weniger als **1 Minute** dauern darf, jedoch **bis 9 Minuten** dauern kann, z.B. über Fragen des Impfens, erstatten die Krankenkassen, wenn der Patient im Quartal bereits gesehen wurde und am Ende keine Impfung erfolgt, etwa **2.50 €.** Davon sind Steuern, Sozialleistungen und Unkosten abzuziehen. Das bedeutet, dass Ärzte, die nicht impfen, heute auf weit mehr als auf 5000 € pro Jahr verzichten.

Wenn die Berichte über Impfrisiken stimmten, wenn wirklich ein großer, vielleicht der größte Teil der Verhaltens- und Lernstörungen sowie der chronischen

Erkrankungen, insbesondere aus dem atopischen Formenkreis, d.h. der Allergien, eine Folge der Eiweiß- und Quecksilberbelastung durch das Impfen wäre, wäre das dann nicht, vielleicht wie bei anderen, uns vorangegangenen Hochkulturen, der Anfang vom Ende? Über das mögliche Ausmaß der Belastung gibt die nachfolgende Tabelle, die die Durchimpfungsraten der Geburtsjahrgänge 89 und 92 in Ost- und West-Deutschland darstellt, Auskunft. Nicht enthalten ist darin die zunehmende Durchimpfung mit der quecksilberhaltigen Hepatitis-B-Vakzine. **Die erste Hepatitis B – Impfung soll nach den Empfehlungen der STIKO ab dem 3. Lebensmonat verabreicht werden.**

		West		Ost	
	Geburtsjahrgang	89	92	89	92
	n =	215	193	114	67
Polio	3 trivalente Impfungen bis inkl. 24. Lebensmonat (STIKO)*	76,3	79,8	① 87,7	① 67,2
	Aktuell 3 trivalente Impfungen	91,2	88,6	② 79,8	② 70,1
	Begonnene Impfung	98,6	99,0	96,5	98,5
Diphtherie	Mind. 3 Impfungen bis inkl. 24. Lebensmonat und Abstand zw. 2. und letzter > 6 Monate (STIKO)*	70.7	72,0	③ 77,2	64,2
	Aktuell 3 Impfungen mit Abstand zwischen 2. und letzter > 6 Monate	87,0	80,3	92,1	70,1
	Begonnene Impfung	99,1	100,0	99,1	98,5
Tetanus	Mind. 3 Impfungen bis inkl. 24. Lebensmonat und Abstand zw. 2. u. letzter > 6 Monate (STIKO)*	70,7	71,0	③ 77,2	62,7
	Aktuell 3 Impfungen mit Abstand zwischen 2. u. letzter > 6 Monate	87,9	79,.3	92,1	68,7
	Begonnene Impfung	98,1	97,9	100,0	100,0
Pertussis	Mindestens 4 Impfungen bis inkl. 24. Lebensmonat (STIKO)*	8,8	46,6	③ 65,5	46,6
	Begonnene Impfung ⑤	27,4	76,7	97,4	92,5
Masern	Mindestens 1 Impfung bis inkl. 24. Lebensmonat (STIKO)*	59,1	75,6	87,7	68,7
	Aktuell mindestens 1 Impfung	85,6	80,8	94,7	77,6
Mumps	Mindestens 1 Impfung bis inkl. 24. Lebensmonat (STIKO)*	58,6	75,6	13,2	67,2
	Aktuell mindestens 1 Impfung	84,6	80,8	42,2	76,1
Röteln	Mindestens 1 Impfung bis inkl. 24 Lebensmonat (STIKO)*	48,8	68,4	13,2	67,2
	Aktuell mindestens 1 Impfung	71,6	73,0	40,4	77,6
Hib	Mindestens 3 Impfungen (STIKO)*	④	66,8	④	58,2
	Begonnene Impfungen		86,5		89,6

Tabelle 16: Durchimpfungsraten der Geburtsjahrgänge 89 und 92 in Ost und West (12/94 – 4/95).

Alle Angaben in Prozent. ① = mono- oder trivalent. ② = 4 monovalente oder 3 trivalente. ③ = bis inkl. 36. Lebensmonat. ④ = erst 1990 eingeführt. ⑤ = seit 1991 wieder von der STIKO empfohlen.
Kirschner, W., Koch, J.: Durchimpfungsgrade und Impfverhalten bei Kindern in West- und Ost-Deutschland im Jahr 1994, Robert-Koch-Institut, infFo IV/95, S. 13

Über die Verantwortung - Aufklärungspflicht?   Neu!!!

Im Folgenden Geschichtliches, wie es lange dem allgemeinen Rechtsverständnis entsprach; am Ende dieses Artikels „die neue Wirklichkeit":

In einem **Urteil – 3 U 188/84 – vom 12.06.**1985 hat das Oberlandesgericht **Stuttgart** entschieden, dass eine Impfung rechtswidrig ist, wenn über die typischen Impfrisiken nicht sachgerecht aufgeklärt worden ist. [683] (Buchwald, 1994, S. 153)

Die Impfung selbst ist eine Körperverletzung im Sinne des § 223 des StGB. Die Rechtswidrigkeit ist dann unwirksam, wenn der ärztliche Eingriff nach informierter Zustimmung des Patienten durchgeführt wird. Rechtswirksam ist die Zustimmung des Patienten nur dann, wenn sie auf ausreichender ärztlicher Aufklärung beruht.

Unter der Überschrift **„Aufklärungspflicht aus juristischer Sicht"** erschien **im Deutschen Ärzteblatt im Juni 1997** ein sehr informativer, ja außerordentlich guter Artikel. Interessant, weil schon zu Beginn auf die „wenig beneidenswerte Situation" des Arztes hinsichtlich der Impfung hingewiesen wird: Impft er, und es kommt nachfolgend zu einem Impfschaden, wird er womöglich regresspflichtig gemacht, weil er einen medizinischen, zumindest jedoch einen sogenannten informatorischen Kunstfehler begangen hat. Impft er nicht, und die Krankheit, gegen die er hätte impfen können, tritt auf und führt womöglich zu Dauerschäden, wird ihm evtl. der Vorwurf eines Behandlungsfehlers gemacht." [684] (Bütikofer, 1997, S. 1794-96)

Die Rechtsanwältin unterstreicht eindringlich, „**dass vor Durchführung jeder Impfung** oder Impfserie eine **Aufklärungspflicht des Arztes** besteht, wodurch der Impfling oder seine Eltern oder Sorgeberechtigten in die Lage versetzt werden sollen, über die Teilnahme an der Impfung zu entscheiden. ... Die höchstrichterliche Rechtsprechung hält daran fest, dass jeder Eingriff in die körperliche oder gesundheitliche Befindlichkeit des Patienten – sei er behandlungsfehlerhaft oder frei von einem Behandlungsfehler – als Verletzung des Behandlungsvertrages und als rechtswidrige Körperverletzung zu werten ist, wenn er sich nicht im konkreten Fall durch eine wirksame Zustimmung des Patienten als gerechtfertigt erweist (...).

Der **Umfang und der Genauigkeitsgrad der Aufklärung sind umgekehrt proportional zur Dringlichkeit des Eingriffs** (...). Dies besagt: Je weniger dringlich sich der Eingriff in zeitlicher und sachlicher Hinsicht für den Patienten darstellt, desto weitergehender ist das Maß und die Genauigkeit der Aufklärungspflicht. .. Die höchstrichterliche Rechtsprechung lässt das Maß aufklärungspflichtiger Risiken von dem unmittelbaren Nutzen abhängen, den der Eingriff für den Patienten hat. Das bedeutet, dass z.B. **vor einer Operation**, zu der es praktisch keine Alternative gibt, nur über **die wesentlichen Risiken** aufgeklärt werden muss (...), während z.B. bei einer vorbeugenden **Impfung jede - auch relativ unwahrscheinliche – Eventualität aufklärungspflichtig** ist. Die früher einseitige Betonung der rein statistischen Risikokomplikationsdichte ist von der Rechtsprechung mit verschiedenen Begründungen weitgehend aufgegeben worden. ...

Da eine vorbeugende Schutzimpfung nicht dazu dient, eine beim **Impfling bereits aufgetretene Krankheit zu bekämpfen, reduziert sich der individuelle Nutzen der einzelnen konkreten Schutzimpfung in demselben Maße, in dem bei ausgebliebener Schutzimpfung die Wahrscheinlichkeit einer Infektion gering ist.** Man wird deshalb aus Gründen der Vorsicht die **Aufklärung** auf der Basis der individualisierenden Betrachtungsweise **sehr weit** ziehen müssen. ...

Sodann ist stets auf die Freiwilligkeit der Impfung hinzuweisen sowie jeglicher Eindruck zu vermeiden, dass es sich um eine Zwangsimpfung handelt.

Die Aufklärung muss weiter den **Nutzen der Impfung zutreffend schildern,** nicht begründete Dramatisierungen einer unterbliebenen Schutzimpfung sind zu unterlassen.

Darüber hinaus **muss auf die möglichen Komplikationen eingegangen werden,** die mit der Impfung verbunden sein können. Die Auffassung vieler Ärzte, dass unterhalb einer bestimmten Komplikationswahrscheinlichkeit die Aufklärungspflicht ende, findet in der neueren obergerichtlichen Rechtsprechung keine Stütze mehr." [685] (Bütikofer, 1997, S. 1794-96)

Von den impfenden Ärzten und Ärztinnen sollte nicht verschwiegen werden, dass **Impfungen keineswegs ein harmloser Eingriff** in das Immunsystem sind. Auch sollten **mögliche Impfschäden** nicht a priori negiert werden. Die Aufklärung der Patienten bzw. der Sorgeberechtigten ist grundsätzlich Sache des Arztes und darf nicht delegiert werden. Insbesondere bei den vorbeugenden Routineimpfungen **im Kindesalter ist die Aufklärungspflicht sehr streng wahrzunehmen.** Sie wurde evtl. bereits dadurch **verletzt, wenn** z.B. **nicht auf das Fehlen einer staatlichen Impfempfehlung hingewiesen wurde oder** infolge verzerrter Darstellung **die drastisch verringerte Impfindikation nicht zur Sprache kam.**

Weiter heißt es in dem selben Artikel „**Sinn der ärztlichen Aufklärungspflicht ist es nämlich, dem Patienten eine eigenverantwortliche und vernünftige Ausübung des Selbstbestimmungsrechtes zu ermöglichen.** Dem Patienten muss die Rechtsgewähr dafür gegeben werden, dass er in der medizinischen Betreuung nicht Objekt, sondern eigenverantwortliches Subjekt der Behandlung bleibt. ... Der Arzt sollte daher die Eltern des Impflings bzw. den volljährigen Impfling viel mehr in die Entscheidung – und in das Haftungsrisiko – mit einbeziehen. Eine Möglichkeit hierzu bestünde darin, die Informationen, welche die Impfstoffhersteller in den Packungsbeilagen der Impfstoffe zum Impfrisiko bringen müssen, auch den Impflingen bzw. den Vertretern zur Kenntnis zu bringen.

Hierüber habe ich schon mit vielen Ärzten gesprochen: Diese befürchten, Eltern würden ihre Kinder überhaupt nicht mehr impfen lassen, wenn sie wissen, was – in allerdings sehr seltenen Fällen – an nicht erwünschten Wirkungen des Impfstoffs auftreten kann. .. **Leider lassen viele Ärzte Informationen über das Impfrisiko immer noch nicht zur Kenntnis gelangen. .. Obwohl die STIKO auf die Aufklärungspflicht hinweist,** - obwohl die Ärzte auch aus haftungsrechtlichen Gründen auf mögliche Nebenwirkungen hinweisen sollten. Diese Mauer des

Schweigens vor Impfrisiken scheint mir nicht sachdienlich, leistet der Falschinformation oder der unvollständigen Information über Impfschäden Vorschub und führt zu einer schrecklichen Polarisierung der Meinungen. ..

Bei Verletzung der Aufklärungspflicht haftet der Impfarzt – was viel zu wenig bekannt ist – neben dem Staat wegen Vertragsverletzung und wegen unerlaubter Handlung, was u.a. zu einem Schmerzensgeldanspruch des Impflings gegen den Impfarzt führt. Im Zivilprozess gegen den Arzt muss der Impfling nur beweisen, dass er geimpft wurde und der Schaden auf der Impfung beruhte.[35] **Der Arzt muss dagegen beweisen, dass eine wirksame Einwilligung vorlag, und das heißt vor allem, dass er hinreichend aufgeklärt hatte.** Misslingt ihm dieser Beweis, dann wird er zur Zahlung von Schadensersatz und ggf. von Schmerzensgeld verurteilt. .. An sich liegt bei **Verletzung der Aufklärungspflicht** eine strafbare **Körperverletzung** vor, **die bei schweren Folgen mit empfindlicher Freiheitsstrafe geahndet werden kann.** .. **Ein Aufklärungsgespräch** in dem Umfang, wie es die STIKO und auch die Rechtsprechung vom Impfarzt fordert, **wird sicher derzeit in der Praxis nicht angemessen honoriert.**"

Der Artikel schließt: „**Da durch einen schweren Impfschaden nicht nur unvorstellbares menschliches Leid auf die Betroffenen zukommt, sondern auch enorme finanzielle Lasten** auf die Krankenkassen, die Versorgungsämter, die durch den Impfschaden unmittelbar Betroffenen und unter Umständen auch auf den Impfarzt, **sollte** nicht nur aus menschlichen, sondern auch aus wirtschaftlichen Gründen **darauf geachtet werden, dass Impfungen erst nach sorgfältiger Aufklärung und Beachtung von Kontraindikationen durchgeführt werden.**"

Hier die neue Auffassung:

In Bezug auf Routineimpfungen stellt ein **Urteil des Bundesgerichtshofes vom 15. 2. 00 - AZ VI ZR 48/99 -** fest, dass **eine Aufklärung zu einem früheren, von der Impfung abgesonderten Zeitpunkt nicht erforderlich** ist. Bei Routineimpfungen ist **den Eltern der Entscheidungskonflikt aufgrund der von den Gesundheitsbehörden vorgenommenen Impfempfehlungen abgenommen.** Das Erfordernis eines Aufklärungsgespräches gebietet nicht in jedem Falle eine mündliche Erläuterung der Risiken. **Durch den Routinecharakter der öffentlich empfohlenen Impfung kann der Arzt ausnahmsweise davon**

---

[35] Ergänzung durch den Verfasser: Dies dürfte nur in den wenigsten und in akuten Impfschadens-fällen wirklich gelingen. Für sehr viel problematischer halte ich die mit erheblicher Verspätung eintretenden, dann oft chronischen Impffolgen, die im einfachsten Fall aus Erkrankungen des atopischen Formenkreises, d.h. also im weitesten Sinne Allergien, bestehen können und in den heftigen Fällen aus Hirnleistungsstörungen mit der Folge von Persönlichkeits- und

ausgehen, dass der Patient auf eine zusätzliche gesprächsweise Risikodarstellung keinen Wert legt. Es kann genügen, wenn dem Patienten nach schriftlicher Aufklärung Gelegenheit zu weiteren Informationen durch ein Gespräch gegeben wird. **Sollte der Sorgeberechtigte** ausnahmsweise **Bedenkzeit wünschen, wird von ihm erwartet werden, dass er dies zum Ausdruck bringt und eine sofortige Impfung ablehnt.** Soweit die Aussagen dieses Urteils.

Immer wieder begegnen mir Mütter, die mehr oder minder freudestrahlend kundtun, dass sie aus Verantwortungsbewusstsein gegenüber der Allgemeinheit mit ihrem Kind oder ihren Kindern an einer **Studie zur Erprobung eines Impfstoffs** teilnehmen. Danach gefragt, konnte bisher keine der Mütter etwas **über die möglichen unerwünschten Folgen der geprüften Substanz** angeben. Im vorbereitenden Impfgespräch war dieser Punkt scheinbar gar nicht, sicher aber nicht im notwendigen Umfang besprochen worden.

Jede Mutter und jeder Vater sollten jedoch, bevor sie der Beteiligung an einer solchen Studie zustimmen, sich ausführlich vom impfenden Arzt persönlich darüber aufklären lassen, welcherlei unerwünschte Wirkungen, und seien sie auch nur selten aufgetreten, bei vergleichbaren Impfstoffen bisher berichtet wurden. Auch über die im Impfstoff enthaltenen arzneilichen Hilfsstoffe und deren eventuelle toxische Aspekte sowie über deren mögliches Potential, chronische Erkrankungen auszulösen oder zu fördern, sollten sie sich eingehend unterrichten lassen. Der Inhalt der Aufklärung ist zur Vermeidung von Missverständnissen schriftlich zu dokumentieren.

Würden vielleicht die von der Juristin eingangs zitierten Kollegen recht behalten, die befürchten, Eltern würden ihre Kinder überhaupt nicht mehr impfen lassen, wenn sie wüssten, was an nicht erwünschten Wirkungen des Impfstoffes auftreten könne - und das um so mehr, wenn diese Schilderung in den klaren Zusammenhang mit einer eindeutigen Darstellung der epidemiologischen Lage hinsichtlich der Erkrankung gestellt würde?

Schulleistungsstörungen. Über diese möglichen Zusammenhänge wurde an anderer Stelle dieses Buches, beim Absatz über die Keuchhusten-Impfung, ausführlicher gesprochen

Goldrausch?

Waren es fast 180 Jahre lang auch **Eiweiße und Toxoide**, d.h. veränderte Giftstoffe, die möglicherweise zur Entstehung und raschen Verbreitung von Erkrankungen wie **Heuschnupfen, Neurodermitis und Asthma** beigetragen haben, so ist seit ca. 40 Jahren noch ein weiteres, kaum beachtetes Agens hinzugekommen, das, unscheinbar, fast allen Tot-Impfstoffen beigegeben wurde. Es handelt sich um das zu Anfang besprochene, quecksilberhaltige **Thiomersal**, das eben durch seinen Quecksilbergehalt, die Giftigkeit und die allergene Potenz, d.h. die Möglichkeit allergische Reaktionen hervorzurufen, der Impfstoffe erhöhen kann.

Das Risiko bei der Verwendung dieser Substanz, das wohl nur wenigen bewusst ist, wird durch die wiederholte Verabreichung im Kleinkindes- und Kindesalter stark erhöht und liegt insbesondere in den, möglicherweise bei einer gewissen Anzahl von Menschen auftretenden, akuten, chronischen und Spätfolgen. Drüber hinaus wird, solange sich niemand oder viel zu wenige nur darum bemühen, die psychosozialen Probleme unserer und der nachfolgenden Generationen in Bezug zu setzen zur wiederholten Verabreichung solcher Substanzen, das Geschäft mit Arzneien zur Behandlung chronischer Zustände stets weiter wachsen, und die Anzeige recht behalten, die mir als Postwurfsendung dieser Tage auf den Tisch kam. Sie lautete sinngemäß: **Investieren Sie jetzt in Pharma-Aktien – Die einzige Branche mit Zukunft. - Goldrausch! Oder nicht?**

Plazierung 1992	Plazierung 1991	Unternehmen	Pharma-umsätze (Mio.US $)[b]	Änderung[a]	Pharma-umsätze gesamt in %
1	1	Glaxo	8704,1	+20,4	100,0
2	2	Merck & Co.	8214,5	+13,7	85,0
3	3	Bristol-Myers Squipp	6313,0	+ 6,9	56,6
4	4	Hoechst	6042,1	+ 4,7	20,6
5	5	Ciba-Geigy	5192,0	+10,4	32,9
6	7	Smith Kline Beecham	5100,5	+17,0	55,4
7	9	Roche	4896,9	+16,5	53,2
8	6	Sandoz	4885,5	+ 7,9	47,7
9	8	Bayer	4669,9	+ 2,0	17,7
10	11	Am. Home Products	4589,3	+14,2	58,3
11	14	Pfizer	4557,9	+20,9	63,0
12	10	Eli Lilly	4536,5	+12,5	73,6
13	13	Johnson & Johnson	4340,0	+14,4	31,6
14	12	Rhone-Poulenc Rorer	4095,0	+ 7,1	100,0
15	15	Abbott	4025,0	+14,6	51,3

Tabelle 17: Die 15 größten pharmazeutischen Unternehmen der Welt (1992-1993)
Pädiatr. Praxis 47, 1994 S. 699

Goldrausch, die Sache mit dem Geld

Immer wieder werde ich ungläubig gefragt, wie es denn möglich sein kann, dass die hier beschriebenen Dinge praktisch an kaum einer anderen Stelle besprochen werden. So oft ich dann auf die Bücher verweise und empfehle, mit den Kollegen und Kolleginnen die angesprochenen Themen zu besprechen, erfahre ich, dass in den allermeisten Fällen ein solches Gespräch nicht zustande kommt.

Der Kollege Buchwald berichtet: „Am 28.10.1992 hatte ich in der Fernsehsendung >Schreinemakers life< ein Streitgespräch mit dem **Leiter eines großen Gesundheitsamtes. Dieser behauptete: „Impfschäden sind ganz, ganz, ganz, ganz selten**". Hier fragt man sich – angesichts von 10.650 bei den deutschen Versorgungsverwaltungen eingereichten Impfschadensfällen: Lügt die andere Seite bewusst und vorsätzlich oder will sie es nicht wahrhaben, oder wissen es Leiter großer Gesundheitsämter tatsächlich nicht besser? In der Sendung wurde ein durch die Polio-Impfung schwerstens geschädigtes Kind gezeigt und am Schluss der Sendung wurde die Adresse des Schutzverbandes für Impfgeschädigte eingeblendet. Nach der Sendung riefen Ärzte und besonders aber Ärztinnen beim Schutzverband an und fragten fast weinend, ob es denn tatsächlich durch Impfungen solche Schäden, wie gezeigt, gegeben habe. Das hätten sie nicht gewusst. **Die Ärzte wissen es tatsächlich nicht besser, weil ihre Abschirmung, die von Prof. Ehrengut als „Mauer des Schweigens" bezeichnet wurde, derartig dicht ist, dass alles, was das Geschäft der Pharma-Industrie stören würde, nicht bis zu den impfenden Ärzten vordringen kann. Wer steckt dahinter – und wer kann ein Interesse daran haben, dass die Öffentlichkeit über die ungeheuren Schäden so wenig erfährt? Darauf gibt es nur eine Antwort: Diejenigen, die im Hintergrund stehen und an Impfungen verdienen – in erster Linie die Impfstoffhersteller.**"[686] (Buchwald, in: Coulter, 1995, S. 272)

Bis 1970 wurden Impfungen vorwiegend von den Gesundheitsämtern durchgeführt. Dann wurden **zwischen 1970 und 1980 große Massenimpfaktionen der Gesundheitsämter** durchgeführt. Die genauen **Zahlen wurden im Bundesgesundheitsblatt 1983 veröffentlicht.**

	Diphtherie	Pertussis	Tetanus	Tuberkulose	Masern	Röteln
1970	742 383	186 354	975 249	499 029		
1971	653 752	197 433	866 389	497 371		
1972	881 097	310 764	993 643	510 588	30 352	
1973	935 014	321 964	1 069 528	390 857	16 936	
1974	848 039	275 069	1 023 379	415 501	12 468	
1975	643 835	119 233	784 462	152 018	4 410	
1976	717 982	40 212	839 857	5 273	7 588	60 376
1977	582 574	8 888	690 806	13 710	15 188	389 796
1978	588 868	6 702	712 129	101 075	15 409	316 596
1979	589 494	24 628	703 555	154 945	33 404	330 023
1980	580 906	3 895	690 905	155 881	43 709	328 847
	7 763 944	1 495 142	9 349 902	2 896 248	179 464	1 425 628

Tabelle 18:   Schutzimpfungen durch den öffentlichen Gesundheitsdienst in der B. R. Deutschland von 1970-1980
Quelle: Bundesgesundheitsblatt 26, S. 148/1983

Buchwald, Impfen, das Geschäft mit der Angst, S. 52 ff

Diphtherie	8,40 DM	7 763 944	8,40 DM	65 217 129,60 DM
Keuchhusten	11,95 DM	1 495 142	11,95 DM	17 866 946,90 DM
Wundstarrkrampf	4,48 DM	9 349 902	4,48 DM	41 887 560,96 DM
Tuberkulose	38,75 DM	2 896 248	38,75 DM	112 229 610,00 DM
Masern	35,82 DM	179 464	35,82 DM	6 428 400,48 DM
Röteln	27,75 DM	1 425 628	27,75 DM	39 561 127,00 DM
				283 190 764,84 DM

Tabelle 19:   Sie zeigt, was diese Impfungen ungefähr gekostet haben: Aus den Einzelverkaufspreisen allein der durch die Gesundheitsämter verbrauchten Impfstoffe ergibt sich rechnerisch (nicht in praxi, weil sich die Impfstoffe durch Großeinkauf verbilligen), eine Summe von 25.744.614,98 DM pro Jahr. Endverkaufspreise verschiedener Impfstoffe.
Quelle: Rote Liste

Im Folgenden soll anhand der Zahlen aus dem Jahre 1989 gezeigt werden, wie hoch die Aufwendungen der gesetzlichen Krankenkassen für die Impfstoffe und die Impfleistungen waren. Privatärztliche Impfungen sowie Impfungen durch die Gesundheitsämter sind dabei nicht berücksichtigt.

Anzahl der in der BR Deutschland im Jahre 1989 auf Kosten der gesetzlichen Krankenversicherung durchgeführten Impfungen (d. h. ohne Privatimpfungen und ohne Impfungen durch die Gesundheitsämter)

Einzelimpfstoffe		Mehrfachimpfstoffe		
»Grippe«-Impfung	= 1 457 500	DT (Diphtherie, Tetanus)	=	1 392 600
»Zecken«-Impfung	= 1 272 100	MMR (Masern, Mumps, Röteln)	=	300 600
Kinderlähmung	= 977 200	DPT (Diphtherie, Keuchhusten, Tetanus)	=	271 500
Tuberkulose	= 113 800	MM (Masern, Mumps)	=	141 800
Hepatitis B	= 99 000		Summe	2.106.500
Diphtherie	= 70 200			
Röteln	= 58 800			
Mumps	= 15 500			
Masern	= 5 200			
Keuchhusten	= 4 000			
Summe	**= 4 073 300**	**+ = 2 106 500**	**= 6 179 800**	

Kosten der Impfstoffe, welche in der BR Deutschland im Jahre 1989 von der gesetzlichen Krankenversicherung bezahlt wurden (d. h. ohne Privatimpfungen und ohne Impfungen durch die Gesundheitsämter)

Einzelimpfstoffe

Grippe	= 15,39 DM	(15,39 × 1 457,5)	= 22 430 925,– DM
Zecken	= 40,00 DM	(40,00 × 1 271,1)	= 50 844 000,– DM
Kinderlähmung	= 8,34 DM	(8,34 × 977,2)	= 8 149 846,– DM
BCG (5 Port.)*	= 45,20 DM	(9,04 × 113,8)	= 1 028 752,– DM
Hepatitis B	= 144,87 DM	(144,87 × 99,0)	= 14 342 130,– DM
Diphtherie	= 9,05 DM	(9,05 × 70,2)	= 635 310,– DM
Röteln	= 27,90 DM	(27,90 × 58,8)	= 1 640 520,– DM
Mumps	= 40,48 DM	(40,48 × 15,5)	= 627 440,– DM
Masern	= 37,40 DM	(37,40 × 5,2)	= 194 480,– DM
Keuchhusten	= 18,00 DM	(18,00 × 4,0)	= 72 000,– DM
Summe			**= 99 965 403,– DM**

* Aus einer Ampulle des BCG-Impfstoffes zu 45,20 DM können fünf Einzelportionen zu 9,04 DM aufgezogen werden.

Mehrfachimpfstoffe

DT	= 9,60 DM	(9,60 × 392,6)	= 13 368 960,– DM
MMR	= 66,75 DM	(66,75 × 300,6)	= 20 065 000,– DM
DPT	= 14,65 DM	(14,65 × 271,5)	= 3 977 420,– DM
MM	= 54,70 DM	(54,70 × 141,8)	= 7 765 460,– DM
Summe			**= 45 167 840,– DM**

Für die Bezahlung der Einzel- und	99 965 403,– DM
Mehrfachimpfstoffe des Jahres 1989	45 167 840,– DM
mußten von der gesetzlichen Kranken-	
versicherung aufgebracht werden:	= 145 133 243,– DM
Die »ärztlichen Leistungen« betrugen:	
(15,00 × 6 179 800, d. h. pro Impfung ca. 15,00 DM)	+ 92 697 000,– DM
	= 237 830 243,– DM

Die Gesamtkosten für die Impfungen des Jahres 1989 betrugen für die gesetzliche Krankenversicherung (also ohne Privatimpfungen und ohne Impfungen durch die Gesundheitsämter) 237 830 243,– DM.

Buchwald, G.: Die Ursachen der Impfgefahren und Impfungen sind das große Geschäft, in: Coulter, H.L.: Impfungen, der Großangriff auf Gehirn und Seele, München, 2.Aufl., 1995, S. 283 bzw. 284

Wenn wir die Zahlen aus diesen Tabellen vergleichen, ist es wesentlich, die betrachteten Zeiträume zu vergleichen. Das heißt, dass **zwischen 1970 – 1980** für etwa **28 Millionen DM im Jahr Impfstoffe** zur Verwendung kamen. Die folgende Tabelle betrachtend, sehen wir, dass sich diese Summe innerhalb von 9 Jahren etwa hat versechsfachen lassen. Jetzt waren es in einem Jahr bereits etwa 145 Mio. DM, die den impfstoffproduzierenden Firmen als Umsatz zugeflossen sind.

	Umsatz* in Mio. DM 1994	Umsatz* in Mio. DM 1995	Umsatz* in Mio. DM 1996	Zuwachs seit 1994 in %
Impfstoffe				
Mehrfach-Impf. m. Tetanus	65,4	80,0	89,4	36,7%
Tetanus-Impfstoff	5,7	5,3	4,5	-79,0%
Masern-Impfstoff	0,3	0,3	0,3	+/- 0,0%
Röteln-Impfstoff	1,8	2,1	2,2	22,2%
Mehr.Impf. m. Masern/Mumps	35,8	42,3	46,6	30,2%
Sonst. Einfach-Impfstoffe	98,9	148,.0	137,6	39,1%
Hepatitis-Impfstoff ###	41,0	61,0	203,6	496,6%
Grippe-Impfstoff	34,3	43,9	49,1	43,2%
Pneumonie-Impfstoff	0,2	0,2	0,3	50,0%
Typhus-+Paratyphus-Impf.	5,8	6,4	6,4	12,6%
Alle übrigen Impfstoffe	25,2	26,1	25,9	2,8%
Umsatz insgesamt	314,4	415,6	565,9	80%

* zu Herstellerabgabepreisen

Für das Jahr **1999** wird der <u>Umsatz allein für Hepatitis-Impfstoffe mit 426 Mio. DM</u> angegeben; davon entfallen 398 Mio. DM auf Hepatitis B (und A+B) Vakzine.

Tabelle 20: Impfstoffumsätze im Vergleich 1994, 1995, 1996
Institut für medizinische Statistik, der Pharmazeutische Markt (DPM) Marktforschungsbericht – Auszug erstellt 1997

Betrachten wir nun einfach die Entwicklung der Zahlen zwischen 1994 und 96 so eröffnet sich uns die aufregende Erkenntnis, dass, die Richtigkeit der von Buchwald mitgeteilten Zahlen voraussetzend, sich **in den 5 Jahren zwischen 1989 und 1994 der Umsatz der impfstoffproduzierenden Firmen** in dieser Sparte **nur um etwa 169 Mio. DM** hat steigern lassen.

363

Die Aufwendungen für alle Impfungen, gegen Diphtherie, Keuchhusten, Wundstarrkrampf, Tuberkulose, Masern und Röteln, zwischen 1970 und 1980, also für den Zeitraum von 10 Jahren, haben mit 283 Mio. DM ungefähr so viel gekostet, wie das Impfen eines Jahrgangs gegen Hepatitis B heutzutage alleine kosten wird. Das heißt, die Impfungen gegen alle anderen Erkrankungen addieren sich zu diesen Aufwendungen – und man verstehe recht, dies sind Kosten pro Jahr.

Das erste der beiden Strategiepapiere, die ich Ihnen vorgestellt habe, stammt aus dem Jahr 1994. Unter Einsatz der Medien ließ sich daraufhin in allein einem Jahr **von 1994 auf 1995** der **Umsatz <u>für alle Impfmittel</u> in Deutschland um etwa 101 Mio. DM auf <u>415,6 Mio. DM</u>** steigern. **1999** betrug der **Umsatz <u>allein</u> für Hepatitis B (und A+B)** Impfstoffe **426 Mio. DM.**

Dennoch war und ist die allgemeine Hepatitis-Impfung möglichst jeweils des kompletten Geburtenjahrgangs noch nicht erreicht. Wie aus einem hier nicht wiedergegebenen Teil der DPM-Statistik hervorgeht, wurden im Jahr 1995 nur ca. 800.000 Dosen des Hepatitis-Impfstoffs verkauft. Wenn wir bedenken, dass zur vollständigen Impfung jedoch 3 Gaben erforderlich sind, und dass diese Impfstoffe nicht allein Säuglingen verabreicht wurden, können wir davon ausgehen, dass die Durchimpfungsrate bei Neugeborenen wahrscheinlich unter 50 % gelegen hat.

Gibt es eine Kampagne? Geht sie weiter? Rechtfertigen die Umsätze, Kosten und Mühen in ungeheurem Umfang aufzubringen? In der Ärzte Zeitung vom 21. Juli lag eine 11-seitige, bunte, DIN A 4-formatige Beilage mit dem Titel „Hepatitis-B-Impfung, die STIKO-Empfehlungen und die Realität, in der Stellungnahmen und Aufsätze der Vertreter für die Hepatitis-B-Impfung, Prof. W. Jilg, Prof. B. Stück, Prof. G. Szucs und Prof. A. Windorfer wiedergegeben wurden. Sie alle werden darin einig zitiert, dass Deutschland die Hepatitis-B-Impfung benötigt. Eine große Überschrift verkündet: „Etwa 50.000 Menschen infizieren sich jährlich mit einer Hepatitis-B" und eine anderen lautet: „Nur 1/4 aller Infizierten gehören Risikogruppen an." Unter dem Bild von Herrn Prof. Jilg steht zu lesen, dass er für möglich hielte, „das Hepatitis-B-Virus durch eine weltweit angelegte Impfstrategie auszurotten." Eine andere Überschrift erklärt in großen Lettern: „STIKO-

Empfehlungen zielen auf Praktikabilität" und das Interview mit Prof. B. Stück, der sich für die Realisierung der STIKO-Richtlinien engagiert, ist überschrieben: „Hepatitis-B-Impfquote sollte nicht an den Kostenträgern scheitern." Zunächst sehr bestechend wirkt die Berechnung von Herrn Prof. Szucs, der den volkswirtschaftlichen Verlust durch Hepatitis-B-Erkrankungen berechnet. Der Artikel ist überschrieben: **„Durchschnittlich kostet ein Hepatitis-B-Patient über 20.000 DM jährlich."** Der Artikel schließt mit den Worten: „Auf der Basis der Inzidenz von 5.500 offiziell gemeldeten Hepatitis-B-Neuerkrankungen von 1993 und einer angenommenen Chronifizierung von 6 % wurde mit den hier ermittelten Kosten pro Patient ein Richtwert für die ökonomische Bedeutung der Hepatitis-B in Deutschland errechnet. **Darin betrugen die direkten und indirekten Kosten der Hepatitis-B 150 Mio. DM pro Jahr.** Legt man der Berechnung die rund 6.000 gemeldeten Neuerkrankungen des Jahres 1995 zugrunde, beläuft sich dieser Wert bereits auf rund 164 Mio. DM. Die Autoren weisen aber darauf hin, dass aufgrund der hohen Dunkelziffer die Annahme von etwa 25.000 HBV-Neuerkrankungen realistisch erscheint – die entsprechenden Gesamtkosten für Hepatitis-B belaufen sich dann auf rund 0,7 Mrd. DM jährlich." [687] (Verlagsbeilage der Ärzte Zeitung, 7/97, S. 9)

Gleich daneben wird mit einer nur wenig kleineren Überschrift verkündet: **„60 % der Babys wurden 1996 geimpft".** Wir erfahren darin folgendes: „1 Jahr nach dem Bekannt werden der STIKO-Empfehlungen war bei den bis zu 1-jährigen Kindern eine Hepatitis-B-Durchimpfungsrate von 60 % erreicht. Schleppender verhält es sich dagegen bei der Impfung von Kindern jenseits des klassischen Impfalters sowie bei Jugendlichen. Das zeigen die von SmithKline Beecham in Auftrag gegebenen Marktforschungsstudien. ... **Bei den 1- bis 10-jährigen Kindern lagen die Durchimpfungsraten bei 10 % und bei den 11- bis 13-jährigen bei 8 %."** [688] (Verlagsbeilage der Ärzte Zeitung, 7/97, S. 9)

Betrachten wir noch einmal die DPM-Statistik, erkennen wir, dass im Jahr **1996** bereits **203,6 Mio. DM als Umsatzanteil** auf **Hepatitis-Impfstoff** entfallen. Vergleichen wir nun die Impfstoffumsätze von 1995 und 96, also **1 Jahr nach Bekannt werden der STIKO-Empfehlungen**, stellen wir fest, dass sich der **Umsatz um insgesamt 150,3 Mio. DM hat steigern** lassen. Davon entfallen **142,6 Mio. DM auf die Hepatitis-Impfstoffe.** Der **gesamte Impfstoffumsatz im Jahr 1996 betrug 565,9 Mio. DM.** Im Vergleich zu den Jahren 1970 – 1980 hat sich die wirtschaftliche Bedeutung dieses Marktes für die Hersteller also etwa um das Zwanzigfache gesteigert.

Folgen wir der „Informativen Beilage" der Ärzte Zeitung weiter, lesen wir unter der Großüberschrift „Mit dem Beginn der sexuellen Reife steigt die HBV-Inzidenz" folgendes: „Der Hauptinfektionsweg der Hepatitis-B ist die sexuelle Übertragung – das wird bereits daran deutlich, dass die höchsten Inzidenzraten auch die sexuell aktivsten Altersgruppen der Jugendlichen und jungen Erwachsenen betreffen. Doch gerade in diesem Alter sind die meist gesunden Menschen besonders schwer durch medizinische Vorsorgemaßnahmen zu erreichen. Deshalb sollten nach Einschätzung von Prof. Adolf Windorfer, Präsident des niedersächsischen Landesgesundheitsamtes, **alle Anstrengungen** unternommen werden, **um bereits vor dem 15. Lebensjahr eine möglichst hohe Hepatitis-B-Durchimpfungsrate zu erreichen.** „Dazu erscheint es mir unerlässlich, dass alle niedergelassenen Ärzte Impfungen durchführen können." betonte Windorfer im Gespräch mit MWE, deshalb sollten seiner Ansicht nach auch Frauenärzte die Möglichkeit erhalten, ihre Patientinnen gegen Hepatitis-B zu impfen. **Windorfer fordert dazu regelmäßige Fortbildungen, die zur Abrechnung von Impfungen befähigen sollen.** Damit sollen auch Frauenärzte im Rahmen der Beratung über Schwanger-schaftsverhütung über sexuell übertragbare Erkrankungen wie Hepatitis-B informieren und entsprechende Impfungen anbieten können. **Zusätzlich dazu müsse der Jugendärztliche Dienst der Gesundheitsämter in den Schulen, z.B. im Rahmen der Röteln-Impfung, intensive Aufklärung über sexuell übertragbare Erkrankungen – einschließlich Hepatitis-B betreiben und entweder selbst die Impfungen vornehmen oder die Jugendlichen motivieren, niedergelassene Ärzte zur Impfung aufzusuchen.**" [689] (Verlagsbeilage der Ärzte Zeitung, 7/97, S. 10)

Unter der Großüberschrift „Experten fordern die Wiedereinführung einer **Vorsorgeuntersuchung für Jugendliche**" ist zu lesen: „Die bis Ende 1996 angebotene **Jugendgesundheitsberatung JI wäre hervorragend geeignet,** um Jugendlichen zu Beginn ihrer sexuellen Reife die Hepatitis-B-Impfung **anzubieten.** Doch nicht nur aus diesem Grund fordern seit Anfang 1997 die Vertreter mehrerer ärztlicher Berufsverbände die Sicherung der Erstattung von Präventivmaßnahmen bei Schulkindern und Jugendlichen." [690] (Verlagsbeilage der Ärzte Zeitung, 7/97, S. 11)

Stellen wir noch einmal fest, dass bis 1999 die jährlichen Bemühungen um das Impfen, gemessen am Umsatz der Präparate, sich seit 1980 um mehr als das Zwanzigfache gesteigert haben und seit Einsetzung der STIKO-Empfehlung zur Hepatitis-B-Impfung, 1995, erneut um mehr als 365 Mio. DM gesteigert wurden. Wie Sie jedoch aus der Beilage zur Ärzte Zeitung erfahren konnten, ist der **Markt noch lange nicht aus-geschöpft** – „Information, (Um)-Erziehung und Aufklärung" „müssen" weitergehen.

2001 betrug der **Jahresumsatz internationaler Unternehmen mit Vakzinen** etwa drei Milliarden britische Pfund, **fast 9 Milliarden DM**. Dabei hat **eine Firmengruppe, GlaxoSmithKline (GSK)**, mit **26 %** den größten Marktanteil. (Ärzte Zeitung 10. 9. 01, S. 15)

Randnotizen

Zur Zeit befinden sich mehr als 30 Impfstoffe gegen die verschiedensten Krankheiten in der klinischen Prüfung. Die Studien mit dem **Malaria-Impfstoff SPf66** hatten bis dahin widersprüchliche Ergebnisse erbracht. In einem Malaria-Endemiegebiet in Thailand wurden 1.221 Kinder dreimal mit dieser Substanz geimpft und dann über 15 Monate beobachtet. Obwohl die Immunogenität mit 73 % Serokonversion als gut beurteilt wurde, wurden in der gleichen Zeit 379 Ersterkrankungen mit Malaria festgestellt, davon 195 bei den Geimpften und 184 in der Kontrollgruppe. „Die Autoren halten aufgrund ihrer Daten den Malaria-Impfstoff SPf66 für **unwirksam** und sehen keinen Sinn in der Durchführung weiterer Studien mit dieser Substanz. [691] (Nosten, 1996 in Deutsches Ärzteblatt 94, A-2139)

Sie sehen hier die Diskrepanz der guten Serokonversion ohne den begleitenden, erwünschten Schutzeffekt. Das soll noch einmal zum Nachdenken anregen, inwieweit der betreffende Aspekt der Impftheorie, dass hohe Antikörper-Titer mit guten Schutzraten einhergehen, unkommentiert stehen bleiben darf.

Prof. Dr. Eggers, Köln, berichtete über einen Feldversuch an 2 398 Kindern, die zwischen dem 50. und 220. Tag dreifach eine Schluckimpfung gegen Durchfallserkrankungen, die durch das Rota-Virus verursacht sind, erhalten haben. Die relative Wirksamkeit wird mit 66 bis 68 % angegeben. Als wichtigste Nebenwirkung wurde in 30 % der Fälle Fieber bei der ersten Impfung erwähnt.

Zweifellos sind in Zeiten der Mangelernährung Durchfallserkrankungen bei Säuglingen ein ernsthaftes Problem. In Zusammenarbeit mit Schweizer Kollegen wird an einem „Trivalenten Impfstoff" gearbeitet. [692] (Eggers, H.; 1998)

Ob jedoch insbesondere hierzulande und heutzutage der mögliche Impfnutzen das Impfrisiko aufwiegt?

Im Oktober 1997 sorgte die Nachricht für Aufregung, dass sich 50 Freiwillige mit einem abgeschwächten **HIV-Lebend-Impfstoff** versuchshalber testen lassen wollten. Die Vakzine war an der Harvard Medical School in Bosten entwickelt worden. „Am 20. September hatte eine Organisation, die International Association of Physicians in AIDS-Care (JAPAC) in den USA angekündigt, dass sie 50 Freiwillige gewonnen habe, meist Ärzte, die bereit seien, sich eine Lebend-Vakzine aus abgeschwächten HI-Viren injizieren zu lassen. ... Die experimentelle Vakzine, um die es ging, ist von Prof. Ronald Desrosiers von der Harvard Medical School in Boston im US-Staat Massachusetts entwickelt worden. Desrosiers ist Leiter des Primaten-Zentrums und forscht zu AIDS-analogen Modellen an Affen. Er hat eine entsprechende Vakazine für das affenspezifische Semianimmundefizienz-Virus SIV entwickelt und belegt, dass damit geimpfte Tiere vor einer Infektion zu schützen sind. ... Dass man einen solchen Impfversuch mit Freiwilligen in großer Zahl nicht riskieren könne, sei evident. ... Es gibt noch ein weiteres Problem, auf das Prof. Nathanael Landau aus New York aufmerksam gemacht hat: Es ist schwierig zu entscheiden, ob die Impfung gegen HIV erfolgreich gewesen ist. Woran sollte das gemessen werden? Und eine solche Vakzine müsste einer größere Zahl von Menschen gegeben werden, die ein hohes Infektionsrisiko haben. Die Teilnehmer der Placebo-Gruppe könnten erhöhtes Risiko eingehen, weil sie glauben, sie seien geimpft – abgesehen davon, wie problematisch eine Placebo-Gruppe überhaupt wäre. [693] (Ärzte Zeitung Nr. 179, S. 12)

Merkwürdig ist die Randnotiz kaum zwei Monate später: In Kuba ist die Erprobung eines Impfstoffes gegen AIDS mit abgeschwächten HI-Viren bei Freiwilligen beendet worden. Bei einigen Probanden, allesamt junge Wissenschaftler, seien starke Nebenwirkungen wie Fieber und Muskelschmerzen aufgetreten, teilten die Ärzte mit. Die Impfversuche, die seit etwa einem Jahr liefen, sollen jetzt mit Affen fortgesetzt werden." [694] (Ärzte Zeitung Nr. 222, S. 1)

Andere Tierversuche belegen bereits die Gefahr, dass durch eine solche Vakzine die Aids-Erkrankung hervorgerufen werden kann. [695] (Ärzte Zeitung Nr. 120, S. 13)

Die große Frage

1987 teilte ein großer Impfstoffhersteller, Lederle Laboratories, den Ärzten mit: **„Ein erheblicher Teil der Erlöse aus Impfstoffen werde zurückgehalten, um spätere Ansprüche auf Schadensersatz abzugelten."** [696] (Coulter, 1995, S. 15)

Der Impfstoffmarkt in Deutschland erbrachte 1996 etwa 566 Mio. DM Umsatz. Der Umsatz an Tranquilizer und pädiatrischen Psychopharmaka stieg enorm.

Eine Mainzer Untersuchung ergab, dass in den Kindergärten etwa **34 % der Kinder** als **sprachentwicklungsgestört** aufzufassen sind. Die Sprache ist ein Teil der komplexen integrativen Funktionen des Gehirns. Andere, ebenso komplexe Funktionen beziehen sich auf die Feinmotorik, das Lesen, Schreiben und Rechnen und die audiovisuelle und die sensomotorische Integration. Auch in diesen Bereichen nimmt die Zahl der festgestellten Störungen stetig zu.

Als H. Petov 1930 seine Heuschnupfenmonographie mit Beispielen belegen wollte, gelang es ihm nicht, bei der Kontrolle der ca. 6000 Krankenblätter der Charité in Berlin zwischen den Jahren 1926 und 1930 auch nur einen einzigen Fall zu finden.

Heute sind die Erkrankungen aus dem atopischen Formenkreis, also die Bereitschaft gegen Substanzen aus der natürlichen Umwelt, wie Gräserpollen, Sporen, Hausstaub, Nahrungsmittel und andere, Überempfindlichkeitsreaktionen vom Soforttyp (d.h. durch Antikörper vermittelte Überempfindlichkeitsreaktionen), z.B. einen allergischen Schnupfen oder ein allergischen Asthma zu entwickeln bei weiten Teilen der Bevölkerung mehr oder weniger ausgeprägt, verbreitet. [697] (Pschyrembel, 1986, S. 148)

Neuere Erhebungen, denken wir nur an die eingangs zitierte Häufigkeit der **Thiomersal-Hautallergie** als einem Modell für ungezählte andere allergische Reaktionen, haben, wie vorbeschrieben, Zahlen von bis zu 20 % ergeben.

S. 1?
S. 4?
↑

Noch einmal anders formuliert: **Jetzt ca. 34 % Störungen im Bereich der integrativen Funktionen des Gehirns**, die letztlich mit Störungen der intellektuellen Leistungsfähigkeit und Persönlichkeitsverzerrungen einhergehen können, 20 % allergische oder allergie-verbundene Erkrankungen wie Asthma, Neurodermitis und Heuschnupfen, aber **vor dem Beginn der großen Massenimpfaktionen**, zu Beginn dieses Jahrhunderts **praktisch keine Heuschnupfenerkrankungen** – das gibt zu denken!

Es bleibt die große Frage zu beantworten, ob das Impfen an der Entwicklung dieser Beschwerden maßgeblich beteiligt ist?

Wenn wir davon ausgehen, dass, in Bezug auf einzelne Impfungen, z.B. bei Diphtherie und Tetanus bei der Erstimpfung, Durchimpfungsraten von 98,5 und 100 % für das Jahr 1992 angegeben sind, und wenn wir uns weiterhin erinnern, dass es gerade diese Impfstoffe sind und ebenso der Hepatitis-B-Impfstoff, bei dem ebenfalls eine Durchimpfungsrate von 100 % angestrebt wird, die oft das potentiell mutagene und ebenso potentiell chronisch toxische **Thiomersal** mit seinem Quecksilberbestandteil enthalten, müssen wir dringlichst, frei von wirtschaftlichen Interessen und frei von Interessen des sozialen Prestiges, die Frage zu klären uns bemühen, ob es stimmt, dass Impfen schützt – und ob das Impfen nützt?

Alle von Ihnen, ob Väter oder Mütter oder selbst wenn Sie keine Kinder haben, sind ermutigt, Ihre Beschwerden im Arzneimittelbild von Quecksilber zu suchen und zu erkennen, ob sie darin enthalten sind. Danach bleibt zu überlegen, ob der Zusammenhang zwischen Ihren jetzigen Beschwerden und den Impfungen der Kinder- und Jugendzeit bestehen kann und besteht.

**Was wäre, wenn es stimmte – was wäre, wenn das Impfen in 20 – 40 %
der Fälle chronische Erkrankungen nach sich zöge?**

Bei der Betrachtung einer jeden Antwort auf diese Frage erscheint es
unerlässlich, das Motiv des Antwortenden zu betrachten.

566 Mio. DM erscheinen ein sehr gewichtiges Motiv zu sein, umso mehr, da
der Markt noch lange nicht ausgeschöpft ist, und sich die milliardenhohen Umsätze
für die Arzneien, die zur Behandlung der chronischen Störungen erforderlich sind,
noch dazuaddieren. Das medizinische System in der Bundesrepublik Deutschland
ist noch nicht vollständig zusammengebrochen. Der Markt ist noch offen.

Die Zunahme an seelischen Störungen ist erschreckend. Ich verweise dabei
auf die Angaben über den sexuellen Missbrauch von Kindern und die Zahlen über
Misshandlung von Kindern und Kindestötung, die Sie auf der Tabelle, Seite 195
nachlesen können.

Was wäre, wenn, wie wir es bei Coulter dokumentiert finden, **ein Zusammenhang besteht, zwischen dem Impfen und der Häufigkeit des
Auftretens geringer Dysfunktionen des Gehirns, bis hin zur Ich-Fragmentation
mit der Möglichkeit der Folge von psychischen Störungen vielerlei Art,** bis hin
zur rohen Gewalt, auch der Gewalt von Kindern gegenüber ihren Eltern oder
gegenüber ihren Geschwistern? **Würde nicht jede Kalkulation über den
volkswirtschaftlichen Nutzen** z.B. der Hepatitis-B-Impfung **in einem völlig
anderen Licht erscheinen?**

Lassen Sie uns diese und andere Fragen bald klären!

Kontaktadressen

Einer belgischen Zeitschrift, deren Herausgeber Dr. Kris Gaublomme, Krekenstraat 4, B-3600 Genk, ist, die den Titel trägt „The International Vaccination Newsletter" sind Kontaktadressen, in denen es bei einem eventuellen Impfschadensfall kenntnisreiche Ansprechpartner gibt, entnommen:

1. Belgien
Flämischer Teil: Zeffhulpgroep vaccinatieziekten vzw., Edelweisstraat 45, B-3530 Houthalen-Oost
Tel.: 32 89 385359
Wallonischer Teil: Infor Vie Saine ASBL, 143, Petit Babin, B-5020 Malonne
Tel.: 32 81 445283

2. Finnland
Immunisation Awareness SociM of Finnland (IASF),
Box 217 SF-1301 Vanraa

3. Frankreich
Ligue National pour la Liberté des Vaccinations, 4 Rue Saulnier,
F-75009 Paris
Tel.: 33-1 48 24 43 60

4. Deutschland
Schutzverband für Impfgeschädigte e.V.
Postfach 1160
D-57271 Hilchenbach
Tel.: 0049-2715 5019

5. Israel
Brain Damaged Children Rehabilitation Association
P.O.B. 484
Kefar Saba 44 104
Tel.: 972-52-450510 oder 972-3-5239129

6. Italien
Lega Natinalt per la Liberta della Vaccination
Via dei Carraci 2
I-20149 Milano

7. Norwegen
Anette Neumann-Tingulstadt, Britannian Torget, Storget 27
N-1440 Drobak

8. Spanien
Grup Medie de Reflexio sobre les Vacunes
Dr. Mora und Dr. Uriarte
Carrer Nou 12-2n-12a, 17001 Girona

9. Schweden
Immunisation Awareness Society of Sweden (IASS)
p.a. Roc 217, SF-1301 Vantaa/Finland

10. Schweiz
Arbeitsgruppe für differenzierte MMR-Impfungen, Dr. Albonico. Postfach, CH-3000
Bem 9/Schweiz

11. England
Association of Patentes of Vaccine Damaged Children. 2 Church Street. Shipstone on stour, Warwickshire CV 36 4 AP
oder
Informed Parents, 29, Greyhound Road, Sutton, Surreyy FM 1 4 BY

12. USA
DPT = Dissatisfied Parents Together
512 W. Maple Ave., Suite 206, Vienna, V.A. 22180
oder
Vaccination Altematives, POB 346, New York, NY 10023

13. Holland
Peter Guinee, Mergelweg 100, 6212 XK Maastricht
oder
Jan Pieter de Kok, Groet Hertoginnenlaan 190, 2517 EW's Gravenhagen

14. Argentinien
Dr. Jacobo Grinspan, Pringles 334, 5800 Rio Cuarco

15. Neu Seeland
Immunisation Awareness Society Inc.
POB 56ffl, Dorninion Koad - Auckland

16. Republic of SAN MARINO
Comitato per la Libertà di Scelta Terapeutic
Via F. Biondo 46, Serravalle 47031

Buchwald, G.: Impfen, das Geschäft mit der Angst, Lahnstein, 1994, S. 137-38

Darüber können Sie nachdenken

Ich halte das Risiko einer Impfreaktion auch im Falle des Vorliegens von Erkrankungen aus dem atopischen Formenkreis wie zum Beispiel Asthma, Allergien oder Neurodermitis, sowie im Falle anderer chronischer Erkrankungen, insbesondere im Falle von Erkrankungen des ZNS, im Falle von Ekzemerkrankungen und anderen Dermatosen sowie im Falle neurologischer Auffälligkeiten beim Impfling selbst oder in der Familie des Impflings und ebenfalls im Zusammenhang mit scheinbar banalen Infekten für möglicherweise erhöht.

Ein Infekt, der mit einem Antibiotikum behandelt wird, schwächt den Organismus. Also muss auch in diesem Falle über den fraglichen Nutzen einer Impfung und ein möglicherweise erhöhtes Risiko eindeutig gesprochen werden. Die Aktivierung von chronischen Hauterkrankungen im Anschluss an Impfungen wurde wiederholt gesehen.

Da im allgemeinen medizinische Präparate in Bezug auf Körpergröße und Gewicht dosiert werden, halte ich die Empfehlung „Frühgeborene sollten unabhängig von ihrem Geburtsgewicht entsprechend dem empfohlenen Impfalter geimpft werden" (STIKO, 1995, S. 8) für höchst problematisch und dies umso mehr, da der gesamte Organismus und insbesondere das Gehirn in ihrer Reifung und Entwicklung noch nicht den Grad der zum Termin geborenen Kinder erreicht haben. Gleiches gilt auch bei älteren Kindern, die zum Beispiel eine Auffrischungsimpfung gegen Tetanus erhalten sollen und dabei eventuell das gleiche Präparat erhalten, wie der 100kg schwere Möbelpacker, der sich bei der Arbeit verletzt hat.

Im Umgang mit Impfstoffen und zum Vorgehen bei der Impfung sei erwähnt, dass die Rate der lokalen Nebenwirkungen umso höher ist, je eher der Impfstoff in die Haut gelangt. Das heißt, dass nach dem Aufziehen des Impfstoffs in die Spritze und dem Entfernen der dabei evtl. mit aufgesogenen Luft, vor der Impfung unbedingt eine neue Kanüle aufgesetzt werden sollte. Gelangt der Impfstoff in das Fettgewebe statt in die Muskulatur, kann es zu schmerzhaften Entzündungen oder zu Bildung von Granulomen oder Zysten kommen. Darüber hinaus ist in diesem Falle die Immunreaktion im allgemeinen weit geringer als bei der tief intramuskulär injizierten Impfung.

Über die **Dauer der Versuche** toxikologischer und pharmakologischer Art, also zur Klärung, **ob das Arzneimittel zur Anwendung zugelassen werden kann**, und wie die Dosierung anzugeben ist, ist mir nur die Richtlinie des Rates **75/318/EWG** vom 20. Mai 1975 zur Angleichung der Rechts- und Verwaltungsvorschriften begegnet. Darin steht unter Anderem: „In der Regel empfiehlt es sich, **2 Prüfungen** durchzuführen, und zwar **eine kurze von 2 bis 4 wöchiger Dauer** und **eine längere**, deren Dauer von den voraussichtlichen Bedingungen der klinischen Anwendung abhängt, und mit der die Unschädlichkeitsgrenzen des geprüften Arzneimittels im Versuch festgestellt werden sollen. Sie dauert gewöhnlich **3 bis 6 Monate**. .. längere oder kürzere Versuchszeiten .. [sind] entsprechend zu begründen."

Zwar sind ausreichende Kontrollen zur Vermeidung „verhängnisvoller Folgen für die Nachkommenschaft" vorzusehen, wenn dafür Verdachtsmomente auftreten, doch wer entscheidet über Verdacht und mögliche verhängnisvolle Folgen?

Ich persönlich rate nicht vom Impfen ab. Aufgrund des Risikos, möglicherweise chronische Erkrankungen auszulösen und infolge der Tatsache, dass der mögliche Impfnutzen nach meiner Auffassung im Vergleich zur Notwendigkeit, zu Impfen, sehr umstritten ist, kann ich allerdings auch nicht zum Impfen raten. **Nach meinem persönlichen Verständnis erhöht jede Erkrankung des Impflings das Risiko auf mögliche unerwünschte Wirkungen und schlimmstenfalls schwere chronische Folgen**, ebenso wie das Vorhandensein von neurologischen Erkrankungen bzw. das Auftreten von Impfreaktionen bei Geschwistern des Impflings oder anderen Mitgliedern seiner Familie.

Ich meine, wir haben vielerlei Gründe miteinander zu sprechen!

Mögen Sie stets die richtigen Partner zur Klärung Ihrer Fragen finden.
Mögen Ihre Entscheidungen zu Ihrem und der Welt gutem Gedeihen führen.

Eltern

8-Punkte-Plan zur Verhinderung von Impfreaktionen

Bevor Sie Ihr Kind impfen lassen, stellen Sie acht Fragen:

1. **Ist mein Kind zur Zeit vollständig gesund?** Sind fieberhafte, chronische oder allergische Erkrankungen ebenso ausgeschlossen wie angeborene Hirnschäden, ein zentralnervöses Anfallsleiden oder neurologische Erkrankungen irgendeiner Art? Dazu zählen auch alle Formen der MBD (Minor-Brain-Dysfunction) sowie das ADS (Aufmerksamkeitsdefizit-Syndrom). Besteht zur Zeit der Verdacht, dass sich das Kind irgendwo angesteckt hat, es sich also in der Inkubationszeit befindet?
Auch in der Erholungsphase nach einer Erkrankung sollte die Impfentscheidung mit äußerster Sorgfalt überlegt werden.

2. **Hatte mein Kind bereits eine Impfreaktion?**

3. Gibt es in der **Familiengeschichte** Angaben über:
   - **Impfreaktionen**
   - **Anfallsleiden** oder **neurologische Erkrankungen**
   - **Verhaltensstörungen**
   - **Allergische Erkrankungen**
   - Erkrankungen des **Immunsystems**
   - **Verhaltensauffälligkeiten** wie z.B. Schlafstörungen, Persönlichkeitsstörungen, Überaktivität, Aggressivität

4. **Habe ich mich eingehend** über das Risikopotential meines Kindes **informiert?**

5. **Bin ich ausführlich über mögliche unerwünschte Wirkungen der Impfung und deren Reichweite und Häufigkeit** genauso **informiert worden** wie über die zur Frage stehende Notwendigkeit der betreffenden Impfung.

6. Bin ich mir im Klaren, wie ich eine **mögliche Impfreaktion** erkenne?

7. Bin ich mir im Klaren, wie ich mich **bei einer möglichen Impfreaktion** zu **verhalten** habe?

8. Sind im Impfpass **Herstellername und Chargennummer der Vakzine** ordnungsgemäß vermerkt?

Machen Sie es sich zur Pflicht, alle Fragen des Impfens soweit zu ergründen, bis Sie sich mit Sicherheit sagen können, dass Ihre Entscheidung auf einer sicheren Basis liegt.

Sie sind einzig und allein für Ihre Entscheidung verantwortlich. Sie und Ihre Familie werden **mit den Folgen Ihrer Entscheidung und Ihres Handelns leben** müssen. Besprechen Sie die obigen Punkte mit dem Arzt oder der Ärztin Ihres Vertrauens und bitten Sie um eine **vollständige Untersuchung des Gesundheitszustandes, bevor Sie ggf. eine Impfung erlauben.**

Beachten Sie die Gesundheit Ihres Kindes nach der Impfung aufmerksam. Im Falle von Ungewissheit sprechen Sie einen Arzt oder eine Ärztin an und: **Ruhen Sie nicht eher, als bis Ihre Fragen geklärt sind!**

Lassen Sie sich nicht zur Impfentscheidung bewegen, solange Sie diese Entscheidung nicht ganz und gar selbst mittragen können und wollen.
Bringen Sie sich in die Lage, für sich und Ihre Kinder informiert und unabhängig entscheiden zu können.

Wir sind erschaffen, als gesunde Menschen ins Sein zu treten,
gesund zu sein und zu bleiben.

Auch das öffentliche Interesse an der Bekämpfung der Krankheiten wird nicht jedes Vorgehen rechtfertigen. Die eingesetzten Mittel müssen verhältnismäßig, müssen geeignet und müssen zumutbar sein. Ist es möglich, sie durch ein milderes Mittel zu ersetzen, dürfen öffentliche Maßnahmen auch moralisch nicht zum Zwang werden.

Literatur

Abda 4/89, Vereinigung der Deutschen Apotheker, Entwurf zu einer Monographie über Thiomersal, unveröffentlicht

Aberer, W.: Vaccination despite thiomersal sensitivity, Contact Dermatitis, Vol. 24, ISS 1,1991, 6 – 10

Aberer, W., Reiter, E.: Kontaktekzem und Epikutantest, Allergenverteilung und Wandel des Spektrums; Wien. Klin. Wochenschr., 1991, 103 (9): 263-267

Abgeordnetenkammer, Sitzungsperiode 1930. Anhang zum mündlichen Protokoll der 2. Sitzung vom 11. Juli 1930 (Frankreich) in: Delarue, S.: Impfschutz, Irrtum oder Lüge, München, 1995, S. 106

Ad Hoc Group For The Study Of Pertussis Vaccines; Placebo-Controlled Trial Of Two Acellular Pertussis Vaccines In Sweden – Protective Efficacy And Adverse Events; The Lancet, 30.04.88, S. 950-960

Adels, B.R., Gajdusek, D.C., Survey of measles patterns in new Guinea, Micronesia and Australia; Am.J.Hyg. 1963, Vol. 77: 317-343

Adler, I.-D; Synopsis of the in vivo results obtained with the 10 known or suspected aneugens tested in the CEC collaborative study; Mutation Research, 287, 1993, S. 131-137

Admonson, M.B. et al.: Mild measles and secondary vaccine failure during a sustained outbreak in a highly vaccinated population; Jama, 1990, 263, S. 2467-2471 in: Delarue, S191-193.

Agócs, M.M., et al.: The 1988-1989 measles epidemic in Hungary: Assessment of Vaccine-failure; International Journal of Epidemiology, 1992 (5); 21: 1007-1013

Albonico, H., Klein, P., Grob, Ch., Pewsner, D.; Schweizerische Impfkampagne gegen Masern, Mumps und Röteln. Ärztliche Bedenken zur Ausrottungs-Strategie (Teil 1), Schweiz. Zschr. GanzheitsMedizin 1/94, S. 38

Albonico, H., Klein, P., Grob, Ch., Pewsner, D.; Schweizerische Impfkampagne gegen Masern, Mumps und Röteln, Schweiz. Zschr. GanzheitsMedizin 2/94, S. 671ff

Albonico, H.U., Argumente gegen die routinemäßige Mumpsimpfung, Sozial- und Präventivmedizin, Birkhäuser Verlag, Basel-Bosten-Berlin, Vol. 40, No. 2, 1995, S. 119 ff

Albonico, H.U., Gewaltige Medizin, Verlag Paul Haupt, 1997, ISBN 3-258-05568-8

Allerdist, H.; Über zentralnervöse Komplikationen nach Masernschutzimpfung. Eine Analyse des Hamburger Krankengutes von 1971 bis 1977; Monatsschr. Kinderheilkd. 127, 23-28 (1979)

Alvord, E.C. et al.: The Multiple Causes of Multiple Sclerosis: The Importance of Age of Infections in Childhood: J.Child Neurol. 2, 1987, S. 313-321; in Albonico 2/94

Amdur, M.O., Doull, J., Klaassen, C.D. (editors): Casarett and Doull's Toxicology, 4th edition, MacGraw-Hill, Inc., New York, 1991

Amin-Zaki, L., Majeed, M.A., Greenwood, M.R., Elhassani, S.B., Clarkson, T.W. & Doherty, R.A. (1981), Methylmercury poisoning in the Iraqi suckling infant: a longitudinal study over five years, J. Appl. Toxical. 1, 210-214 in Toxicological evaluation of certain food additives and contaminants, WHO, 1989

Arday, D.R., et al.: Mumps in the US-Army 1980-86: Should recruits be immunized? American Journal of Public Health, 1989; 79: 471-474

Ärzte Zeitung, Was ist aus der geplanten Ausrottung der Polio geworden, Eberhard-Metzger, C.

Ärzte Zeitung, Nr. 14, 26. 1. 1998; S. 1.: Gesunden Alkoholkonsum gibt es nicht

Ärzte Zeitung, Nr. 48, 13. 3.1977, S. 22

Ärzte Zeitung, Nr. 56, 25. 3. 1997, Jahrg. 16, S. 1; Ig D – Serumwerte sichern die Diagnose

Ärzte Zeitung, Nr. 59, 1. 4. 1997, S. 4, Masern sind keine harmlose Kinderkrankheit!

Ärzte Zeitung, Nr. 65, 9. 4. 1997, S. 5

Ärzte Zeitung, Nr. 69, 15. 4.98, S. 10; Kinder sollten zur Prävention von Allergien ruhig mal im Dreck spielen

Ärzte Zeitung, Nr. 76, 24. 4.98, S. 1, Nichts ist unmöglich – auch Schweine könnten den BSE-Erreger übertragen

Ärzte Zeitung, Nr. 100, 2. 7.98, S. 10, Windpocken bahnen Superinfektion mit A-Streptokokken den Weg

Ärzte Zeitung, Nr. 101, 3.7.98, S. 1, Erstes Tollwutopfer der Niederlande seit 35 Jahren

Ärzte Zeitung, Nr. 102, 5. Juni 1997; Zweimalige Impfung aller Kinder gegen MMR gefordert

Ärzte Zeitung, Nr. 110, 17.6.97, S. 1, Antibiose ist bei akuter Otitis media zur Schmerzlinderung offenbar selten nötig

Ärzte Zeitung, Nr. 111, 18. Juni 1997, S. 9, Akzeptanz der Zweitimpfung muss verbessert werden

Ärzte Zeitung, Nr. 111, 18. Juni 1997, S. 9, Masern, Mumps und Röteln sind weder harmlos noch auf das Kindesalter begrenzt

Ärzte Zeitung, Nr.111, 18. Juni 1997, S. 9, Eliminierung der Masern dauert länger als von der WHO geplant

Ärzte Zeitung, Nr. 114, 23.06.98, Wie der westliche Lebensstil Allergien fördert, S. 1, 10 und 11

Ärzte Zeitung, Nr. 120, 1.7.98, S. 13, Impfstoffe sollen HIV-Vermehrung drastisch drosseln

Ärzte Zeitung, Nr. 137, 24. 7.1997, S. 4, Amalgam nicht riskanter als andere Zahnfüllungen auch

Ärzte Zeitung, Nr. 137, 24./25.7.98, S. 1, Impfstoff gegen Lyme-Borreliose – positiv getestet

Ärzte Zeitung, Nr. 137, 24./25.7.98, S. 11, Neues Impfprinzip gegen Tuberkulose

Ärzte Zeitung, Nr. 137, 24./25.7.98; Jede 5. Pneumokokken-Pneumonie verläuft tödlich

Ärzte Zeitung, Nr. 144, 4. 8.1997, S. 4, Weiter grünes Licht für Verwendung von Amalgam

Ärzte Zeitung, Nr 152, 28.8.97, S. 10, „Allergiekarriere": Bei Kindern ist sie oft zu beobachten

Ärzte Zeitung, Nr. 152, 28.8.97, S. 10, Fast jeder 4. Deutsche leidet unter irgendeiner Allergie

Ärzte Zeitung, Nr. 62, 2.4.98, S. 4, Die hohe Letalität bei bakteriellen Meningitiden beunruhigt das RKI

Ärzte Zeitung, Nr.179, 7.1.97 Diskussion um propagierten Impfversuch. Was für eine Vakzine aus abgeschwächten HI-Viren spricht, und warum ein solcher Test kaum möglich ist. Rödder, H.D.

Ärzte Zeitung, Nr. 187, 17./18.1.97, S. 12, Impfprogramm für Kinder in Irland gestartet

Ärzte Zeitung, Nr. 89, 14.5.98, S. 2; Dehn, C., Die Gefahr für einen Kollaps der Arzneiversorgung in Europa ist nicht aufgehoben, nur aufgeschoben

Ärzte Zeitung, Nr. 210, 19.11.97, S. 2, Ab 01.01.98 keine oralen Arzneimittel mehr in der EU? – Keine Fiktion, sondern Entscheid der EU-Kommission, Striegler, A.

Ärzte Zeitung, Nr. 212, 21./22.11.97, S. 1, Die Zeit der Schluckimpfung gegen Poliomyelitis geht nun dem Ende zu

Ärzte Zeitung, Nr. 214, 25. 11. 1997, S.1, Bereits niedrige Quecksilber-Dosen gefährden Feten

Ärzte Zeitung, Nr. 216, 27.11.97, S. 12, Neue Vakzine bietet Kindern bald Schutz vor 5 Infekten auf einmal

Ärzte Zeitung, Nr. 93 20.5.98, S. 1, Asthma eher bei hohem Lebensstandard als bei starker Abgasbelastung

Ärzte Zeitung, Nr. 222, 5./6.12.97, S. 1-2, BSE-Erreger erstmals im Knochenmark nachgewiesen

Ärzte Zeitung, Nr. 222, 5./6.12.97, S. 1, AIDS-Impfversuche in Kuba abgebrochen

Ärzte Zeitung, Nr. 223, 8.12.97, S. 1 u. 2, Verarbeitung von BSE-Risikogewebe bis April gestattet

Ärzte Zeitung, Nr. 226, 11.12.97, S. 12, Kommt der Wechsel von Schluckimpfung zur Injektionsimpfung?

Ärzte Zeitung, Nr. 227, 12./13.12.97, S. 4, Eine Genmutation erhöht Risiko für alle Gene um das 10-fache

Ärzte Zeitung, Nr. 114, 23.6.98, S. 11; Eine atopische Dermatitis entsteht meist in den ersten 4 Lebensjahren

Ärzte Zeitung, Nr. 47, 12. 3. 1997, Jahrgang 16, S. 1, (ple)

Ärzte Zeitung vom 25.02.98; Gelatine nur noch von Rindern aus BSE-freien Gebieten

Arznei-Telegramm, Informationsdienst für Ärzte und Apotheker, 3/97, vom 11. 3. 1997, S. 32/33, Korrespondenz. Hepatitis B Impfung für alle Säuglinge?

Aschner, M. (1987). Changes in axonal transported proteins in the mature and developing rat nervous system during early stages of methylmercury exposure. Pharmacol. Toxicol., 60, 81-85 in Toxicological evaluation of certain food additives and contaminants, WHO, 1989

Ashe, W. F. et al.: Arch. industr. Hyg. occup. Med. 7,19 (1953) in: Arbeitsmedizinisch toxikologische Begründungen für BAT-Werte, Verlag VCH, Weinheim, 1980

Bach, B., Strategien, um die Impfbereitschaft in Deutschland zu verbessern, müssen aufeinander abgestimmt sein, Ärzte Zeitung Nr. 140 vom 29.07.98, S. 2

Barnes, E.K., et al.: Joint reactions in children vaccinated against rubella; American Journal of Epidemiology, 1972, No.1, Vol. 95. p. 59-66

Barros, M.A., Baptista, A., Correia, T.M. et al.: Patch testing in children: a study of 562 school-children, Contact Dermatitis, 1991: 25: 156-159 in: Van't Veen Sensitization to Thiomersal is still present today, Contact Dermatitis 1994, 31, 293-298

Bartolome, J., Whitmore, W.L., Seidler, F.J. & Slotkin, T.A. (1984). Exposure to methylmercury in utero: effects on biochemical development of catecholamine neurotransmitter systems. Life

Sci., 35, 657-670 in Toxicological evaluation of certain food additives and contaminants, WHO, 1989

BAT-Werte - Arbeitsmedizinisch toxikologische Begründungen für; Verlag VCH, Weinheim, 1980

BDA-Konsensus-Papier „Häusliches Impfmanagement"; Der Hausarzt; 10/98, S. 33-37

Beale, A.J.: Hazards of vaccine production; FEMS Microbiology Letters 100 (1992) 469-74

Behring (Hrsg.): Fachinformation Begrivac 96/97,. Bundesverband der pharmazeutischen Industrie e.V., Fachinfo-Service, Postfach 12 55, 88322 Aulendorf

Behring, Leben schützen, von Anfang an, 222435-Oktober 94 (200) 016

Bellman, M.H., Ross, E.M., Miller, D.L.; Infantile spasms and pertussis immunisation, The Lancet, 07.05.83, S. 1031-1033

Berlin, M., in: Nordberg, G. F.: Effects and dose-response relationships of toxic metals, p.235, Elsevier, Amsterdam, Holland, 1976, aus: Arbeitsmedizinisch toxikologische Begründungen für BAT-Werte, Verlag VCH, Weinheim, 1980

Berlin, M., Ullberg, S., Accumulation and retention of mercury in the mouse. An autoradiographic study after a single intravenous injection of mercuric chloride, in: Arch. Environ. Health, 6, 589, 1963, in: Friberg L., Vostal, J.: Mercury in the environment, CRC Press Cleveland, Ohio, 1972, S. 76

Bihar, M.: The deadly combination, World Health (Februar – März 1974), S. 29 in: McKeown, Th.: Die Bedeutung der Medizin, Surkamp Verlag, Frankfurt, 1982, S. 266

Blair, A.M.J.N., et al.:Tissue concentrations of mercury after chronic dosing of squirrel monkeys with thiomersal, Toxicology, Vol. 3., (2), 1975, S. 171-176

Blumberg, R.; Effects of Measles on the Nephrotic Syndrome, Am.J.Dis.Child. 73, 1947, S.151-165, in Albonico 1/94

Bolzinger, T., Ducombs, G., Labreze, C., Taieb, A., Maleville, J.: Acute generalized exanthematous pustulosis in a child and epicutaneous tests with mercurials; Ann-Dermatol-Venereol. 1993, 120 (3): 223-5

Braun, A.: Epidemiologische Indizien zur Iatrogenese des Heuschnupfens, Vortrag vor dem Wilseder-Forum am 14.10.1995 in: Homöopathische Flugblätter, 4/95, S. 60 ff., Mitteilungsblatt der Arbeitskreise im StudentInnen Forum für Homöopathie, seit 1996 in Wissen / Sieg,

British Pharmacopoeia 1963, General Medical Council, London 1964

Brown, F.: Virological safety aspects of plasma derivates; Review of accidents caused by incomplete inactivation of viruses; Dev. Biol. Stand., Basel, Karger, 1993, Vol. 81, p.103-107

Brunner, M., Albertini, S., Würgler, F.E.: Effects of 10 known or suspected spindle poisons in the in vitro porcine brain tubulin assembly assay; Mutagenesis, Vol.. 6 (1) 1991, 65-70

Buchwald, G.: Die Ursachen der Impfgefahren und Impfungen sind das große Geschäft, (Anhang) in: Coulter, H. L.: Impfungen, der Großangriff auf Gehirn und Seele, München, 2.Aufl., 1995, S. 272

Buchwald, G.: Impfen, das Geschäft mit der Angst, emu Verlag, Lahnstein, 1994

Buchwald, G.: Impfungen bei Tieren, in: Delarue, S.: Impfschutz, Irrtum oder Lüge, München, 2.Aufl., 1995

Bütikofer, J.: Schutzimpfungen. Aufklärungspflicht aus juristischer Sicht; Dt. Ärzteblatt, 1997; 94: A-1794-96 (Heft 26)

Carter, H., Gorman, D., Measles Outbreak in Fife: Which MMR Policy, Public Health (1993), 107, 25-30

Cecil+Loeb: Textbook of Medicine, 8. Edition, W.Saunders, Philadelphia/London 1952, S. 954, in Albonico 1/94

Chakravarti, V.S., Lingam, S., Measles induced remission of psoriasis, Annals of Tropical Paediatrics, 1986, 6, 293-294

Chang, L..W., & Sprecher, J.A. (1976a). Degenerative changes in the neonatel kidney following in utero exposure to methylmercury. Environm. Res., 11, 392-406; in: Toxicological evaluation of certain food additives and contaminants, WHO, 1989

Chang, L.W., Reuhl, K.R. & Lee, G.W. (1977). Degenerative changes in the developing nervous system as a result of in utero exposure to methylmercury. Environ. Res., 14, 414-423; in: Toxicological evaluation of certain food additives and contaminants, WHO, 1989

Chang, LW. & Sprecher, J.A. (1976b). Hyperplastic changes in the rat distal tubular epithelial cells, following in utero exposure to methylmercury. Environ. Res., 12, 218-223; in: Toxicological evaluation of certain food additives and contaminants, WHO, 1989

Charbonneau, S.M., Munrow, I.C., Nera, E.A. & Armstrong, F.A.J. (1976). Chronic toxicity in methylmercury in the adult cat. In: Trace Substances in Environmental Health – X.

A Symposium., University of Missouri, Columbia, USA, pp. 435-439; in: Toxicological evaluation of certain food additives and contaminants, WHO, 1989

Christie, C.D.C., Marx, M.L., Marchant, C.D., Reising, S.F., The 1993 epidemic of pertussis in Cincinatti. Resurgence of Disease in a Highly Immunized Population of Children, NEJM, 1994, 331: 16-21;The International Vaccination Newsletter, Kerkenstraat 4, B-3600 Genk, Belgium, Fax: 3289304982

Claasen, M., Diehl, V., Kochsiek, K.: Innere Medizin, Urban & Schwarzenberg, München, Wien, Baltimore, 3. Überarb. Aufl. 1994

Cordier, S.F., Deplan, L., Mandereau Hemon, D.: Paternal exposure to mercury and spontaneous abortions, British Journal of Industrial Medicine, 48 (1991) 375-81; in: Kieler Amalgam-Gutachten, Kiel 1997, ISBN 3-00-002089-6, S. 19

Cosnes, A., Flechet, M.-L., Revuz, J.; Inflammatory nodular reactions after hepatitis B vaccination due to aluminium sensitization; Contact Dermatitis, 1990: 23: 65-67

Coulter, H. L. , Fisher, B. L.: Dreifachimpfung. Ein Schuß ins Dunkle, Barthel & Barthel Verlag, Schäftlarn,1996

Coulter, H. L.: Impfungen, der Großangriff auf Gehirn und Seele, Hirthammer, München, 1995

Courdes, G., Wie Laborratten zu Tode gequält, Frankfurter Rundschau Nr. 272, vom 22.11.97

Covert Action, Nr. 29, Winter 1988, S. 61

Cox, N.H., Forsyth, A.: Thiomersal allergy and vaccination reactions; Contact Dermatitis, 1988, 18 (4): 229-233

Crook, T.G., Freeman, J.J.: Reactions induced by the concurrent use of thimerosal and tetracycline,in: Am.J.Optom.Physiol.Opt., Vol. 60 (9), 1983, 759-761

Cryz, S.J. (Herausgeber): Immunotherapie and vaccines, Weinheim, New York, Basel, Cambridge, 1991 in Kummer, K.-R., Impfungen im Kindesalter, Der Merkurstab 4/1995, S. 319

Cuomo, V., Ambrosi, L., Annau, Z., Cagiano, R., Brunello, N. & Racagni, G. (1984). Behavioural and neurochemical changes in offspring of rats exposed to methylmercury during gestation. Neubehav. Toxicol. Teratol., 6, 249-254; in: Toxicological evaluation of certain food additives and contaminants, WHO, 1989

Davis, R.M., et al.: A persistent outbreak of measles despite appropriate prevention and control measures; American Journal of Epidemiology, 1987, Vol. 126, No. 3, 438-449

De Castro, J.L., Freitas, J.P., Bandao, F.M., Themido, R.: Sensitivity to thimerosal and photosensitivity to piroxicam, in: Contact Dermatitis, Vol. 24 (3) 1991, 187-92

De Flora, S., Bennicelli, C., Bagnasco, M.: Genotoxicity of mercury compounds. A review; Mutation Research, 1994, 317 (1) 57-79

De Groot AC; van Wijnen WG; van Wijnen-Vos M; Occupational Contact Dermatitis of the Eyelids, without Ocular Involvement, from Thiomersal in Contact Lens Fluid; Contact Dermatitis; Vol 23 (3), 1990, 195

Del Mar, BMJ, 314, 1997, 1526 in Ärzte Zeitung, Antibiose ist bei akuter Otitis media zur Schmerz-linderung offenbar selten nötig, Nr. 110, 17.06.97, S. 1

Delarue, F. u. S.: Impfungen, der unglaubliche Irrtum, Hirthammer, München, 1990

Delarue, S.: Impfschutz, Irrtum oder Lüge, Hirthammer Verlag, München, 1993

Der Kinderarzt, 9/93, S. 1100 in: Buchwald, G.: Impfen, das Geschäft mit der Angst, Lahnstein, 1994, S. 231

Dietzsch, H.-J., Kiehl, W.; Zentralnervöse Komplikationen nach Masern-Schutzimpfung; Dt. Gesundh.-Wesen 31 (1976) H 52, S. 2489-2491

Dolomiten, Tagblatt der Südtiroler; Harte Zeiten für De Lorenzo: Vermögen wird beschlagnahmt; 08.03.95, S. 2

Drasch. G; Riedel, G. Günther, et al., Einfluß von Amalgam-Füllungen auf die Quecksilberkonzen-tration in menschlichen Organen. Dtsch. Zahnärztl. Z. 47,490 bis 496 1992) in: Gebhardt A. Bestimmung von Cu-Zn, Fe und Hg im Vollblut von Patienten mit MS. Labormedizin 17 (1994) 155-161.

Dulout, F.M., Natarajan, A.T.; A simple and reliable in vitro test system for analysis of induced aneuploidy as well as other cytogenetic end points using Chinese hamster cells; Mutagenesis, 2, S. 121-126, 1987

Dyer, C.: Families win support for vaccine compensation claim; British medical Journal, 1994, Vol.309, p.759

Eggers, H.J.; Rota-Virus-Vakzine zeigt Erfolge; Fortschritte der Medizin (116) 1998 Nr. 12, S. 6

Ekbom, A., Daszak, P., Kraaz, W., Wakefield, A.J., Crohn's disease after in-utero measles virus exposure, The Lancet, Vol. 348, 24.08.96, S. 515-517

Elliott, F. A. Neurological Factors in Violent Behavor; Bull. Amer. Acad. Psychiatry and the Law 4 (1976), 297-315 in: Coulter, H.L.: Impfungen, der Großangriff auf Gehirn und Seele, S. 145 ff.

Enderlein, G.: Bakterien-Zyclogie, Pro legomena zu Untersuchungen über Bau, geschlechtliche und ungeschlechtliche Fortpflanzung und Entwicklung der Bakterien, 2. Aufl. 1981, Semmelweiß-Institut, Verlag für experimentelle Onkologie, Hoya

Enders, G.; Masern-Impfung im Kindesalter, pädiat. prax. 49, 126-128 (1995)

Engel, P.: Über den Einfluß des Alters auf den Infektionsindex der Krebskranken, Wiener Klin. Wschr. 48, 1935, S. 112-113, in Albonico 1/94

Engel, P.: Über den Infektionsindex der Krebskrankheiten. Wiener Klin. Wschr., 37, 1934, S. 1118-1119, in Albonico 1/94

Encyclopedia of pure materia medica, Vol. 6., New York, 1877, S. 208 ff.

Evans, H.L., Laties, V.G. & Weiss, B. (1975). Behavioural effects of mercury and methylmercury. Fed. Proc., 34, 1858-1867; in: Toxicological evaluation of certain food additives and contaminants, WHO, 1989

Fachinformation Gen H-B-Vax, CHIRON-Behring, Pasteur Mérieux MSD, anzufordern beim Bundesverband der Pharmazeutischen Industrie e.V., Fachinfo-Service, Postfach 12 55, 88322 Aulendorf, Stand 9/96

Fan.W.X., Zhao, B.: Study on chinese common allergens of contact dermatitis, Derm-Beruf-Umwelt 1990; 38 (5): 158-161

Fanconi, G., Wallgreen, A.: Lehrbuch der Pädiatrie, Schwabe & Co. Verlag, Basel, 1972

Farrington, P., Miller, E.; Measles vaccination as a risk factor for Inflammatory bowel disease, The Lancet, Vo. 345, 27.05.95, S. 1362

Fasquelle, M.: La Medicine Moleculaire, in: Delarue, S.: Impfschutz, Irrtum oder Lüge, Hirthammer Verlag, München, 1993, S. 36

FAZ 22. 1. 1998, S. 7: Schulkinder nach Impfung erkrankt

Feldmeier, H.: Ärzte Zeitung Nr. 89, 15. Mai 97, S.12

Fieser, L.u.M.: Organ. Chemie, VCH, Weinheim, 1979

Frankfurter Allg. Sonntagszeitung 29. 3. 1998 (13)R S1; Seehofer: Statt Impfzwang Impfen belohnen

Frankfurter Rundschau, Impfstoff in der Banane, Springer, U., Nr. 153 vom 05.07.97, S. 6

Friberg, L., Vostal, J.: Mercury in the environment, CRC Press, Cleveland, Ohio, 1972, S. 96

Gasser, F.; Nebenwirkungen zahnärztlicher Behandlungsstoffe, Fortschritte der Medizin, 86 (1968) Nr. 10 vom 23.05.68 in: Kieler Amalgam-Gutachten 1997, Kiel 1997, ISBN 3-00-0020-89-6, S. 45

Gebhardt, A., Mauch, E., Kornhuber, H.: Bestimmung von Cu-Zn, Fe und Hg im Vollblut von Patienten mit MS; Labormedizin 17 (1994) 155-161

Geissel, W.: Zu viele halten Masern für eine harmlose Kinderkrankheit, in: Ärzte Zeitung, Nr. 64, vom 8. April 1997, S. 2

Gibram, Kahlil: Der Prophet, Walter Verlag, 33.Aufl., Zürich u. Düsseldorf, 1996, S. 16 ff.

Goncalo, M., Figueiredo, A., Goncalo, S.: Hypersensitivity to thimerosal, the sensitizing moiety: Contact Dermatitis; Vol. 34 (3) 1996, 201-3

Gordon, A.: Prospective screening for thimerosal hypersensitivity: a pilot study; Am.J.Optom , Pysiol. Opt., Vol. 65 (3) 1988, 147-150

Greco, D., Salmaso, S., Mastrantonio, P., Giuliano, M., Tozzi, A.E., Anemona, A., Giofi Degli Atti, M.L., Giammanco, A., Panti, P., Blackwelder, W.C., Klein, D.L., Wass, S.G.F., and the Progetto Pertosse Working Group; A Controlled Trial Of Two Acellular Vaccines and One Whole-Cell Vaccine against Pertussis; N Engl J Med 1996; 334: 341-348

Greiner, P. Hepeatitis bei Mutter und Neugeborenem. Med Welt 38: 629-633 in:Gerken, G. Meyer zum Büschenfelde, K.-H. Hepatitis-B-Virusinfektion und Schwangerschaft: Diagnostisches Screening und Immunprophylaxe; Gynäkologie (1991) 24: 125-128

Griffith. V. Eine Impfung zum Dessert oder der Traum von der transgenen Banane; Future 1/98, Hoechst AG, S. 65.

Groopman, J. E., Volberding, P. A.: The AIDS epidemic: continental drift, Nature, Vol. 307, 19, January 1984, S. 211 ff.

Gudi, R., Xu, J., Thilagar, A.; Assessment of the In Vivo Aneuploidy/Micronucleus Assay in Mouse Bone Marrow Cells With 16 Chemicals; Environmental and Molecular Mutagenesis, 20: 206-116, 1992

Gustafson, T.L. et al.: Measles Outbreak in a fully immunized secondary-school population; The new england journal of medicine, 1987, Vol. 316, No. 13, S. 771-774

Haas, R., Keller, W., Kikuth, W.: Grundsätzliches zur aktiven Schutzimpfung gegen Poliomyelitis, S. 8, Aus den Behringwerken Marburg, der Unikinderklinik Freiburg/Br. u. dem Hygiene-Institut der

Med. Akademie Düsseldorf, Referat nach „Deutsche Medizinische Wochenschrift", Nr. 8, S. 273, 1955
Haas, R., Vivell, O.: Virus und Rikettsieninfektionen des Menschen, München, 1965, S. 555-93, in Albonico 1/94
Hagers Handbuch der Pharmazeutischen Praxis, 5. Aufl., Band 9, Springer Verlag, Berlin, 1994,
Hahnemann, S.: Organon der Heilkunst, 6. Aufl., Verlag Dr. W. Schwabe, Leipzig, 1921
Hahnemann, S.: Reine Arzneimittellehre, 1. Band, 3. vermehrte Aufl., Dresden, 1830, 348-422 (-435)
Hahnemann, S.: Reine Arzneimittellehre, 3. Band, 2. vermehrte Aufl., Dresden, 1825
Hakansson, B., Forsgren, A., Tegner, H., Toremalm, N.G.: Inhibitory effects of nasal drops components on granulocyte chemotaxis; Pharmacol. Toxicol. 1989; 64 (4): 321-323
Hall, A.J., Lessons from measles vaccination in developing countries, BMJ, Vol. 307, 20.11.93, S. 1295
Hannuksela, M., Kousa, M., Pirila, V.: Allergy to ingredients of vehicles; Contact Dermatitis, (1976); 2 (2): 105-110
Hansson, H., Möller, H.: Cutaneous reactions to merthiolate and their relationship to vaccination with tetanus toxoid, Acta Allergol. 1971: 26; 150-156, in: Cox, N. H., Forsyth, A.: Thiomersal allergy and vaccination reactions; Contact Dermatitis, 1988, 18 (4), 229-233
Hansson, H., Möller, H.: Patch test reactions to merthiolate in healthy young subjects, Br J Dermatol. 1970: 83: 349-356, in: Cox, N. H., Forsyth, A.: Thiomersal allergy and vaccination reactions; Contact Dermatitis 1988, 18 (4), 229-233
Harada, M., Fujino, T., Akagi, T. & Nishigaki, S. (1976). Epidemiological and clinical study and historical background of mercury pollution on Indian reservations in Northwestern Ontario, Canada, Bulletin of the Institute of Constitutional Medicine, Kumamoto Univ. (Jpn). 26, 169-184; in: Toxicological evaluation of certain food additives and contaminants, WHO, 1989
Hargreaves, R.J., Foster, J.R., Pelling, D., Moorhouse, S.R., Gangolli, S.D. & Rowland, I.R. (1985). Changes in the distribution of histochemically localized mercury in the CNS and in tissue levels of organic and inorganic mercury during the development of intoxication in methylmercury treated rats. Neuropathol. Appl Neurobiol., 11, 282-401; in: Toxicological evaluation of certain food additives and contaminants, WHO, 1989
Heesemann, J., Zur Evolution von bakteriellen Krankheitserregern „Quantensprünge", Münchn. Med. Wochenschr. Nr. 139 (1997), Nr. 50, S. 739-40
Heinemann, M., Höpfner, C., Screening-Verfahren zur Erfassung von Sprachentwicklungsverzö-gerungen (SEV), Der Kinderarzt, 23. Jahrg. 1992, Nr. 10, S. 1635 – 1639
Helmke, K. et al.: Isles cell antibodies and the development of diabetes mellitus in relation to mumps infection and mumps vaccination; Diabetologia 1986; 29/1: 30-3, in Albonico 2/94
Hennessen, W., Körner, L., Mauler, R.: Erfahrungen über Kombinations-Impfstoff mit Poliomyelitis-Komponente, Behringwerke AG, Marburg-Lahn, Vortrag gehalten anläßl. D. 6. Europäischen Symposiums für Poliomyelitis in München, 6.-9. Sept. 1959, S. 3
Heringlake, S., Tillmann, H.L., Manns, M.P.: New hepatitis viruses; Journal of Hepatology, 1996; 25; 239-247
Herman-Taylor, I., Ford, J., Sumar, N., Millar, D., Doran, T., Tizard, M.; Measles virus and Crohn's disease, The Lancet, Vol. 345, 08.04.95, S. 922-923
Hermens, W.A., Merkus, F.W.: The influence of drugs on nasal ciliary movement, Pharm. Res. 1987, 4 (6) 445-449
Hersch, B.S. et al.: A measles outbreak in a college with prematriculation immunization requirement; American Journal of Public Health, 1991; 81 (3): 360-364
Hirte, M.: Impfen – Pro & Contra; Knaur, 2001; ISBN 3-426-87114-9
Hoechst AG (Hrsg.): ‚Hepatitis-Banane' und ‚Karies-Tomate' , aus: Standort Chemie, Nr. 20, 1996, vom 25.10.96, S. 10
Hornborstel, H., Kaufmann, W., Siegenthaler, W.: Innere Medizin in Praxis und Klinik in 4 Bänden, Georg Thieme Verlag, Stuttgart, New York, 1991
Howard, J.D. & Mottet, N.K. (1986). Effects of methylmercury on the morphogenesis of the rat cerebellum. Teratology, 34, 89-95, in: Toxicological evaluation of certain food additives and contaminants, WHO, 1989
Howorka, K.B.; Meyer, R.; Unverträglichkeit mit Thiomersal, Pharmacie, 28,1973, S. 136 / Howorka, K., Howorka B.; Konservierung von Jodit-Augentropfen, Pharmazeutische Zeitung, 125, Nr. 11, 13. März 1980, S. 562/563
Howson, C.P; Fineberg, H.V.: Advers effects following pertussis and rubella vaccines, in: JAMA, 15. Januar 1992; 267 392-396 und ebenfalls Howson C.P., Fineberg, H.V.: The ricochet of magic

bullets: Summary of the Institute of medicine report, advers effects of pertussis and rubella vaccines; Pediatrics 1992; 89: 318-324

Hsiung, G.D.: Monographie Nr. 29, Dezember 1968, National Cancer Institute, in: Delarue, F. u. S.: Impfungen, der unglaubliche Irrtum, München, 1990, S. 87

Huber, E.G.: Rötelnimpfung, in: Der Kinderarzt, 1992 (23), S. 1337 aus: Buchwald, G.: Impfen, das Geschäft mit der Angst, Lahnstein, 1994, S. 107

Hutchins, G.: Observations on the Relationship of Measles and Remissions in the Nephrotic Syndrome, Am.J.Dis.Child. 73, 1947, S.242-243, in Albonico 1/94

Hutchins, S.S. et al.: A school-based measles outbreak: The effect of a selective re-vaccination policy and risk factors for vaccine failure; American Journal of Epidemiology, 1990, No.1, 132: 157-168

Hüttenroth, T.H., Aluminiumhydroxid-Granulome nach Hepatitis-B-Impfung, DMW, 1990, 115. Jahrg., Nr. 12, S. 476

Ibrahim, S.N.; Stroud, N.; Meakin, B.J.; The determination of Thiomersal in the presence of its breakdown products; J.Pharm.Pharmac., 33, 1981, S. 7

Ikezawa, Z., Kitamura, K., Osawa, J., Hariya,T.: Photosensitivity to piroxicam is induced by sensitization to thimerosal and thiosalicylate; J. Invest. Dermatol., Vol. 98 (6) 1992, 918-922

Inouye, M., Murao, K. & Kajiwara, Y. (1985). Behavioral and neuropathological effects of prenatal methylmercury exposure in mice. Neurobehav. Toxicol. Teratol., 7, 227-232, in: Toxicological evaluation of certain food additives and contaminants, WHO, 1989

Jenkins, C., Tuft, S., Liu, C., Buckley, R.: Limbal transplantation in the management of chronic contact lens associated epitheliopathy; Eye, 1993, 7 (5): 629-633

Jenner, E., in: Grätz, F.: Sind Impfungen sinnvoll?, Hirthammer Verlag, München, 1994, S. 22

Kalden, J.R.: Polymyalgia rheumatica und Grippe-Impfung; DMW, 1992, 117. Jg., Nr. 33, S. 1259-60

Kallmar, Dr. in: Delarue, S.: Impfschutz, Irrtum oder Lüge, Hirthammer Verlag, München, 1993, S. 36

Kawasaki, Y., Ikeda, Y., Yamamoto, T. & Ikeda, K. (1986). Long-term toxicity study of methylmercury chloride in monkeys. J. Food Hyg. Soc. Jpn. 27, 528-552, in: Toxicological evaluation of certain food additives and contaminants, WHO, 1989

Kent, J.T.: Zur Impffrage, übersetzt nach „The homöopathic recorder", Vol. XVI, No. 12, 1901, von K. H. Gypser, Hamich, in: Homöopathische Flugblätter, 4/95, Mitteilungsblatt der Arbeitskreise im StudentInnen Forum für Homöopathie, seit 1996 in Wissen / Sieg, S. 77

Kesselring, J.: Zur Pathogenese der Multiplen Sklerose, Schweiz. med. Wschr. 120, 1990, S. 1083-1090, in Albonico 2/94

Kimman, T.G.: Risks connected with the use of conventional and genetically engineered vaccines; Veterinary Quarterly 1992; 15: 110-118

King, A.M.Q., Underwood, B.U., McCahon, D., Newman, J.W.I., Brown, F.: Biochemical identification of viruses causing the 1981 outbreaks of foot and mouth disease in the UK; Nature, 8. Oktober 1981, Vol. 293; 479-80

Kirkland, L.R.; Ocular Sensitivity to Thiomersal: A Problem With Hepatitis B Vaccine?, Southern Medical Journal, 83, No. 5, May 1990, S. 493-499

Kirschner, W., Koch, J., Durchimpfungsrate (1994) und Impfverhalten bei Kindern in West und Ost-Deutschland im Jahr 1994, Info Robert-Koch-Institut, 4/95, S. 14

Kitamura, K., Osawa, J., Ikezawa, Z., Nakajima, H.: Cross-reactivity between sensitivity to thiomersal and photosensitivity to piroxicam in guinea pigs; Contact Dermatitis, Vol. 25 (1) 1991, 30-34

Kjellstrom, T., Kennedy, P., Wallis, S. & Mantell, C. (1986). Physical and mental development of children with prenatal exposure to mercury from fish. Stage 1: preliminary tests at age 4. In: National Swedish Environmental Protection Board Report No. 3080., pp. 1-96, in: Toxicological evaluation of certain food additives and contaminants, WHO, 1989

Koch, M.A.; Oral oder perenteral gegen Kinderlähmung impfen?, Münchn. Med. Wschr., 139 (1997), Nr. 36, S. 11

Koch, Ulrich: Impfen, in: Natur und Medizin, Patientenratgeber Nr. 16, hrsg. von Dr. med. Veronica Carstens, Bonn, 1996, S. 25

Kränke, B., Binder, M., Derhaschnig, J., Komerickl, P., Pirkhammer, D., Ziegler, V., Aberer, W.: Epikutantestung mit der „Standardreihe Österreich"- Testepidemiologische Kenngrößen und Ergebnisse; Wiener klin. Wochenschr. (1995) 107/11, S. 323-330

Kreuder, J.: Universitäts-Kinderklinik Gießen, Pharyngo-Tonsilitis: Mittel der Wahl ist immer noch Penicillin; Ärzte Zeitung, Nr. 173, 1994 (12), S. 10-11

Krieg, et al.: Proc. Antl. Acad. Scl., 78, 6446, 1981; in: Delarue, F. u. S.: Impfungen, der unglaubliche Irrtum, München, 1990, S. 83

Kristensen, I. et. al., Routine Vaccinations and child survival...; BMJ 2000; 321, S. 1-8, zitiert in Langbein, K. et. al., Das Medizinkartell, München, 2002, S. 273-282

Kühn, H.A, Schirrmeister, J.: Innere Medizin, Springer Verlag, Berlin, Heidelberg, New York, 1982

Kummer, K.-R., Impfungen im Kindesalter, Der Merkurstab 4/1995

KVH, Pharmako-Therapie, Nr. 18, Mai 1997

KV-Hessen: Überblick über die Arzneiverordnungen im Jahre 1994 und 1995, Anlagen zu den Rundschreiben der Kassenärztlichen Vereinigung Hessen, Bezirkssstelle Frankfurt

L Éuropeo, Geimpftes Kind – ein sicheres Geschäft, Massimo Fiorin, 20./21.05.93, in der Übersetzung von Dr. Walter Huber, persönliche Mitteilung

Langbein, K., Ehgartner, B.: Das Medizinkartell, München, 2002

Lasch, E.E., Arbet, Y., Marcus, O., Gerichter, Ch.B., Melnick, J.L.: Combined live and inactivated poliovirus vaccine to control poliomyelitis in a developing country – 5 years after; Developments in Biological standardization 1986, Vol. 65, 137-143

Laufer, M.W., Denhoff, E.; Hyperkinetic behavior syndrome in children, J. Pediatrics, 50 (1957), 463-474 in Coulter H.L., Impfungen, der Großangriff auf Gehirn und Seele, S. 78

Leesers Lehrbuch der Homöopathie, Band 2, Mineralische Arbeitsstoffe, Haug-Verlag, 1988

Levin, L..: Gifte und Vergiftungen, Lehrbuch der Toxikologie, 6. Aufl., Haug-Verlag, 1962

Lisi, P., Perno, P., Ottaviani, M., Morelli, P.: Minimum eliciting patch test concentration of thimerosal; Contact Dermatitis, Vol. 24 (1) 1991, S. 22-26

Loat, Lily: The truth about vaccination and immunization, in: Delarue, S.: Impschutz, Irrtum oder Lüge, München, 1993, S. 73

London Times, May 11, 1987, pp. 1, 18, in: Covert Action Nr. 29, Winter 88, S. 61

Lüdtke, Untersuchungen zur Stabilität von Thiomersal in Augentropfen, Pharmacie, 32, Heft 2, 1977, S. 99/100

Lynch, A. M., Parry, J. M.; The cytochalasin-B micronucleus/kinetochore assay in vitro: Study with 10 suspected aneugens; Mutation Research, 287 (1973) 71-86

Sir MacFarlane, Burnett, Geenes, dreams and realities, Aylebury (1971), S. 218 in: McKeown, Th.: Die Bedeutung der Medizin, Surkamp Verlag, Frankfurt, 1982, S. 213-14

Maibach, H.: Acute laryngeal obstruction presumed secondary to thimerosal delayed hypersensitivity; Conctact Dermatitis, Vol. 1 (4) 1975, S. 221-222

Mailhes, J.B. (1983). Methylmercury effects on Syrian hamster metaphase II oocyte chromosomes. Environ. Mutagen., 5, 679-686, in: Toxicological evaluation of certain food additives and contaminants, WHO, 1989

Marks, J.S., Halpin, T.J., Ohrenstein, W.A.: Measles Vaccine Efficacy in Children previously vaccinated at 12 month of age; Pediatrics, Vol. 62, No. 6, Dezember 1978, S. 955-960

Marsh, D.O., Myers, G.J., Clarkson, T.W., Amin-Zaki, L., Tikriti, S. & Majeed, M.A. (1980). Fetal methylmercury poisoning: clinical and toxicological data on 29 cases. Ann. Neurol., 7, 348-353, in: Toxicological evaluation of certain food additives and contaminants, WHO, 1989

Marsh, D.O., Myers, G.J., Clarkson, T.W., Amin-Zaki, L., Tikriti, S., Majeed, M.A. & Dabbagh, A.r. (1981). Dose-response relationship for human fetal exposure to methylmercury. Clin. Toxicol., 18, 1331-1318, in: Toxicological evaluation of certain food additives and contaminants, WHO, 1989

Matson, D.O., Byington, C., Canfield, M., Albrecht, P., Feigin, R.D., Investigation of a measles outbreak in a fully vaccinated school population including serum studies before and after revaccination; Pediatr. Infect. Dis. J. 1993: 12: 292-299

McGowan L. et al.: The women at risks for developing ovarian cancer; Gynecol. Oncol. 7, 1979, S. 325-344, in Albonico 2/94

McKeown, Th.: Die Bedeutung der Medizin, Surkamp Verlag, Frankfurt, 1982

McKeown-Eyssen, G.C., Ruedy, J. & Neims, A. (1983). Methylmercury exposure in Northern Quebec. II. Neurologic finding in children. Am. J. Epidemiol. 118, 470-479, in: Toxicological evaluation of certain food additives and contaminants, WHO, 1989

McKeown-Eyssen, G.e. & Ruedy, J. (1983b). Methylmercury exposure in Northern Quebec. I. Neurologic finding in adults. Am. J. Epidemiol., 118, 461-469, in: Toxicological evaluation of certain food additives and contaminants, WHO, 1989

McKeown-Eyssen, G.e., & Ruedy, J. (1983a). Prevalence of neurological abnormality in Creee Indians exposed to methylmercury in Northers Quebec. Clin. Invest. Med., 6, 161-169, in: Toxicological evaluation of certain food additives and contaminants, WHO, 1989

McTaggart, C.M.; Ganley, J.; Eaves, T.; Walker, S.E.; Fell, M.J.; The interaction of Thiomersal and Chlorhexidine Gluconate with plastics and glass; J.Pharm.Pharmac., 31, 1979, S. 60p

Meakin, B.J.; Khammas, Z.M.; The Photostability Of Thiomersal; J.Pharm.Pharmac., 30, 1978, S. 52p

Mèdicine et Hygiène, 24. April 1974, in: Delarue, S.: Impfschutz, Irrtum oder Lüge, München, 1993, S. 26

Mercklen u. Berthaux, Heures de France, 1967, in: Delarue, S.: Impfschutz, Irrtum oder Lüge, Hirthammer Verlag, München, 1993, S. 36

Migliore, L., Nieri, M.; Evaluation of Twelve Potential Aneuploidogenic Chemicals By The In Vitro Human Lymphocyte Micronucleus Assay; Toxic. in Vitro Vol. 5, No. 4, S.325-336, 1991

Miller, B.M., Adler, I.-D.; Aneuploidy induction in mouse spermatocytes; Mutagenesis, Vol. 7, No. 1, S. 69-76, 1992

Miller, D.L., Frequency of Complications of Measles, 1963; Brit. Med. J., 1964, 2, S. 75-78

Miller, D.L., Ross, E.M., Alerslade, R., Bellman, M.H., Rawson, N.S.B.; Pertussis immunisation and serious acute neurological illness in children; British Medical Journal, Vol. 282, 16.05.81, S. 1595-1599

Miller, E., et al.: Risk of aseptic meningitis after measles, mumps, and prorubella vaccine in UK Children; The Lancet, 1993, Vol. 341, April 17, p. 979-982

Miller.D.; Madge, N.; Diamond, J.; Wadsworth, J.; Ross, E.: Pertussis immunisation and serious acute neurological illness in children; BMJ (307) 6. 11. 93; 1171-76

Mit dem Beginn der sexuellen Reife steigt die HBV-Inzidenz, in: Hepatitis-B-Impfung. Die STIKO-Empfehlungen und die Realität, Verlagsbeilage der Ärzte Zeitung Verlagsgesellschaft mbH, 7/97, S. 10

Möller, H.: Merthiolate allergy: a nationwide iatrogenic sensitization, Acta Dermato- venereologica, 1977: 57; 509-517 in: Cox, N. H., Forsyth, A.: Thiomersal allergy and vaccination reactions;Contact Dermatitis 1988, 18 (4), 229-233

Möller, H.: Merthiolate allergy: a nationwide iatrogenic sensitization, Acta Dermato- Venereologica, 1977: 57: 509-517 in: Möller, H.: All these positive tests to thimerosal; Contact Dermatitis 1994: 31: 209-213

Möller-Buchner, J.: Nebenwirkung: Sucht, Literaturreferat über Gläske, G., Günther, J., Keller, S.: Nebenwirkung: Sucht – Medikamente, die abhängig machen, Verlag Antje Kunstmann, München, 1997; Frankfurter Rundschau, 21. Juni 1997, Nr. 141, S. 10

Morley, D.: Pediatric priorities in the developing world, London, 1973, S. 184, 217, 238, 259 in: McKeown, Th.: Die Bedeutung der Medizin, Surkamp Verlag, Frankfurt, 1982, S. 97

Müchner Merkur, 30.10.93 in: Buchwald, G.: Impfen, das Geschäft mit der Angst, Lahnstein, 1994, S. 231

Müller, M., Die MMR-Impfkampagne des Bundes auf dem juristischen Prüfstand, Schweiz. Ärzte Zeitung, Band 75, Heft 10/94 v. 09.03.94, S. 385-390

Münch. med. Wschr. 139 (1997) Nr. 48, S. 8; Nie wieder Windpocken

Münch. med. Wschr. 139 (1997) Nr. 21, S. 54, ‚Im Doppelpack gegen Hepatitis A und B.'

Münch. med. Wschr. 139 (1997) Nr. 23, S. 8, Verkannte Masern.

Münch. med. Wschr. 139 (1997) Nr. 26, S. 18, Gehört die Zukunft der Kombinations-Vakzine?

Natarajan, A.T., Duivenvoorden, W.C.M., Meijers, M., Zwanenburg, T.S.B.; Induction of mitotic aneuploidy using Chinese hamster primary embryonic cells. Test results of 10 chemicals; Mutation Res., 287, S. 47-56, 1993

Naumann, R.: Impfempfehlungen der Ständigen Impfkommission (STIKO); KVH. Pharmako-Therapie Nr. 18, Mai 1997, S. 27-29

Naumann, R.: Weitere aktuelle Impfinformationen; KVH, Pharmako-Therapie, Nr. 18, Mai 1997, S. 29-31

Nelsson, W.E.: Textbook of Pediatrics, 11. Aufl., W.B. Sounders Co., Philadelphia, 1979

Newhouse, M. et al.: A case control study of carcinoma of the Ovary; Brit J. Prev. Soc. Med. 31, 1977, S. 148-153, in Albonico 2/94

Ney, R.; Gibt's bald Genfood gegen Karies?, Ärzte Zeitung Nr. 130 vom 15.07.98, S. 2

Nicolas, J. Cl.: Le temps des virus. Verlag Lebaud, S. 131 in: Delarue, S.: Impfschutz, Irrtum oder Lüge, München, 1995, S. 11 ff.

Nielsen, N.H., Menne, T.: Allergic contact sensitization in an unselected danish population, The Glostrub Allergy Study Denmark; Acta Derm Venereol, 1992, Nov.; 72 (6): 456-60

Nkowane, B.M., Bart, S.W., Orenstein, W.A., Baltier, M.: Measles Outbreak in a vaccinated school population: Epidemiology, chains of transmission and role of vaccine failures; AJPH, April 1987, 77, No. 4, 434-438

O'Kusky, J. (1983). Methylmercury poisoning of the developing nervous system: morphological changes in neuronal mitochondria. Acta Neuropathol., 61, 116-112, in: Toxicological evaluation of certain food additives and contaminants, WHO, 1989
Ocklitz, H.W.: (1976), Die Mumps-Meningitis – eine Mumpskomplikation?, in: Kinderärztliche Praxis, 44:145 in: Ehrengut, W., und Zastrow, K., Komplikationen „nach" Mumps-Schutzimpfungen in der Bundesrepublik Deutschland, in: Monatsschrift Kinderheilkunde (1989) 137: 398-402
Odent, M.R., Culpin, E.E., Kimmel, T.; Pertussis Vaccination and Asthma: Is There a Link?, Primal Health Research Centre, London, JAMA, 1994, 272/8: 592-593 in The International Vaccination Newsletter, Kerkenstraat 4, B-3600 Genk, Belgium, Fax: 3289304982
Ohnesorge, F.K., Referat auf dem 1. Amalgam-Symposion am 25.05.81 in Köln, in: Forschungsinstitut für die zahnärztliche Versorgung (Herausgeber.): Zur Frage der Nebenwirkung bei der Versorgung kariöser Zähne mit Amalgam, ohne Verlagsangabe, Köln, 1982, S. 82-91; abgedruckt ebenfalls in Institut der deutschen Zahnärzte (Herausgeber.): Amalgam – Pro und Kontra, 3. Aufl., Deutscher Ärzteverlag Köln, 1992, S. 22-26 in: Kieler Amalgam-Gutachten 1997, ISBN 3-00-002089-6
Osawa, J., Kitamura, K., Ikezawa, Z., Nakajima, H.: A probable role for vaccines containing thimerosal in thimerosal hypersensitivity; Contact Dermatitis 1991: 24: 178-182
Otten, A. et al.: Mumps, mumps vaccination, islet cell antibodies and the first manifestation of diabetes mellitus; Behring Institut, Mitteilungen 1984; 83-8, in Albonico 2/94
Pabst, H.F. u. Mitarb.; Reduced measles immunity in infants in a well-vaccinated population. Pediat. Infect. Dis. 11, 525-529 (1992) bei , Enders, G.; Masern-Impfung im Kindesalter; Pädiat. Prax. 49, 126-128 (1995)
Parry, J. M., Sors, A.: The detection of the aneugenic potential of environmental chemicals: The European Comunity Aneuploidy Project; Mutation Research, 287 (1993) 3-15
Pasteur-Merieux MSD, MMR Triplovax, Fachinformation vom Bundesverband der Pharmazeutischen Industrie e.V., Fachinfo-Service, Postfach 12 55, 88322 Aulendorf
Paton, J.C. et al. (1986), Antibody responds to pneumococcal vaccine; A J Dis Child, 140, 135-138, zitiert bei: Meyer, M., Gahr, M.: Immunologische Grundlagen der Polysaccharid-Protein-Konjugat-Impfung. Monatsschr. Kinderheilk. (1993) 141, 770-776, in: Kummer, K.-R., Impfungen im Kindesalter, Paton
Peuckert, W.: Universitäts-Kinderklinik Freiburg, A-Streptokokken; Pädiat. Prax., 36, 1987/88, S. 523-29
Pfleiderer, A.: Häufigkeit und Epidemiologie, in: A. Zander (ed.) Ovarialkarzinom, Urban und Schwarzenberg, München, 1982, S. 7-21, in Albonico 2/94
Pierchalla, P., Petri, H., Rüping, K., Stary, A.: Urtikarielle Reaktion nach Injektion von H-B-Vax bei Sensibilisierung auf Thiomersal; Allergologie, Jahrg. 10, Nr. 3, 1987, S. 97-99
Pittman, M.: Influence of preservatives of heat, and of irradiation on mouse protective activity and detoxification of pertussis vaccine, The Journal of Immunology, Vol. 69, Baltimore (1952) S. 201-216
Populationsimmunität gegen Masern, Mumps und Röteln; Der Kassenarzt (21) Mai 98, Deutsches Ärzte-Magazin
Pschyrembel, Klinisches Wörterbuch, 255. Aufl., de Gruyter-Verlag, Berlin, 1986
Rahola, T., et al.:The biological half-time of inorganic mercury in man, Scand. J. Clin. Lab. Invest. Abstr., 27 (Suppl. 116), 77, 1971, in: Friberg, L., Vostal, J.: Mercury in the environment, CRC Press, Cleveland , Ohio, 1972, S. 75
Ramel, C., Magnusson, J.; Genetic effects of organic mercury compounds, II. Chromosome segregation in Drosophila melanogaster, Hereditas, 61, S. 231-254, 1969, in: Parry, 1993
Randoll, D.: Macht Schule krank? Anmerkungen über die Bildungsmisere in der Bundesrepublik Deutschland in: Hilf mir, es selbst zu tun!, Montessori-Fördergemeinschaft e.V., Kriftel, Dezember 1995
Raynals, D., Doktorarbeit an der Universität Paris, 1965, in: Delarue, F. u. S.: Impfungen, der unglaubliche Irrtum, München, 1990, S. 84 ff.
Reader, M.J.; Influence of Isotonic Agents on the Stability of Thiomersal in Ophthalmic Formulations; Journal of Pharmaceuticals Sciences/841, Vol. 73, No. 6., Juni 1984, S. 840-841
Reichel, et al. (Hrsg.): Grundlagen der Arbeitsmedizin, Kohlhammer-Verlag, 1. Aufl., 1983
Reiter, S.: Bestandsaufnahme der im Bereich der Impfprävention zuständigen und tätigen Institutionen; Robert-Koch-Institut, InfFo 3 und 4/96, S. 74 ff.
Reuhl, K.R., Chang, L.W. & Townsend, J.W. (1981a). Pathological effects of in utero methylmercury exposure on the cerebellum of the golden hamster I. Early effects upon the neonatal cerebellar

cortex. Environ. Res., 26, 281-306, in: Toxicological evaluation of certain food additives and contaminants, WHO, 1989

Rhône-Poulenc, in: Delarue, S.: Impfschutz, Irrtum oder Lüge, München, 1993, S. 25

Robert-Koch-Institut, Epidemiologisches Bulletin, 15/98 vom 17.04.98, S. 112

Robert-Koch-Institut, Epidemiologisches Bulletin, 28/98 vom 17.07.98

Rohen, A.; Rhythmen im Lebenslauf, Merkblätter für eine bewußte Lebensführung in Gesundheit und Krankheit, Nr. 124, Verein für erweitertes Heilwesen, Bad Liebenzell, 1994, S. 9

Römpp Chemielexikon, 9. Auflage, Micromedex INC. 1987-1997, Vol. 31

Ronne, T.: Measles virus infection without rash in childhood is related to disease in adult life; The Lancet, Saturday, 5th January 1985, S. 1 – 5

Rooth, I.B., Bjorkman, A.: The suppression of Plasmodium falciparum infections during concomitant measles or influenza but not during pertussis; American Journal of Tropical Medicine and Hygiene, 47 (5) 1992, pp 675-681

Rudolphi, Persönliche Mitteilung, 1996

Ruf, B., Statt Pillen: bei Fieber kühlen Kopf bewahren; Münch. Med. Wochenschr., 139 (1997), Nr. 50, S. 9

Sabin, A.B.; Probleme der Masern-Impfung, Sozialpädiatrie 3, 57-59 (1981) in Zimmermann, H., Masern-Schutzimpfung einschränken; Pädiat. Prax. 34, 587-593 (1986/87)

Sacchini, V., Novel mechanism of immunosuppression after measles;The Lancet, Vol. 318, 09.11.96, S. 1257-1258

Sbrana, I.; Di Sibio, A., Lomi, A., Scarcelli, V.; C-Mitosis and numerical chromosome aberration analyses in human lymphocytes: 10 known or suspected spindle poisons; Mutation Research, 287, 1993, S. 57-70

Schaad, U.B.: Pädiatrische Infektiologie, München, 1993, in: Buchwald, G.: Impfen, das Geschäft mit der Angst, emu Verlag, Lahnstein, 1994, S. 160

Schaad, U.B.; Strategien zur Verbesserung der Compliance, Münchn. Med. Wschr., Extrablatt, 25.05.97

Scheid, W.: Lehrbuch der Neurologie, 4. Aufl., Georg Thieme Verlag, Stuttgart, 1980, S. 502 ff.

Schellenberg, E.: Hepatits-B-Impfstoff: Der Skandal beginnt in Italien; Raum und Zeit, Ehlers Verlag 62/93, S. 75/76

Schlüter, P., Impflücken schließen bringt Vorteile für Image und Umsatz der Arztpraxis; Ärzte Zeitung Nr. 131 vom 16.07.98, S. 13/14

Schmidt, R.: Krebs und Infektionskrankheiten: Med. Klinik 43, 1910, S. 1690-1693, in Albonico 1/94

Schmidt, R.: Therapie und Prophylaxe Innerer Krankheiten, 2. Aufl., 1948, in Albonico 1/94

Schmitt, H.-J., Wirsing von König, C.H., Neiss, A., Bogaerts, H., Bock, H.L., Schulte-Wissermann, H., Gahr, M, Schult, R., Folkens, J.U., Rauh, W., Clemens, R.; Efficacy of Accelular Pertussis Vaccine in Early Childhood After Househould Exposure; JAMA, 03.01.96, Vol. 275, No. 1, S. 37-41

Schmitt, H.-J.; BCG-Impfung; DMW 1996, 121, Nr. 17, S. 574

Schmitt, T.: Was ist gefährlicher, Zeckenbiß oder die Impfung? KVH. Pharmakotherapie Nr. 1, November 1992, S. 37

Schneeweis, B., Impfungen sind auch künftig unverzichtbar!, Seminar Hausarzt-Praxis, 5/97, S. 6-10

Schnuch, A., Geier, J.: Die häufigsten Kontaktallergene im Jahr 1994; Dermatosen, 43, Heft 6 (1995) S. 275-278

Schulz, G.: Verhütet Fieber Karzinome? Münchner Medizinische Wochenschrift, 1969, 18, S. 1051-1052, in Albonico 1/94

Schweitzer, 1973 II, Dunn Aeg, Peters, RI, Spears, RI (1973) Viral Hepatitis B in neonates and infants. Am J Med 55: 762-771 in: Gerken, G. Meyer zum Büschenfelde, K.-H. Hepatitis-B-Virusinfektion und Schwangerschaft: Diagnostisches Screening und Immunprophylaxe; Gynäkologie (1991) 24: 125-128

Schwick, H.G.: Poliomyelitis, in der Zeit von Landsteiner bis heute; Wien. Klin. Wochenschr. (1991) 103/5: S. 136-40

Seidenari, S. et al. Contact sensitation to thiomersal in healthy subjects; G Ital Dermatol Venerol; Vol 124, ISS 7-8, 1989, 335-9

Serano, G., Bonillo, J., Aliaga, A., Cuadra, J., Pujol, C., Pelufo, C., Cervera, P., Miranda, M.A.: Piroxicam induced photosensitivity and contact sensitivity to thiosalicylic acid; J.-Am.-Acad.-Dermatol. (1990); 23, 479-83

Simon, C.: Klinische Pädiatrie, Ein Lehrbuch der Kinderheilkunde, Schottauer Verlag, Stuttgart, 1983

Sinaniotis, C.: Diabetes mellitus after mumps vaccination: Archieves of diseases of children, 1975: 50/9: 749-50, in Albonico 2/94

Sinek, E.: Versuch einer statistischen Erfassung endogener Faktoren beim Carcinomkranken, Zschr. Krebsforsch. 44, 1936, S. 492-527, in Albonico 1/94

Slotkin, T.A., Orband, L., Cowderey, T., Kavlock, R.J. & Bartolome, J. (1987). Prenatal exposure to methylmercury alters development of adrenergic receptor binding sites in peripheral sympathetic target tissues. Toxicol. Lett., 35, 285-295, in: Toxicological evaluation of certain food additives and contaminants, WHO, 1989

Snyder, R.D. & Seelinger, D.F. (1976). Methylmercury poisoning, J. Neurol. Neurosurg. Psychiat., 39, 701-704, in: Toxicological evaluation of certain food additives and contaminants, WHO, 1989

Sora, S., Carbone, M.L.A.; Chloral hydrate, methyl mercury hydroxide and ethidium bromide affect chromosomal segregation during meiosis of Saccharomyces cereviseae, Mutation Res., 190, S.13-17, 1987 in: Parry, 1993

Spiess, H.: Impfkompendium, Thieme-Verlag, 1994, S. 334

Stanley, P.J., Griffin, W.M., Wilson, R., Greenstone, M.A., Mackay, I.S., Cole, P.J.: Effect of betamethasone and betamethasone with neomycin nasal drops on human nasal mucociliary clearance and ciliary beat frequency; Thorax. (1985); 40 (8): 607-612

Statistisches Bundesamt (Hrsg.): Statistisches Jahrbuch 1996 für die Bundesrepublik Deutschland, Verlag Metzler u. Poeschl, Wiesbaden 1996

Steiner, R., Vortrag vom 27.10.22 in Physiologisch-Therapeutisches auf Grundlage der Geisteswissenschaft, Dornach, 1975 in Kummer, K.-R., Impfungen im Kindesalter, Der Merkurstab 4/1995, S. 322

Stevens CE, Neurath, Ra, Beaseley Rp, Summers, W (1979) HbeAg and anti-Hbedetection by radioimmunoassay; Correlation with vertical transmission of hepatitis B virus in Taiwan J Med Virol3: 237-241 in: Gerken, G, Meyer zum Büschenfelde, K.-H. Hepatitis-B-Virusinfektion und Schwangerschaft: Diagnostisches Screening und Immunprophylaxe; Gynäkologie (1991) 24: 125-128

Stewart, G.T., Vaccination against whooping-cough, The Lancet, 29.01.77, S. 234-237

Stewart, G.T.; Deaths of infants after triple vaccine, The Lancet, 18.08.79, S. 354/355

Stewart, G.T.; Toxicity of pertussis vaccine: frequency and probability of reactions; Journal of Epidemiology and Community Health, 1979 A, 33, S.150-156

Stewart, J., Cameron et al.: The Nephrotic Syndrome, Dekker, New York und Basel, 1988, in Albonico 1/94

Stickl, H.A., Ehrengut, W., Eichlseder, W., Enders, G., Huber, E.G., Luthardt, Th.; Stellungnahmen zum Thema: Masernschutzimpfung einschränken! Pädiat. Prax. 34, S. 595-611 (1986/87) Hans Marseille Verlag GmbH, München

Stock, 1928; Die Gefährlichkeit des Quecksilbers und der Amalgam-Zahnfüllungen, Zahnärztliche Mitteilungen, 19 (1928) 370-379 und 390-395 in Kieler Amalgam-Gutachten 1997, Kiel, 1997, ISBN 3-00-0020-89-6, S. 28

Stratton, K. R., Howe, C.J., Johnston, R.B.: Adverse events associated with childhood vaccines other than Pertussis and Rubella. Summary of a report from the Institute of Medicine; JAMA, May 25, 1994 – Vol. 271, No. 20, S. 1602-1605

Sugita, M.; The biological half-time of heavy metals; Int . Arch. of Occup. And Envir. Health 41 (1978) 25 – 40; Kieler Amalgam-Gutachten 1997, ISBN 3-00-002089-6

Summers, A.O., Wireman, J., Vimy, M.J., Lorscheider, F., Marshall, B., Levy, S.B., Bennett, S., Billard, L.: Mercury released from dental „silver" fillings provokes an increase in mercury and antibiotic-resistant bacteria in oral and intestinal floras of primates; Antimicrobial Agents and Chemotherapy 37 (1993) 825-834 in Kieler Amalgam-Gutachten 1997, Kiel 1997, ISBN 3-00-002089-6

Swartz, T.A., et al.: Clinical manifestations according to age, among femals given HPV-77 duck rubella vaccine; American Journal of Epidemiology, 1971 (3); 94: S. 246-251

Szucs, T.: Durchschnittlich kostet ein Hepatitis-B-Patient über 20.000 DM jährlich; Verlagsbeilage der Ärzte Zeitung, 7/97, S. 9

Thoma, K., Schubert, E.; Thiomersal – Wie chemisch instabil ist dieses Konservierungsmittel?, Deutsche Apotheker-Zeitung, 127. Jahrgang, Nr. 38, vom 17.09.87, S. 1867-1869

Thompson, N.P., Montgomery, S.M., Pounder, R.E., Wakefield, A.J.; Is measles vaccination a risk factor for inflammatory bowel disease? The Lancet, 29.04.1995, Vol. 345, S. 1071-74

Thompson, N.P., Montgomery, S.M., Poundler, R.E., Wakefield, A.J.; Inflammatory Bowel Disease Study Group, Royal Free Hospital School of Medicine, London NW3 2PF, UK; and Social Statistics Research Unit, City University, London; The Lancet, Vo. 345, 27.05.1995

Tippmann, E. Masern, Windpocken & CO; ärztliches Journal, 2/1998 (5) S. 38-42

Tissot, J.: La Catastrophe des Vaczinations obligatoires in: Delarue, S.: Impfschutz, Irrtum oder Lüge, München, 1995, S. 104

Tosti, A., Guerra, L., Bardazzi, F.: Hyposensitizing therapy with standard antigenic extracts: An important source of thimerosal sensitization see comments; Contact Dermatitis, Vol. 20 (3), 1989, 173-176

Tosti, A., Tosti, G.: Thimerosal: a hidden allergen in ophthalmology; Contact Dermatitis Vol. 18 (5), 1988, S. 268-73

Trinks, F., Müller, C.: Handbuch der homöopathischen Arzneimittellehre, 2. Band, Leipzig 1843 und 1847, (Nachdruck, Burgdorf Verlag, Göttingen, 1984)

Trollfors, B., Taranger, J., Lagergard, T., Lind, L., Sundh, V., Zackrisson, G., Lowe, C.U., Blackwelder, W., Robbins, J.B.; A Placebo-Controlled Trial Of A Pertussis-Toxoid Vaccine; N Engl J Med 1995; 333: 1045-1050

Vaccination Update, Hepatitis-B-vaccine-experimenting on our children, http://www.i-wayco.com/niin/-vaccinationupdate/hepatitisb.html.

Van de Donk, H.J., Muller-Plantema, I.P., Zuidema, J., Merkus, F.W.: The effects of preservatives on the ciliary beat frequency of chicken embryo tracheas; Rhinology, 1980; 18 (3): 119-133

Van Horn, D.L., Edelhauser, H.F., Prodanovich, G., Eifermann, R., Pederson, H.F.: Effect of the ophthalmic preservative thimerosal on rabbit and human corneal endothelium; Invest. Ophthalmol. Vis. Sci., Vol. 16 (4) 1977, 273-80

Van't Veen, A.J., Van Joost, Th.: Sensitization to thiomersal is still present today, Contact Dermatitis, 1994, 31, 293-298

Verschaeve, L. & Leonard, A. (1984). Dominant lethal test in female mice treated with methylmercury chloride. Mutat. Res., 136, 131-136, in: Toxicological evaluation of certain food additives and contaminants, WHO, 1989

Verschaeve, L., Kirsch-Volders, M., Susanne, H. & Susanne, C. (1985). Comparative in vitro cytogenetic studies in mercury-exposed human lymphocytes. Mutat. Res., 157, 221-226, in: Toxicological evaluation of certain food additives and contaminants, WHO, 1989

Vithoulkas, G.: Homöopathisches Seminar, Band 1, Verlag Silvia Stefanovic, Bielefeld, 1988

Vogin, V., et al.: Nelsson Textbook of Pediatrics, 1979; S. 890 ff

Wakefield, A.J., Vasculitis and Crohn's disease: a novel and debated concept; Research and Clinical Forums, Vol. 17, No. 1, 1995, S. 53-56

Wallin, M., Fridén, B., Billger, M., Studies of the interaction of chemicals with microtube assembly in vitro can be used as an assay for detection of cytotoxic chemicals and possible inducers of aneuploidy; Mutation Res., 201, S. 303-311, 1989

Wender, Paul: Minimal Brain Disfunction in Children, New York: Wiley Interscience, 1971, S. 221, in: Coulter, H.L.: Impfungen, der Großangriff auf Gehirn und Seele, München, 1995, S. 95 ff.

West, R.: Epidemiologic study of malignancies of the ovaries; Cancer 19, 1966, S. 1001-1007, in Albonico 2/94

Wharton, M., et al.: A large outbreak of mumps in the postvaccine era; The Journal of infectious diseases, 1988, No.6, Vol.158, p.1253-1260

WHO (in preparation). International Programme on Chemical Safety, Environmental Health Criteria for Methylmercury, World Health Organization, Geneva, pp. 1-120, in: Toxicological evaluation of certain food additives and contaminants, WHO, 1989

WHO, Meeting of investigators for the international study of normal values for toxic substances in the human body, WHO, Occ, Health, 66.39, Geneva, 1966, 6 in: Friberg, L., Vostal, J.: Mercury in environment, CRC Press Cleveland, Ohio, 1972, S. 109

WHO, Toxicological evaluation of certain food additives and contaminants, prepared by The 33rd Meeting of the JECFA, 21.-30.03.89, Cambridge University Press

WHO-Letter (12.03.1990) Regional Office of Europe in: Schwick, H.G.: Poliomyelitis in der Zeit von Landsteiner bis heute, in: Wien. Klin. Wochenschr. (1991) 103/5: S. 138

WHO-Technical Report Series No. 631, Genf, 1978, S. 26

WHO-Technical Report Series No. 776, Gef, 1989, S. 33

Wiesend, B.; Die Instabilität von Thiomersal in handelsüblichen Augentropfenpräparaten; Pharmazeutische Zeitung, 132. Jahrgang, Nr. 41, 8. Oktober 1987, S. 116-122

Williams P, Hull, H.; Status of Measles in The Gambia 1981, Rev. Infect Dis 1983; 5:391 in Albonico, H.U., Sozial- und Präventivmedizin, Argumente gegen die routinemäßige Mumpsimpfung, Birkhäuser Verlag, Basel-Bosten-Berlin, Vol. 40, No. 2, 1995, S. 116-123

Wilson-Holt, N., Dart, J.K.: Thiomersal keratoconjunctivitis, frequency, clinical spectrum and diagnosis; Eye, Vol. 3 (5) 1989, 581-587

Winder, A.F., Astbury, N.J., Sheraidah, G.A., Ruben, M.: Penetration of mercury from ophthalmic preservatives into the human eye; The Lancet, Vol. 2 (8188), 1980, 237-239

Wing, D.S., Gellatly, K.W.: Contact lens and drug interactions: Part II; Can. Pharm. J., 1987 (120), 2, 90-96

Wiskott, A., Betke, K., Künzer, W.: Lehrbuch der Kinderheilkunde, Georg Thieme Verlag, Stuttgart, 1977

Wolff, O., Masern in Husemann, F., Wolff, O.: Das Bild des Menschen als Grundlage der Heilkunst, 5. Aufl., Stuttgart, 1991, S. 26 ff. in: Kummer, R., Impfungen im Kindesalter, Der Merkurstab 4/1995

World Health Organization, Better food for a healthier world, Fastores, FS/19 (1973) in: McKeown, Th.: Die Bedeutung der Medizin, Surkamp Verlag, Frankfurt, 1982, S. 97

Wright, R., Mackie; I.: Preservative related problems in soft contact lens wearers; Trans-Ophthalmol-Soc-U-K, 1982; 102 (4): 3-6

Wynder E. et al.: Epidemiology of cancer of the ovary; Cancer 23, 1969, S. 352, in Albonico 2/94

Yawata, M., Japan's troubles with measles-mumps-rubella vaccine; The Lancet, Vol. 343, 08.01.94

Yip, R.K. & Chang, L.w. (1981). Vulnerability of dorsal root neurons and fibers toward methylmercury toxicity: a morphological evaluation. Environ. Res., 26, 152-167, in: Toxicological evaluation of certain food additives and contaminants, WHO, 1989

Yip, R.K. & Riley, D.A. (1987). Effects of methylmercury on the motor and sensory innervation of the rat extensor digitorum longus muscle. Environ. Res., 43, 85-96, in: Toxicological evaluation of certain food additives and contaminants, WHO, 1989

Zeppelin, J.; Der schnelle Griff zum Antibiotikum rächt sich jetzt; Frankfurter Rundschau, 04.12.97

Zimmermann, H.; Masern-Schutzimpfung einschränken!; Pädiat. Prax. 34, 587-593 (1986/87)

Von den Kindern

Eure Kinder sind nicht eure Kinder,

sie sind die Söhne und Töchter der Sehnsucht nach sich selber.

Sie kommen durch euch, aber nicht von euch,

und obwohl sie mit euch sind, gehören sie euch nicht.

Ihr dürft ihnen eure Liebe geben, aber nicht eure Gedanken,

denn sie haben ihre eigenen Gedanken.

Ihr dürft ihren Körpern ein Heim geben, aber nicht ihren Seelen.

Denn ihre Seele wohnt im Haus von morgen, das ihr nicht

besuchen könnt – nicht einmal in euren Träumen.

Ihr dürft euch bemühen, wie sie zu sein,

aber versucht nicht, sie euch ähnlich zu machen.

Denn das Leben läuft nicht rückwärts, noch verweilt es im Gestern.

Ihr seid die Bogen, von denen eure Kinder als lebende Pfeile ausgeschickt

werden.

Der Schütze sieht das Ziel auf dem Pfad der Unendlichkeit, und Er spannt

euch mit Seiner Macht, damit Seine Pfeile schnell und weit fliegen.

Laßt euren Bogen von der Hand des Schützen auf Freude gerichtet sein.

Denn so wie Er den Pfeil liebt, der fliegt, so liebt Er auch den Bogen,

der fest ist.

(Gibran, 1996; S.16 ff.)